GESCHICHTE

DES

GRAUEN STAARES.

VON

DR. HUGO MAGNUS,
PRIVATDOCENT DER AUGENHEILKUNDE AN DER UNIVERSITÄT BRESLAU.

MIT EINER LITHOGRAPHIRTEN TAFEL.

LEIPZIG
VERLAG VON VEIT & COMP.
1876.

Druck von Metzger & Wittig in Leipzig.

HERRN

DR. F. C. DONDERS,

PROFESSOR IN UTRECHT,

HOCHACHTUNGSVOLLST GEWIDMET

VOM

VERFASSER.

Vorrede.

Es ist eine nicht zu bestreitende und auch von Niemandem bestrittene Wahrheit, dass eine jede Wissenschaft zu einem gedeihlichen und dauernden Fortschritt nicht allein solcher Arbeiten bedürfe, welche durch Auffinden neuer Thatsachen und Gesetze den Gesichtskreis und Umfang derselben erweitern, sondern dass sie auch jener Arbeiten nicht entbehren könne, welche einen kritisch-historischen Ueberblick über die Ansichten und Leistungen vergangener Zeitepochen anstreben. Dieser Satz findet seine volle Anwendung natürlich auch auf die Augenheilkunde. Allein gerade die ophthalmologischen Arbeiten der jüngst verflossenen Epoche beschäftigen sich lediglich nur mit dem ersten Momente, dem weiteren Ausbau und der Vervollständigung des gewaltigen Materials, durch welches Männer wie Donders, Gräfe, Helmholtz u. A. unsere Wissenschaft zu einer der exactesten der gesammten Medicin erhoben haben. Dagegen hat man über diesen Bestrebungen eine selbstständige und ausschliessliche, historisch-kritische Durchforschung unserer Wissenschaft in den letzten Jahrzehnten fast gänzlich unterlassen, sodass sich zur Zeit eine recht fühlbare Lücke in der Entwickelungsgeschichte der Augenheilkunde bemerkbar zu machen beginnt. Von diesem Gesichtspunkt geleitet, habe ich schon seit Jahren der Geschichte der Ophthalmologie eine ganz besondere Sorgfalt gewidmet und es jetzt auch gewagt, auf Grundlage dieser meiner Studien zunächst den Entwickelungsgang, den die Pathologie, sowie die Therapie des grauen Staares bis in die neueste Zeit genommen haben, einer kritisch-historischen Untersuchung zu unterziehen.

Hinsichtlich der Grundsätze, denen ich bei der Abfassung dieser Arbeit gefolgt bin, habe ich es mir angelegen sein lassen, alle Epochen der Augenheilkunde nicht allein einer eingehenden und umfassenden, möglichst quellengemässen Durchforschung zu unterwerfen, sondern auch in möglichst characteristischer und erschöpfender Darstellung meinen Lesern vorzuführen.

Was den Umfang meiner Benutzung der bei Abfassung dieser Schrift in Betracht kommenden Staarliteratur betrifft: so hielt ich es — bei der ungemeinen Reichhaltigkeit derselben, und zwar ganz besonders gerade bei der grossen Fülle der neueren Literatur, und da ich hier ja auch keine blosse Uebersicht über ihren Umfang zu geben beabsichtigte — für durchaus erforderlich, mir in der Anführung dieser Literatur eine gewisse Mässigung aufzuerlegen. Denn ich bin der Ueberzeugung, dass nur mittelst einer derartigen sachentsprechenden Beschränkung ein klares und characteristisches Bild der geschichtlichen Entwickelung der Staarlehre zu gewinnen sei; während eine allzureichliche Häufung von Belegstellen, Citaten und Namen nach meiner Meinung nicht nur die Uebersichtlichkeit und Klarheit der Darstellung beeinträchtigen, sondern auch die Geduld und das Interesse der Leser ermüden würde. Aus diesem Grunde habe ich denn, — obgleich ich die hierher gehörigen Schriften, so weit sie mir irgend zugänglich waren, gewissenhaft studirt — dennoch aus ihnen nur die wichtigsten Arbeiten, an die sich zweifellos und unmittelbar ein bedeutsamer Fortschritt in der geschichtlichen Entwickelung der Staarlehre knüpft, herausgegriffen. Es repräsentirt daher das diesem Werke angehängte und alphabetisch-geordnete Literaturverzeichniss keineswegs das gesammte, von mir durchforschte Material, sondern nur den mir am Wichtigsten scheinenden Theil desselben; während ich die von mir zwar gelesenen, aber meine Schilderung nicht unmittelbar fördernden Schriften ungenannt gelassen habe. Wenn daher der Eine oder der Andere meiner Leser diesen oder jenen Autor, den er in meinem Buche zu finden gehofft hatte, vermissen sollte: so bitte ich, mir dies nicht als eine literarische Unterlassungssünde anzurechnen, sondern aus der soeben erwähnten Sachlage erklären zu wollen.

Uebrigens mag auch hier nicht unerwähnt bleiben, dass ich alle die Zustände, welche sich im Auge nach vorgenommener Staaroperation entwickeln, also den Nachstaar u. s. w., um mich von dem eigentlichen Zweck meiner Arbeit nicht allzuweit zu entfernen, absichtlich übergangen habe.

Schliesslich will ich noch bemerken, dass ich, um mir in die ophthalmologischen Anschauungen der orientalischen Völkerschaften einen erschöpfenden Einblick zu verschaffen, einzelne hervorragende Orientalisten um ihre gütige Unterstützung gebeten und solche auch bereitwilligst erhalten habe. Im Besonderen hat mir Herr Prof. Ebers in Leipzig über die ägyptische Augenheilkunde, die Herren Prof. Weber und Stenzler über die indische, Prof. Wüstenfeld und mein Vater, Prof. Magnus in Breslau, über die arabische, syrische und äthiopische Ophthalmologie sehr werthvolle Aufschlüsse ertheilt, die ich für den von mir bearbeiteten Stoff möglichst verwerthet habe. Allen diesen Herren erlaube ich mir hierdurch meinen besten Dank auszusprechen.

Schliesslich will ich noch darauf aufmerksam machen, dass ich zur Erleichterung des Citirens und um Wiederholungen zu vermeiden, die gesammte Literatur am Schluss des Werkes alphabetisch zusammengestellt habe. Aus diesem Grunde findet sich im Text selbst die vollständige Angabe der benützten Arbeiten niemals; höchstens habe ich bei den Autoren, welche mehrere einschlägige Arbeiten geliefert haben, zur genaueren Unterscheidung derselben die Stichworte des Titels kurz angeführt. Bei den Schriftstellern aber, von denen ich nur ein Werk citirt habe, findet sich im Text gar keine Andeutung des Titels, sondern ist der vollständige Titel nur in dem Literaturverzeichniss angegeben.

Breslau, im Juli 1876. **Dr. Magnus.**

Inhalts-Verzeichniss.

Erster Theil. Die Pathologie des grauen Staares in ihrer historischen Entwickelung.

Erster Theil.

Die Pathologie des grauen Staares in ihrer historischen Entwickelung.

Erstes Kapitel.

Die verschiedenen Ansichten über Natur und Sitz des grauen Staares.

Erste Periode.

Von den ältesten Zeiten bis auf Galen.

Die Kenntniss des grauen Staares[1]) reicht bis in die frühesten Perioden der menschlichen Cultur zurück. Bereits im siebenzehnten Jahrhundert v. Chr. scheinen die ägyptischen Augenärzte nicht allein den grauen Staar bereits gekannt, sondern auch schon den Versuch gemacht zu haben, für die Pathologie desselben gewisse Grundzüge zu entwickeln. Zu dieser Annahme verleitet uns eine Stelle des Papyros Ebers[2]), welche von einer Augenkrankheit spricht, die den Namen trug: „ach ente muau em merd, d. h. das Aufsteigen des Wassers im Auge". Wenn nun auch der Papyros selbst über das Wesen dieser Krankheit keine näheren Aufschlüsse giebt, sondern nur von einer Behandlung derselben spricht, so sind doch andere höchst wichtige Momente vorhanden, welche der Vermuthung, der Verfasser jenes Papyros habe mit dem Namen „Aufsteigen des Wassers im Auge" den Staar gemeint, einen hohen Grad von Wahr-

1) Zum besseren Verständniss der Ansichten, die in den früheren Perioden der Augenheilkunde über das Wesen und den Sitz des Staares geherrscht haben, ist von mir ein Durchschnitt eines Auges, der den antiken Anschauungen von der Anatomie des Bulbus entspricht, meinem Werk beigegeben worden. Durch ein genaueres Studium dieses Augendurchschnittes werden die früheren Anschauungen von dem Sitz des grauen Staares meinen Lesern völlig klar und leicht verständlich werden. Hat man dagegen nur unsere modernen Darstellungen im Sinne, so wird man für die älteren Anschauungen von dem Sitz des Staares kaum das richtige Verständniss zu gewinnen vermögen.

2) Band I. 60.

scheinlichkeit verleihen. Als Hauptstütze für diese Vermuthung gilt mir der Umstand, dass dieser ägyptische Name ach ente muau em merd sich sowohl in der griechischen und römischen, als auch in der arabischen Augenheilkunde als ganz ausschliesslicher Terminus technicus für den grauen Staar wiederfindet. Und zwar tritt derselbe in der griechischen Ophthalmologie erst zu einer Zeit auf, wo nachweislich ein Einfluss der ägyptischen Medicin auf die griechische stattgefuuden hatte. Denn der griechische Ausdruck für Staar „ὑπόχυσις", welcher schliesslich doch nichts anderes als den Erguss einer wässerigen Feuchtigkeit in das Auge zu bedeuten hat, wurde erst allgemein üblich durch und unter dem Einfluss der alexandrinischen Schule. Und da die alexandrinische Schule in ihren pathologischen, wie therapeutischen Grundsätzen von den in der altägyptischen Medicin herrschenden Anschauungen sich in mehr oder minder erheblicher Weise beeinflussen[1]) liess, eine Menge von Vorstellungen aus jener aufnahm, so liegt die Vermuthung nahe, dass in ähnlicher Weise auch der Ausdruck ὑπόχυσις aus dem altägyptischen ach ente muau em merd entstanden, diesem nachgebildet sei. Und wird uns diese Annahme gestattet, dann wäre eben durch einen einfachen Rückschluss nachgewiesen, dass die Aegypter mit dem Ausdruck: „Aufsteigen des Wassers im Auge" den Staar zu bezeichnen pflegten.

Noch wahrscheinlicher wird diese Annahme, wenn wir berücksichtigen, dass die arabische Augenheilkunde die ägyptische Bezeichnung „Aufsteigen des Wassers im Auge" in der analogen Wendung, als: „Herabsteigen des Wassers in das Auge" „Nusul ul Ma" gebrauchte und zwar lediglich nur als Terminus technicus für Staar. Stern hat in dem 2. Band des Papyros Ebers Seite 11 bereits auf diesen Umstand aufmerksam gemacht und identificirt auf Grund desselben die Krankheit, welche die Aegypter mit ach ente muau em merd bezeichneten, geradezu mit dem arabischen Nusul ul Ma, also mit unserem modernen „grauer Staar".

---

[1]) Die hervorragendsten Aegyptologen haben das enge verwandtschaftliche Verhältniss, in dem die griechische Medicin zu der ägyptischen stand, durch die Publication verschiedener ägyptisch-medicinischer Werke auf das Schlagendste nachgewiesen. Hören wir, was der bekannte Chabas grade über diesen Punkt sagt:

„Je crois que la comparaison des recettes décrites dans le papyrus médical avec celles que nous ont conservées les médicins anciens, surtout Galien et Dioscoride, fera découvrir de grandes analogies entre l'antique thérapeutique des Grecs et celle des Égyptiens, et l'on sera amené à reconnaitre que pour la médecine, comme pour toutes les autres branches des connaiscances humaines, les Égyptiens ont devancé les autres peuples."

Auch in der allerneuesten Zeit hat Ebers (Zeitschrift Band 11. p. 44) das enge Abhängigkeitsverhältniss zwischen griechischer und ägyptischer Medicin wiederum betont.

Lassen wir diese Beweisführung gelten, und ich für meine Person bekenne mich ganz rückhaltlos zu derselben, so wären also die alten Aegypter bereits siebenzehn Jahrhunderte vor Christus in dem Besitz einer wohl ausgebauten und entwickelten Staarpathologie gewesen. Sie leiteten den Staar von einer extrabulbären Feuchtigkeit ab, welche durch ihren Erguss in das Auge den Staar erzeugen sollte. Und da nun diese Vorstellung in noch entwickelterer Weise in der griechischen nachhippokratischen Medicin, sowie in der römischen, orientalischen und schliesslich auch in der neueren Augenheilkunde bis zu Anfang des achtzehnten Jahrhunderts in voller Geltung bestand, so wären wir zu dem immerhin überraschenden Resultat gelangt, dass die Ophthalmologie, wenigstens was die Lehre vom grauen Staar anlangt, bis in die neueste Zeit hinein zum guten Theil auf den Schultern der altägyptischen Heilkunde gestanden hat.

Auf einem um Vieles geringeren Grade der Entwickelung befand sich die ältere griechische Augenheilkunde mit ihrer Kenntniss des grauen Staares. Die ersten einigermassen verlässlichen Spuren einer solchen finden wir bei Hippokrates, und aus ihnen geht hervor, dass die Staarlehre in jener Epoche kaum über die ersten Anfänge ihrer Entwickelung herausgekommen war. Die Anschauungen, welche man zu jenen Zeiten von dem Staar besass, beschränkten sich eigentlich nur darauf, dass man die veränderte Färbung des Pupillargebietes kannte; und mit dieser rein äusserlichen, wenn wir so sagen dürfen, streng naturalistischen Auffassung des Staares fühlte man sich vollkommen befriedigt. Man war mit der Erkenntniss, dass der graue Staar eine Krankheit sei, welche die Pupillarfärbung beträchtlich verändere und zugleich das Sehvermögen beeinträchtige, vollkommen zufriedengestellt und spürte durchaus nicht das Bedürfniss, über die Pathologie desselben nähere Aufschlüsse zu besitzen. Da man also die Farbenveränderung der Pupille als das wichtigste, das Cardinalsymptom der ganzen Erkrankung ansah und in ihm das eigentliche Wesen derselben zu erblicken meinte, so bezeichnete man nach ihm und mit ihm die Krankheit selbst und nannte sie γλαύκωσις oder γλαύκωμα oder sprach je nach der Farbennüance, die man in der Pupille beobachtete, auch von einer κόρη ἀργυροειδής oder κυάνεα, oder θαλασσοειδής. Einen anderen als wie den von dem betreffenden Farbenton entlehnten Namen kannte man aber noch nicht. So bestehen denn auch die Andeutungen, welche Hippocrates von der Cataract giebt, nur in derartigen kurzen Beschreibungen der Pupillarfärbung. So findet sich z. B. in der Schilderung,[1]) welche der grosse Koër von den Ge-

[1]) Aphorismi. 3. Abschnitt. Aphorismus 31. Ausgabe von Littré Tome IV. p. 500 ff. Littré übersetzt γλαυκώσιες geradezu mit cataractes.

brechen des Alters entwirft, auch eine Bemerkung, durch welche offenbar auf den Altersstaar hingewiesen werden soll. Dieselbe lautet: „καὶ ὀφθαλμῶν καὶ ῥινῶν ὑγρότητες, ἀμβλυωπίαι γλαυκώσιες.“ Eine andere Stelle,[1]) welche wohl auch für den Staar in Anspruch genommen werden muss, heisst: „αἱ δὲ κόραι γλαυκούμεναι, ἢ ἀργυροειδέες γινόμεναι, ἢ κυάνεαι οὐδὲν χρηστόν“ In einer weiteren Stelle sucht Hippokrates den verschiedenen Verlauf, welchen gewisse Pupillarveränderungen zeigen, zu characterisiren und aus demselben einzelne diagnostische und prognostische Folgerungen abzuleiten. Die betreffende Stelle[2]) heisst: αἱ ὄψιες αἱ διεφθαρμέναι αὐτόματοι μὲν κυανίτιδες γιγνόμεναι ἐξαπίνης γίνονται, καὶ

---

[1]) Praedicta. Liber II. cap. 20. Ausgabe von Littré Tome IX. p. 48 u. 49. Auch Andreae (Heilkunde des Hyppokrates p. 123) bezieht diese Stelle auf den Staar und zwar will er die drei verschiedenen Farbennüancen, von denen hier Hippokrates spricht, auch auf drei verschiedene Arten des Staares angewendet wissen, auf einen weichen Linsenstaar, einen Kapselstaar und einen harten Linsenstaar. Grade im Gegensatz hierzu vermag Sichel (Ann. d'ocul. Tom. VI) in der angezogenen Stelle keinen directen Hinweis auf den grauen Staar zu erblicken, ist vielmehr der Meinung, dass hier nur von einer Exsudatauflagerung auf die Linsenkapsel die Rede sei. Doch vermag ich für diese Sichel'sche Auffassung keinerlei zwingende Gründe weder in der Stelle selbst, noch in dem Inhalt des Abschnittes, in dem jene Stelle sich findet, zu entdecken und beziehe dieselbe mit Andreae deshalb auf den Staar.

[2]) De visu. Cap. 1. Tome IX. p. 152. Sichel sieht in dem ersten Satz dieser Stelle einen Hinweis auf das acute Glaucom und in dem zweiten Satz eine Andeutung des grauen Staares, eine Anschauung, welcher ich vollkommen beipflichte. Andreae (p. 125) glaubt diese Auslegung Sichel's verwerfen zu müssen, da ein acutes Glaucom seltener sei, wie ein chronisches und niemals ohne entzündliche Erscheinungen auftrete; und gerade diese letzteren, besonders den Schmerz würde, so meint Andreae, Hippokrates gewiss angeführt haben, hätte er überhaupt an Glaucom, d. h. an das Glaucom der modernen Ophthalmologie gedacht. Andreae will dafür diese erste Hälfte der gesammten Stelle auf eine rasch entstandene Amaurose beziehen; doch scheint er mir mit dieser Auffassung gerade nicht sehr glücklich gewesen zu sein. Der Begriff einer acuten Amaurose als selbstständiger Krankheit existirt heute zu Tage nicht mehr; zur Zeit als Andreae seine Arbeit abfasste, also im Jahr 1843, war der Begriff einer acuten Amaurose noch ein Factor, mit dem man rechnen konnte. Uns will es gerade scheinen, als wenn Hippokrates durch das plötzliche Auftreten und das acute Blauschwarzwerden der Pupille in recht treffender Weise ein Glaucom gekennzeichnet habe. Dass er dabei der entzündlichen Begleiterscheinungen, sowie des Schmerzes nicht gedacht hat, befremdet uns nicht im Mindesten; spricht ja doch Hippokrates an der betreffenden Stelle überhaupt nur von den Veränderungen der Pupille und nicht von den anderen Erscheinungen, welche die Pupillarveränderungen begleiten.

Und ebenso wenig vermögen wir Andreae beizupflichten, wenn er in der zweiten Hälfte der Stelle nicht einen Hinweis auf den Staar, sondern auf das Glaucom der modernen Ophthalmologie erblicken will. Uebrigens bemerkt Andreae auch selbst, dass seine Auslegung der gesammten Stelle schliesslich nur eine Conjectur sei, welche recht erhebliche Zweifel und Bedenken zulasse.

ἐπειδὰν γένωνται, οὐκ ἔστιν ἴησις τοιαύτη. Αἱ δὲ θαλασσοειδέες γιγνόμεναι κατὰ μικρὸν, ἐν πολλῷ χρόνῳ διαφθείρονται, καὶ πολλάκις ὁ ἕτερος ὀφθαλμός ἐν πολλῷ χρόνῳ ὕστερον διεφθάρη. Die von Andreae[1]) gelieferte Uebersetzung lautet: „Wenn die Pupillen erkranken und aus freien Stücken schwarzblau werden, so geschieht dieses plötzlich; ist aber eine solche Veränderung eingetreten, so ist Heilung nicht möglich. Werden sie dagegen meerfarben, so erlischt die Sehkraft allmählich erst in längerer Zeit und oftmals geht das andere Auge lange nachher erst zu Grunde".

Es scheint mir aus dieser Stelle hervorzugehen, dass der Autor derselben, mag dies nun Hippokrates, oder irgend ein anderer Arzt jener Epoche gewesen sein, zwei verschiedene Erkrankungen des Auges beschreiben wollte und zwar in dem ersten Satz des Citates das acute Glaucom, welches er durch das plötzliche Auftreten der blauschwarzen Verfärbung der Pupille — als charakteristischer Erscheinung der Mydriasis — und die Unheilbarkeit zu charakterisiren bemüht war, während er in dem zweiten Satz den gewöhnlichen Linsenstaar schilderte. Die meerfarbene Trübung der Pupille, welche in zahlreichen Werken alter wie neuer Autoren stets als Zeichen eines gutartigen Staares verkündet wurde, sowie die allmähliche Abnahme des Sehvermögens geben die nothdürftigsten Kennzeichen eines grauen Staares, wie sie ja die Aerzte jener Epoche kaum vollkommener besitzen konnten, in recht treffender Weise wieder. Trotzdem nun also der Autor dieser Stelle doch eine bereits mehr oder weniger ausgesprochene Ahnung davon gehabt haben muss, dass die Pupillarveränderungen, die er uns hier schildert, als die Erscheinungen der verschiedenartigsten Processe angesehen werden müssten, so macht er doch noch keinen Versuch, die pathologische Natur dieser Erscheinungen zu erklären. Für ihn genügt noch die rein sinnliche Wahrnehmung der Farbenerscheinungen des Pupillargebietes.[2])

---

[1]) Augenheilkunde des Hippokrates p. 124.

[2]) Wallroth (p. 166) überschätzt die Vorstellungen, welche die Hippokratische Medicin von dem Staar gehabt hat, beträchtlich, wenn er meint, man habe zu jener Zeit bereits eine genauere Kenntniss von dem Wesen und der Natur gewisser Staarformen, so besonders von der Cataracta arido-siliquata gehabt. Und zieht er als Beweis dafür, dass Hippokrates grade diese Form des Staares bereits gekannt und diagnosticirt habe, die Stelle an: De morbis vulg. Lib. VI. Sect. I. Littré. Tome V. p. 275: „Καὶ οἱ ῥυτιδούμενοι ἔνδοθεν, καὶ οἱ πεπηγότες καὶ οἱ μόλις στρεφόμενοι καὶ οἱ ἐνδεδινημένοι, καὶ τἄλλα ὅσα παρεῖται", so will es mir scheinen, als wenn er mit diesem Citat seiner Ansicht grade keine sonderlich beweiskräftige Stütze gewonnen habe. Denn grade die Worte ἔνδοθεν ῥυτιδούμενοι, in welchen Wallroth ausschliesslich einen Hinweis auf die Cataracta arido-siliquata erblicken will, bieten nach unserer Meinung keinerlei Anhaltepunkte für solch' eine Anschauung dar. Es handelt die gesammte Stelle, aus welcher der von uns citirte Abschnitt entlehnt ist,

Auch in der nachhippokratischen Zeit entfernte man sich von diesem naturalistischen Standpunkt bei Beurtheilung des grauen Staares nur wenig. So hat Aristoteles[1]) für den Staar noch keine andere Bezeichnung als das Wort γλαύκωμα. Allein, wie aus dem weiteren Verlauf der citirten Stelle hervorgeht, so scheint sich in jener Epoche doch bereits das Bedürfniss, allerdings vorläufig nur noch in sehr geringen Spuren und recht schwächlichen Anfängen, geregt zu haben, für das Wesen und die Natur des Staares wenigstens einige, wenn auch nur sehr oberflächliche Anhaltepunkte zu gewinnen. Denn wenn es in unserer Stelle heisst: „ἐστὶ δὲ τὸ μὲν γλαύκωμα ξηρότης τις μᾶλλον τῶν ὀμμάτων, διὸ καὶ συμβαίνει μᾶλλον γηράσκουσιν· ξηραίνεται γὰρ ὥσπερ καὶ τὸ ἄλλο σῶμα καὶ ταῦτα τὰ μόρια πρὸς τὸ γῆρας:“ „Es ist aber das Glaucom eine allzugrosse Trockenheit der Augen und deshalb befällt es besonders die Greise; denn wie der ganze Körper, so werden auch die Augen im Alter trockner“, so finden wir hier das Bestreben, für die Entstehungsursache des grauen Staares gewisse pathologische Vorstellungen zu gewinnen. Auch in einer anderen Stelle der Problemata[2]) tritt uns das Bestreben, die im Alter sich bemerkbar machende Sehschwäche durch gewisse organische Veränderungen zu erklären entgegen; es heisst daselbst: „denn die Augen der Greise werden von einer harten und runzligen Haut bedeckt und daher wird das Sehvermögen geschwächt und beeinträchtigt.“ Doch vermögen sich diese Bestrebungen eben vor der Hand noch nicht höher aufzuschwingen, als zu ganz allgemein gehaltenen und noch völlig unklaren Vorstellungen.[3])

---

lediglich nur von den Erscheinungen, welche sich bei allgemeinen körperlichen Erkrankungen an den Augen bemerkbar machen: von der Vertrocknung der Bindehaut, von der Ansammlung von Secret in den Augenwinkeln, von den Bewegungen und Stellungen der Augen selbst, also von Erscheinungen, welche für Beurtheilung des Gesammtzustandes einen gewissen prognostischen Anhaltepunkt bieten sollen; es hat sonach die gesammte Stelle lediglich nur eine rein semiotische Bedeutung. Nun, und dass für eine solche die Anwesenheit einer Cataracta arido-siliquata keinerlei Bedeutung beanspruchen kann, braucht wohl nicht erst besonders hervorgehoben zu werden. Welche Veränderung der Augen Hippokrates nun aber mit jenen Worten habe andeuten wollen, wage ich nicht zu entscheiden und will hier nur die Uebersetzung dreier Autoren, welche mir grade zur Hand sind, mittheilen. Alle diese drei Uebersetzungen enthalten aber für den Sinn, welchen Wallroth in diese Stelle hineinlegt, keinerlei Stützen. Littré übersetzt: qu'ils soient ridés en dedans. Kühn (Tom. 3. p. 587): quique intro corrugantur. Grimm (Band 1. p. 284): nach innen zusammengerunzelte Augen.

[1]) Generat. anim. Lib. V. Band 1. p. 780.

[2]) Problemat. XXXI. Band 1. p. 469.

[3]) Andreae (p. 127 u. 128) hat auch bereits bei Hippokrates das Bestreben, den Staar durch ein Zutrockenwerden der Augen erklären zu wollen, nachzuweisen ver-

Allein es ist zu vermuthen, dass bei dem ungemein regen geistigen Leben, welches sich Dank den Bestrebungen der alexandrinischen Schule in der Medicin zu entwickeln begann, auch die Lehre vom grauen Staar bald genug eine eingehende Bearbeitung erfahren habe und dadurch auf eine höhere Stufe der Entwicklung gelangt sei. Widmete ja doch grade der grosse Herophilus, der berühmte Entdecker der Netzhaut, der Erforschung des Auges eine ganz besondere Sorgfalt, die gewiss auch für die Erkenntniss der krankhaften Zustände dieses Organs nicht ohne fruchtbringende Folgen geblieben sein wird. Wer es aber schliesslich gewesen sein mag, welcher die Lehre von der Natur und dem Wesen des grauen Staares zu einem lebenskräftigen, durch Jahrhunderte herrschenden System entwickelt und ausgebaut hat, darüber berichtet die Geschichte nichts. Der Fortschritt knüpft sich hier, wie ja überhaupt so oft, nicht an bestimmte Namen, ist nicht gebunden an die glänzende und hervorragende Erscheinung eines besonders begabten und bevorzugten Genies. Und so finden wir denn die nächsten Nachrichten über den Stand, welchen die Lehre vom grauen Staar sich allmählich errungen hatte, erst bei Celsus.[1]) Nach ihm verdankt der graue Staar seine Entstehung lediglich der Gerinnung einer Flüssigkeit in der Pupille: „Igitur vel ex morbo vel ex ictu concrescit humor sub duabus tunicis, qua locum vacuum esse proposui"; deshalb ist er in seinen Anfängen flüssig und gelangt erst in den späteren Zeiten zu einer grösseren Festigkeit und Widerstandsfähigkeit: Expectandum igitur est donec jam non fluere sed durities quaedam concrevisse videatur". Auch über die Grössenverhältnisse des Staares, über seine verschiedenen Fär-

sucht. In dem Buch de locis in homine lautet nämlich eine Stelle: „Dann entsteht Wasser unter der Haut. Auch giebt sich dies dadurch zu erkennen, dass die vorderen Theile trocken sind, der Kopf nämlich und die Nasenlöcher und die Augen, die Augen verlieren die Sehkraft und werden grünlichbleich gleich dem übrigen Körper". Andreae interpretirt diese Stelle folgendermaassen: „Der Verfasser dieses Buches geht von der Idee aus, dass Säftströmungen nach gewissen Theilen des Körpers den Zufluss der Säfte nach andern Theilen schmälern und diese dann durch Trockenheit leiden. So erklärt er sich die grünlichbleiche Trübung der Pupille, worunter sowohl Cataract als Glaucom verstanden werden kann". Und wir müssen Andreae hierin vollkommen beistimmen, nur möchten wir glauben, Hippokrates habe dieses ätiologische Moment nur grade für den hier in Rede stehenden Fall als maassgebend erachtet, demselben aber noch nicht die Ausdehnung gegeben, welche Aristoteles ihm zuertheilt hat. Man kann also, wenn man will, mit Andreae bereits bei Hippokrates die Anfänge jener Anschauung, dass der Staar durch Trockenheit des Auges entstehe, finden; doch ist sie zu jenen Zeiten mehr noch für seltenere Ausnahmefälle maassgebend und hat noch nicht die allgemeine Geltung, wie zu den Zeiten des Aristoteles, wo sie auch für die Genese des Alterstaares die herrschende war.

[1]) Lib. VII. Cap. 7. p. 146.

bungen, sowie über sein Verhalten zu der Form der Pupille und über die aus all' diesen Verhältnissen sich ergebenden prognostisch-therapeutischen Anhaltepunkte entwickelt Celsus[1]) schon recht umfassende und zum Theil sehr geläuterte Ansichten, sodass man sieht, die Aerzte der alexandrinischen Schule haben am Ausbau der Lehre von der Natur des Staares überaus rüstig und fleissig gearbeitet. Leider war nur das Material, aus dem die Alexandriner ihr neues Lehrgebäude errichteten, ein so hinfälliges und ungenügendes, dass sie trotz des ausgesprochensten und rühmlichsten Eifers die Lehre vom Staar zu fördern, doch statt eines wirklichen und wahrhaften Fortschrittes, einen höchst bedenklichen Rückschritt thaten, einen Rückschritt, der durch Jahrhunderte in seinen verhängnissvollen Folgen auf der Ophthalmologie lasten sollte. Der Ausspruch des bekannten Ophthalmologen Janin:[2]) „Es ist gefährlich, da durch Raisonnement glänzen zu wollen, wo erst Beobachtung erfordert wird. Der erste Schritt entfernt oft schon von dem Wege der Wahrheit" hat sich in seiner ganzen folgenschweren Consequenz gerade in der Lehre vom grauen Staar im vollsten Umfange bewahrheitet. Doch bin ich weit davon entfernt, die alexandrinische Schule für den verhängniss-

---

[1]) In welche Stellung Celsus diese seine Anschauungsweise über das Wesen des grauen Staares zu dem Glaucom, d. h. dem Glaucom der modernen Ophthalmologie gebracht habe, ist aus seinen Werken nicht recht ersichtlich. So viel geht allerdings aus denselben hervor, dass er den Symptomencomplex des Glaucoms resp. der secundären glaucomatösen Linsentrübung gekannt haben muss; denn er sagt ausdrücklich: „Staare, die nach langer Krankheit und unter heftigen Kopfschmerzen entstanden sind, seien nicht günstig für eine Operation." Doch scheint er diesen Symptomencomplex nicht zu dem Bild einer besonderen Erkrankung zusammengefasst, vielmehr ihn lediglich für eine Abart des Staares gehalten zu haben; sodass wir also der Ansicht Andreae's (p. 120), Celsus habe Glaucom und Staar unter den gemeinsamen Namen Suffusio vereinigt, die Worte Suffusio und γλαύκωμα identificirt, vollkommen beistimmen können.

Und selbst in den spätesten Perioden des Alterthums hielt man unter gewissen Umständen die Identität von Suffusio und Glaucom noch fest. So sagt z. B. Aëtius (Tetr. II. Sermo III. Cap. 50), das Glaucom, oder wie er es nennt Glaucedo, sei eigentlich eine Vertrocknung und Verhärtung der Linse, während der Staar Suffusio ein Erguss einer Flüssigkeit in der Gegend der Pupille sei. Doch könne aus den ältesten und vorgeschrittensten Formen des Staares, welche nicht mehr durch Operation sich heilen liessen, Glaucom entstehen. In diesem Falle sei Glaucom nichts als eine Phase des Staares, der durch Alter unheilbar geworden sei.

Einer ähnlichen Ansicht scheint auch Philothëus gewesen zu sein, wie wir dies aus folgender Stelle, die sich bei Antonius Musa Brasavolus (Liber III. Aphoris. XXXI. p. 531) findet, ersehen können: „Graeci quoque posteriores suffusionis speciem esse Glaucoma arbitrati sunt, quorum unus est Philothëus, ita inquiens: Glaucedo autem, quae species suffusionis est, propter debilitatem oculorum fit.

[2]) p. 262.

vollen Irrthum, welcher die Lehre vom Staar bereits in ihren Anfängen soweit vom Wege der Wahrheit abdrängte, irgendwie verantwortlich machen zu wollen, im Gegentheil bin ich der Ansicht, dass gerade der Entwickelungsgang, welchen die Lehre vom grauen Staar unter den Bemühungen der alexandrinischen Schule einschlug, der einzig naturgemässe, sowie überhaupt der einzig mögliche war. Denn bei den Anschauungen, welche die altägyptische Medicin über den Staar lehrte, sowie den Vorstellungen, welche die hippokratische Augenheilkunde über die Physiologie und Pathologie des Auges hinterlassen hatte, blieb, sofern die Alexandriner mit all' diesen Lehren nicht vollständig brechen wollten, nur eine einzige rationelle und sachgemässe Entwickelungsmöglichkeit für die Staarlehre übrig, eben die, welche die alexandrinische Schule auch einschlug. Denn da die hippokratische Medicin gelehrt hatte, die Linse und der Glaskörper seien die eigentlichen Organe des Sehens, so war mit diesem Dogma schon der Weg für die richtige Erkenntniss des grauen Staares versperrt und man war gezwungen, auf andere Erklärungen für die Natur und das Wesen der Cataracte zu denken. Und diese Erklärung war in ihren gröbsten Umrissen den Alexandrinern eigentlich bereits vorgeschrieben. Denn da die hippokratische Okulistik die meisten Erkrankungen des Auges auf das Zuströmen schädlicher Säfte aus dem Kopfe zu den Augen zu erklären suchte und die altägyptische Staarlehre gerade mit diesen Anschauungen auf das Beste harmonirte, ja sogar eigentlich mit ihnen zusammenfiel, so war es wohl kaum anders möglich, als dass die alexandrinische Schule die ägyptischen und griechischen Lehren mit einander verschmolz und aus dieser Vereinigung ihre Erklärung des grauen Staares entwickelte. Wir sehen also, dass, sollte überhaupt die Lehre vom grauen Staar sich in einem wirklich organischen Entwickelungsprocess aus den bestehenden ägyptisch-hippokratischen Vorstellungen herausbilden, gerade die Form, in welcher sie dies unter der Beihülfe der Alexandriner that, die einzig mögliche und nach dem damaligen Stand der Ophthalmologie auch die allein wissenschaftliche war.

Nachdem also in dieser Weise der Weg, auf welchem die Lehre vom Staar, solange die antike Ophthalmologie überhaupt herrschte, wandeln sollte und muste, gebahnt und vorgeschrieben stand, war es die Aufgabe der kommenden Geschlechter, nunmehr auch die Lehre vom Staar entsprechend den Anforderungen dieses Weges weiter auszubauen und zu entwickeln. Und so sehen wir denn auch durch achtzehn Jahrhunderte, bis zum Sturz der antiken Okulistik die medicinischen Schulen aller Nationen mehr oder weniger emsig damit beschäftigt, die auf Grundlage der ägyptisch-hippokratischen Ansichten errichtete Lehre vom Staar weiter auszubauen und zu befestigen.

Im Verlauf des ersten nachchristlichen Jahrhunderts zeigte die Lehre vom grauen Staar im Allgemeinen denselben Charakter, wie ihn Celsus schildert; so sind die Beschreibungen, welche wir bei Demosthenes Philalethes[1]) finden, von denen des Celsus so gut wie gar nicht verschieden. Doch scheint man in sofern bereits einen gewissen Fortschritt gemacht zu haben, als man Suffussio resp. ὑπόχυσις nicht mehr in dem Umfange gebrauchte, nicht mehr in der Weise als Sammelname benutzte, wie dies noch Celsus that, sondern schon allerlei Zustände, welche dem grauen Staar nicht zugehörten, aus dem Begriff Suffusio ausgeschieden und unter besonderem Namen als selbstständige Krankheiten in die Wissenschaft eingeführt hatte; so finden wir bei Plinius wiederholentlich Suffusio und Glaucom[2]) als besondere und getrennte

[1]) Citirt von Aëtius. Tetr. II. Sermo III. Cap. 51.

[2]) Die Krankheit, welche die antike Ophthalmologie mit dem Namen Glaucom im Gegensatz zu dem Staar Suffusio belegte, fällt mit dem Krankheitsbegriff, welchen die moderne Augenheilkunde mit dem Wort Glaucom verbindet, durchaus nicht zusammen. Die antike Ophthalmologie bezeichnete, wie wir das aus Rufus, Galen, Oribasius u. A. wissen, mit dem Ausdruck Glaucom im Wesentlichen alle Linsentrübungen, welche sich secundär aus den verschiedensten Augenkrankheiten entwickeln und darum stets, was ja die antiken Schriftsteller auch immer als charakteristisches Merkmal des Glaucoms anführen, von einer unheilbaren Amaurose begleitet sind. Den Symptomencomplex des Glaucoms der modernen Ophthalmologie hatte die alte Okulistik noch nicht zu einem besonderen Krankheitsbild zusammengefasst, vielmehrt scheint man ihn, wie wir dies bei Celsus ausdrücklich hervorgehoben haben, meist als Unterart des Staares und zwar als unheilbare Staarform aufgefasst zu haben. Vielleicht liegt auch dem Krankheitsbild der Mydriasis, welche man als besondere Erkrankung bei den meisten Autoren beschrieben findet, zum Theil eine Vorstellung von unserem modernen Glaucom zu Grunde.

Nach den Anschauungen der meisten alten Aerzte entstand die Erkrankung, welche sie mit dem Namen Glaucom belegten, hauptsächlich dadurch, dass das Kammerwasser, welches bei der Ernährung der Linse eine ganz bedeutende Rolle zu spielen hätte, eintrocknete. Als nächste Folge dieser Verminderung des Kammerwassers nahm die alte Okulistik eine schlechte Ernährung der Linse an, welche alsbald zu einer Vertrocknung und Verhärtung derselben führen sollte. Deshalb war es auch, wie z. B. Oribasius (Tom. II. Medic. Collect. Lib. XXIII. Cap. 4) besonders hervorhebt, für die Aerzte der damaligen Zeit immerhin eine recht bedenkliche Sache, das Kammerwasser in grösserer Menge einmal, oder mehrere Male hinter einander in kleineren Portionen zu entleeren. Es war dies ein sehr erheblicher Grund, jeden operativen Eingriff, welcher etwa derartige Folgen hätte haben können, zu scheuen und die Anwendungsweise solcher Operationsmethoden möglichst zu beschränken. War man aber zu einer derartigen Operation gezwungen, konnte man sie nicht mehr umgehen, so suchte man sie wenigstens mit einer solchen Technik zu vollenden, dass das Kammerwasser so viel wie möglich erhalten blieb. Dass derartige Grundsätze auf gewisse Operationsarten des grauen Staares, so besonders auf die Extraction, einen wesentlichen

Krankheitsformen aufgeführt. Und scheint man sich dieses Fortschrittes auch bereits sehr wohl bewusst gewesen zu sein und denselben als eine nicht zu verachtende Errungenschaft sich recht hoch angerechnet zu haben, so hebt Rufus[1]) ganz ausdrücklich hervor, die älteren Ophthalmologen hätten noch keinen Unterschied zu machen gewusst zwischen Suffusio und Glaucom, aber seine Zeit verstände dies sehr wohl, denn Glaucom sei eine Erkrankung der Linse und Suffusio ein Erguss zwischen Linse und Regenbogenhaut.

Auch über die Natur des den Staar erzeugenden Humor, über seine physikalische Beschaffenheit, sowie über die Gegend des Auges, in der er sich mit besonderer Vorliebe zu etabliren pflege, hatte man im ersten und zweiten christlichen Jahrhundert sich bereits eine Menge Vorstellungen geschaffen. So erklärt z. B. Cassius,[2]) die den Staar bildende Flüssigkeit enthalte vor ihrer Gerinnung allerlei kleine Körperchen, die dem Kranken die subjective Erscheinung des Mückensehens verursachten.

In besonders ergiebiger Anzahl finden sich derartige Bemerkungen bei Galen, sodass wir aus seinen Werken eigentlich einen vollständigen Ueberblick über alle die verschiedenen Anschauungen gewinnen, die das Alterthum in der Lehre vom grauen Staar erzeugt hatte. Was zuerst die Gegend des Auges anlangt, in welcher der graue Staar seinen Sitz aufzuschlagen pflegt, so sind die Ansichten, welche Galen hierüber äussert, ganz verschiedene, sodass es uns fast so scheinen will, als wäre er in diesem Punkte mit sich selbst nicht recht einig gewesen und wäre nicht zu einer bestimmten klaren Vorstellung gelangt. Denn bald nennt er[3]) den Raum zwischen Linse und Regenbogenhaut als eigentlichen Sitz des Staares, bald wieder den gesammten zwischen Linse und Hornhaut sich findenden Zwischenraum.

Ueber die Natur und die physikalische Beschaffenheit des den Staar erzeugenden Humor giebt Galen an den verschiedensten Stellen seiner Werke die umfassendsten Erklärungen. Entweder ist dieser Humor ein neues, von Aussen dem Auge zugeführtes Product,[4]) oder aber er besteht im Wesentlichen nur in einer Verdickung und Gerinnung des Kammerwassers.[5]) Auch über die Form und die Gestalt des ge-

---

Einfluss ausüben mussten, ist natürlich. Doch kommen wir auf diesen Punkt später nochmals zurück.

[1]) Citirt von Oribasius (Synopsis Lib. VIII. Cap. 47) und von Paulus von Aegina (Lib. III. Cap. 22).

[2]) Problemat. 19.

[3]) De oculis. Cap. 12.

[4]) De oculis. Cap. 12.

[5]) De oculis. Cap. 4.

ronnenen oder noch flüssigen Humor weiss Galen allerlei Angaben zu machen. Bald ist er klein, rund und bedeckt nur das Centrum der Pupille, bald versperrt er wieder nur einen Theil derselben, bald schwimmen allerlei Flocken im Kammerwasser; und diese verschiedenen Gestaltungen der Staarmaterie geben dann natürlich auch zu allerlei besonderen Sehstörungen Veranlassung.[1])

Die Bahnen, auf welchen dieser pathologische, den Staar erzeugende Humor dem Auge zuströmte, suchte man hauptsächlich in den Gefässen des Auges, sowie denen der Stirn, der Kopfhaut und der Schläfe. Man hielt sich hier also streng an die Vorstellungen, welche bereits der hippokratischen Augenheilkunde geläufig waren. Und zwar glaubte man, dass diejenigen Gefässe, welche ausserhalb der Schädelkapsel in der Kopfschwarte verliefen, zwar durch Zufuhr schädlicher Säfte Staar und andere Augenerkrankungen erzeugen könnten, dass aber die auf diesem Wege entstandenen Affectionen heilbar wären. Strömte dagegen die pathologische Flüssigkeit durch die intracraniellen Gefässe dem Auge zu, so war die daraus resultirende Augenkrankheit unheilbar. (Man vergleiche darüber Capitel 5.)

Aus diesen Galen'schen Ansichten über Sitz und Wesen des grauen Staares musste sich als nächste und naturgemässe Folge der Umstand entwickeln, dass man eine Anzahl von Erkrankungen des Auges, welche nach den Begriffen der modernen Ophthalmologie mit dem Staar durch-

---

1) Diese Angaben, welche Galen über die verschiedenen Formen der durch die Gestalt der Staarmaterie verursachten Sehstörungen macht, gewinnen dadurch ein ganz besonderes Interesse, als aus ihnen hervorgeht, dass man zu jener Zeit bereits eine recht umfassende Kenntniss der verschiedenen Gesichtsfelddefecte besass. Halbseitige Defecte, centrale Defecte, bedeutende peripherische Beschränkungen des Gesichtsfeldes waren den Aerzten jener Zeit nach den Schilderungen Galens ganz wohl bekannte Erscheinungen; nur befand man sich über die Entstehungsweise derselben insofern völlig im Unklaren, als man mit Galen annahm, sie entständen dadurch, dass gewisse Theile der Pupille durch die Staarmaterie verdeckt würden. So entstanden halbseitige Defecte, indem nur eine Hälfte der Pupille von der Staarmasse eingenommen wurde; centrale Defecte, wenn der Staar gerade im Pupillencentrum sass; in diesem Fall sollte der Patient, nach der recht charakteristischen Schilderung Galen's, alle Objecte durchlöchert sehen. Eine periphere Beschränkung des Gesichtsfeldes sollte sich entwickeln, wenn die Randparthien der Pupille von der Staarmaterie verhüllt wurden; der Kranke konnte dann, nach der Vorstellung Galens, durch die kleine Oeffnung, welche inmitten der Pupille noch erhalten blieb, nicht ein grösseres Gesichtsfeld mit einem Mal überschauen.

Die Lehre von den Gesichtsfelddefecten erhielt sich in dieser, von Galen begründeten und entwickelten Gestalt bis zum Sturz der antiken Lehre vom Staar; bei allen Nationen des Morgen- und Abendlandes begegnen wir ihr in derselben, von uns soeben kurz skizzirten Form.

aus nichts zu schaffen haben, dem Begriff des Staares unterstellte, die Grenzen desselben also, durch dies Einfügen völlig fremder und heterogener Zustände, ungebührlich vergrösserte und erweiterte. Besonders waren es serös-plastische Exsudate der vorderen Kammer, welche man als Staar ansprach; also Zustände, welche die moderne Wissenschaft unter dem Namen Hypopyon zusammenfasst. Wenn nun auch dem Alterthum die Kenntniss des Hypopyon durchaus nicht völlig abging, sondern man dasselbe auch bereits in jener Zeit kannte und operativ zu behandeln verstand, so war doch das Verständniss für derartige Zustände noch lange nicht ein so umfassendes und erschöpfendes geworden, dass man unter allen Umständen Hypopyon und Staar diagnostisch scharf zu unterscheiden vermocht hätte. Man bedurfte, wie ich dies bereits an einer anderen Stelle[1]) schon einmal auseinandergesetzt habe, noch einer Differenzialdiagnose beider Zustände und diese Thatsache allein genügt eigentlich schon, um zu erkennen, dass Hypopyon und Staar der Galenschen Medicin zwei Begriffe waren, die sich sehr nahe und in einem engen verwandtschaftlichen Verhältniss zu einander standen. Denn wenn man für zwei Krankheiten, die sich in Wirklichkeit so fern stehen, wie Staar und Hypopyon, einer besonderen Differenzialdiagnose bedarf, um sie scharf zu scheiden, so geht aus diesem Umstande schon hervor, dass man für die eigentliche Stellung beider Zustände zu einander noch durchaus kein Verständniss besitzen kann, sondern dieselben eben für verwandt und in ihren Erscheinungen sich ähnelnd halten muss. Und so stand es zur Zeit des Galen eben mit der Kenntniss, die man vom Hypopyon und vom Staar hatte. Man hielt Exsudate der vorderen Kammer für Staar und suchte nun diese Staarform durch diagnostische Merkmale von anderen Ergüssen der vorderen Kammer, die man nicht für Staar zu halten sich entschliessen konnte, zu trennen. Doch war man in diesen Bestrebungen eben nicht sehr glücklich und konnte noch bis tief in das Mittelalter hinein kein verlässliches diagnostisches Hülfsmittel finden, um unter allen Umständen Staar und Hypopyon zu unterscheiden.[2]) Als wesentlichste Unterschiede zwischen einer Eiteransammlung in der vorderen Kammer

---

[1]) Archiv f. Ophth. B. XXII. Abth. 2.

[2]) Als Stütze für diese meine Ansicht vermag ich übrigens auch eine Autorität, wie Malgaigne (Tome II. Chap. XXI. p. 441) beizubringen. In seiner Ausgabe des Ambroise Paré bemerkt er nämlich über die antike Staarausziehung:

„Toutefois je remarquerai que ce procédé n'a probablement été imaginé que pour l'hypopyon, que beaucoup d'auteurs de cette époque ne distinguaient pas bien nettement de la cataracte.“

Auch Becker (Band 5, Erste Hälfte p. 321) bemerkt, dass die Galen'sche Augenheilkunde vielfach die allerheterogensten Zustände, wie Glaucom, Cataract, Pupillensperre und Hypopyon mit einander verwechselt habe.

und einer Anhäufung von Staarmaterie ebendaselbst galten dem Galen [1]) zwei Umstände, die so schwach und hinfällig sind, dass man aus ihnen allein schon zu erkennen vermag, wie wenig das Alterthum beide Zustände zu unterscheiden im Stande war. Einmal sollte nämlich der Eiter schwerer sein, wie die Staarmaterie, und dies sollte man daraus erkennen, dass der Eiter am Grund der vorderen Kammer liegen bliebe, nicht wieder aufstieg, der Staar dagegen sehr wohl nach der Niederdrückung wieder aufzusteigen vermöchte. [2]) Und zweitens sollte die in der vorderen Kammer befindliche Staarmaterie mehr Aehnlichkeit mit einem Nebel haben, wie der daselbst befindliche Eiter. Ja und selbst diese beiden Kennzeichen, die, wie wohl Jeder zugestehen wird, so nichtssagend sind, dass sie keinerlei praktische Bedeutung erlangen konnten, waren nach Galen nicht einmal unter allen Umständen maassgebend.

Auch ein anderer Ausspruch des Galen dürfte für diese unsere Ansicht, dass die alte Augenheilkunde Hypopyon und Staar vielfach mit einander verwechselt und als sich deckende Begriffe aufgefasst habe, von Wichtigkeit und Bedeutung sein. Paulus von Aegina [3]) führt nämlich an, dass Galen folgendes Zeichen dafür, ob ein Staar sich zur Operation eigne oder nicht, gelehrt habe: Man solle das kranke Auge schliessen lassen, dasselbe dann mit einem Finger reiben und plötzlich wieder öffnen; fliesse alsdann der Staar auseinander, werde er breiter und nehme

---

1) Method. med. Lib. XIV.

2) In eigenthümlicher Weise benützte die antike Okulistik diese von ihr vorausgesezte Schwere eitriger Ansammlungen in der vorderen Kammer zur Behandlung des Hypopyon in folgender Weise. Man fasste den Kranken zu beiden Seiten des Kopfes fest an und schüttelte das Haupt desselben so lange und so heftig, bis der Eiter sich vollständig auf den Grund des Auges gesenkt hatte. Besonders scheint ein Augenarzt jener Epoche, mit Namen Justus, dieses Behandlungsverfahren des Hypopyon geübt zu haben. Wenigstens berichtet Galen (Method. med. Lib. XIV.) ganz ausdrücklich, dass dieser Justus auf die beschriebene Weise viele Fälle von Hypopyon geheilt habe. Kühn (Index VI. p. 8 u. 9) hat diese eigenthümliche Behandlungsmethode einer eingehenden kritischen Beleuchtung unterzogen und ist dabei zu dem Resultat gekommen, dass man diese Methode nur bei Abscessen der Cornea habe anwenden können; es sei unter der heftigen Erschütterung des Kopfes der Abscess nach innen durchgebrochen und somit eine Senkung des Eiters in die vordere Kammer erfolgt. Uebrigens haben einzelne Autoren des Mittelalters, so z. B. Vidus Vidius (Lib. IV. p. 159) diese Methode gradezu als Verfahren für den Staar adoptirt. Es erinnert dieser ganze Vorgang lebhaft an den Vorschlag, den noch in der neuesten Zeit v. Siebold gemacht hat, durch heftige Erschütterung, durch Springen vom Tisch auf's Pflaster eine spontane Senkung der getrübten Linse zu erzielen. (Himly u. Schmidt Ophth. Bibl. B. 1. St. 1.)

3) Lib. VI. Cap. 21.

er schliesslich wieder seine frühere Gestalt an, so sei er zur Operation unter keinen Umständen geeignet; behalte er aber seine ursprüngliche Gestalt, so könne man ihn ohne Bedenken mittelst der Niederdrückung operiren. — Nun, dieses eigenthümliche Mittel, den Zustand eines Staares auf seine Operationsmöglichkeit zu prüfen und zu untersuchen, würde man überhaupt wohl nicht zu verstehen im Stande sein, wenn man sich nicht daran erinnerte, dass man auch serös-plastische Exsudate der vorderen Kammer mit dem Ausdruck Suffusio, Staar belegte. Halten wir aber diesen Gebrauch der antiken Okulistik fest, so wird es nicht schwer fallen, für diesen sonst völlig unverständlichen Rath, dem wir bis tief in das Mittelalter bei den meisten Autoren wieder begegnen, ein befriedigendes Verständniss zu gewinnen. Denn es ist klar, dass ein Hypopyon bei der Ausführung des von Galen vorgeschlagenen Manövers alsbald in eine gewisse schwankende Bewegung gerathen musste, welche dem Operateur anzeigen sollte, dass ein Versuch zur Niederdrückung des Staares fruchtlos ausfallen musste. Galen bezweckte also mit dem ganzen Manöver nichts weiter, als festzustellen, ob es sich in dem betreffenden Falle um einen mehr oder minder flüssigen Erguss in der vorderen Kammer, oder um einen resistenteren Verschluss der Pupille handelte. Es ist somit dieser Vorschlag Galen's im Wesentlichen eine directe Folge jener Vorstellung, dass der Staar auch in Form eines serös-plastischen Exsudates zwischen Iris und Cornea — also in der Gestalt unseres heutigen Hypopyums — auftreten könne. Auch bei den Nachfolgern Galen's galten gewisse Formen des Hypopyon für Staar; so spricht Antyllus[1]) von flüssigen und festen Staaren und will für erstere die Ausziehung, für die andere aber die Depression als besonders geeignete Operationsmethode gelten lassen. Uebrigens kommen wir gerade auf diesen Punkt nochmals eingehender zurück und können uns deshalb hier mit dieser kurzen Andeutung genügen lassen.

Und mit diesen Anschauungen der Galen'schen Medicin scheint das Alterthum seine productive Kraft in dem Ausbau der Lehre vom grauen Staar wesentlich erschöpft zu haben; wenigstens bringen die Autoren der nächsten Jahrhunderte kaum noch eigene und originelle Ansichten über das Wesen und die Natur des Staares hervor. Meist halten sie sich streng an die Lehren, welche Demosthenes, Rufus und Galen vertreten haben und wagen es kaum, durch einen oder den andern unbedeutenden Zug das von jenen Meistern entworfene Bild wesentlich zu verändern. Wir können deshalb auch Häser[2]) nicht beistimmen, wenn er sagt: „Es

---

[1]) Citirt im Rhases Continens Liber. II. Tractat. VI. Fol. 50.

[2]) 2. Auflage. §. 560. p. 791. Anmerkung 3.

ist mit Gewissheit vorauszusetzen, dass die griechischen Augenärzte des dritten und vierten Jahrhunderts, welche bereits die Extraction übten, auch die wahre Natur der Cataracta kannten.“ Denn einmal finden sich gerade bei dem Ophthalmologen dieser Periode, welcher durch seine Staarausziehung soviel von sich hat reden machen, nämlich bei Antyllus, keinerlei Anhaltepunkte, welche uns berechtigen könnten, bei ihm die Kenntniss von der wahren Natur des Staares vorauszusetzen; im Gegentheil geht aus den im Rhases Continens aufbewahrten Stellen hervor, dass Antyllus in der Pathologie des Staares genau auf demselben Standpunkte stand, wie seine Vorgänger, und den Staar durch eine Flüssigkeit im Auge, die durch die kältere Temperatur desselben gerinnen sollte, entstehen liess. Und dann hat schliesslich die antike Extraction mit unserer modernen auch nicht das Mindeste zu thun. Denn die antike Staarausziehung war, wie ich dies bereits anderweitig[1]) auseinandergesetzt habe, ein Verfahren, das in seiner Technik ganz ausschliesslich nur auf die griechisch-ägyptischen Lehren von der Natur des Staares berechnet und gerade auch nur für diese anwendbar war. Hätten die alten Augenoperateure die wahre Natur des Staares gekannt, so wäre ihre Extractionsmethode überhaupt ein Unding gewesen, dem jede practische Bedeutung gemangelt hätte; denn bei einem Linsenstaar ist gerade die antike Extraction in keiner Weise ausführbar.

Und schliesslich finden wir auch noch bei den anderen griechischen Augenärzten sowohl des dritten und vierten, wie auch der späteren Jahrhunderte, so bei Oribasius, Aetius, Paulus von Aegina stets den Staar als eine ausserhalb der Linse sich bildende Haut und die Linsentrübungen als unheilbare Glaucosis oder Glaucom beschrieben und dabei zugleich auch immer noch die Versicherung, dass Staar und Glaucom durchaus nichts miteinander gemein hätten.

Zum Schluss dieser Periode sei es uns noch gestattet, einen Blick zu werfen auf die Stellung, welche die Lehre vom grauen Staar in der jüdischen Augenheilkunde zur Zeit der ersten nachchristlichen Jahrhunderte einnahm. Die wichtigsten Quellen, aus denen wir uns hier allein genügend zu unterrichten vermögen, die Mischna, die Gemara, und die Tosafoth, die späteren Zusätze zur Mischna und Gemara enthalten wiederholentlich mehr oder minder ausgesprochene Hinweise auf den grauen Staar. Aus diesen aber geht hervor, dass die jüdischen Augenärzte für den Begriff Staar zweier Ausdrücke sich bedienten, deren einer nur selten gebraucht worden zu sein scheint und sich im 4. Kapitel der Tosafoth vorfindet. Dort wird nämlich von einer Augenkrankheit gesprochen,

---

[1]) Archiv für Ophth. Bd. XXII. Abth. 2.

welche den Namen führt: „Maim kebuin (מים קבויין) d. h. festsitzendes Wasser.“ Die Aehnlichkeit dieses Ausdruckes aber mit der altägyptischen Bezeichnung für den Staar „Aufsteigen des Wassers im Auge“, welche wir im Papyros Ebers kennen gelernt haben, sowie mit dem Terminus technicus für den grauen Staar Nusul ul Ma (نزول الما) in der arabischen Medicin, ist so auffällig, dass wir nicht Anstand nehmen, das hebräische Maim kebuin auf den grauen Staar zu beziehen. Es würde alsdann dieser Name für Staar wesentlich nur als ein Ausdruck der pathologischen Vorstellungen, welche sich die jüdischen Augenärzte von der Natur des Staares gemacht haben, anzusehen sein und darauf hindeuten, dass sie sich denselben als Erguss einer Flüssigkeit in das Auge gedacht haben. Damit wäre alsdann aber auch zugleich der Nachweis geliefert, dass die Semitische Okulistik, wenigstens was die Lehre vom grauen Staar anlangt, keinerlei eigene Vorstellungen producirt habe, sondern vielmehr nur denen der ägyptisch-griechischen Ophthalmopathologie gefolgt sei.

Der zweite Ausdruck, welcher sehr häufig im Talmud vorkommt und von allen Commentatoren auf den grauen Staar bezogen wird, lautet Barak (ברק). Die Ableitung dieses Namens dürfte nicht gerade schwer sein. Denn wenn dasselbe unzweifelhaft soviel als: Glänzend, weiss sein, heisst — so bedeutet z. B. סוסיא ברקא ein glänzendes Pferd, d. h. einen Schimmel (s. J. Levy, Neuhebr. und chald. Wörterbuch Bd. 1, S. 270, Spalte 2): — so liegt die Vermuthung nahe, dass die jüdischen Augenärzte mit Barak eben auch nur die weisse Farbe des Staares haben bezeichnen wollen. Welchen Falls aber der Name Barak in ähnlicher Weise einer rein äusserlichen, naturalistischen Auffassung des Staares entsprechen würde, gleichwie das hippokratische γλαύκωσις auch nur die rein äuserliche Erscheinung der Färbung der Pupille bezeichnen will, ohne auf das Wesen und die Natur des Staares selbst Rücksicht zu nehmen.

Es ist also der Character dieser ersten Entwickelungsperiode des grauen Staares wesentlich der eines stetigen und geregelten Fortschrittes und dadurch unterscheidet er sich auf das Erheblichste von dem, welchen die nun folgende zweite Entwickelungsepoche zur Schau trägt. Denn hier ist, wie wir dies bald sehen werden, nicht die Rede von einem allmählichen Fortschritt in den Anschauungen über die pathologische Natur des grauen Staares; vielmehr tritt an die Stelle des Fortschrittes die ausgesprochenste Absicht, die von den Alten überkommenen Lehren über Sitz und Natur des Staares möglichst zu conserviren. Höchstens gestattete man es sich, den einen oder andern Punkt der antiken Anschauungen in seinen Consequenzen noch weiter zu entwickeln und auszubauen, aber an die Aufstellung eigener, durch selbstständige Untersuchungen und Beobachtungen gewonnener Gesichtspunkte war gar nicht zu denken. Für die ganze lange Periode vom Ausgang des Alterthums bis zum Beginn des siebenzehnten Jahrhunderts war die Lehre vom Staar also in die festesten Bande des Galen'schen Dogmatismus verstrickt.

Zweite Periode.

Von Galen bis zum Beginn des achtzehnten Jahrhunderts.

Da wir die Leistungen der griechischen Augenheilkunde in der nachgalenschen Zeit bereits am Schluss der ersten Periode einer kurzen Betrachtung gewürdigt haben, werden wir uns jetzt alsbald zu den orientalischen Völkerschaften wenden können.

Die Staarlehre bei den Arabern.

Besonders waren es im Orient die Araber, welche die Erbschaft der Galen'schen Medicin antraten und das von Galen entwickelte System der Staarlehre im engsten Anschluss an ihn und in der unmittelbarsten Abhängigkeit von ihm weiterführten. Schon der Name, mit welchem sie den Staar belegen „Nusul ul Ma, Ablagerung von Wasser", zeigt, dass sie in ihren Anschauungen über die Natur des Staares durchaus auf dem Boden der antiken griechisch-ägyptischen Ophthalmologie standen. Ist ja doch eigentlich dieser Ausdruck Nusul ul Ma, oder wie ihn die Uebersetzer wiedergeben, Aqua descendens, schliesslich dasselbe wie Suffusio und ὑπόχυσις und bedeutet eben nichts anderes, als den Erguss einer fremden Flüssigkeit in das Auge. Auch die Bezeichnung, unter welcher die Perser den Staar kannten, nämlich Mauktika-bindu, zu deutsch: „Perltropfen", deutet darauf, dass sie gleichfalls den Staar für eine fremde Flüssigkeit gehalten haben. Und einer ähnlichen Anschauung scheinen auch die Indier gehuldigt zu haben, da im alten Sanskrit[1]) der Staar mit dem Ausdruck Kujjul-bind, d. h. „Tropfen schlechten Wassers" bezeichnet wurde.

Ueber die Natur der in das Auge sich ergiessenden fremden Flüssigkeit ergingen sich die arabischen Aerzte in allerlei Vermuthungen; die Einen, so z. B. Abul-Kasem[2]) sahen in ihr eine dem männlichen

---

[1]) Vol. II. Jahrgang 1826. p. 341—382. Citirt von Schön in Hecker's litterarischen Annalen Band 11. p. 182 u. 183.

[2]) Liber II. Tractat. IV. Cap. VII. Fol. 46.

Samen ähnliche Feuchtigkeit; andere, so Ibn Zohr[1]), bekannter unter dem Namen Abynzoar oder Avenzoar, glaubten, es steige die Staarmaterie in Form eines feuchten Nebels in das Auge und schlage sich dort in Folge der kälteren Temperatur des Bulbus in Form einer tropfbaren Flüssigkeit nieder. Er vergleicht den ganzen Vorgang in höchst drastischer und naiver Weise mit dem aus warmem Wasserdampf erfolgenden Niederschlag von Wassertropfen. Wie bei einem warmen Bade, so führt Ibn Zohr diesen Vergleich aus, Dämpfe in die Höhe steigen, sich dort niederschlagen und in Tropfenform herabfallen, also steigt auch der schädliche Dunst in das Auge, schlägt sich hier nieder und nimmt die Gestalt von wässerigen Tropfen an[2]). Auch glaubte man unter Umständen in der Enwickelung des Staares ein Zeichen einer allgemeinen Ueberfüllung des gesammten Organismus mit flüssigen Bestandtheilen zu erblicken. Besonders vermuthete man im Kopf eine allzureichliche Ansammlung von Flüssigkeit, wie dies z. B. Jesu Hali[3]) beschreibt[4]). Es war also in diesen Fällen weniger die Flüssigkeit selbst, welche eine pathologische Bedeutung gewann, als vielmehr ihre Menge. Darum wird auch von fast allen Aerzten jener Zeit gerade auf die Diät bei beginnendem Staar ein ganz besonderes Gewicht gelegt, und vor Allem werden solche Speisen, von denen man vermuthete, dass sie eine allzu reichliche Production von Flüssigkeiten erzeugten, als höchst schädlich untersagt[5]).

---

1) Liber I. Tractat. VIII. Cap. 18. Fol. 7.

2) Dieser Vergleich war auch in der späteren abendländischen Augenheilkunde, besonders bei den Commentatoren der arabischen Aerzte ein beliebter und gebräuchlicher. So finden wir ihn z. B. in dem Commentar des Sillanus zu dem neunten Buch des Rhases wieder. Hier sagt Sillanus: Es steige ein Dampf aus dem Gehirn in das Auge und schlage sich dort in Form der Staarmaterie nieder und zwar erfolge dies in ähnlicher Weise wie von der Erde die Wasserdämpfe zur Sonne aufstiegen und von dort wieder als Regen zur Erde niederfielen.

3) Liber II. Cap. 67. Fol. 257.

4) Es erinnert diese Vorstellung lebhaft an diejenige des Alterthums, nach der besonders die Ziegen zu allerlei Augenerkrankungen geneigt sein sollten, weil grade ihrem Kopf ein ganz besonderer Reichthum an Flüssigkeit zugeschrieben wurde.

5) Eigenthümlich ist es, dass besonders frische Fische als ein Gericht galten, welches die allzu reichliche Absonderung von Flüssigkeit sowohl im Kopf, wie auch im ganzen Körper in aussergewöhnlicher Weise begünstigen sollte. So hält z. B. Johannitius (Fol. 21) den Genuss von frischen Fischen für ganz besonders geeignet, die Flüssigkeitsmenge des Körpers auf das Schnellste in krankhafter Weise zu vermehren. Und diese Ansicht kehrt nicht blos bei sämmtlichen arabischen Aerzten wieder, sondern hat sich auch noch bis tief in das Mittelalter hinein in der abendländischen Medicin behauptet.

Einen sehr wichtigen Einfluss auf den Zustand des gesunden wie kranken Auges scheint auch die semitische Okulistik den Fischen eingeräumt zu haben. So

In anderen Fällen wieder sollte gerade die Beschaffenheit des den Staar erzeugenden Humor ganz bestimmte pathologische Eigenschaften besitzen, welche auch für die Art des Staars massgebend erachtet wurden. So unterscheidet z. B. Canamusali, ein Augenarzt, der um das Jahr 1250 zu Bagdad[1]) lebte, folgende Arten der Staarmaterie: Einen Humor melancholicus, der sich dadurch äusserte, dass der Kranke allerlei Insekten mit überaus langen und dünnen Beinen zu sehen meinte. Sodann einen Humor colicus, dessen subjective Erscheinungen darin bestanden, dass der Patient in der Ferne besser sah als in der Nähe, dass er das Licht doppelt zu sehen meinte, und dass ihm schliesslich ein Netz vor den Augen zu schweben schien. Ferner einen Humor flegmaticus, der sich dem Kranken dadurch bemerklich machte, dass alle Gegenstände verschleiert und umnebelt erschienen. Und schliesslich nahm Canamusali noch einen ganz besonders heissen Humor an, der durch seinen Erguss in das Auge den schwarzen Staar erzeugen sollte[2]).

Den Ursprung all dieser verschiedenen Arten von Staarmaterie leitete man aber im strengsten Anschluss an die Ansichten des Alterthums nur von dem Kopf oder allenfalls vom Magen her. Doch machte man sich, indem man den Magen für die Quelle des den Staar erzeugenden Humor ansprach, nicht etwa einer selbstschöpferischen Idee schuldig, sondern entwickelte nur eine bereits von Galen angedeutete Thatsache weiter und legte ihr eine grössere Wichtigkeit bei, als dies jener zu thun für gut befunden hatte. Denn während Galen die aus dem Magen hergeleiteten Sehstörungen nicht für einen wirklichen grauen Staar hielt, vielmehr dieselben in ihren subjectiven Erscheinungen mit denen des Staares nur in eine Linie stellte, wurden dieselben von einzelnen arabischen Autoren, so z. B. von Ibn Zohr, jetzt zu dem Range von echten und wahren Staaren erhoben[3]). Im Uebrigen unterschieden sich aber die arabischen Anschauungen über die Genese des Staares nicht wesentlich von denen,

---

wird im Talmud (Tr. Nedarim 54 und Tr. Meila 20 citirt von Wunderbar (Abth. 4 p. 25) nicht allein in Augenkrankheiten der Genuss aller Fischsorten untersagt, sondern es wird auch (Tr. Ketuboth 60) bemerkt, dass Frauen, welche während der Schwangerschaft gewisse Fischarten essen, schielende Kinder gebären.

[1]) p. 45. Man vergleiche: Hille, de medicis arabibus u. s. w.

[2]) Die hindostanischen Augenärzte waren der Ansicht, dass durch den gemeinschaftlichen Einfluss von Schleim und Galle ein Tropfen schlechten Wassers aus dem Gehirn in das Auge fliesse hier im Verlauf einer gewissen Zeit sich trübe und so den Staar erzeuge. Breton. Vol. II. 1826 und in Hecker's Annalen Band 11. 1828. p. 182.

[3]) Andere arabische Aerzte hielten dagegen an der alten Galen'schen Ansicht, dass aus Verdauungsstörungen nur sogenannte falsche Staare sich zu entwickeln vermöchten, fest und gaben noch andere Momente an, welche derartige, den Cataract

welche die griechischen und römischen Oculisten gelehrt hatten. Erschütterungen, Schläge, Schwäche des Auges, so besonders die durch das Greisenalter bedingte, heftiges Erbrechen und verschiedene andere Momente, die bereits in der Ophthalmologie des Celsus, des Galen und des Paulus von Aegina eine wichtige Rolle in der Aetiologie des Staares gespielt hatten, behaupten auch hier ihre alte Bedeutung.

Ebenso war man auch in Ansehung des Platzes, dem man dem Staar in der Bulbuskapsel anzuweisen gewohnt war, zu keinerlei neuen Anschauungen gelangt. Nur fehlte es hier den arabischen Ophthalmologen an der nöthigen Sicherheit in ihren Anschauungen; denn da Galen den Ort für den Staar selbst nicht in ganz klarer Weise bestimmt, ihm vielmehr sowohl die vordere, wie auch die hintere Kammer zum Sitz angewiesen hatte, so schwankten die Araber vielfach, welcher von beiden Kammern denn nun eigentlich vorzüglich das Recht zustehe, Wohnsitz des Staares zu sein. Einzelne, so Jesu Hali, Avicenna[1]) u. A. neigten hauptsächlich der Ansicht zu, dass der Staar vorzugsweise in der vorderen Kammer auftrete, während andere, wie Johannitius[2]), Serapion der Jüngere[3]) und Hali Abbas[4]) gerade die hintere Kammer für den eigentlichen Entstehungsheerd des Staares ansahen, eine Ansicht, der auch Rhases[5]) beipflichtete.

In der Stellung, welche die arabische Augenheilkunde der Lehre vom grauen Staar dem Hypopyon gegenüber einräumte, zeigten sich keinerlei Abweichungen von den Vorstellungen, welche die Galen'sche Ophthalmologie gelehrt hatte. Auch jetzt war man noch ebensowenig im Stande, stets und unter allen Verhältnissen ein serös-plastisches Exsudat der vorderen Kammer vom grauen Staar zu trennen, wie man es auch nicht zur Zeit des Galen vermocht hatte. Zwar kannte man, genau so wie wir dies bereits in der antiken Medicin gefunden haben, eine Eiteransammlung in der vorderen Kammer ganz gut und hatte auch bereits ein operatives Verfahren zu deren Beseitigung anzuwenden gelernt, doch hatte man sich in der differenziellen Trennung von Hypopyon und Staar noch nicht zu einer solchen Höhe erhoben, dass beide Zustände unter allen Umständen als zwei ganz verschiedene und heterogene gegolten hätten.

---

vorspiegelnde Sehstörungen hervorzubringen im Stande seien; so vieles und angestrengtes Wachen, Unmässigkeit im Wein- und Geschlechtsgenuss, Tragen schwerer Lasten auf Kopf und Hals. Canamusali.

[1]) Liber III. Fen. III. Tractat. IV. Cap. 18.

[2]) Citirt im Rhases Continens. Liber II. Tractat. VI. Fol. 47.

[3]) Citirt an eben derselben Stelle im Rhases Continens.

[4]) Pars I. Liber IX. Cap. 13. Fol. 107.

[5]) Rhases Continens a. a. O.

Vielmehr war die beide Zustände scheidende Grenze noch immer eine so wenig scharfe, so fliessende, dass eben Staar und Hypopyon vielfach noch als völlig gleichwerthige Krankheitsformen angesehen wurden. So sagt z. B. Abul-Kasem,[1]) der Staar sei unter allen Umständen der Eiteransammlung in der vorderen Kammer ähnlich und unterscheide sich schliesslich nur dadurch, dass er leichter sei, als der Eiter, also nach der Nadeloperation wieder aufzusteigen vermöge, was aber dem Eiter wegen seiner grösseren Schwere nicht möglich wäre. Nun es bedarf aber wohl kaum einer besonderen Versicherung, dass ein differenzielles Merkmal, welches, wie das von Abul-Kasem im engsten Anschluss an Galen vorgeschlagene, erst einen operativen Eingriff erheischt, um seine Wirksamkeit beweisen zu können, keinen besonderen Werth für eine Differenzialdiagnose zu beanspruchen vermöge. Eine so unklare und verschwommene Differenzialdiagnose zeigt eben, dass man über die Zustände selbst, welche man diagnostisch zu sondern wünschte, noch völlig im Unklaren war, die Merkmale, welche den einzelnen Krankheitsbildern angehören, noch lange nicht klar entwickelt und scharf gezeichnet hatte. Denn wäre man im Besitz von genauen, den Staar und das Hypopyon in befriedigender und klarer Weise kennzeichnenden differenziell-diagnostischen Symptomen gewesen, so hätte man gewiss eine andere Differenzial-Diagnose als die von Abul-Kasem entworfene aufgestellt.

Dieselben unklaren Anschauungen wie Abul-Kasem äussert auch Rhases[2]) über das Verhältniss, in dem Staar und Hypopyon zu einander stehen. Er sucht beide mittelst des Justus'schen Handgriffes, d. h. starke Erschütterung des Kopfes von einander zu scheiden. Der Eiter werde hierbei, so meint er, vermöge seiner grösseren Schwere zu Boden sinken, der Staar aber nicht.

Etwas rationeller war schon das Mittel, durch welches Averröes[3]) im Anschluss an die Vorschriften der griechischen Okulistik, Staar und Hypopyon zu unterscheiden lehrte. Man solle den Kranken über eine Bank mit dem Kopf nach unten legen und nun tüchtig das Haupt desselben schütteln; der Eiter werde alsdann eine Ortsbewegung vornehmen, der Staar aber nicht. Nun, wenn man ein so heroisches Mittel nothwendig hatte, um Zustände von einander zu trennen, die in Wirklichkeit sich so leicht unterscheiden lassen, wie Staar und Hypopyon, so dächte ich, wäre dies ein genügend beredtes Zeichen dafür, wie wenig man im Stande war, jene beiden Krankheitsbilder diagnostisch zu unterscheiden.

---

[1]) Liber II. Tractat. IV. Cap. VII. Fol. 46.

[2]) Lib. divis. Cap. 31. Fol. 63.

[3]) Tractat. VII. fol. 112.

Auch der von Hali Abbas[1]) gegebene Rath, man solle, genau so wie dies bereits Paulus von Aegina vorschreibt, das geschlossene Auge mit dem Finger tüchtig reiben und dann zusehen, ob der Staar unter diesem Manöver auseinandergelaufen sei oder nicht, zeigt deutlich, dass die arabische Augenheilkunde Anhäufungen flüssiger Exsudate in der vorderen Kammer dem Begriff Staar unterstellte.

Schliesslich sei es uns noch gestattet darauf hinzuweisen, dass Ibn Sina[2]), bekannter unter dem Namen Avicenna, der hochgerühmte „Fürst der Aerzte", in directester Weise unter dem Namen Staar eine Ansammlung flüssiger Producte in der vorderen Kammer beschreibt. Avicenna, der, wie wir bereits vorhin erwähnt haben, den Sitz des Staares vorzüglich in die vordere Kammer verlegt, unterscheidet nämlich den Staar nach seinen Aggregatzuständen in einen dichten, festen und einen dünnen[3]). Nun was ist aber nach den Begriffen unserer heutigen geläuterten Ophthalmologie eine Ansammlung von dünner Staarmaterie in der vorderen Kammer anderes, als ein Hypopyon?

Auch das Verhältniss, in dem der graue Staar zu den Erkrankungen der Linse stand, hatte in der arabischen Medicin keine wesentlichen Veränderungen erlitten, vielmehr trennte man auch jetzt noch, wie dies die griechische und römische Augenheilkunde ja bereits gleichfalls gethan hatte, den Staar vollständig von den Linsenkrankheiten[4]) ab. Man kannte zwar aus den Lehren der antiken Ophthalmologie die Trübung der Linse, doch deutete man dieselbe eben nicht als Staar, sondern als unheilbare Krankheit, als Glaucom oder Glaucedo.

---

1) Pars II. Liber IX. Cap. 28. Fol. 279.

2) Liber III. Fen. III. Tractat. IV. Cap. 18.

3) In der arabischen Ausgabe des Ibn Sina (Rom 1593) lauten die Worte, durch welche er die Aggregatzustände des Staares kennzeichnet رقيق: dünn, und غليظ: dick, compact. Uebrigens nennt Gentilis Fulginatis (Liber. III. Fen. III. Tractat. II. Cap. X), der bekannte Uebersetzer und Commentator des Avicenna, das Hypopyon gradezu eine Art Staar.

4) Den Erkrankungen der Linse scheint von der arabischen Augenheilkunde eine ganz besondere Aufmerksamkeit gezollt worden zu sein und scheint man alle möglichen pathologischen Erscheinungen dem Kapitel der Linsenkrankheiten eingereiht zu haben; so beziffert z. B. Abul-Kasem die Zahl der Linsenerkrankungen auf nicht weniger als 20. Der Grund für diese eigenthümliche Erscheinung beruht offenbar in dem Umstand, dass man die Linse, getreu den antiken Anschauungen, für das ausschliessliche Organ des Sehens erachtete und nun allerlei Störungen des Sehactes, deren anatomisch-physiologische Ursache man nicht zu ergründen vermochte, einfach auf willkürlich angenommene, fast immer theoretisch-construirte Ursachen in dem eigentlichen Organ, dem Sitz des Sehvermögens, also der Linse suchte. Es dürfte nicht ohne Interesse sein, einen Blick in die reichhaltige Linsen-Pathologie der arabischen Medicin zu thun, und deshalb sei es uns gestattet, die

Die Staarlehre in der abendländischen Medicin.

Die abendländische Augenheilkunde behauptet in dem langen Zeitraum vom Schluss des Alterthums bis zum Beginn des siebenzehnten Jahrhunderts in der Lehre vom Staar genau denselben conservativen Standpunkt, wie ihn auch die orientalische Medicin festgehalten hatte. Die Galen'schen Lehren von dem Wesen und der Natur des Staares

---

verschiedenen Erkrankungsformen der Linse, wie sie uns Jesu Hali (Tractat. III. Capit. III. Fol. 259) schildert, hier kurz zu erwähnen. Einen wichtigen Grund für eine pathologische Functionsäusserung der Augen giebt in erster Linie die Verschiebung der Linse ab. Ist dieselbe nach rechts oder nach links aus ihrer normalen Lage verrückt, so entsteht dem entsprechend Schielen nach Aussen oder Innen; ist sie aber nach Oben oder Unten verschoben, so stellt sich alsbald Doppeltsehen ein. Uebrigens beruhen grade diese Anschauungen ausschliesslich auf analogen Aeusserungen des Galen'schen Systems.

Auch die Farbenveränderungen der Linse bieten ein reichhaltiges Feld pathologischer Erscheinungen und zwar sind es besonders vier Farbennüancen, welcher Jesu Hali gedenkt; nämlich die Umänderung der normalen Linsenfärbung in schwarz, weiss, roth und saffranfarben. Tritt eine derartige krankhafte Tönung der Linse ein, so sieht nach der Aussage unseres Autors der Patient alle Gegenstände in der betreffenden abnormen Farbe.

Sodann folgen die Grössenveränderungen der Linse und zwar soll sich dieselbe entweder krankhaft vergrössern oder verkleinern können. Tritt das Erstere, also eine abnorme Vergrösserung der Linse ein, so soll die unverhältnissmässig umfangreiche Linse durch ihren Druck den Sehnerven beleidigen und die subjective Erscheinung dieses Vorganges alsdann Mikropsie sein. Wird die Linse aber kleiner, so sieht der Kranke alle Gegenstände grösser.

Die Vertrocknung der Linse ist stets von unheilbarem Verlust des Sehvermögens gefolgt und heisst Glaucedo.

Die Auflösung der Linse, gleichfalls eine besondere Erkrankungsform derselben, erfolgt entweder durch Geschwüre, die sich auf derselben entwickeln, oder durch eine allzu reichliche Ansammlung von Flüssigkeit im Linsenkörper. Diese letztere ist übrigens heilbar und verlangt genau dieselbe Art der Behandlung wie der beginnende graue Staar.

Und grade diese pathologische Auflösung der Linse wird wohl Sprengel (Theil 2. p. 363) auch im Sinne gehabt haben, wenn er sagt: Hhonain ebn Izhak, ein Nestorianer aus Hartha und Leibarzt des bekannten Kalifen Motawakkel hätte den Staar von einer Verfeinerung oder wässerigten Auflösung der Krystallinse hergeleitet. Denn Hhonain ebn Izhak, oder, wie er mit einem bekannteren Namen heisst, Johannitius, mag wohl die Auflösung der Linse gekannt, aber sie gewiss nimmermehr als Staar gedeutet haben. Es wäre eine solche Deutung mit den damals in der Physiologie des Auges herrschenden Grundsätzen durchaus unvereinbar gewesen und dürfen wir sie bei Johannitius um so weniger erwarten, als grade er die griechische Medicin ganz besonders hochachtete und durch Uebersetzungen der griechischen medicinischen Werke für Verbreitung der antiken Augenheilkunde, deren Hauptdogma ja doch das war, dass die Linse das ausschliessliche Organ des Sehvermögens, der Perception des Lichtes sei, im Orient sehr wesentlich beitrug.

beherrschen ganz unbeschränkt in den ersten 16 nachchristlichen Jahrhunderten die ophthalmologische Welt und erst am Schluss des sechszehnten und im Verlauf des siebzehnten Säculums macht sich eine beginnende Reaction gegen dieses aus der ägyptischen und griechischen Medicin gemeinsam zusammengesetzte System bemerkbar. Die Ursachen, welche eine derartige, Jahrhunderte währende absolute Herrschaft der antiken Irrlehre ermöglichten, sind vorzugsweise in den eigenthümlichen Vorstellungen zu suchen, welche man sich über die Physiologie des Auges, speciell der Linse machte. So lange man die normalen physiologischen Functionen des Auges so verkennen konnte, dass man die Linse[1]) als das Hauptorgan des Sehens, als das eigentliche, die Perception der Lichteindrücke vermittelnde Instrument ansah, so lange konnte man natürlich auch nicht ein klares Verständniss für die pathologische Physiologie des Auges und seiner einzelnen Organe gewinnen. Erst als Kepler mit Beginn des siebzehnten Jahrhunderts die optische Werthigkeit der Linse und ihre physiologische Bedeutung für den Sehact erkannt hatte, waren diejenigen Vorbedingungen erfüllt, welche durchaus erforderlich waren, um den Sturz der antiken und die Entwickelung einer modernen rationellen Staarlehre einzuleiten. Und selbst als Kepler diesen wichtigen Grundstein, auf dem allein eine physiologisch-anatomische Lehre vom Wesen und der Natur des grauen Staares sich zu entwickeln vermochte, gelegt hatte, waren noch über 100 Jahre erforderlich, um die Gemüther von dem Bann der alten Anschauungen zu erlösen und die Reformation der Staarlehre endgültig einzuführen.

Wir werden, wollen wir uns einen klaren Einblick verschaffen in die Schicksale, welche die Staarlehre während des langen Zeitraumes von Galen bis auf Brisseau und Maitre-Jean, also bis zum Anfang des achtzehnten Jahrhunderts erlebte, am besten thun, diese lange Periode in zwei Unterabtheilungen zu bringen, und zuerst die Zeitepoche vom Ausgang des Alterthums bis zu Kepler und dann das siebzehnte Jahrhundert besonders zu betrachten.

---

[1]) In welch' ungebührlicher Weise man z. B. im fünfzehnten Jahrhundert die Bedeutung der Linse für den Sehact, ferner ihr Verhältniss zu den anderen Organen des Auges überschätzte, geht aus der Beschreibung hervor, welche Valescus de Tharanta (Liber II. Cap. I. Fol. 28) von der Linse giebt; er nennt sie den „heiligen humor" und schildert ihre Lage im Auge mit folgenden überschwenglichen Worten: „Wie die Sonne mitten in den Planeten, das Herz mitten im Körper, der König inmitten seines Reiches, der Papst in der Mitte der Christenheit sich befindet, also sitzt auch die Linse mitten im Auge. Alles was im Auge sonst noch sich findet, ist nur der Linse wegen da."

Die Zeit vom Ausgang des Alterthums bis zu Kepler.

Die Salernitaner Schule hat zwar nicht durch eigene und originelle Arbeiten die Lehre vom grauen Staar in ihrer Entwickelung wesentlich gefördert, aber trotzdem hat sie doch dadurch für dieselbe eine gewisse, wenn auch nur untergeordnete Bedeutung erlangt, dass sie zuerst für den Staar den noch heute üblichen Namen „Cataracta" eingeführt hat. Nach Hirsch [1]) ist Platearius [2]) der erste, welcher diese neue Bezeichnung für das bis dahin allein übliche Suffussio gebrauchte. Da aber die Salernitaner mit diesem neu geschaffenen Ausdruck keinerlei neue Vorstellungen über die Natur und das Wesen des Staares verknüpften, vielmehr in diesen ihren Anschauungen noch vollständig in den Fesseln des strengsten Galen'schen Dogmatismus lagen, so ist dieser Namenwechsel auch nicht als Zeichen eines Fortschrittes in der Entwickelung der Staarlehre anzusehen, wie ein solcher wohl zu jener Zeit statt fand, als man das alte hippokratische γλαύκωσις mit dem Namen ὑπόχυσις resp. Suffusio vertauschte. Uebrigens vermochte auch der neue Name in keiner Weise die ältere Bezeichnung Suffusio zu verdrängen, vielmehr gestaltete sich das Verhältniss zwischen beiden bereits binnen kurzer Zeit so, dass man mit jedem Ausdruck eine bestimmte Entwickelungsphase des Staares zu kennzeichnen bestrebt war. Und zwar nannte man denjenigen Zustand des Staares, in dem derselbe die Pupille zu trüben begann, Suffussio, während man das Endstadium, in welchem eine vollständige Trübung der Pupille erfolgt war, mit dem Namen Cataracta belegte. Guy de Chauliac [3]) z. B. gebraucht Suffussio und Cataracta stets in dieser Weise [4]).

Die **Natur** der den Staar erzeugenden und bildenden Materie wird von allen Autoren dieser langen Periode in ziemlich übereinstimmender Weise aufgefasst und beschrieben. Und zwar glaubte man, dass die Staarmaterie sowohl als flüssige Masse in das Auge herabsteige, oder aber als wässeriger Dunst in dasselbe eindringe und hier erst in den tropfbar flüssigen Aggregatzustand übergehe. So schildert Guy de Chauliac [5]) die Staarmaterie als ein wässeriges Fluidum, das in das Auge herabsteigt und hier allmählich durch die dem Auge eigenthümliche Kälte gerinnt. Sillanus berichtet von einer materia phlegmatica oder melancolica, welche aus dem Gehirn in das Auge fliesst. Bartisch [6]) sucht

---

1) Monatsblätter Band VII. p. 284.

2) Liber II. Cap. 7. Fol. 229.

3) p. 515.

4) Genauere Angaben über die verschiedenen für den Staar üblichen Namen erfolgen im vierten Kapitel.

5) p. 515.

6) p. 66 u. 67.

den Ursprung des Staares in einer trüben, zähen und schleimigten Flüssigkeit, welche in das Auge eindringt. Und zwar komme diese Flüssigkeit entweder aus dem Gehirn oder aber aus den Hoden. Letzteres trete in Folge allzu grosser Keuschheit ein, indem der im Uebermass producirte Samen in den Kopf aufsteige und sich in den Augen festsetze. Doch berichtet Bartisch nicht, ob gerade diese letztere Form eine bei seinen Zeitgenossen übermässig häufige gewesen sein mag.

Auch über die dunstförmige Gestalt der Staarmaterie verbreiten sich die medicinischen Schriftsteller der uns hier beschäftigenden Periode in allerlei Vermuthungen. So nennt sie Constantinus Africanus[1]) z. B. „fumus ascendens" und Gordonius[2]) „vapores aquosi." Benedictus Victorius[3]) glaubte, es stiegen wässerige Dünste zu den Augen auf und schlügen sich hier nieder, in ähnlicher Weise, wie der Regen in den Wolken durch aufsteigende feuchte Dämpfe entstünde; eine Ansicht, welche wir bereits in verschiedenen Variationen bei den Arabern kennen gelernt haben. Auch Bartisch[4]) räumt den aus verdorbenem Magen aufsteigenden Dünsten einen wichtigen Platz in der Aetiologie des Staares ein. Besonders sollen es nach seinen Versicherungen gewisse Speisen sein, welche im Magen eine beträchtliche Entwickelung schädlicher Dämpfe erzeugen und deshalb leicht die Veranlassung zur Staarbildung abgeben können; so nennt er in erster Linie Zwiebeln, Meerrettig, Grütze, Krebse, Fische u. s. w. Einzelne Autoren gingen sogar so weit, dass sie diese Dunstform für die einzig mögliche Gestalt der Staarmaterie ausgaben. So behauptet z. B. Menghus Faventinus[5]), es könne der Staar sich ausschliesslich nur aus wässerigen Dünsten entwickeln, und die antiken ägyptisch-griechischen Vorstellungen von einem in das Auge rinnenden Schleim seien durchaus falsch und unwahr.

Wenn nun diese Anschauungen in ihrem wissenschaftlichen Werth, sowie ihrer praktischen Bedeutung kaum einen geläuterteren und entwickelteren pathologischen Standpunkt erkennen lassen, als der war, auf dem die alten ägyptisch-griechischen Lehren standen, so sind sie doch insofern von Bedeutung und verdienen die vollste Beachtung, als sie die ersten Zeichen einer, allerdings noch recht schwächlichen Reaction gegen den damals grade in der Lehre vom grauen Staar noch in vollster Blüthe stehenden Galenismus sind.

---

1) Liber IX. Cap. XV. p. 257.
2) Particula III. Cap. IV. Rubrica III. Fol. 41.
3) Tomus I. Cap. 7. p. 170.
4) p. 69.
5) Fol. 48.

Als Ursprungsstellen dieser wässerigen oder dunstartigen Staarmaterie wurden auch jetzt im engsten Anschluss an die Alten und an die Araber, wie wir dies bereits angedeutet haben, vorzüglich das Gehirn und der Magen angesehen und allenfalls auch noch die Hoden. Deshalb legte man auch ein ganz besonderes Gewicht auf eine Lebensweise, welche alle solche Momente, die eine Verstimmung des Gehirns oder des Magens erzeugen könnten, ängstlich zu vermeiden strebte. Die Salernitaner Schule hatte alle die Factoren, welche die Function des Auges, sei es durch Ueberladung des Magens, sei es durch Alteration des Gehirns trüben und deshalb leicht Staar erregen sollten, in folgendes Verschen zusammengefasst:

Balnea vina venus ventus piper allea fumus
Porri cum cepis lens fletus faba sinapis
Sol coitus ignis labor ictus acumina pulvis
Ista nocent oculis sed vigilare magis.

Uebrigens machte man zwischen den Staaren, welche aus dem Magen hergeleitet wurden, und den dem Gehirn entstammenden jetzt einen sehr scharfen und strengen Unterschied, dessen wesentlichste differenziellen Momente aber hauptsächlich der Galen'schen Augenheilkunde entlehnt waren. Man schied den falschen aus dem Magen kommenden Staar, oder die Suffusio per consensum, wie ihn z. B. Dionysius Fontanonus[1]) nennt, von dem wahren und echten, aus dem Gehirn sich entwickelnden Staar dadurch, dass jener nur zu Zeiten, bei schlechter Verdauung oder Ueberladung des Magens sich in seinen subjectiven Erscheinungen und zwar stets auf beiden Augen bemerkbar machte, während der wahre Staar nicht periodisch auftreten, sondern bleibende Sehstörungen bedingen und auch meist nur das eine Auge belästigen sollte.

Die Wege, auf welchen die pathologischen Flüssigkeiten und Dünste den Augen zuströmten, suchte man mit den Alten hauptsächlich in den Gefässen des Auges und Kopfes, sowie in den Sehnerven.

Was den Ort anlangt, welchen der Staar in der Bulbuskapsel einzunehmen pflegte, so waren die Ansichten hierüber genau so wie bei den Alten und Arabern getrennt. Es hatten sich die Augenärzte grade in diesem Punkte zu allen Zeiten in zwei grosse Lager gespalten, von denen die Einen den Staar ausschliesslich in der vorderen, die Anderen ihn nur in der hinteren Kammer suchten. Eine dritte, jene beiden extremsten Richtungen vermittelnde Partei vereinigte alle diejenigen Meinungen, welche verschiedenen Stellen des Auges das Recht einräumten, den Staar zu entwickeln und zu beherbergen. Und diese drei Parteien

---

[1]) Cap. XXVII. p. 126.

finden sich denn auch in der hier in Rede stehenden Periode wieder. Einzelne, so z. B. Schenk von Grafenberg[1]) u. A., suchten den Sitz des Staares vorzüglich in der Pupille oder hinter derselben, während dagegen Andere, so Gordonius,[2]) ihn ausschliesslich vor der Pupille, zwischen Hornhaut und Iris sich erzeugen liessen, und noch Andere, wie der berühmte Paré,[3]) sowohl die vordere, wie hintere Kammer für Entwickelungsstätten des Staares ausgaben. Zu dieser dritten Partei gehörte auch Arculanus[4]), der die Localität des Staares in origineller Weise nach dem Ursprungsort der Staarmaterie zu bestimmen suchte. Entwickele sich die Staarmaterie, so meint er, aus der Arachnoidea, so trete der Staar zwischen Cornea und Uvea auf; dasselbe sei auch der Fall, wenn die Staarflüssigkeit aus der Dura mater der Sclerotica zuströme. Komme aber die Materie von der Pia mater, so liege der Staar allemal zwischen der Linse und der Regenbogenhaut. Und fliesse schliesslich der Staarschleim vom Gehirn in den Sehnerven, so erfolge die Bildung des Staarfelles auf der Oberfläche der Linse selbst.

Von ähnlichen Vorstellungen liess sich auch Heurnius[5]) leiten, welcher die Entwickelung des Staares in folgender Weise schildert. Der Staarschleim kann auf dreifachem Wege aus dem Gehirn in das Auge gelangen, entweder längs der Dura mater, oder längs der Pia mater, oder direkt durch den Sehnerven. Wählt er den ersten Weg längs der Dura mater, so lagert er sich in unmittelbarster Nähe der Hornhaut ab; geht er die zweite Bahn längs der Pia mater, so etablirt sich der Staar in der Pupille; schlägt er aber den Weg durch den Nervus opticus ein, so erfolgt die Entwickelung des Staarfelles in der hinteren Kammer, im Humor aqueus.

Uebrigens waren gerade diese verschiedenen Vorstellungen von dem Sitz des Staares im Auge insofern von einer nicht zu unterschätzenden praktischen Bedeutung, als sich die Aerzte durch sie in der Wahl der operativen Behandlungsmethode des Staares leiten liessen und, wie wir später noch ausführlicher bei Gelegenheit der Betrachtung der verschiedenen Dislocationsmethoden des Cataract erörtern werden, je nach der von ihnen angenommenen Lage des Staares, bald durch die Sclerotica, bald durch die Cornea die Depressionsnadel in das Auge führten, oder aber zu einer Extraction sich entschlossen.

---

1) Observat. 272. p. 317.
2) Particula III. Cap. IV. Rubrica III. Fol. 41.
3) Tome II. p. 418.
4) Cap. XXX.
5) Cap. VIII. p. 26 u. 27.

Der Unterschied, welchen die Aerzte dieser Periode zwischen Eiteransammlung in der vorderen Kammer und Staar machten, war ebenso wenig ein scharfer und präciser, wie dies in den früheren Jahrhunderten der Fall gewesen war. Man kannte und operirte das Hypoyon zwar, war aber noch nicht im Stande, dasselbe unter allen Verhältnissen von dem grauen Staar zu trennen. Ja man war überhaupt geneigt, die Eiteransammlung in der vorderen Kammer für eine Art von Staar anzusehen. So hält z. B. Gentilis[1]) das Hypopyon für eine besondere Gattung des grauen Staares und Brunus[2]) spricht von einer auffallenden Aehnlichkeit, die zwischen beiden herrsche. In analoger Weise betont auch Guilelmus de Saliceto[3]) die unverkennbare Aehnlichkeit, die nach seiner Ansicht zwischen Hypopyon und Staar obwalten sollte; ja er scheint beide überhaupt für zwei ganz nahe verwandte Zustände zu halten, da er ihre Entstehung genau denselben Ursachen, dem aus dem Gehirn herabsteigenden Humor melancholicus, zuschreibt.[4])

1) Liber III. Fen. III. Tractat. IV. Cap. 18.

2) Liber I. Rubrica X. fol. 95.

3) Liber I. Cap. 45.

4) Ueberhaupt waren gerade zu dieser Zeit die Vorstellungen, die man sich vom Staar, vom Hypopyon, sowie gewissen Erkrankungen der Hornhaut machte, so verschwommen und unklar, dass alle diese so heterogenen Zustände sehr häufig zu einem trüben und ganz verworrenen Krankheitsbild geeint wurden. Der Grund für diese Erscheinung ist wohl hauptsächlich in den eigenthümlichen Anschauungen zu suchen, welche man der Ophthalmopathologie zu Grunde legte. Die antike ägyptisch-griechichsche Vorstellung, dass im Wesentlichen alle Augenerkrankungen nur durch einen unnatürlichen Zufluss pathologischer Säfte zum Bulbus entständen, beherrschte noch so ausschliesslich die oculistische Welt, dass man sich eifrig bestrebte, alle nur möglichen Zustände des Auges durch dies pathologische System zu erklären. Und da man somit also nicht auf dem Wege der klinischen Beobachtung und Erfahrung, sowie an der Hand anatomisch-pathologischer Untersuchungen die Erkrankungen des Auges zu systematisiren wusste, sondern dies lediglich nur durch den speculativen Ausbau der antiken Grundvorstellungen über das Wesen der Augenerkrankungen zu erreichen bemüht war, so konnte es nicht ausbleiben, dass man sich häufig genug in den Irrgängen philosophischer Construction bewegte und auf Grund der so gewonnenen Anschauungen der Natur und dem Wesen der einzelnen Krankheitsbilder einen unnatürlichen Zwang anzuthun kein Bedenken trug. Hören wir z. B. wie Roger (Tractat. I. Cap. VII. fol. 212) auf Grund der alten Anschauungen die Entwickelung gewisser Augenerkrankungen sich vorstellt: Durch den Zufluss pathologischer Flüssigkeiten zum Auge entsteht eine Entzündung; sodann veranlasst die Anhäufung dieses Humors im Auge eine „Macula", und die Macula wird durch Verdichtung allmählich ein festes Gewebe „Tela", aus diesem durch weiteres Eindicken „Pannus" und aus Pannus schliesslich „Unguis".

Wenn man auf Grund dieser Stufenleiter schliesslich nun sogar auch gewisse Hornhauterkrankungen als Staarformen ansprach, so kann uns dies gar nicht verwundern. Hatte man ja doch in directester Weise aus der in das Auge strömenden

Was nun das Verhältniss des grauen Staares zu den Linsenkrankheiten anlangt, so trägt dasselbe genau den gleichen Charakter, wie wir ihn in der griechischen und arabischen Ophthalmologie kennen gelernt haben. Man schied den grauen Staar vollständig aus dem Capitel der Linsenkrankheiten aus und stellte die Veränderungen, speciell die Trübungen, welche man an der Linse beobachtete, unter dem Namen Glaucom[1]) oder Glaucedo oder Glaucosis als unheilbare Erkrankung

---

Materie, welche auch den Staar erzeugen sollte, die Entwickelung gewisser pathologischer Zustände der Cornea herzuleiten vermocht. Warum sollte man da nicht auch noch den letzten Schritt thun und einzelne Hornhauterkrankungen geradezu dem Begriff Staar anreihen? Und dies scheint in Wirklichkeit auch gar nicht selten geschehen zu sein; so sagt Johannes Anglicus (p. 83), es gäbe viele Augenärzte, die Staar und Macula corneae mit einander identificirten. In ähnlicher Weise erklärt Heurnius (Cap. VIII. p. 26), es könne durch lange bestehenden Thränenfluss auf der Hornhaut sich eine dicke Haut entwickeln, welche nichts anderes wie ein Staar sei. Ja selbst noch spätere Autoren, wie z. B. Charriere (Cap. XXIX. p. 200), erklären das Pterygium für eine Art von Staar. Und Lucas Tozzi (p. 126) spricht noch am Schluss des siebenzehnten Jahrhunderts von einem Staar, der dadurch entstehe, dass sich die Poren der sonst durchsichtigen Hornhaut verstopften.

[1]) Den Symptomencomplex, den die moderne Ophthalmologie unter dem Namen Glaucom zu einem wohl begrenzten und abgerundeten Krankheitsbild zusammenfasst, scheint man auch in dieser Periode als selbstständige Erkrankungsform noch nicht aus dem Begriff des grauen Staares ausgeschieden zu haben. Wenigstens findet man in dem Capitel des Staares bei vielen Autoren die Schilderung einer gewissen Staarform, die sich unter heftigem Kopfschmerz entwickelte und welche offenbar nichts anderes als unser modernes Glaucom mit seiner secundären Linsentrübung gewesen sein kann.

Dagegen verstand man unter Glaucom, Glaucosis oder Glaucedo die secundären Trübungen der Linse, welche sich aus den verschiedensten Augenerkrankungen zu entwickeln pflegen und deshalb galt auch das Glaucom allgemein als eine völlig unheilbare Krankheit. Eine feste Grenze zwischen diesem Glaucom der antiken Ophthalmologie und dem grauen Staar hatte man auch jetzt noch nicht gefunden; denn man trennte zwar die heilbaren Staarformen auf das Aengstlichste von dem Glaucom, indem man sie in den Augenkammern ausserhalb der Linse sich entwickeln liess, das Glaucom aber in die Linse verwies; doch glaubte man, dass die alten Staare allmählich in Glaucosis resp. Glaucom übergehen könnten und alsdann unheilbar würden. So sagt z. B. Georgius Valla Placentinus, welcher im Jahre 1520 ein Handbuch der Augenheilkunde erscheinen liess: „Glaucosis duobus dicitur modis. Nam proprie Glaucosis mutatio in glaucum est et ariditas et coctio crystalloidis humoris; altera porro glaucosis species fit ex precedente suffusione densescente ad pupillam humore ingenti et arefacto.“ Auch Walther Ryff (Theil 1. Fol. 61) betont diese Verwandtschaft zwischen Cataract und Glaucom, indem er sagt: „Disem Gebrechen (Cataracta) ist der Fehl, welchen die griechischen Aerzte Glaucoma nennen fast gleich.“ Uebrigens machten auch einige Forscher zwischen Glaucedo und Glaucom in der Art einen Unterschied, dass sie unter Glaucedo im Wesentlichen nur eine Verschrumpfung und Vertrocknung der Linse verstanden, mit Glaucom aber eine Verin den strengsten Gegensatz zu der heilbaren Cataract; man verfolgte also genau dieselben Bahnen, welche die antike Augenheilkunde eröffnet hatte.

Ein wesentlich anderes Aussehen schien das Verhältniss zwischen Staar und Linsenkrankheiten gewinnen zu wollen, als Paracelsus[1]) den Kampf gegen den Galenismus eröffnete und auch die Ophthalmopathologie einer gründlichen Reformation zu unterziehen suchte. Doch trug diese Reformation von Haus aus schon den Keim des Siechthums und frühen Todes in sich, da Paracelsus zwar die pathologischen Vorstellungen der antiken Augenheilkunde und ihre Anwendungen auf die Staarlehre zu stürzen suchte, dafür aber kein besser begründetes System an deren Stelle zu setzen vermochte. Denn auch sein System der Ophthalmopathologie wurzelte schliesslich nur in den alten hippokratischen Anschauungen, ohne eigene, selbstständige Beobachtungen über die physiologischen und pathologischen Zustände des Auges bieten zu können. War ja doch der erste Haupt- und Grundsatz seines Lehrgebäudes der, dass die Linse ausschliesslich das Organ des Sehens sei. Und dass bei einer solchen rein schlussweise und theoretisch construirten Voraussetzung, welche in den realen physiologischen Bedingungen des Auges keinerlei Boden fand, eine Reform der Staarlehre immer eine Sisyphusarbeit sein musste, brauche ich wohl nicht erst zu versichern. Darum ging denn auch der durch Paracelsus unternommene Reformversuch ohne irgendwelche segensreichen Folgen spurlos an der Lehre vom Staar vorüber.

Um meinen Lesern einen genügenden Einblick in die von Paracelsus entworfene Ophthalmopathologie zu verschaffen, möge hier der wesentlichste Kernpunkt seines Systems citirt werden; derselbe lautet: „All Gebrechen der Augen kommen auss dem Crystallin, denn in ihm ligt die sehend krafft. So nun derselbig Crystallin in im ausswirfft sein Tenebras, darauss wird der Cataract, der Nagel und Albugo und scheiden sich in dem, als die statt betrifft. So nun der Crystallin miscirt wird, so wird Scotomia darauss, Nebula u. s. w. So er aber überfleust in sein Humorn, so pur-

---

änderung der Linsenfärbung in eine gelblich-grüne Tönung bezeichneten; so macht z. B. Molinetti (Cap. VI. p. 37), ein Arzt des 17. Jahrhunderts, einen derartigen Unterschied. Auch fing man bereits im 15. und 16. Jahrhundert an, das Glaucom den Erkrankungen des Glaskörpers unterzustellen, wie Fernelius (Liber V, Cap. 5. p. 532) und Pigraeus (Liber II, p. 195) u. A. Doch erfolgte eine Entwickelung des Krankheitsbildes unseres modernen Glaucoms erst mit Beginn des 18. Säculums und zwar ausschliesslich nur auf Grund der geläuterten Staarlehre Brisseau's.

Ueber die Geschichte unseres modernen Glaucoms möge man vergleichen: Prinz in: v. Ammon, Zeitschr. f. Ophth. Bd. III. Heft 3 u. 4.

[1]) Fragmentum chirurgicum Cap. I. p. 627.

giret er sich und gibt Röthe und trieffen und ist Emunctorium suum. Also sind die Ursprüng der Augen." [1])

Das siebenzehnte Jahrhundert.

Die Reaction gegen die irrigen Vorstellungen, welche die antike Ophthalmologie über die Natur und den Sitz des grauen Staares gelehrt und verbreitet hatte, war im Verlauf der verflossenen Periode, wie wir dies bereits gezeigt haben, nur auf einige schwächliche, wissenschaftlich bedeutungslose Versuche beschränkt geblieben; kaum dass im sechszehnten Jahrhundert der eine oder andere medicinische Schriftsteller seine schüchternen Zweifel gegen die Lehren der alten Okulistik zu äussern wagte. Auch blieben derartige zweifelnde Aeusserungen immer nur ganz vereinzelt und konnten auf eine, numerisch nur einigermassen ansehnliche Anzahl von Anhängern in keiner Weise rechnen.

Wesentlich anders dagegen gestalteten sich die Verhältnisse mit Anbruch des siebenzehnten Jahrhunderts. Immer lauter und immer zahlreicher erhoben sich jetzt von allen Seiten die Stimmen gegen das System der antiken Staarlehre; und als im Jahr 1611 Kepler mit seinen geläuterteren Anschauungen über den physiologischen Werth und die optische Bedeutung der Linse hervortrat, da schlug er der antiken Staarlehre eine Wunde, von der sie sich nie mehr zu erholen vermochte und an der sie schliesslich völlig zu Grunde gehen musste. Denn wenn auch die Lehren des genialen Kepler vor der Hand noch nicht Allgemeingut der ophthalmologischen Wissenschaft wurden, wenn die Gemüther auch noch viel zu sehr umnachtet waren, um das Licht der neuen Lehre schon in

---

1) Beer (Repertorium, Bd. I. p. XXV der Vorrede) nennt unter Berufung auf Haller einen französischen Arzt Framboisiere, dessen praktische Thätigkeit in den Schluss des sechszehnten und den Anfang des siebenzehnten Jahrhunderts fällt, als einen der ersten Autoren, welcher den Sitz des Staares in der Linse erkannt hätte. Doch kann ich dieser Mittheilung nicht beipflichten. Denn in der letzten Ausgabe der Werke Framboisiere's (Titre III. p. 296 u. 297), welche im Jahre 1669 zu Lyon erschien, finde ich keinerlei Spuren einer derartigen aufgeklärten und fortgeschrittenen Anschauung; im Gegentheil enthält dieselbe nur den Ausdruck des strengsten Galenismus. Für Framboisiere entsteht, wie folgender Satz zeigt, der Staar nur ausserhalb der Linse in Folge der Anhäufung einer widernatürlichen Flüssigkeit: „Cataracte est un assemblement d'humeur superfluë, qui s'épaissit, comme une petite peau, entre la tunique cornée et l'humeur crystalline, à l'endroit de la prunelle de l'oeil, lequel empesche que le premier organe de la veuë, fait en forme de crystal, ne reçoiue distinctement les especes des choses extremes, et qu'il ne les discerne librement." Alle Linsentrübungen sind für Framboisiere unheilbar, werden unter dem Namen Glaucom zusammengefasst und dem Cataract entgegengestellt.

seinem vollen Glanze ertragen zu können, so war doch der Grund, auf dem allein ein wissenschaftliches Lehrgebäude des Staares aufgeführt werden konnte, gelegt und vollständig gesichert; jetzt bedurfte es nur noch des genialen Baumeisters, der auf diesem Grunde das neue Lehrgebäude aufzubauen den Muth und die Befähigung hatte. Und dass den beiden kühnen Meistern Brisseau und Maitre-Jean, die das neue Gebäude mit Beginn des achtzehnten Säculums aufzuführen unternahmen, dieses ihr Unternehmen in verhältnissmässig so kurzer Zeit gelingen konnte, dass es ihnen möglich wurde, in dem Zeitraum von kaum 15 Jahren das alte, Jahrtausende zählende System der ägyptisch-griechischen Staarlehre vollständig zu zertrümmern und durch das ihrige zu ersetzen, verdankten sie wesentlich nur den zahlreichen Vorarbeiten, welche ihnen das siebenzehnte Jahrhundert lieferte. Und so bildet denn gerade dieses Jahrhundert eigentlich den Markstein, die Grenze, an der die alte, lebensschwache Staarlehre sich zum Austritt aus der ophthalmologischen Welt anschickte, während die Lehre der modernen Augenheilkunde ihren Einzug in die Wissenschaft schon sehr merklich zu rüsten begann.

Darum wird es zu einem erschöpfenden Verständniss des Entwickelungsganges, den die Staarlehre nahm, durchaus erforderlich sein, die Arbeiten und Leistungen gerade des siebenzehnten Jahrhunderts wenigstens in ihren Hauptzügen kennen zu lernen.

Als einer der ersten,[1]) der seine Stimme gegen die bis dahin übliche Staartheorie erhob, ist Felix Plater[2]) zu nennen. Er versuchte es, die physiologische Unmöglichkeit eines Einströmens der Staarflüssigkeit durch den Sehnerv in das Auge nachzuweisen, und nennt die antike Lehre, welche einen derartigen Entstehungsmodus des Staares predigte, kurzweg

---

[1]) Wenn einzelne Autoren, so z. B. Pauli (p. 12) bereits bei Fabricius ab Aquapendente eine gewisse Ahnung des lenticulären Sitzes des grauen Staares gefunden haben wollen, so vermag ich deren Angaben nicht zu bestätigen. In der mir vorliegenden, im Jahre 1620 erschienenen Chirurgie des Fabricius lassen sich wenigstens durchaus keine Anhaltepunkte für eine derartige Behauptung nachweisen. Denn Fabricius entwickelt sowohl über die Pathologie, wie auch über die Therapie des grauen Staares keinerlei eigene und originelle Anschauungen, sondern lehnt sich auf das Engste an die antike Ophthalmologie an. So sagt er z. B. über die Entstehung des Staares Cap. XVI. p. 57: „Fit hoc impedimentum ab humore pituitoso concrescente intra oculum ad modum tunicae, seu maculae seu guttae, seu panniculi, seu pelliculae, sive aquae u. s. w."

[2]) Band I. p. 231—234. Plater sucht die Unmöglichkeit eines Einströmens extrabulbärer Flüssigkeit in die Bulbuskapsel mit folgenden Worten nachzuweisen: „si ab aquae vel humoris in oculi globum fieret affluxu: non haec exigua tantum et vix lentis instar ampla nasceretur materia, sed oculi globus totus distentus et velut hydropicus tumeret."

„ignorantiae asylum". Doch vermochte er wohl die Grundvesten des alten Systems zu erschüttern, aber nicht eine geläutertere und gediegenere Theorie aufzustellen; vielmehr hielt er insofern auch noch an den Vorstellungen der griechischen Medicin fest, als er den Staar aus einem Schleim ausserhalb der Linse sich entwickeln liess. Doch sollte dieser Schleim nicht ein extrabulbäres Product sein, sondern vielmehr im Auge selbst, aus einer Eindickung des Kammerwassers entstehen. Eine eigenthümliche Erscheinung ist es übrigens, dass die so gegründeten Zweifel, welche Plater über die Möglichkeit des Einströmens einer fremden Flüssigkeit in die Bulbuskapsel hatte, gerade an einem Manne einen erbitterten Gegner fanden, der als einer der Ersten die Linse als Sitz des Staares ansprach und zwar an Fortunatus Plempius.[1]) Nach seinen Anschauungen sollte nämlich sowohl die Linse, als auch der Glaskörper Sitz des Staares sein können; doch vermochte er sich trotzdem nicht soweit von den Vorstellungen der Alten frei zu machen, um deren Theorie von der Entstehung des grauen Staares für falsch und unwahr zu erklären. Vielmehr war er noch so in den Lehren der antiken Ophthalmopathologie befangen, dass er dem liberaleren Plater heftige Vorstellungen wegen seines Kampfes gegen die Alten machte, und ihm geradezu vorwarf, er schmähe mit seiner Behauptung den Hippocrates und Galen.

Soweit ging also im Beginn des siebenzehnten Jahrhunderts auch selbst bei den aufgeklärteren- und helleren Köpfen, wie Plempius doch gewiss einer war, noch die Verehrung des Galen'schen Dogmatismus, dass man lieber seine eigene richtige Ansicht in den Hintergrund drängte, als dass man an dem überkommenen System gerüttelt hätte.

Auch in dem sonst ziemlich werthlosen, 1619 erschienenen „Augentrost" des Jacob Schalling[2]) findet sich eine Andeutung, dass man den Sitz des Staares bereits mit Erfolg in der Linse gesucht haben musste, wenn er sagt: „Inwas Fälle die crystallige Sehelinsen gewirret werde ohne eusserliche Schösse, Stich, Hieb, Schläg, Brände meine ich mit folgenden sechs Namen zu fassen; als ist Blintzeln, Dunckelheit, Blödigkeit, Star u. s. w."

In der Mitte des siebenzehnten Jahrhunderts waren es besonders Franz Quarré und Remi Lasnier,[3]) welche durch ihre Lehren von dem

---

1) Capitel IX. p. 333.

2) Cap. IX. p. 84.

3) In der Regel werden Quarré und Lasnier als die ersten bezeichnet, welche den Sitz des Staares in die Linse verlegt haben sollen. Doch thut man ihnen damit eine ganz unverdiente Ehre an, da schon weit über zwanzig Jahr vor ihnen Schalling und Plempius wenigstens bedingungsweise gewisse Trübungen der Linse als Staar erkannt und auch unter diesem Namen in die Wissenschaft eingeführt hatten.

Sitz des Staares in der Linse das Aufsehen der wissenschaftlichen Welt erregten. Doch scheinen beide ihre Vermuthungen über die Linsennatur des Staares nicht in einer schriftlichen Auseinandersetzung dargelegt, vielmehr sich nur mit mündlichen Erörterungen begnügt zu haben. Wann Quarré zuerst mit seinen Mittheilungen aufgetreten sei, lässt sich, weil er eben kein Werk über den besagten Gegenstand veröffentlicht hatte, nicht genau feststellen. Sabatier[1]) ist geneigt, den Anfang des fünften Decenniums für das erste Auftreten Quarré's in Anspruch zu nehmen. Ebensowenig lässt sich etwas Näheres über die Lehren desselben mittheilen; denn in allen geschichtlichen Werken findet man stets nur die kurze Notiz, Quarré habe zuerst den wahren Sitz des Staares erkannt und öffentlich verkündet. In welcher Weise er dies gethan und auf welche Beweisgründe er seine neuen Anschauungen gestützt habe, darüber bleibt die Geschichte jede weitere Auskunft schuldig.

Etwas reichlicher fliessen dagegen die Nachrichten über Remi Lasnier, obwohl auch er es unterlassen hatte, seine Lehren schriftlich kund zu thun und sich hauptsächlich nur auf die mündliche Verbreitung derselben beschränkt hatte. Sein erstes Auftreten dürfte nach Sabatier[2]) kurz vor dem Jahre 1651 erfolgt sein, und zwar scheint er dem Collegium der Pariser Wundärzte zuerst Mittheilung von seinen Anschauungen über die Natur des Staares gemacht zu haben. Hauptsächlich scheinen ihn Beobachtungen, welche er bei der Niederdrückung des Staares gemacht hatte, dazu veranlasst zu haben, die Linse als den eigentlichen Herd des grauen Staares anzusprechen. Er hatte nämlich, wie dies Palfin[3]) erzählt, wiederholentlich bei seinen Staaroperationen beobachtet, dass er nicht ein vor der Linse befindliches Häutchen zur Seite geschoben, sondern vielmehr die Linse selbst dislocirt hatte; ein Verfahren, welches er mit dem Ausdruck „die Linse vom Throne stossen“ bezeichnete. Und auf Grund dieser ausgezeichneten Beobachtungen suchte er nun die damals üblichen Anschauungen über die Natur des Staares zu stürzen und den Staar als eine Erkrankung der Linse darzustellen. Doch wurde er von dem Collegium der Pariser Aerzte nicht gerade mit besonderer Begeisterung aufgenommen; die meisten Augenärzte jener Zeit konnten die neue Lehre Lasnier's mit ihren physiologischen Kenntnissen, nach denen die Linse das vornehmste Werkzeug des Sehens und ihr Verlust von unheilbarer Blindheit gefolgt sei, nicht vereinen, und hielten sie deshalb für die müssige Erfindung eines allzu phantastischen Kopfes. Nur ein-

---

[1]) Band 3. p. 2.

[2]) Band 3. p. 2.

[3]) Band 2. p. 378.

zelne wenige erleuchtetere Männer, wie der wackere Wundarzt Mauriceau, erkannten die Bedeutung der Lasnier'schen Beobachtungen an und stellten sich unbedingt auf die Seite desselben. Auch der berühmte Philosoph Gassendi[1]) scheint sich bald genug zu den Anhängern Remi-Lasnier's gezählt zu haben. Wenigstens spricht er in seinen im Jahre 1658 erschienenen Schriften bereits von einem ausgezeichneten Pariser Chirurgen, der nachgewiesen habe, dass der graue Staar in der Linse sitze und dass man auch nach der operativen Beseitigung der Linse zu sehen vermöge; eine Behauptung, der er seine Zustimmung durchaus nicht vorenthielt. Aber auch von anderen Seiten her erfolgte bald genug die vollste Bestätigung der Lasnier'schen Beobachtungen. Der bekannte Jenaer Professor Rolfink[2]) theilte schon in den Jahren 1655 und 1656 mit, dass sein Freund und College Schellhammer zweimal bei Sectionen staarkranker Augen anstatt eines Staarfelles eine getrübte Linse gefunden habe; aber trotzdem wagte er es nicht, den Beobachtungen Lasnier's eine allgemeinere und weitere Bedeutung einzuräumen, und die Entstehung des Staares unter allen Umständen stets in die Linse zu verlegen: „Hoc tamen perpetuo ita evenire, pronunciare non ausim“ bemerkt er ganz ausdrücklich. Vielmehr scheint er auf Grund seiner Sectionen, bei denen er offenbar chronische Iritisformen oder staphylomatöse Bulbi unter dem Messer hatte,[3]) auch jetzt noch sich der Ansicht zugeneigt zu haben, dass der Staar hauptsächlich durch Eindickung des Kammerwassers entstehe und sein Sitz in der Linse eben nur eine seltenere Ausnahme sei.

Schon um Vieles klarer und bestimmter lauten die Worte, mit denen der berühmte Physiker Borel[4]) im Jahre 1657 den Sitz des Staares in der Linse behauptete. Da war nicht von Bedingungen und Möglichkeiten die Rede, da wurde den antiken Anschauungen nicht doch noch ein Hinterpförtchen offen gelassen, wie bei dem vorsichtigeren Rolfink; mit klaren und festen Worten erklärte Borel: Der Staar ist kein Häutchen, sondern die getrübte Linse.

---

[1]) Liber VII. Cap. 5. p. 371 u. 372.

[2]) Liber I. Pars II. Cap. 1. p. 88 u. 89 und Liber I. Cap. XIII. p. 175.

[3]) Der Text Rolfink's, aus dem ich dies schliesse, lautet vollständig: „Hoc tamen perpetuo ita evenire, pronunciare non ausim. Nam in bobus, vaccis, equis, canibus oculorum usu orbatis, praeternaturalis διάθεσις tamen varia a me observata, ut mirari satis non potuerim. Modo nulli humores, sed carne quadam callosa interstitium inter corneam et crystallinum oppletum: modo crystallinus plane cum cornea connexus: modo albugineus induratus apparuit.“

[4]) Suppl. ad Cent. III. Observ. 61. p. 279. Die Worte Borel's lauten: „Nota cataractas non esse pelliculam, quae acu removetur, sed crystallinum humorem obscuratum, quem a loco depellit acus ruptis ejus nervulis suspensoriis.“

Ebenso klar und bestimmt lautet die Beschreibung, welche Rohault[1]) von der cataractösen Trübung der Linse entwirft.

Ueberhaupt mehren sich in der letzten Hälfte des siebenzehnten Jahrhunderts die Stimmen gegen die alte und für die neue Staarlehre in erfreulicher Menge. So betont z. B. Lazarus Riverius[2]) ganz besonders die Schwierigkeiten, die es mache, einen grauen Staar von dem Glaucom, d. h. also von Linsentrübungen zu unterscheiden, und Sennert[3]) glaubt, dass der Staar, wenn auch selten, so doch ganz gewiss in der Linse sich zu entwickeln vermöge; eine Möglichkeit, die auch Lucas Tozzi[4]) hervorzuheben nicht unterlässt. Doch wollen wir, um die Citate nicht unnützer Weise zu häufen, aus der Menge der Autoren,[5]) welche in dieser Periode auf mehr oder minder ausgesprochene Weise für die neue Staarlehre eintraten, nur noch dreier Forscher gedenken, die sich durch ihre originellen und eigenthümlichen Vorstellungen über die Natur des Staares von ihren Zeitgenossen ganz besonders unterscheiden. Der eine dieser Autoren ist Stephan Blancard.[6]) Seine Ansichten von

---

1) Pars I. Cap. 35. Art. 7. p. 249.

2) Tomus II. Cap. III. p. 240.

3) Tomus III. Cap. 28. p. 216.

4) Pars prior. p. 126.

5) Haller (Liber XVI. Sect. II. p. 398) nennt noch folgende Männer als besondere Vertheidiger der modernen Staarlehre: Mariotte, Stenonius, Dreling, Pechlin, Cuneus, welchen von Portal (Tome III. p. 394) noch Molinetti und Duverney angereiht werden. Doch scheinen diese beiden letzten Autoren weniger Gewicht auf die Trübung des Linsenkörpers selbst, als vielmehr auf die Veränderungen der Linsenkapsel gelegt zu haben. Ja es gewinnt den Anschein, als ob sie den Staar genau so wie die Alten wesentlich als Product einer Gerinnung des Humor aqueus aufgefasst, die Trübung der Linse aus dem Begriff Staar ausgeschieden und als Glaucom bezeichnet hätten. Dagegen haben sie die Erkrankungen der Linsenkapsel als besondere Staarform aufgefasst; so glaubt Duverney (citirt von Portal, B. III. p. 479), der Staar könne auch auf einer Trübung und Verknorpelung der Linsenkapsel beruhen und Molinetti gedenkt gleichfalls einer Trübung der Linsenkapsel.

Vielleicht kann man auch folgende Stelle des Rhodius (Cent. I. Observ. 81. p. 44): „Anno 1624 in Theatro anatomico Francisci Plazzoni ductu suffusionem vidimus inter tunicam corneam et uveam, humori crystallino oppositam. Cujus materia non erat pelliculae similis, ut vulgo creditur, sed dura et mediocriter crassa squamae corneae in modum, candelae tamen admota aliquantulum pellucida“ als anatomischen Nachweis einer cataractösen, in die vordere Kammer luxirten Linse ansehen.

6) Cap. VIII. p. 63. Interessant ist es, dass sich bei Blancard auch bereits Spuren eines recht klaren und entwickelten Verständnisses für die aus Eröffnung der Linsenkapsel sich ergebenden Consequenzen finden. Ja es beruht eigentlich seine Lehre von der Entstehung des grauen Staares zum guten Theil geradezu auf den Beobachtungen, welche er über die Folgen der Eröffnung der Kapsel gemacht hat, wie wir dies aus folgendem Citat ersehen können: „Wann jemand sehr weinet pflegt er auch gemeiniglich, insonderheit so es ein Kind ist, die Augen zu reiben. Hie-

dem Wesen des Staares kommen denen der modernen Ophthalmopathologie schon so nahe, dass sein Name in einer Geschichte des Staares unter keinen Umständen unerwähnt bleiben darf. Blancard leitete nämlich die Entstehung des Staares hauptsächlich von einer Verstopfung der einzelnen „Pfeiffgens der crystallenen Feuchtigkeit", wie es in der Uebersetzung seiner Chirurgie heisst, her; also von einer pathologischen Veränderung des histologischen Baues des Krystallkörpers. Weniger geläutert sind allerdings die Anschauungen, welche der andere Autor, de la Charriere[1]) über das Wesen der Cataracta veröffentlichte, doch sind auch sie insofern bemerkenswerth, als sie das Streben Charriere's verrathen, die alte Lehre mit der neuen zu versöhnen und zu verschmelzen. Charriere glaubte nämlich, dass der Staar zwar ein Häutchen, dies Häutchen aber im Wesentlichen nichts Anderes sei, als die oberflächlichste Schicht der Linse, welche sich von dieser abgelöst habe und nun als selbstständiger, eigener Körper in dem Humor aqueus schwimmend den Staar bilde. Diesen Anschauungen endlich stehen die Lehren, welche der dritte Autor, Hannemann, 1678 Professor in Kiel,[2]) über die Natur des Staares verbreitete, ungemein nahe. Hannemann suchte nämlich nachzuweisen, dass der Staar nur dadurch entstände, dass der lymphatische Ernährungssaft der Linse nicht völlig in die Linse einströme, vielmehr auf der Oberfläche derselben sich niederschlüge und so schliesslich der Staar zwar eine Haut sei, aber doch aus der Linse entstünde.

Wenn nun auch derartige Anschauungen, wie sie Charriere und Hannemann der wissenschaftlichen Welt verkündeten, schliesslich nur als müssige Producte einer allzu phantasiereichen Speculation gelten können, so geht doch aus ihnen klar hervor, wie man in der letzten Hälfte des siebenzehnten Jahrhunderts sich der Unzulänglichkeit der alten Staarlehre zwar wohl bewusst war, aber noch nicht den Muth hatte, vollständig mit ihr zu brechen und wie man deshalb allerlei Wege und Mittel zu finden bestrebt war, um die antike und moderne Wissenschaft

---

durch kan das Häutgen, in der die crystallene Feuchtigkeit lieget, aufbersten, darauf von dieser dicken etwas in die wässerige Feuchtigkeit läuffet, wovon verursachet wird, dass im Anfang die Patienten vor ihren Augen gleichsam Mücken oder Staubkörnlein hin und wieder fliegen sehen. Indem nun diese beide Humores aneinander feste, werden sie durch die Wärme, es geschehe durch die, so in der wässerigen Feuchtigkeit ist, oder durch äusserliche Hitze steiff gemacht und als ein Fell zusammen gepacket; welches eben, wie ich dafür halte, zugeht, als wenn man ein Ei unter warm Wasser vermischet, das durch sothane Wärme gemählich in eine Härte verendert wird. Auf gleiche Weise verhält sichs mit den Fallen, Schlagen, Stossen, Zerknirschungen u. s. w."

[1]) Cap. XXIX. p. 196.

[2]) Citirt von Bonet Liber I. Sect. XXII. Cap. XIV. p. 235.

mit einander zu versöhnen. Und dieses Streben, einen vermittelnden Ausweg zwischen der alten und neuen Ophthalmopathologie zu schaffen, kennzeichnet im Allgemeinen die ganze letzte Hälfte des siebenzehnten Jahrhunderts. Denn wenn auch einzelne erleuchtete Köpfe wie Remi, Borel und Rohault ihre ganze Autorität unbedingt für die moderne Staarlehre einsetzten, so blieben derartige Beispiele eben nur vereinzelt. Die meisten Autoren, welche sich der modernen Lehre annahmen, thaten dies doch nur bedingungsweise; sie sahen zwar die Schwächen und Mängel der antiken Staarlehre ein, glaubten dieselbe aber doch nicht ganz verwerfen zu können und zu dürfen; indem sie ihr anatomisch-pathologisches Gewissen vollständig beruhigt zu haben meinten, wenn sie neben der alten Staarlehre auch noch die neue gelten liessen, oder gar beide zu einer verschmolzen. Die Signatur eines derartigen Strebens trägt die ganze letzte Hälfte des siebenzehnten Jahrhunderts in ausgeprägtester Weise zur Schau und sie spiegelt sich auch in dem Polyalthes des Theophilus Bonet[1]) wieder, der am Schluss dieses Jahrhunderts erschien und ein klares Bild von dem Zustand entwarf, in dem sich gerade zu seiner Zeit die Augenheilkunde und speciell die Lehre vom grauen Staar befand.[2]) Denn Bonet giebt sowohl die Möglichkeit einer intralenticulären, wie auch einer extralenticulären Entstehung des Staares zu.

---

1) Tom. I. Lib. II. Cap. 42. p. 972—981.

2) Uebrigens will ich auch nicht verschweigen, dass als Gegenreaction gegen das Streben, die alten Anschauungen von der Natur des Staares auf Grund neuerer Vorstellungen wenn auch nicht vollständig zu beseitigen, so doch zu reformiren, auch von Seiten der unbedingten Anhänger der antiken Staarlehre allerlei Anstrengungen gemacht und verschiedene neue Vorstellungen auf den wissenschaftlichen Markt gebracht wurden. So lehrte z. B. ein gewisser Bourdelot (Observat. XII. p. 159) der Staar entstände dadurch, dass aus dem arteriellen Blut sich zähe schleimige Flocken absetzten, aus denen schliesslich ausserhalb der Linse sich eine Staarmembran bilde. Gosky (Thes. IV. p. 51) glaubte, es gelangten mit den Flüssigkeiten, welche das Kammerwasser bildeten, verschiedene fremde Partikelchen ins Auge, welche sich an der Iris niederschlügen und so den Staar erzeugten. Purrmann (Cap. IX. p. 77) meinte gar, es bilde sich auf dem Kammerwasser ein gerinnendes Häutchen, in ähnlicher Weise, wie dies auf der Oberfläche der Milch stattfände, und diese Haut sei alsdann der Staar. Und was derartige Ansichten noch mehr waren.

Dritte Periode.

Vom Beginn des achtzehnten Jahrhunderts bis auf die neueste Zeit.

A. Das achtzehnte Jahrhundert.

Der Beginn des achtzehnten Jahrhunderts fand die ophthalmologische Welt in vollster Bewegung. Es lag das Gefühl einer nothwendigen und auch nahe bevorstehenden Reform der Staarlehre, wenn man so sagen darf, in der Luft und es bedurfte nur eines klaren und vorurtheilsfreien Mannes, um aus den unbestimmten und verschwommenen Vorstellungen, die man sich von der erforderlichen Reform der Staarlehre machte, das reine und überzeugende Bild der neuen Lehre erstehen zu lassen. Und dieser ersehnte Reformator sollte auch nicht lange mehr auf sich warten lassen. Noch im ersten Decennium des neuen Säculums sehen wir die beiden Franzosen[1]) Brisseau und Maitre-Jean mit den Grundsätzen der neuen Staarlehre hervortreten und den siegreichen Kampf gegen die Irrlehren der antiken Ophthalmopathologie beginnen. Bereits im Jahr 1705

[1]) Wenn einzelne Autoren den Ruhm, den Sitz des grauen Staares zuerst anatomisch in der Linse nachgewiesen zu haben, für uns Deutsche, speciell für unsern deutschen Landsmann Rolfink in Anspruch nehmen, so vermögen wir diesen Versuch, so schmeichelhaft und ehrenvoll er in seinen Consequenzen auch für die deutsche Gelehrtenwelt sein mag, von dem Standpunkt einer nüchternen und unpartheiischen Geschichtsforschung denn doch nicht zu billigen. Von einem auf umfangreichen anatomischen Untersuchungen beruhenden Nachweis, dass der Staar stets und unter allen Umständen eine Erkrankung der Linse sein müsse, ist bei Rolfink gar nicht die Rede. Er bemerkt nur, dass er in zwei Fällen eine Trübung der Linse beobachtet und anatomisch nachgewiesen habe; doch brachte er mit dieser Beobachtung schliesslich ja gar nichts Neues; kannte ja doch bereits Galen die Trübungen der Linse. Und schliesslich legte Rolfink selbst auch gar nicht einmal dieser seiner Beobachtung etwa den Werth einer neuen, epochemachenden Entdeckung bei. Im Gegentheil trägt er Bedenken, eine derartige Trübung der Linse, wie er sie anatomisch nachgewiesen, als das eigentliche Wesen des Staares anzusehen, vielmehr ist er geneigt, auf Grund seiner anderweitigen anatomischen Zergliederungen kranker Augen die Natur des Staares im Anschluss an die antiken Anschauungen für die Mehrzahl der Staarformen festzuhalten. Er steht also mit diesen seinen Anschauungen kaum auf einem so fortgeschrittenen Standpunkt, wie bereits Schalling und Plempius zu Anfang des siebenzehnten Jahrhunderts ihn einnahmen. Vergleichen wir aber vollends mit der kurzen, an ängstlichem Zweifel und zagendem Schwanken so reichen Bemerkung Rolfink's die klare, auf den umfassendsten und gründlichsten anatomischen Untersuchungen staarkranker Linsen beruhende Darstellung des Maitre-Jean, so werden wir, wollen wir unparteiisch sein, gewiss nicht umhin können, gerade ihm, sowie seinem Collegen Brisseau das unbestrittene und volle Verdienst, die anatomische Grundlage des Staares zuerst in Wahrheit und mit überzeugender Gewissheit nachgewiesen zu haben, zuzugestehen.

unterbreitete Brisseau der königlichen Akademie der Wissenschaft zu Paris eine Abhandlung, in welcher er auf Grund anatomisch-klinischer Beobachtungen den wahren Sitz des grauen Staares ausschliesslich nur in die Krystalllinse verlegte. Doch scheint er mit seiner Anschauung bei den Gelehrten der Akademie eben keine sehr ermuthigende Aufnahme gefunden zu haben; die meisten derselben verhielten sich der neuen Lehre gegenüber völlig passiv und würdigten dieselbe keiner weiteren Beachtung; während ein anderer Theil alsbald mit der Verurtheilung der Brisseau'schen Anschauungen bei der Hand war und sie für eine physiologische Absurdität erklärte, die mit der damals noch allgemein üblichen Vorstellung von der zwingenden und unerlässlichen Nothwendigkeit der Linse für den Sehact ganz unvereinbar und darum falsch sei. Und so hatte denn der grosse Gedanke des schlichten französischen Wundarztes, der die Welt von einem in seinen praktischen Consequenzen so verhängnissvollen Irrthum erlösen sollte, keinen anderen Erfolg als den, dass eine Gesellschaft zünftiger Gelehrten über ihn hinweg zur Tagesordnung schritt. Wenn nun auch Brisseau durch diesen Misserfolg, denn so müssen wir doch das Resultat seines ersten Auftretens vor der Akademie nennen, sich in keiner Weise entmuthigen liess, vielmehr ruhig und unbeirrt den einmal eingeschlagenen Weg weiterging, so hätte er wohl doch das Schicksal, das so vielen grossen Entdeckern vorbehalten war, getheilt und kaum einen befriedigenden Erfolg von seinen Bestrebungen erlebt, wenn er nicht bereits achtzehn Monate nach seinem Auftreten in der Person des wissenschaftlich um Vieles bedeutenderen Maitre-Jean einen rastlosen Helfer und Förderer seiner Bestrebungen gefunden hätte. Maitre-Jean, ausgerüstet mit einer scharfen und durchdringenden Beobachtungsgabe, sowie einem ungemein klaren, sich schnell und leicht orientirenden Blick, hatte schon seit dem Jahr 1682 seine Aufmerksamkeit der Erforschung des wahren Sitzes des Staares zugewendet. Und zwar war, wie so häufig, auch hier der Zufall die erste und eigentliche Veranlassung, welche es bewirkte, dass der geniale Maitre-Jean hauptsächlich gerade dem Staar seine Thätigkeit widmete. Gelegentlich einer im Jahr 1682 bei einem gewissen Thomas Charié Maréchal ausgeführten Depression des Staares bemerkte Maitre-Jean nämlich, wie plötzlich ein fremder Körper „une chose de blanc et fort flexible", wie er ihn selbst naunte, durch die Pupille in die vordere Kammer drang. Bei dem Versuch nun, diesen Körper, den Jean natürlich für den Staar hielt, durch die Pupille in die hintere Kammer zurückzubringen, um ihn hier zu deprimiren, bemerkte Jean zu seinem Erstaunen, dass der Staar nicht ein Häutchen sei, sondern eine grosse, rundliche Gestalt besitze. Diese eine Beobachtung genügte, um das Misstrauen des genialen Operateurs gegen die bis dahin übliche Auffassung von der Natur des grauen Staares zu erwecken und in ihm den Wunsch zu erregen, durch weitere Beobachtungen Aufklärung in diese dunkle Frage zu bringen. Eine zweite, völlig gleiche Beobachtung, die er im Jahr 1685 machte, konnte natürlich nur dazu dienen, das einmal gefasste Misstrauen noch zu verstärken und seinen Forschungseifer zu erhöhen. Doch brachte ihm erst das Jahr 1692 den gewünschten klaren und vollen Einblick in die bis dahin so zweifelhafte und viel umstrittene Natur des Staares. Es glückte ihm nämlich, beide Augen einer Frau, welche er durch Niederdrückung des Staares operirt hatte und die kurz nach der glücklich gelungenen Operation gestorben war, zur Section zu erhalten. Diese Augen lieferten ihm den unumstösslichen Beweis, dass der Staar nichts anderes als eine Erkrankung der Linse sei. Doch um seinen Anschauungen eine noch grössere Vollendung und eine vollständigere Abrundung zu geben, stellte er eine ganze Reihe experimenteller Versuche über die anatomische Construction der Linse, sowie über das Verhalten derselben gegen äussere Schädlichkeitsmomente an. Zu diesem Zwecke brachte er die aus dem Auge entfernte Linse in allerlei heftig und energisch wirkende Flüssigkeiten, wie heisses Wasser, Spiritus, ätzende Chemikalien u. s. w. und beobachtete die sich hieraus ergebenden Veränderungen der Linsensubstanz. Auch suchte er die Topographie der Linse auf das Gründlichste und Genaueste zu studiren. Behufs derartiger Studien reinigte er ein aus der Orbita herausgenommenes Auge sorgfältig von allen anhängenden Weichtheilen, durchbohrte darauf den Nervus opticus gerade in seiner Axe bis zu dessen Eintritt in die Bulbuskapsel und injicirte durch diese Oeffnung ein Gemisch von Alkohol und Wasser ins Auge. Bei einer derartigen Behandlung verhärteten sich natürlich die brechenden Medien und erlaubten eine genaue und befriedigende Untersuchung der Linse und ihrer topographischen Verhältnisse.

Nachdem sich Maitre-Jean auf eine so gründliche und fleissige Weise die genaueste und umfassendste Kenntniss sowohl über die normale Linse, als auch über ihre Reaction gegen äussere Schädlichkeitsmomente verschafft hatte, trat er im Jahre 1707 mit seinem nach allen Seiten hin wohl ausgebauten und durch klinische wie experimentelle Beweise auf das Beste gestützten System hervor und entrollte der erstaunten und überraschten Welt ein bis in die kleinsten Züge mit der grössten Gewissenhaftigkeit ausgearbeitetes Bild von dem Wesen und der Natur des Staares. Der wahre und wirkliche graue Staar ist, so lautete seine Lehre, unter allen Umständen nur eine Erkrankung der Linse und zwar im Wesentlichen nichts anderes, als eine auf einem Gerinnungsprocess beruhende Trübung derselben. An der cataractös getrübten Linse, so führt seine Arbeit weiter aus, unterscheide man stets zwei Substanzen, eine innere, festere und eine äussere, weichere, schmierigere, Schneeflocken nicht unähnliche, und zwar sei die innere, viel solidere und resistentere Linsenpartie bei älteren Personen stets in grösserem Umfange vorhanden, wie die weichere, äussere Substanz, welche er mit dem Namen „Accompagnement de la cataracte“ belegte. Dagegen sei bei jüngeren Personen die äussere weiche Randpartie in reichlicherer Menge entwickelt, als wie die harte centrale.

Weniger klar, wie diese wirklich classischen Beobachtungen über die pathologische Anatomie der cataractösen Linse, waren die Anschauungen, welche Maitre-Jean über die Genese der Linsentrübungen entwickelte. Sie scheinen zum Theil unter dem Einfluss der gerade damals noch in Blüthe stehenden Sydenham'schen pathologischen Vorstellungen sich entwickelt zu haben, zum andern Theil aber auch in directester Weise aus den Beobachtungen, die Maitre-Jean bei seinen Experimenten machte, hervorgegangen zu sein. Denn da er wahrgenommen hatte, dass gesunde Linsen sowohl innerhalb, wie ausserhalb des Auges bei Zusatz scharfer Chemikalien alsbald sich trübten, so liess er sich zu dem Glauben verleiten, es sei in dem staarkranken Auge gleichfalls eine scharfe pathologische Flüssigkeit „une serosité acide et mordicante,“ wie er sie nennt, vorhanden, welche die cataractöse Trübung der Linse hervorrufe. Die Linsenkapsel reagire, so meinte Maitre-Jean, in der Weise gegen den Einfluss dieser Flüssigkeit, dass das sie ernährende Blut bei Zutritt der Flüssigkeit gerinne und so zu einem eiterigen Zerfall der Kapselmembran Veranlassung gäbe. Die obersten Schichten der Linse, welche nun nach Zerstörung der deckenden Kapsel mit dem scharfen Saft in directen Verkehr träten, erlitten eine Gerinnung des sie durchströmenden Nahrungssaftes und als Ausdruck dieses Processes erschienen sie in Gestalt einer weichen, schmierigen Masse. Das Linsencentrum dagegen verhärte sich nur und präsentire sich in Folge dessen als fester und solider Kern.

Die verschiedenen Farben, welche er bei den Staaren beobachtete, leitete er gleichfalls nur von der Natur des vorausgesetzten scharfen und ätzenden Saftes im Auge ab und behauptete, die gelbliche und grünliche Farbe der staarigten Linse sei Folge eines biliösen Temperamentes, der bräunliche, schwärzliche, graue und aschfarbene Ton des Staares finde sich bei melancholischem Temperament, während ein weisser Staar sich hauptsächlich bei einem homme sanguin et pituiteux entwickele.

Es war wohl natürlich, dass Maitre-Jean mit einem so gründlich durchgearbeiteten und für die damaligen wissenschaftlichen Anschauungen so überaus klarem und erschöpfendem Werk die Aufmerksamkeit der Akademie, sowie aller seiner Zeitgenossen in ganz anderer Weise erregen musste, als wie Brisseau mit seinem kurzen, mehr aphoristisch gehaltenen Vortrag. Und so entwickelte sich denn auch bald nach Publication des epochemachenden Buches des Maitre-Jean eine lebhafte Polemik über die neuen Lehren desselben; und zwar beschränkte sich die rege Theilnahme, welche das kaum erschienene Buch fand, nicht blos auf Paris, sondern fand schnell aller Orten Eingang. Natürlich blieben aber heftige Angriffe, welche theils aus Unverstand, theils aus Neid, beleidigtem Gelehrtenstolz und andern unlauteren Gründen entsprangen, wie sie ja nur zu gern sich stets und zu allen Zeiten an die Fersen junger, aufstrebender Talente geheftet haben, auch nicht aus. Und zwar waren es gerade die bekanntesten und namhaftesten Physiker und Okulisten, welche als die erbittertsten Gegner der genialen Reformatoren auftraten und deren Lehren auf das Heftigste verfolgten und bekämpften. Mery, de la Hire, Vater und Sohn, Geoffroy, Duverney, St. Yves und nicht zu vergessen den berühmten englischen Augenarzt Woolhouse, welcher zur Zeit sich gerade in Paris aufhielt, sie alle traten in fest geschlossener Phalanx zum Kampf gegen die kühnen Neuerer in die wissenschaftliche Arena. Doch waren ihre Waffen, mit denen sie die geniale, siegreiche Lehre zu vernichten trachteten, so ohnmächtig und so wirkungslos, dass an eine ernsthafte Niederlage Brisseau's und Maitre-Jean's gar nicht mehr zu denken war. Waren doch die wesentlichsten Gründe, welche sie geltend machen konnten, nur die, dass eine Trübung der Linse kein Staar, sondern ein Glaucom und stets unheilbar, und die Linse, das wichtigste und durchaus unentbehrliche Organ für den Sehact sei. Natürlich konnten Feinde, welche mit solch' abgestumpften und verrosteten Waffen die sieghafte Wahrheit zu bekämpfen versuchten, der neuen Staarlehre in keiner Weise wirklich gefährlich werden und die Streiche, welche sie führten, waren nur machtlose Schläge in's Wasser.[1]) Ja bald genug löste sich auch die, wie es schien so dicht

[1]) In welch' erbitterter und wenig anständiger Weise der Kampf gegen die Ansichten Brisseau's und Maitre-Jean's von einzelnen Autoren jener Zeit, so besonders von Woolhouse, geführt wurde, geht aus folgenden Stellen seiner 1719 gesammelt erschienenen Dissertationen hervor. Seite 71 sagt er z. B. über das Buch des Maitre-Jean: „Librum ergo Antonii pelle sua Leonina furtivisque et adopititiis pennis denudemus.“ Und nicht besser kommt Brisseau fort; von seinem Werk sagt er Seite 2: „Iste liber, meo quidem judicio, viris in ocularia medicina minus exercitatis non solum imponere, verum etiam humano generi prorsus nocere potest; quippe qui omnibus iis, in quibus cataracta juxta hypotheseos et principia Brisseau manu curanda veniet, coecitatem inferendi ansam praebeat.“

Auch Duverney, Professor an der Universität Paris, scheint von der heftigsten Feindschaft gegen Brissesu befangen gewesen zu sein. So erzählt Brisseau, dass, als er einst in einer Gesellschaft seine Ansichten über die Natur des Staares vor-

und fest geschlossene Phalanx der Feinde auf und einige der erbittertsten Widersacher gingen fahnenflüchtig in das Lager der neuen Lehre über. Bereits im Jahr 1708 hatte Maitre-Jean die Freude, als einen der eifrigsten Verfechter seines Systems, Mery unter der Zahl seiner Anhänger zu erblicken, welchem alsbald auch Petit und St. Yves[1]) sich anschlossen. Jedoch war es auch hier eigentlich nur ein Zufall, der ihm diese drei so bedeutenden Männer zuführte. Als nämlich am 17. April 1708 Petit in der Gegenwart von Mery und St. Yves einen in die vordere Kammer luxirten Staar mittelst Eröffnung der Hornhaut entfernte, und sich der so entbundene Staar wirklich als getrübte Linse entpuppte, waren alle drei von der Beweiskraft dieses Ereignisses so überzeugt, dass sie sofort die treuesten Anhänger der neuen Lehre wurden.

Auch Brisseau hatte die Zeit von seinem ersten missglückten Auftreten bis zum Jahre 1709 nicht ohne Nutzen für die Befestigung der neuen Lehre verstreichen lassen, vielmehr ein recht instructives Material gesammelt, welches er im Jahre 1709 publicirte. Besonders war es in diesem Werkchen Brisseau's ein Umstand, der ungemein zu Gunsten der neuen Lehre in das Gewicht fiel. Ein alter, staarblinder Arzt, Bourdelot, selbst früher ein strenger Anhänger des Galen'schen Dogmatismus, war nämlich von der ungeheuren Wichtigkeit der Reform der Staarlehre so durchdrungen, dass er testamentarisch bestimmte, seine Augen sollten alsbald nach seinem Tode enucleirt und auf das genaueste untersucht werden, um so die Natur des grauen Staares endgültig festzustellen. Marechal, der Oberchirurg des Königs, welcher mit dieser Untersuchung betraut worden war, fand nun die Behauptungen von Bris-

---

getragen hätte, Duverney auf das Energischste oponirt habe. Brisseau erzählt diesen Vorgang mit folgenden Worten: „Je proposai mon opinion sur la cataracte, que M. Duverney rebuta fort, et dit devant ces messieurs qu'il me conseilloit en ami de ne la point mettre au jour, si je ne voulois perdre ma reputation, parceque je trouverois en mon chemin des gens qui me calbuteroient." Und auf diesen heftigen Angriff erwiderte Brisseau sehr treffend: Nicht die, welche die neue Lehre vertheidigen, setzen ihren Ruf auf das Spiel, sondern die, welche sie verfolgen und angreifen. Heister (p. 25) bemerkte zu dieser Aeusserung Duverney's: „Ex quo exemplo sapere et discere debent illi, qui adeo praecipites sunt in judicandis et contemnendis aliorum laboribus, priusquam ipsi experimenta debita instituerint."

[1]) Mit welchem Eifer übrigens St. Yves, nachdem er sich erst einmal glücklich von dem lähmenden Druck der antiken Vorstellungen befreit hatte, sich der Erforschung und Entwickelung der neuen Staarlehre annahm, geht daraus hervor, dass er bereits im Jahr 1736 in seiner Augenheilkunde verschiedene Aggregatzusände der cataractös getrübten Linse beschreibt und nach diesem anatomischen Befund eine Eintheilung der Staare in weiche und schleimige, harte und eitrige vornimmt. St. Yves dürfte somit wohl der erste Autor gewesen sein, der die noch heute benützte Classification des grauen Staares nach seiner Consistenz in Vorschlag gebracht hat.

seau und Maitre-Jean im vollsten Umfang bestätigt, und gab das Protokoll dieser Section als Beweis für die neue Staarlehre dem Buche Brisseau's bei.

Die Ansichten, welche Brisseau[1]) in diesem Werke über die Aetiologie der cataractösen Linsentrübungen aussprach, waren im Wesentlichen dieselben, wie sie bereits Maitre-Jean geäussert hatte. Es sollte entweder allzu ausgesprochene Alcalescens, oder allzustarke Säure des Ernährungssaftes der Linse eine Erhärtung und Trübung derselben hervorrufen. Ueber die Natur der so gebildeten Trübung lässt sich Brisseau also aus: „So stelle ich mir vor, dass der Staar entsteht durch den allzu scharfen oder allzu sauer gewordenen Nahrungssaft, oder wenn diese zwei Salze mit einander verbunden und die dritte Art daraus entstanden ist, welche der Natur der Aqua regia entspricht. Obgleich diese zwei Salze von einander ganz verschieden und entgegengesetzter Natur sind, so sind sie doch beide fähig, hier dieselbe Wirkung hervorzubringen, denn durch ihre scharfen Spitzen werden sie die Röhrchen, aus denen die Linse besteht, zerbrechen und verbrennen, was die Richtung der kleinen Löchlein, welche dic Lichtstrahlen durchlassen, verändert, sodass die Lichtstrahlen nicht mehr durch die Löchlein hindurchtreten können."

Inzwischen war übrigens auch noch von anderer, höchst verlässlicher Seite her die vollste Bestätigung der neuen Lehren über den Sitz und das Wesen des grauen Staares eingelaufen. Boerhaave,[2]) der damals gefeiertste Lehrer der Medicin in Europa, in dessen Hörsälen sich Schüler aller Nationen bewegten, trug bereits im Jahr 1708 die neue Staarlehre vor. Und zwar war es hauptsächlich Heister,[3]) welcher seinen grossen Lehrer zuerst auf die hohe Wichtigkeit der neuen Staarlehre aufmerksam machte. Heister erzählt uns nämlich, dass, als er nach Leyden kam, um dort die Vorlesungen Boerhaave's zu hören, er zufällig das Werk Maitre-Jeans in die Hand bekam und alsbald von der Wahrheit der darin ausgesprochenen Ansichten so überzeugt wurde, dass er das Interesse Boerhaave's sofort für dasselbe zu gewinnen wusste. Und da natürlich einem so genialen und scharfblickenden Geist, wie Boerhaave war, die Bedeutung der neuen Staarlehre sich augenblicklich erschliessen musste, so fand die neue Anschauung auch alsbald in ihm einen begeisterten Freund und Anhänger. Auch mag der Umstand, dass Boerhaave, einmal von der Wahrheit der neuen Ansicht durchdrungen, keinerlei Bedenken mehr trug, dieselbe öffentlich in seinen Vorlesungen als die einzig wahre und richtige

[1]) p. 140.
[2]) p. 113—158.
[3]) p. 13.

zu lehren, nicht wenig dazu beigetragen haben, dieselbe auf das Schnellste über die ganze civilisirte Welt zu verbreiten.

Uebrigens liess es sich auch Heister angelegen sein, durch eigene Studien und Untersuchungen die Lehre Brisseau's und Maitre-Jean's noch weiter auszubauen. Sein 1720 erschienenes Werk über Staar und Glaucom legt Zeugniss davon ab, wie fleissig und mit welchem Ernst er an der Befestigung der neuen Staarlehre gearbeitet habe. Deshalb hat er sich auch gerade durch dies Werk um die Entwickelung der Staarlehre ein ganz hervorragendes Verdienst erworben. Denn indem er danach trachtete, all' die verschiedenen Einwendungen und Einwürfe, welche man der neuen Anschauung machte, zu entkräften und zu widerlegen, hat er ganz wesentlich dazu beigetragen, die physiologisch-optische Bedeutung der Linse in dem Sinne Kepler's zu einem unerschütterlichen wissenschaftlichen Dogma zu erheben. Und dadurch entzog er gerade den heftigsten Gegnern, wie de la Hire Vater und Sohn, Woolhouse u. A. den Boden, auf und für welchen dieselben stritten. Zugleich entwickelte auch Heister eine von der humoralen, kakochychmistischen Theorie Maitre-Jean's nicht unerheblich abweichende Hypothese über die Entstehung des Staares. Es sollte nämlich die cataractöse Linsentrübung hauptsächlich nur aus pathologischen Beeinträchtigungen des bulbären Gefässsystems hervorgehen, im Besonderen sollten sich entweder die Gefässe der Linse in Folge einer allzuhohen Temperatur der Bulbuskapsel, namentlich bei intrabulbären Entzündungen,[1]) verengen und unwegsam werden, oder derartige Behinderungen in der Circulation der Linsengefässe durch die senilen Veränderungen derselben erzeugt werden. Diese Theorie Heister's sah unter den zahlreichen Anhängern, welche sie sich schnell zu erwerben wusste, die hervorragendsten Aerzte; so bekannte sich Pellier de Quengsy[2]) rückhaltlos zu ihr, indem er sagt: „Die innerlichen Ursachen des Staares hängen gewöhnlich von einem unterbrochenen Umlauf des Nahrungssaftes ab, welcher sich in den Gefässen sowohl der Crystalllinse, als deren Kapsel, die dazu bestimmt sind, ihnen die nöthige Nahrung zuzuführen, verdickt und wodurch sie ihre Durchsichtigkeit aus Mangel der Nahrung verlieren.“ Auch der geniale Benjamin Bell[3]) hatte sie angenommen, wie aus seiner Aeusserung: „Es ist schwer und vielleicht unmöglich, die nächste Ursache des grauen Staares genau zu bestimmen; wahrscheinlicherweise

[1]) Dass die Behauptung Heister's, intrabulbäre Entzündungen seien im Stande cataractöse Linsentrübungen hervorzurufen, auf dem Boden sehr genauer und exacter Beobachtungen entstanden ist, bestätigen die Erfahrungen von Donders, nach denen in Folge von Cyclitis Trübungen der Linse sich zu entwickeln vermögen.

[2]) p. 31.

[3]) Band 3. p. 268.

aber besteht sie in einer Verstopfung der Gefässe der Crystalllinse" hervorgeht.

Wenn also auch Heister die Idee der neuen Staarlehre nicht selbst geschaffen hat, so hat er doch durch seine geniale Vertheidigung derselben in ihren Entwickelungsgang auf das Nachhaltigste und Wirksamste eingegriffen und muss in diesem Sinne gewiss als ein Mitschöpfer und Mitbegründer unserer modernen Ansichten über das Wesen des Staares gelten.

Ueberhaupt hatte gerade im achtzehnten Jahrhundert die Ophthalmopathologie, speciell die Lehre vom Staar, das ausserordentliche Glück, die hervorragendsten und bedeutendsten medicinischen Grössen zu ihren eifrigsten Verehrern zählen zu können. So trat bereits im Jahre 1723 der berühmte Morgagni[1] mit seinen Beobachtungen über den nach ihm genannten Humor in der Linsenkapsel auf und suchte dieselben auch alsbald für die Entwickelungsgeschichte des grauen Staares zu verwerthen, indem er die cataractöse Trübung der Linse im Wesentlichen nur als ein Product der gestörten Absonderung dieser intracapsulären Flüssigkeit auffasste.

Aber trotz der glänzenden Arbeiten, mit welchen Brisseau, Maitre-Jean, Heister und Morgagni die ophthalmologische Welt in raschester Folge beschenkt hatten, schwieg doch der Widerstand gegen die neue Lehre noch lange nicht vollständig, vielmehr tauchten noch hier und da immer wieder von Neuem Stimmen auf, welche im Ernst an die Möglichkeit glaubten, die neue Staarlehre vollständig beseitigen und die alte, abgelebte wieder in vollem Umfange rehabilitiren zu können.

Eine eigenthümliche Erscheinung ist es übrigens, dass gerade ein Mann, an dessen Namen sich in Ansehung der operativen Behandlung des Staares ein gewisser Fortschritt knüpft, als erbitterter Feind gegen die so glänzende Reformation der Staarlehre auftritt. Freytag,[2]) der Sohn des durch seine wiederholten Versuche, den Staar durch Extraction zu operiren, rühmlichst bekannten Züricher Stadtarztes, führte sich nämlich im Jahre 1721 mit einer Dissertation in die Gelehrtenwelt ein, in welcher er sich offen als strengster Anhänger des erbittertsten Feindes der neuen Lehre, des englischen Okulisten Woolhouse, bekannte und selbst den Versuch machte, auf Grund seiner eigenen Vorstellungen die lenticuläre

---

[1]) Animadversio LXXI. p. 90. Die Schilderung, welche Morgagni von seiner Beobachtung entwirft, lautet: „Deinde eadem tunica (Linsenkapsel) in vitulis etiam, bobusque sive recens, sive non ita recens occisis perforata, pluries animadverti, illico humorem quendam aqueum prodire: quod et in homine observare visus sum, atque adeo credidi, hujus humoris secretione prohibita crystallinum siccum et opacum fieri, fere ut in extracto exsiccatoque crystallino contigit."

[2]) Tomus secundus. p. 67. §. III.

Natur des grauen Staares zu widerlegen. Er gebe gern zu, so sagt er, dass man in todten Augen die Crystalllinse getrübt gefunden habe, doch sei dies noch lange kein Beweis dafür, dass diese getrübten Linsen nun auch mit dem Staar identificirt werden dürften. Vielmehr rühre diese Trübung der Linse eben nur daher, dass im Augenblick des Todes die Gewebe des Auges überhaupt eine beträchtliche Veränderung erlitten, wie ja schon der allgemein übliche Ausdruck vom Brechen der Augen im Tode dies beweise und diese Veränderungen kämen eben an der Linse in Form einer Trübung zum Ausdruck.

Einen anderen energischen Vertheidiger fand das absterbende System der antiken Staarlehre noch an Col de Villars,[1]) der im Jahre 1740 gleichfalls in einer Dissertation die alte Lehre zu vertheidigen suchte.

Doch hatten natürlich alle derartigen Versuche nur den Erfolg, dass die Augenheilkunde über sie hinweg zur Tagesordnung schritt, ohne sich in dem Ausbau der neuen Lehre irgendwie ernstlich beirren zu lassen.

Einen ganz besonders ergiebigen und fördernden Aufschwung nahm die Lehre von der Natur des Staares aber von dem Zeitpunkte an, wo die Extractionsmethode eine allgemeinere Beachtung fand. Denn gerade durch sie floss das Material für die anatomische Untersuchung der getrübten Linse in reichlicher und unerschöpflicher Quelle. Während es bis dahin nur ein glücklicher Zufall war, der diesem oder jenem Forscher Gelegenheit bot, eine cataractöse Linse genau zu untersuchen und ihre anatomischen Veränderungen zu studiren, bot jetzt die extrahirende Methode in reichster Fülle das bis dahin so schwer zu beschaffende Sectionsmaterial dar. Und bald genug machten sich auch die segensreichen Folgen dieses Umstandes geltend. Schon im Jahre 1752 theilte Pallucci[2]) seine Beobachtungen mit, die er an extrahirten Linsen gemacht hatte und die für die gesammte Lehre des Staares von der grössten Bedeutung werden mussten. Er bestätigte die Beschreibung, welche bereits Maitre-Jean von der Zusammensetzung der Linse aus verschieden resistenten Substanzen entworfen hatte, die aber im Jahre 1709 von Brisseau bestritten wurde und darum allmählich in Vergessenheit gerathen war, nicht nur vollständig, sondern entwickelte auch die pathologisch-therapeutischen Consequenzen derselben in sehr klarer und instructiver Weise. Die mittlere Partie der Linse, für welche er eigentlich erst den Namen „Kern“ dauernd in die Augenheilkunde einführte, ist nach seiner Schilderung stets härter und widersstandsfähiger, wie die äusseren Schichten, für welche er die Bezeichnung „Rinde“ vorschlug. Ausserdem sei der

---

[1]) Tomus secundus. p. 161.

[2]) p. 63.

Kern stets bräunlich oder gelblich, während die Rindensubstanz weisslich erscheine, und aus diesen beiden Farbentönen, dem des Kerns wie dem der Rinde, mische sich nun, so führt er in seiner Arbeit in überraschend klarer Weise weiter aus, für den Staar ein Gesammtton. Wäre die weissliche Rindensubstanz in besonders ergiebiger Menge entwickelt, so erscheine die Farbe des Staares mehr weisslich, während sie dagegen bei grösserem Kern einen gelblichen oder bräunlichen Ton zeige. Auch für die Operation des Staares sei das Verhältniss des Kernes zur Rinde von der allergrössten Bedeutung; denn es geschähe sehr leicht, dass bei dem operativen Eingriff beide sich trennten und so den beabsichtigten Erfolg der Operation vereitelten.

Wenn man also in der Kenntniss der pathologischen Anatomie, Dank der vortrefflichen Beobachtungen Pallucci's, in kürzester Zeit die grossartigsten Fortschritte gemacht hatte, so war man dagegen in der Erkenntniss der die cataractöse Linsentrübung hervorrufenden Factoren nicht zu einem sonderlich klaren und befriedigenderen Standpunkt gelangt. Vielmehr blieben während der letzten Hälfte des achtzehnten Jahrhunderts wesentlich nur die von Maitre-Jean und Morgagni aufgestellten Theorien über die ätiologischen Momente des Staares die herrschenden.

Die, wenn man sie so nennen darf, kakochymistische Theorie Maitre-Jean's erfreute sich nicht allein in diesem, sondern auch noch bis tief in das neunzehnte Jahrhundert hinein einer grossen Beliebtheit bei den Augenärzten. Alle Nahrungsmittel, von denen man voraussetzte, dass sie die Säfte des Körpers, sei es in ihrer Consistenz, sei es in ihrer chemischen Beschaffenheit, schädlich beeinflussen könnten, galten als der Entwickelung des Staares Vorschub leistende Momente. Doch während die antike Medicin diese Fähigkeit besonders den Nahrungsmitteln zuerkannt hatte, welche die Säftemenge des Körpers krankhaft vermehren sollten, verfiel man jetzt in die entgegengesetzte Anschauung und fürchtete diejenigen Momente, welche eine allzu grosse Eindickung der Körpersäfte bewirkten, als ganz besonders wirksame Staarerzeuger. So betont z. B. Eschenbach in seiner Chirurgie gerade diesen Umstand in recht dringender Weise. Daneben galten auch die scharfen, und zwar speciell die sauren Speisen als schnell und sicher wirkende Staarerreger. Und zwar hielt man es für gleich bedenklich, solche die Säftemasse alterirenden Säuren in den Verdauungstractus, oder in unmittelbare Berührung mit dem Augapfel zu bringen. Deshalb waren alle chemischen Arbeiten, welche eine längere Beschäftigung mit sauren und stark wirkenden Flüssigkeiten verlangten, als sehr verhängnissvoll und die Entwickelung des Staares ungemein fördernd verschrieen. So erzählt z. B. Szen einen Fall, in dem ein Mensch nur in Folge einer längere Zeit währenden Beschäftigung mit Scheidewasser einen beiderseitigen grauen Staar bekommen haben sollte. Ein ähnliches abschreckendes Beispiel von der energischen Einwirkung aller scharfen Flüssigkeiten auf die Diaphanitätsverhältnisse der Linse berichtet 1776 Nicolai: Ein Mann, welcher wegen einer hartnäckigen Augenentzündung vier Tage hinter einander camphorirten Weingeist als Collyrium angewendet hatte, wurde in unmittelbarster Folge dieses Verfahrens von einem doppelseitigen Cataract befallen; und zwar, meint Nicolai, sei ein derartiges Ereigniss eigentlich gar kein Wunder; denn wie eine in Weingeist getauchte Linse sich alsbald trübe, so müsse dies auch bei alkoholischen Umschlägen auf das Auge der Fall sein.

Auch Beer[1]) steht nicht an, diesen Vorstellungen durchaus beizupflichten; so sagt er: „Unbefangene und oft wiederholte Beobachtungen haben mich vollkommen überzeugt, dass eine starke und anhaltende unmittelbar gegen den Augapfel gerichtete Verdunstung der concentrirten Säuren oder Naphten und des Alkohols einen augenblicklich und sehr bedeutend einwirkenden ursächlichen Moment des grauen Staares setzt."

Auch die Alterationen der Säftemasse, welche als Folgen gewisser Erkrankungen, wie der Syphilis, der Scrophulose, der Gicht angesehen wurden, galten als prädisponirend für Staar. So räumt z. B. der berühmte Chirurg Richter[2]) diesen Zuständen für die Aetiologie des Staares eine hohe Bedeutung ein, und auch die hervorragendsten Okulisten wie Beer u. A. waren derselben Ansicht. Ja man vermeinte sogar, aus der Consistenz des Staares gewisse Rückschlüsse auf die Alteration der gesammten körperlichen Säftemenge machen zu dürfen, wenn z. B. Benedict glaubte,[3]) dass Scropheln, sowie chronische Hautausschläge einen weichen, Syphilis dagegen gewöhnlich einen härteren Staar erzeugen.

Auch in dem Weichselzopf fand man eine ergiebige Quelle für eine den Staar erzeugende Entmischung der Säfte, sowie auch in der Vertreibung der Krätze, worüber vgl. Schifferli.[4])

In gleicher Weise fand auch die von Morgagni[5]) auf streng anatomischer Basis entwickelte Theorie von der Entstehung des Staares zahlreiche Anhänger. Doch hielt man sich hier ausschliesslich nur an die von dem genialen Meister entworfene Skizze, ohne durch eigene anatomische Forschungen einen weiteren Ausbau derselben zu versuchen. Höchstens wagte man es, die Kategorie der Ernährungsstörungen der Linse, welche nach Morgagni im Wesentlichen nur in einer Beeinträch-

---

1) Lehrbuch. Band 2. §. 56. p. 327.

2) p. 186.

3) §. 25. p. 24.

4) p. 13.

5) Animadversio LXXI. p. 90.

tigung der Secretion des intracapsulären Humor bestehen sollte, zu erweitern. So nimmt Pellier de Quengsy[1]) z. B. an, dass die Störungen in der Absonderung des Nahrungssaftes der Linse hauptsächlich dadurch entstehen sollen, dass eine Stockung in dem Linsengefässsystem stattfinde. Aus diesem Grunde disponirt nach seiner Anschauung auch gerade das Alter besonders zur Staarbildung; denn hier finde eine langsamere Bewegung des Nahrungssaftes in der Linse statt, welche schliesslich zu einer vollständigen Verstopfung führe. Sowie aber einmal dieses Ereigniss eingetreten sei, höre natürlich die Absonderung des Ernährungssaftes vollständig auf, und damit sei die Nothwendigkeit der Entwickelung einer cataractösen Linsentrübung gegeben. Zu welch eigenthümlichen speculativen Reflexionen die Morgagni'sche Beobachtung übrigens auch geführt hat, geht aus der Beschreibung hervor, welche Platner[2]) in folgenden Worten von dem Entwickelungsgang des Staares giebt: „Der wahrhafte Staar entstehet, vornehmlich wenn sich die Feuchtigkeit, so zwischen der Kapsel und dem lente crystallino ist, verliert und dieser, weil er nicht genugsam Nahrung hat, kleiner, trocken und verdunkelt wird. Diese Art von Staar haben zum öftern diejenigen, welche Tag und Nacht lesen und schreiben, oder sonst lange und scharf auf einerlei Sache sehen, als Kupferstecher u. dgl. Denn es werden bei dieser Gelegenheit die Augen durch die Muskeln und zwar, wenn die Sachen nahe vor den Augen sind, durch die gleichen (musculi recti) stark angezogen, der lens aber an seine Kapsel angedrücket. Hierdurch wird alsdann die Absonderung der durchsichtigen Feuchtigkeit, welche zu desselben Nahrung dienet, gehindert und dieser aus Mangel derselben verdunkelt. Auch kann die Entzündung derer äusseren Muskeln, als wodurch dieselben zusammengezogen werden, zu dieser Art von Staar Gelegenheit geben."

So sehen wir denn, wie die unklaren und verschwommenen Vorstellungen, welche man sich im Beginn des achtzehnten Jahrhunderts von der Reformation der Staarlehre gemacht hatte, im Lauf dieses Säculums sich allmählich soweit geklärt haben, dass mit Beschluss desselben die ophthalmologische Wissenschaft in den Besitz eines wohl begründeten und schon recht weit ausgebauten Lehrgebäudes des Staares gelangt war.

B. Das neunzehnte Jahrhundert.

Mit Beginn unseres Jahrhunderts nimmt der Entwickelungsgang der Lehre von dem Wesen und der Entstehung des Staares insofern einen

---

[1]) p. 31 u. 32.

[2]) Theil 2. §. 1349. p. 403.

ganz besonderen Character an, als von jetzt ab diese Lehre wieder eine grössere Fühlung mit den in der allgemeinen Pathologie herrschenden Anschauungen zu gewinnen beginnt. Zwar war die antike Staarlehre schliesslich auch nichts weiter als ein Ergebniss gewisser allgemeiner pathologischer Anschauungen, doch glaubte man diese Lehre in der Reihe der Jahrhunderte zu einem solchen Grade der Vollendung und exacten Entwickelung vorgeschritten, dass die Augenärzte, unbekümmert um die Bestrebungen, welche sich in den übrigen Zweigen der Medicin geltend machten, an dieser durch ihr Alter geheiligten und gefestigten Lehre unverrückt festhielten und ihren Character gegen alle Einwirkungen einer freieren Entwickelung ängstlich zu schützen trachteten. Als jedoch im Verlauf des siebenzehnten und achtzehnten Jahrhunderts der beengende und beschränkende Bann der antiken Anschauungen gebrochen war, da hatten die Augenärzte soviel mit dem Studium der modernen physiologisch-optischen Vorstellungen zu thun, waren so beschäftigt mit der anatomischen Untersuchung der gesunden und kranken Linse, dass sie nicht daran denken konnten, die im Gebiet der Medicin herrschenden allgemeinen Grundanschauungen schon jetzt auf die Lehre von der Natur des grauen Staares anzuwenden. Erst als man sich in den Besitz der nothwendigen physiologisch-optischen und pathologisch-anatomischen Kenntnisse gesetzt und auf diesem Grunde ein den Ansprüchen der modernen Wissenschaft entsprechendes System der Staarlehre aufgebaut hatte, da konnten die Ophthalmologen Zeit und Musse gewinnen, die Lehre von dem Wesen des Staares, die bis dahin abgetrennt von dem Mutterkörper der allgemeinen Medicin ein ziemlich kümmerliches Leben gefristet hatte, wieder mit ihm in Verbindung zu setzen und ihr so ein frisches und kräftig pulsirendes Leben zuzuführen. Der Zeitpunkt, in welchen dieses für die Lehre vom Staar so wichtige Ereigniss fällt, ist eben der Ausgang des vorigen und der Beginn unseres Jahrhunderts. Und deshalb erscheint auch gerade in dieser Epoche die Ophthalmologie ganz besonders fruchtbringend in der Erzeugung neuer Hypothesen der Staarentstehung.

Bereits mit Beginn unseres Jahrhunderts entwickelte von Walther[1]) eine Theorie über die Entstehung des Staares, welche ganz unverkennbar die Spuren jenes eigenthümlichen, aus der Verbindung der Naturphilo-

---

[1]) Band I. p. 3—91. Zwar haben bereits vor Walther einzelne Autoren von einer auf entzündlicher Basis beruhenden Linsentrübung gesprochen; so citirt Henckel in der zweiten Sammlung seiner medicinischen Anmerkungen p. 44 Pitcarnius und Nicolai als Autoren, welche den Staar als Product einer Linsenentzündung erklärt hätten. Auch Hellmann räumt der Kapselentzündung in der Staarlehre einen nicht unwichtigen Platz ein. Doch waren diese Behauptungen eigentlich nur rein aphoristischer Natur und dachte vor Walther kein Ophthalmologe daran, die Entzündung

sophie und der Erregungstheorie hervorgegangenen pathologischen Systems aufzeigt. An der Hand allgemeiner, unklarer philosophischer Vorstellungen und geleitet von gewissen der Erregungstheorie entnommenen pathologischen Grundsätzen versuchte es v. Walther, die Ursachen der cataractösen Linsentrübung zu enthüllen. Besonders räumte er entzündlichen Vorgängen im Gebiet des Crystallkörpers eine hohe Wichtigkeit in der Aetiologie des Staares ein, und zwar sollte „die Entzündung der Linse und ihrer Kapsel niemals rein entzündlich, immer von gemischter, dyscrasischer Natur, Product einer specifischen, auf den Nutritionsprocess der Linse einwirkenden Schärfe sein." In Folge dieses entzündlichen Vorganges höre die Secretion sowohl der Morgagni'schen, wie des zwischen den Linsenlamellen befindlichen Dunstes entweder vollkommen auf, oder werde pathologisch beeinflusst und es beginne eine Verwachsung der einzelnen Linsenlamellen unter einander; ein Vorgang, der eben das Wesen der cataractösen Trübung bedinge. Einen anderen Ausgang dieser Linsenentzündung schildert v. Walther in folgender Weise: „Wenn alles Feste, Starre in dem Organe verschwindet, wenn dasselbe sich verflüssiget und aus seinem Fleisch und Zellengewebe eine wahrhaft elementarische, höchst milde und einfache Flüssigkeit, das Eiter, bereitet wird, so ist dieser andere Ausgang der Linsenentzündung zugegen." So sollte sich auf diesem Wege die Cataracta lactea entwickeln. Endlich als dritten und letzten Ausgang nimmt v. Walther den Uebergang in Sphacelus an, bei dem die Cataracta aridosiliquata erzeugt werde.

Dieser entzündliche Zustand der Linse wird, so meinte v. Walther, hauptsächlich „durch Uebertragung des in einem anderen Organe eingeleiteten krankhaften Productionsprocesses auf den Crystall" hervorgerufen und zwar sollte diese Entstehungsweise des Staares eine so häufige sein, dass es kaum eine Krankheit gäbe, welche nicht im Stande wäre, diese Uebertragung auf die Linse zu vermitteln.

Die wichtigste und hervorragendste Rolle bei diesem Entwickelungsmechanismus der cataractösen Linsentrübung räumte v. Walther in erster Linie der Linsenkapsel ein: „Die Kapsel der Linse ist überhaupt," so sagt er, „das atmosphärische, nach aussen gekehrte, und selbst atmosphärebildende Organ derselben. Daher so wie in den menschlichen Leib die meisten Krankheiten durch die Haut, äussere oder innere (Schleimhaut) Eingang finden, also auch dem Crystalle seine Krankheiten durch seine Kapsel zugeführt werden."

---

des Linsensystems als den wichtigsten Factor für die Entwickelung des Staares anzusprechen. Es gebührt deshalb Walther ausschliesslich die Vaterschaft „des entzündlichen Staares."

Die senile Alterscataract suchte v. Walther nur durch eine der unverständlichen naturphilosophischen Phrasen zu erklären, indem er sagt: „Die Cataract wie Altersschwäche stellt die letzte und endliche Metamorphose des Crystalles; seine eigentliche Reife und Vollendung zu dem Tode, zur anfänglichen Verschliessung und neuen höheren Entfaltung des individuellen Lebens dar. Denn dies ist die Bedeutung des gegen das Ende des Lebens weitest um sich greifenden, sich auf die meisten Weichgebilde, und selbst auf einige thierische Flüssigkeiten erstreckenden Verknöcherungsprocesses, dass in ihm die wiedererlangte Gewalt der Erde über den ihr durch die höhere Macht des Lebens entrissenen Leib und dessen Sehnsucht nach neuer Verbindung mit ihr offenbar werde."

Uebrigens fand die Theorie v. Walther's in der deutschen Ophthalmologenwelt eine so ausserordentlich warme Aufnahme, dass sie eine Zeit lang in der Pathologie des Staares eine hervorragende Rolle zu spielen vermochte. Auch in ausserdeutschen Ländern verschaffte sich die Auffassung Walther's schnell eine nicht unbeträchtliche Anzahl von Anhängern. So finden wir z. B. in England bald genug die neue Lehre eingebürgert. Hier adoptirte sie Vetch und in gleicher Weise Mackenzie u. A. Auch in Italien fand sie einen warmen Vertheidiger an Appiani. Weniger Beifall errang sie dagegen in Frankreich; hier behaupteten sich in den ersten Decennien, wie Ammon[1]) nachgewiesen hat, hauptsächlich noch die Vorstellungen, welche Maitre-Jean und Morgagni verbreitet hatten. Allein neben diesen die Aetiologie des Staares beherrschenden Hypothesen hatte auch noch die Anschauung Boden gewonnen, dass der Staar im Wesentlichen nichts wie eine Necrose resp. eine Gangrän der Linse sei; die weichen Corticalmassen sollten, so baute man diese Theorie weiter aus, die Producte der chemischen Decomposition und physischen Dissolution sein, welche der Crystallkörper unter dem gangränösen Processe zu erleiden hätte. Und auch die verschiedenen Färbungen der Linse wurden einfach nur als zufällige Nebenerscheinungen der Linsengangrän betrachtet. Besonders waren Guillié,[2]) Delpech[3]) und Demours[4]) die Vertheidiger dieser Theorie.

Unter dem Einfluss des Brown'schen Systems scheint die Vorstellung gereift zu sein, welche Radius[5]) u. A. von der Genese des Staares entwickelten. Hauptsächlich sollen nach ihm zwei verschiedene, einander geradezu

---

1) Prüfung der französischen Augenheilkunde. In v. Gräfe und v. Walther Journal. Band 7. Heft 1. p. 76 ff.

2) p. 52.

3) Citirt von Demours. Tome I. Section VIII. Chap. II. p. 500.

4) Tome I. Sect. VIII. Chap. II. p. 500.

5) Handwörterbuch. Band 2. p. 263.

entgegengesetzte Zustände Veranlassung zu der Entstehung der Linsentrübung geben; nämlich einmal eine übermässig gesteigerte und dann eine krankhaft verminderte Erregung im Gebiet der lenticulären Gefässe; indem der erstere Factor auf dem Wege der Entzündung, der zweite auf dem des Absterbens der Linse zu deren cataractöser Trübung führe.

Natürlich gab auch die vitalistische Richtung, welche im Beginn unseres Jahrhunderts die deutsche Medicin unter dem Vortritt Reil's einschlug, den Ophthalmologen einen ergiebigen Tummelplatz für das Spiel ihrer Speculation; und so sehen wir denn auch unter ihrem Einfluss bald genug ein höchst eigenthümliches Bild der Staargenese sich entfalten. Um meinen Lesern einen möglichst klaren Einblick in die Werkstatt der vitalistischen Ophthalmopathologie zu eröffnen, möge es mir gestattet sein, ein längeres einschlägiges Citat hier einzuflechten. Am Geeignetsten erscheint uns zu diesem Zweck eine Arbeit Eggert's,[1]) aus der wir einige Stellen ausgewählt haben. Eggert äussert sich über die normale und pathologische Physiologie der Linse in folgender Weise: „Den Strom des auf der vorderen Fläche des Glaskörpers hervortretenden vitalen Agens aufzunehmen und in die hintere Augenkammer abzugeben, ist das Geschäft der Linsenkapsel, deren Substantialität daher gleichförmig mit der des Glaskörpers ist und die deshalb sowohl mit diesem, als mit der Zellhaut der Netzhaut zusammenhängt, also mit ihm in gleichem Reactionsverhältniss steht. In ihrer Höhle aber befindet sich die Crystalllinse, damit der vom Glaskörper in die Kapsel tretende Strom seinen Durchgang durch sie nehmen und auf diesem eine Trennung seiner beiden Bestandtheile, des vitalen und des materiellen, erfahren kann, so dass der erstere ihr dichteres Centrum, der zweite aber im mehr aufgelockerten peripherischen Theile durchströmt, und beide nun auch so auf der vorderen Fläche der Kapsel hervortreten. Bei dieser Trennung des Vitalen vom Materiellen innerhalb der Linse muss freilich das letztere schwerer beweglich werden und eine Neigung zur Adhärenz an die Plättchen der Linse erhalten, was jedoch die thätige Bewegung, in welcher diese erhalten werden, verhindert und einen immer freien und reinen Durchgang bewirkt. Das aber hört auf der Fall zu sein, sowie der Grad der Bewegungsthätigkeit unter das Normale herabsinkt.

„Gerade so nun, wie in der sterbenden Linse, auf den Grund der in ihr eintretenden Herabsetzung der Durchgangsbewegung ein zur Adhärenz kommender Rückstand des Durchgangsstromes gebildet wird, gerade so kann das auch in der lebenden Linse geschehen, wenn, als normales Verhältniss, ihr für diese Bewegung wirkendes Vermögen unter den normalen

[1]) v. Gräfe u. v. Walther. Journal. Band 18. Heft 3. p. 385—389.

Grad sinkt, wodurch nun der Linsenstaar (Cataracta lenticularis) seine Entstehung erhält und der Process des Sehens unterbrochen oder aufgehoben wird. So wie nämlich für den vom Glaskörper kommenden, in die Linsenkapsel eingegangenen Strom, auf der höheren Fläche der Linse der Trennungsprocess unvollkommen eingeleitet wird, gehen durch das Centrum die vitalen Theile des Stromes nicht ganz rein und frei von materiellen Partikelchen, und einerseits befindet sich nun dadurch die Vitalität derselben in einem gebundenen, der freien Thätigkeit weniger fähigen Zustande, andererseits wird ihre Bewegung durch die, an sich selbst bewegungslosen, materiellen Partikelchen erschwert und auf der anderen Fläche der Linse tritt nun ein quantitativ und qualitativ herabgesetztes Sensualitätsagens hervor, so dass nun gerade um so viel, als diese Herabsetzung beträgt, die Sensualität des von Aussen eingedrungenen Lichtagens und damit dann freilich auch sein Eingang ins Sensorium geschmälert wird.

„So beruht der Linsenstaar blos auf einer Abnahme oder auf einem Herabsinken der Vitalität oder der Kräfte der Linse, zufolge welchen es ihr unmöglich wird, ihre Beziehung auf den ihr bestimmten Durchgangsstrom vollkommen zu realisiren, obgleich dieser sich in normaler Beschaffenheit befindet.“

Auch die galvanische Lebenstheorie, welche in den ersten Jahrzehnten unseres Säculums viele Freunde und Anhänger fand, kam in der Lehre vom grauen Staar zur Anwendung. So fasste z. B. Chelius[1]) die Entwickelung der cataractösen Linsentrübungen wesentlich nur als Product eines galvanischen Vorganges auf und nahm deshalb zwei Hauptklassen von Ursachen der Staarbildung an, nämlich hydrogenisirende, d. h. Hydrogen setzende und oxydirende.

Selbst das normale Leben der Linse galt vielen Autoren jener Epoche eigentlich nur als unmittelbare Folge eines galvanischen Processes, wie dies z. B. Andreae[2]) in folgender Weise ausführt: „Am anschaulichsten und ansprechendsten scheint mir die Idee, die Linse sei das Product und nach der ersten Erzeugung der fortwährende Pflegling galvanischer oder — vorsichtiger gesprochen — nach dem Typus der Voltaischen Säule wirkender Kräfte.“

In gleicher Weise fand auch die Lehre von den Dyscrasien und Metastasen in der Ophthalmopathologie zahlreiche Anhänger. Besonders galten in den ersten Decennien unseres Jahrhunderts einzelne Dyscrasien, so hauptsächlich die gichtische und scrophulöse, für Staarbildner. Werneck[3])

---

[1]) Ueber die durchsichtige Hornhaut. p. 83.

[2]) v. Gräfe u. v. Walther. Journal. Band 1. Heft 3. p. 487.

[3]) v. Ammon, Zeitschrift f. d. Ophth. Bd. 3. p. 473. Uebrigens scheint Werneck, so wenig befriedigend nach unseren heutigen Begriffen auch seine Anschauungen

z. B. leitet fast alle Staare des jugendlichen Alters aus scrophulöser und alle Cataracten bei Personen zwischen 48 und 60 Jahren aus gichtischer Dyscrasie her. Und erst die Staare, welche nach dem siebenzigsten Lebensjahre auftreten, fasst er als Product einer senilen Atrophie auf. Auch Jüngken,[1]) Weller[2]) und zahlreiche andere Autoren gestehen gerade der rheumatischen und gichtischen Dyscrasie bei der Entstehung des Staares einen sehr wirksamen Einfluss zu. Beer[3]) erklärt die miasmatische und cachectische Diathese geradezu für den wichtigsten Factor in der gesammten Aetiologie des grauen Staares. Eigenthümlich ist es nur, dass man zwar eine ganze Reihe von Dyscrasien zu kennen glaubte, welche sehr wirksame Staarbildner sein sollten, aber gerade derjenigen Cachexie, welche nach unserer heutigen Erfahrung häufig zur Entstehung des Staares Anlass giebt, dem Diabetes, nur einen sehr untergeordneten Einfluss auf die Entstehung des Staares zugestand. So sagt z. B. Himly,[4]) Diabetes erzeuge nur selten Cataract.

Auch die Kenntniss der in gewissen Berufsarten liegenden, zur Entwickelung des Staares besonders disponirenden Schädlichkeitsmomente wurde durch zahlreiche Beobachtungen erweitert und vervollständigt, sowie auch die Existenz einer hereditären Anlage zu Cataract durch die Erfahrungen Middlemore's,[5]) Sansons[6]) u. A. sicher nachgewiesen wurde.

Mit Ausgang des vierten Decenniums unseres Jahrhunderts macht sich in der Aetiologie des Staares eine, wenn wir so sagen dürfen, physiologische und den Anforderungen der neueren Medicin und deren Hülfswissenschaften möglichst Rechnung tragende Strömung bemerkbar. Es ist wesentlich das Verdienst von Frerichs,[7]) diesen Weg zuerst eröffnet zu haben. Sein im Jahre 1848 erscheinender Aufsatz über Linsenstaare zeigte die überraschende Möglichkeit, die Entwickelung des Staares in directester Weise von ge-

---

von der Entstehung des Staares sein mögen, doch ein sehr guter Beobachter gewesen zu sein. So hat er z. B. die Cataracta zonularis, deren Entdeckung man meist v. Jäger zuschreibt, schon gekannt, denn er sagt ausdrücklich: „Oft ist es der Fall, dass der Rand der Linse auf $1/2'''$ und auch mehr ungetrübt bleibt.“ Doch hat er das richtige anatomische Verständniss dieser Staarform noch nicht besessen, wie aus dem nun folgenden Nachsatz hervorgeht: „Dann sieht man ganz deutlich an diesem schwarzen Kreise, dass die Schraffirungen nur zwischen der Kapsel und dem serösen Ueberzug ihren Sitz haben.“

1) Lehrbuch. p. 499.

2) p. 233.

3) Band 2. §. 61. p. 330. Anmerkung.

4) Band 2. p. 244.

5) Band 2. p. 61.

6) Citirt von Galezowski, p. 411.

7) Hannoversche Annalen. Jahrgang 1848. p. 657.

wissen chemischen Veränderungen des Kammerwassers herleiten zu können. Lohmeyer[1]) betrat alsbald diesen von Frerichs gebahnten Weg und suchte, gestützt auf eine Reihe der genauesten chemischen Analysen, nachzuweisen, dass in zahlreichen Fällen das ursächliche Moment für die Staarbildung wesentlich nur in einer pathologischen Veränderung der Augenfeuchtigkeiten zu suchen sei. Eine Anschauung, welche für die Cataracta diabetica in einem Fall von Knapp-Carius[2]) ihre vollste Bestätigung gefunden hat.

Nicht minder interessant und viel versprechend sind die bekannten Versuche, den Staar künstlich durch Verminderung der Wassermenge des Körpers hervorzurufen, und haben dieselben auch schon eine practische Bestätigung gefunden. So behaupten Köhnhorn[3]) und v. Wecker,[4]) die Entstehung cataractöser Linsentrübungen bei Cholerakranken in Folge allzu ausgiebigen Wasserverlustes beobachtet zu haben.

Auch die von Zehender[5]) in seinem neuesten Lehrbuch vertretene Anschauung, dass Veränderungen in den Diffusionsverhältnissen der Linsenkapsel möglicherweise von Einfluss sein könnten auf die Entwickelung des Staares, scheint eine Annahme zu sein, deren Bedeutung durchaus nicht zu unterschätzen ist.

In gleicher Weise verdienen die von Mooren[6]) mitgetheilten Beobachtungen über die Pathogenese des Staares, wonach krankhafte Veränderungen des Uvealtractus und hieraus resultirende Erkrankungen des Glaskörpers als wichtige Factoren für die Staarbildung anzusehen sind, alle Beachtung. Ferner tritt nach Mooren Staarbildung als Begleiter schleichender Hauterkrankungen auf; indem das zwischen Hautkrankheit und Staar vermittelnde Bindeglied auch in diesem Fall die Chorioidea ausmache. Denn die Chorioidea soll, wie dies Mooren auf Grund genauer Beobachtungen versichert, in einem sehr innigen Wechselverhältnisse zu der Haut stehen. Wenn aber die Mittheilungen eines so gewiegten und umsichtigen Beobachters, wie es gerade Mooren ist, überhaupt einer Bestätigung bedürften, so fehlt auch diese nicht. Denn bereits v. Rothmund[7]) hatte im Jahre 1868 auf die Abhängigkeit der Staarbildung von gewissen Hautkrankheiten aufmerksam gemacht.

Auch Anomalien im Bereich des Gehirns, sowie im Gebiet des

---

1) Henle und Pfeuffer. Zeitschrift. Jahrgang 1854. p. 56—101.
2) Klin. Monatsbl. f. Augenhlk. Jahrgang 1863. p. 168—172.
3) p. 14.
4) Tome II. p. 106.
5) Band 1. p. 297.
6) Ophthalmolog. Mitth. p. 70, 71, 93.
7) Archiv f. Ophth. B. XIV. Abth. 1. p. 159.

vegetativen Lebens der Kopfknochen scheinen für die Entwickelung gewisser Staarform massgebend zu sein. So dürfte die Vermuthung Arlt's, dass ähnliche Einflüsse bei der Aetiologie des Schichtstaares thätig seien, durch die Untersuchungen Davidsen's einen hohen Grad von Wahrscheinlichkeit erhalten haben.

Doch sind alle diese Vorstellungen vor der Hand noch zu wenig entwickelt und ausgebaut, um für den ophthalmologischen Praktiker schon jetzt wirklich von Werth und Bedeutung sein zu können. Und deshalb halten wir auch die Worte, mit denen einer unserer ersten augenärztlichen Kliniker, Schweigger,[1]) den heutigen Zustand der Aetiologie des Staares characterisirt, für durchaus zutreffend und schlagend: „In den meisten Fällen nicht complicirter Cataract[2]) lassen sich," so sagt er nämlich, „bestimmte Ursachen überhaupt nicht aufstellen, nur das lässt sich behaupten, dass die Häufigkeit der Cataract im Allgemeinen in directem Verhältniss zur Zunahme des Lebensalters steht."

Zum Schluss dieses Kapitels sei es uns noch gestattet, einen kurzen Blick auf den Entwickelungsgang zu werfen, welchen die pathologische Anatomie des Staares in unserem Jahrhundert genommen hat.

Bis zu dem Jahr 1840 scheint man den pathologisch-anatomischen Verhältnissen der cataractösen Linsentrübung eben keine grosse Aufmerksamkeit geschenkt zu haben. Man begnügte sich, wie bereits Pauli[3]) sehr treffend bemerkt hat, damit, zu wissen, dass der graue Staar eine Linsentrübung sei; für die genauere anatomische Erforschung desselben hatte man aber noch so wenig Interesse und ein so geringes Verständniss, dass Delpech[4]) noch im Jahr 1813 fragen konnte: „De quel interêt peut-il être de savoir à priori, que le crystallin ou sa capsule sont opaques, ou que l'un et l'autre le sont en même temps? que le crystallin est dur, mou, liquide laiteux, que la capsule est légérement adhérente à l'iris?"

Man glaubte die Aufgaben der pathologischen Anatomie der Cataracte mehr als vollständig gelöst zu haben, wenn man die Farbe und die Consistenz des Staares, sowie die Trübungen der Linsenkapsel, soweit sie einer makroskopischen Untersuchung zugänglich waren, beschrieben hatte. Mehr bietet z. B. dass einer Zeit rühmlichst bekannte Handbuch der pathologischen Anatomie des Auges von Schön, erschienen 1828, nicht. Erst als man mit

---

[1]) p. 366.

[2]) Den Aufschwung, welchen die Lehre von den complicirten, sowie den traumatischen Linsentrübungen gerade in den letzten Decennien genommen hat, können wir hier nur andeuten. Ein weiteres Eingehen auf diesen Punkt würde uns zu weit von unserem eigentlichen Thema abführen.

[3]) p. 14.

[4]) Tome 4. p. 318. Auch citirt von Pauli p. 14.

Reorganisation der Histologie im Jahr 1840 der Erforschung des normalen Baues der Linse sich mit grösserem Eifer zuwendete, begann auch die pathologische Anatomie des grauen Staares einen schnelleren Aufschwung zu nehmen. Und zwar dürfte der erste Anstoss dazu hauptsächlich durch die Arbeit Malgaigne's über den Kapselstaar gegeben worden sein. Durch sie wurde die Aufmerksamkeit der Forscher auf die pathologische Anatomie der Linse gelenkt und im Hinblick auf die Malgaigne'schen Untersuchungen fand sich auch die Redaction der Annales d'Oculistique veranlasst, die Preisaufgabe auszuschreiben: „Durch anatomisch-pathologische Untersuchungen den Sitz und die Natur des grauen Staares zu bestimmen; besonders mit einer kritischen Beleuchtung der von Herren Malgaigne neulich aufgestellten Behauptung.“ Die als Beantwortung dieser Preisfrage erscheinenden Arbeiten von Höring und Stricker sind wohl als die ersten grösseren und umfangreicheren Arbeiten im Gebiet der pathologischen Anatomie des Staares anzusehen.

Wenn nun auch gerade in den letzten Jahren eine grosse Reihe der vortrefflichsten Arbeiten über die pathologische Anatomie des Staares erschienen sind, ich erinnere blos an die Untersuchungen Jäger's[1]) über den Schichtstaar, die Arbeiten Müller's[2]) und Schweigger's[3]) über den Kapselstaar, die neueste Untersuchung der Cataracta capsularis durch Julie Sinclair, die Beobachtungen Förster's[4]) über die Entwickelung des senilen Altersstaares u. s. w., so sind doch unsere Kenntnisse gerade in diesem Theil der Staarlehre, wie Becker[5]) sehr treffend bemerkt, noch so sehr in den ersten Anfängen befindlich, dass sie für einen geschichtlichen Ueberblick einen viel zu spröden und ungenügenden Stoff darbieten und wir deshalb von einer eingehenderen Besprechung derselben Abstand nehmen müssen.

---

1) p. 17 und p. 22.
2) Band 1. p. 259—292.
3) Archiv f. Ophth. Band 8. Abtheilung 1. p. 227.
4) Archiv f. Ophth. Band 3. Abtheilung 2. p. 187.
5) Band 5. Erste Hälfte. §. 35. p. 188.

Zweites Kapitel.

Die Reife*) des grauen Staares.

Erste Periode.

Von den ältesten Zeiten bis zum Sturz der antiken Staarpathologie im Anfang des achtzehnten Jahrhunderts.

Der Begriff der Reife des Staares hat sich in seinen ersten Anfängen lediglich nur aus dem practischen Bedürfniss heraus entwickelt. Denn indem man wiederholentlich die Beobachtung gemacht hatte, dass die operative Behandlung des grauen Staares, speciell die Niederdrückung desselben in den ersten Phasen seines Bestehens eine wesentlich schlechtere und misslichere Prognose gebe, als in den mittleren Perioden, und dass diese günstige Prognose sich in den spätesten Phasen des Staares dann wieder erheblich verschlechtere, war man genöthigt, wollte man den Erfolg der Staarniederdrückung nicht rein vom Zufall abhängen lassen, sondern schon vor Ausführung der Operation eine gewisse Sicherheit für deren Gelingen gewinnen, sich vor Allem nach einer befriedigenden und genügenden Erklärung für jene Erscheinungen umzuthun. Dass man aber, bei dem Streben, solch eine genügende Erklärung zu gewinnen, sich natürlich in erster Linie nur von den damals überhaupt üblichen Anschauungen über die Natur des Staares leiten lassen konnte und wollte, bedarf wohl kaum einer besonderen Versicherung. Und so glaubte man denn jene Erscheinungen nicht besser deuten zu können, als dass

[1]) Da die Ansichten über die Reife des Staares in den früheren Perioden der Augenheilkunde eine grosse Rolle gespielt und auch heute noch für die operative Behandlung desselben ihre Bedeutung nicht verloren haben, so glaubte ich die historische Entwickelung dieser Ansichten in einem besonderen Kapitel behandeln zu müssen.

man, ausgehend von der damals herrschenden humoralen Staarpathologie, annahm, die in dem Auge befindliche Staarmaterie sei im Anfang von flüssig-schleimiger Consistenz, würde aber im Lauf der Zeit immer fester und fester. Von diesen verschiedenen Aggregatzuständen des Staares sei aber natürlich der anfängliche für die operative Niederdrückung völlig ungeeignet. Denn indem der Staar weich und schleimig sei, vermöge er der Operationsnadel nicht den erforderlichen Widerstand entgegenzusetzen und lasse so jeden Versuch einer Operation nur halb gelingen, wenn nicht gar völlig misslingen. Habe der Staar dagegen erst einen gewissen Härtegrad erreicht, so gebe er für die operative Dislocation die beste Prognose; denn vermöge seiner grösseren Consistenz biete er der Operationsnadel einen genügenden Angriffspunkt dar und weiche derselben nicht mehr aus, wie der junge, weiche Staar. Habe dagegen der Staar diesen mittleren für die Depression geeignetsten Gerinnungsgrad überschritten, so werde er schliesslich so hart, und hinge so innig mit seiner Umgebung zusammen, dass man ihn ohne Schaden nicht mehr aus derselben zu lösen vermöge.

Man machte also das Gelingen der Niederdrückung ausschliesslich nur abhängig von dem Aggregatzustand des Staares und bezeichnete die weiche, anfängliche Consistenz desselben als für die Operation unreif, den mittleren Gerinnungsgrad aber als für die Operation reif. Man identificirte weichen, flüssigen Staar mit unreifen, und harten mit reifen Staar und glaubte, jeder Staar müsse zuerst weich sein und aus diesem Zustand allmählich in den der Härte übergehen.

Diese Anschauung nun, dass ein jeder Staar im Anfang weich, d. h. unreif sei und nur erst durch das längere Bestehen hart, d. h. reif werde, blieb bis zum Sturz der antiken Staarlehre die allein herrschende. Die Augenärzte aller medicinischen Schulen und aller Nationen kamen darin überein, dass der Staar im Anfang weich und deshalb zur Operation noch unreif sei und erst allmählich erhärte und so zur Operation heranreife; und dass man, wolle man mit gutem Erfolg die Niederdrückung unternehmen, niemals die Operation vor vollendeter Gerinnung der Staarflüssigkeit ausführen dürfe. Diesen Vorstellungen von der Reife des Staares begegnen wir bereits bei Celsus,[1]) der übrigens auch schon des Ausdruckes „maturitas suffusionis" sich bedient; er bemerkt ausdrücklich über den Zeitpunkt der Operation: „Expectandum igitur est donec jam non fluere sed durities quaedam concrevisse videatur." In derselben Weise bestimmt auch Antyllus[2]) die Reife des Staares und die

1) Lib. VII. Cap. 7.

2) Citirt im Rhases Continens Fol. 47.

davon abhängende Prognose der Niederdrückung lediglich nur nach der Consistenz der Staarmaterie. Die noch flüssige Staarmasse sei zur Dislocation ungeeignet, ebenso auch die allzu festgeronnene; dagegen sei ein mittlerer Festigkeitsgrad der beste. Die arabische Augenheilkunde lehrte dieselben Vorstellungen über den reifen und unreifen Staar; so bestimmt Rhases[1]) die Reife ausschliesslich nur nach dem Aggregatzustand der Staarmaterie, ebenso Jesu Hali[2]) u. A. Genau dieselben Anschauungen über Reife und Unreife des Staares bewahrte auch die abendländische Medicin im Mittelalter. So unterscheidet Galeatius de sancta Sophia[3]) drei verschiedene Aggregatzustände an jedem Staar. Die Anfangsperiode desselben, welche er mit dem Ausdruck subtilis belegt, meint er, sei zur Operation der Niederdrückung durchaus ungenügend, weil die Staarmaterie hier noch flüssig sei, also der niederdrückenden Nadel nicht Stand halte. Aus diesem weichen Zustande gehe aber die Staarmasse allmählich in einen härteren über und diese Form, die er media nennt, wäre zur Depression die geeignetste; sie stelle die eigentliche Reife des Staares vor. Operire man den Staar in diesem Zustande nicht, sondern überlasse ihn seinem Schicksal, so werde er immer härter und härter und dadurch zur Operation völlig untauglich.

Uebrigens waren für die verschiedenen Aggregatzustände des Staares auch verschiedene Bezeichnungen im Gebrauch. Entweder bediente man sich der Worte immaturus für den weichen und maturus für den zur Operation genügend erhärteten Staar, wie wir dies bei Celsus gefunden haben; oder man wählte allerlei andere Ausdrücke; so waren besonders die Bezeichnungen non confirmata für unreif, satis confirmata für reif und nimis confirmata oder nimis indurata oder inveterata für überreif sehr beliebt; bei Guy de Chauliac,[4]) Lanfrancus,[5]) Thomas Fienus[6]) u. A. finden wir diese Bezeichnungen. Andere Autoren, z. B. Hieronymus Surianus, der Uebersetzer des Continens, nennen den unreifen Staar Cataracta subtilis congelationis, den reifen Staar Cataracta temperatae congelationis und den überreifen Cataracta fortis congelationis. Heurnius[7]) unterscheidet Suffusio tenuis consistentiae, Suffussio mediocris consistentiae und Suffussio crassae consistentiae. Dass man auch schlechtweg nur

---

1) Citirt in Rhases Continens Fol. 47.
2) Cap. 67. Fol. 258.
3) Cap. XXVII. Fol. 22.
4) Ausgabe 1499. Tract. VI. Doctrina II. Fol. 54.
5) Tract. III. Doctrina III. Fol. 141 u. 142.
6) Tract. II. Cap. IV. p. 27.
7) Cap. VIII. p. 32.

von Suffusio resp. Cataracta subtilis, media und grossa sprach, haben wir bereits bei Galeatius erwähnt.

Neben diesen Ausdrücken, welche ja eigentlich insgesammt nur eine mehr oder minder genaue Andeutung des jeweiligen Härtegrades des Staares enthielten, waren auch noch verschiedene Termini technici im Gange. So finden wir z. B. bei Guy de Chauliac[1]) für den beginnenden unreifen Staar die Bezeichnungen: Fantasia oder Imaginationes; für den reifen Staar den Namen Cataracta; während Suffusio den Uebergang vom unreifen zum reifen Staar bezeichnen sollte. Guilelmus de Saliceto[2]) nennt den reifen Staar „Pannus". Auch unsere deutsche Sprache war im Besitz besonderer Ausdrücke für den unreifen und reifen Staar; so sagt Plater[3]) der unreife Staar werde „Wasserstern", der reife Staar aber „Fäl" genannt.

Auch über die Zeit, welche die weiche und flüssige und darum unreife Staarmaterie gebrauche, um reif d. h. hart zu werden, machte man sich allerlei Vorstellungen. Gemeiniglich glaubten die älteren Augenärzte, wie dies Bartisch[4]) mittheilt, es gehöre ein langer Zeitraum von 6 oder 7 Jahren dazu, um den flüssigen Staarschleim bis zur Reife erhärten zu lassen. Andere Autoren bemassen dagegen diesen Zeitraum etwas kürzer; so hält Canamusali de Baldach[5]) schon eine Zeit von 3 Jahren für völlig genügend, um die erforderliche Härte der Staarmaterie hervorzubringen und Fienus[6]) kürzt diese Periode bis auf 1 Jahr ab. Auch Bartisch will die zum Reifen des Staares erforderliche Zeit für die gewöhlichen Staarformen erheblich abgekürzt wissen und hält einen längeren Zeitraum nur zum Reifen gewisser Staare für nothwendig. So meint er, der Milchstaar müsste 6 Jahre stehen, um die für die Operation erforderliche Härte zu gewinnen.

Auch im siebenzehnten Jahrhundert waren derartige Anschauungen noch allgemein verbreitet; so sagt z. B. Plater,[7]) zum Reifen des Staares gehörten 3, 5 und auch wohl noch mehr Jahre, während Barbette[8]) lehrt, der Staar sei in den ersten 3 Jahren seines Bestehens noch so weich, dass an eine Depression desselben in dieser Zeit gar nicht zu denken sei. Erst nach Verlauf dieser 3 Jahre werde er allmählich härter,

---

1) p. 515. Ausgabe 1641.
2) Liber I. Cap. 45.
3) Band I. p. 232 u. 233.
4) p. 89. Ausgabe 1686.
5) Liber VI. Cap. 1. Fol. 24.
6) Tract. II. Cap. IV. p. 27.
7) Band 1. p. 274.
8) Cap. XVI. p. 86.

und somit zur Operation reif. Auch die Bibliotheca chirurgica von Manget, welche Anfang des achtzehnten Jahrhunderts erschien und besonders dadurch von Werth ist, dass sie ein getreues Abbild der zu jener Zeit in der Chirurgie herrschenden Anschauungen entwirft, lehrt, der Staar sei erst dann reif, wenn er ein oder mehrere Jahre bestanden habe.

Natürlich musste der Glaube an ein so überaus langsames und allmähliches Reifen des Staares die Augenärzte in ihrer praktischen Thätigkeit ungemein beengen und beschränken. Es kann uns daher auch weiter nicht befremden, wenn wir bemerken, dass man schon in ziemlich früher Zeit auf allerlei künstliche Mittel sann, die Reife des Staares zu beschleunigen und zu befördern. So finden wir z. B. bei Guy de Chauliac[1]) verschiedene Mittel angegeben, welche die Erhärtung, d. h. die Reife des Staares beträchtlich beschleunigen sollten; als besonders wirksam für diesen Zweck empfiehlt er den Genuss von Zwiebeln, Knoblauch und Senf und bemerkt dabei, dass der Nutzen einer derartigen Behandlung bereits von den arabischen Augenärzten bestätigt worden sei. Andere Autoren, wie Valescus von Taranta,[2]) Johannes Anglicus,[3]) rathen hauptsächlich den Genuss von frischen Fischen, sowie von recht wasserreichen Nahrungsmitteln an; während wieder andere, wie Michael Savonarola,[4]) dem Genuss von möglichst schweren und fettreichen Speisen den Vorzug geben. Doch beschränkte sich das Bestreben, das Reifen des Staares künstlich zu unterstützen und zu befördern, ausschliesslich nur auf Regelung der Diät.

Die Kennzeichen,[5]) welche man für die Existenz eines beginnen-

---

[1]) p. 521. Ausgabe von 1641.

[2]) Liber II. Cap. XXV. p. 172. Ausgabe 1680.

[3]) p. 182.

[4]) p. 88.

[5]) Die Diagnostik sowohl des unreifen wie des reifen Staares bildet eines der schwächsten und inhaltsärmsten Kapitel der gesammten Geschichte des grauen Staares. Die Gründe hierfür sind wohl in verschiedenen Momenten zu suchen. Vor Allem trägt der Umstand einen grossen Theil der Schuld, dass man bis tief in das achtzehnte Jahrhundert hinein überhaupt kein völlig klares und reines Bild des grauen Staares besass. Denn bis zu dem Auftreten Maitre-Jean's und Brisseau's hielt man eine Menge der verschiedensten Zustände für grauen Staar, welche mit demselben durchaus nichts gemein haben, vielmehr den heterogensten anderweitigen Zuständen angehören. Auch mit der Einführung der modernen Staarpathologie wurde dieser Uebelstand noch nicht vollständig beseitigt; denn man bezeichnete auch jetzt noch, wie wir dies in Kapitel 3 genauer untersuchen werden, eine Menge der allerverschiedensten Erkrankungen des Auges als „falschen Staar".

Dann hinderte aber auch der Umstand, dass man in der physikalischen Untersuchung des Auges durchaus keine Uebung und Erfahrung hatte, den Ausbau und

den unreifen Staares als characteristisch erachtete, waren, wie dies bei der geringen Fertigkeit, die man in der objectiven Untersuchung des Auges hatte, ja auch nicht anders zu erwarten ist, wesentlich nur subjectiver Natur. Und da man in der Analyse der Amblyopien überhaupt noch wenig Uebung hatte, so nahm man allerlei Sehstörungen, deren anatomischen Grund man nicht nachzuweisen vermochte, auch für den unreifen Staar in Anspruch. So behauptet z. B. Ambroise Paré,[1]) der unreife Staar gebe sich gar nicht selten durch Doppeltsehen und Mikropsie zu erkennen; andere wieder wollten allerlei subjective Farbenerscheinungen als characteristische Merkmale desselben beobachtet haben, so berichtet z. B. Rondeletius[2]) von derartigen Erscheinungen. Auch das Auftreten farbiger Ringe um Licht oder Lampe, das in der Symptomatologie des modernen Glaucoms eine Rolle spielt, war den älteren Augenärzten bereits bekannt und wurde von ihnen als Symptom eines unreifen Staares angesprochen; wie wir eine derartige Angabe z. B. bei Aëtius,[3]) Lommius[4]) u. A. finden. Als ein constantes, niemals fehlendes Kennzeichen des beginnenden, unreifen Staares werden aber von allen Autoren, von

---

die Entwickelung einer präcisen Staardiagnostik ganz wesentlich. Datiren doch eigentlich erst seit Anfang unseres Jahrhunderts die ersten Versuche, für die Diagnostik des grauen Staares physikalische Hülfsmittel in Anwendung zu ziehen. Zu welchen barbarischen und rohen Hülfsmitteln man in Ermangelung verlässlicher, physikalischer Untersuchungsmethoden des Auges bis tief in das siebenzehnte Jahrhundert seine Zuflucht nahm, geht daraus hervor, dass der Justus'sche Handgriff, d. h. also heftige und gewaltsame Erschütterung des Kopfes des Staarkranken in der Absicht, aus etwa eintretenden Bewegungserscheinungen des die Pupille verstopfenden pathologischen Productes einen Rückschluss auf die Natur desselben zu ziehen, den Augenärzten des siebenzehnten Jahrhunderts noch eine ganz geläufige und von ihnen oft genug benützte Methode gewesen ist.

Der Beginn einer wirklich wissenschaftlichen physikalischen Untersuchung des Staares hebt eigentlich erst mit der Kenntniss der von Purkinje im Jahre 1823 entdeckten und von Sanson 1837 zur Diagnose der Linsenkrankheiten benützten Reflexbildchen der Linse an und erlangte mit der Erfindung des Augenspiegels, sowie der Einführung der Untersuchung des Auges mittelst seitlicher Beleuchtung durch Helmholtz (Archiv f. Ophth. Band 1. Abth. 2. p. 40) schnell einen solchen Grad der Vollendung, dass gegenwärtig gerade dieser Zweig der physikalischen Untersuchung einen der exactesten und vollendetsten in dem Gebiet der gesammten Medicin darstellt. Besonders waren es v. Graefe (A. f. O. Band 1. Abth. 2), Liebreich (A. f. O. Band 1. Abth. 2) u. A., welche die Anwendung dieser neuen Untersuchungsmethode für die Diagnostik des grauen Staares verwertheten.

1) Tome II. Chapitre XX. p. 436.

2) Cap. 55. p. 258.

3) Tetr. II. Sermo III. Cap. 51. p. 323.

4) Liber II. Fol. 36.

Galen bis in das achtzehnte Jahahundert hinein, die Mouches volantes[1]) genannt.

Viel wichtiger als die Zeichen des beginnenden, noch unreifen Staares musste dagegen für das practische Bedürfniss die Kenntnis der eingetretenen Reife sein und deshalb finden wir denn auch gerade diesen Theil der Staarlehre ganz besonders entwickelt. Die antike Augenheilkunde verfügte nicht allein über eine ganz respectable Reihe von Kennzeichen der eingetretenen Staarreife, sondern besass unter diesen auch einzelne, die noch heute die moderne Okulistik für die präcise Bestimmung der Beschaffenheit des Staares kaum zu entbehren vermöchte. Zu diesen gehören die Merkmale, welche man aus der Färbung des Staares ableitete. Und die Kenntnisse, welche die alten Augenärzte in der prognostischen Beurtheilung der verschiedenen Farbentöne des Staares verrathen, zeigen, dass sie gerade in diesem Punkt über zahlreiche, äusserst sorgsame und durchaus zutreffende Beobachtungen verfügen konnten. Bereits bei Celsus[2]) finden wir eine prognostische Beurtheilung der verschiedenen Staarfarben; und zwar wird die dem Meerwasser oder schimmernden Eisen gleichende Farbe als die den besten operativen Erfolg verheissende angesehen, während dagegen die bläuliche als wenig günstige gilt. In überraschend klarer Weise beurtheilt Alexander[3]) die Reife des Staares nach der Farbe desselben. Wenn der Staar die klare Farbe einer schimmernden Perle hat, so sagt er nämlich, und gleichzeitig einzelne Streifungen und Strahlen zeigt, so ist er reif zur Operation. Nach Antyllus[4]) verräth besonders ein eisen- oder bleifarbener Ton die Reife, während dagegen ein gypsfarbener Staar stets überreif zu sein pflege. Ebenso hält Paulus von Aegina[5]) die Eisen- und Bleifarbe für sichere Zeichen der eingetretenen Reife. Von ähnlichen Anschauungen liessen sich auch die arabischen Augenärzte bei der Beurtheilung der Farbe des Staares leiten. So nennt z. B. Avicenna als besonders verlässliche Kennzeichen der eingetretenen Staarreife die Perl- oder Aschfarbe oder das leicht ins Grün spielende Grauweiss; als Merkmal der Ueberreife gilt ihm dagegen die Farbe des Gypses; oder auch, wie Jesu Hali meint, die des Hagels.

Genau dieselben prognostischen Bestimmungen knüpfte auch die

[1]) Es ist wesentlich ein Verdienst Bartholin's, die übertriebene Bedeutung, welche man den Mouches volantes als unfehlbaren Kennzeichen des beginnenden Staares vindicirt hatte, entkräftet zu haben.

[2]) Lib. VII. Cap. VII.

[3]) Citirt im Rhases Continens Fol. 47.

[4]) Citirt im Rhases Continens Fol. 47.

[5]) Lib. III. Cap. XXI.

abendländische Augenheilkunde des Mittelalters an die verschiedenen Farben des Staares; so nennt Guilelmus von Saliceto[1]) die gypsfarbenen und grünen Staare für die Operation ungeeignet, und erklärt auch die dunklen Cataracten für verdächtig. Ebenso ist für Gordonius[2]) die Kalk- oder Hagelkornfarbe das sichere Zeichen eines überreifen Staares; eine Ansicht, die auch Galeatius,[3]) Riverius,[4]) sowie fast alle Autoren jener Epoche theilen. Dagegen gilt die Perl- oder Luftfarbe, sowie auch das ins Grünliche schimmernde Weisse für ein sicheres Zeichen der Reife, wie dies z. B. Arculanus[5]) ausführlich beschreibt.

Man sieht aus diesen Bemerkungen, dass die antike Ophthalmologie, so sehr sie auch das eigentliche Wesen der Staarreife verkannte, doch in der Bestimmung derselben und der Beurtheilung der Färbung eine sehr geläuterte und gediegene Kenntniss sich erworben hatte.

Dagegen tragen die Rückschlüsse, welche die antike Ophthalmologie aus gewissen Bewegungserscheinungen des Staares auf dessen Aggregatzustand zu ziehen geneigt war, den Stempel einer noch wenig entwickelten und verworrenen Vorstellung zur Schau. Und gerade die auf diesem Wege gewonnenen Kennzeichen galten als besonders verlässlich für die Beurtheilung der Reifungszustände des Staares und deshalb begegnen wir auch bei fast allen Autoren dieser Periode, von Celsus bis zu Brisseau und Maitre-Jean, Rathschlägen, wie man aus gewissen Bewegungserscheinungen des Staares dessen Festigkeitsgrad zu beurtheilen habe. Meist schreiben diese Anweisungen vor, man solle das kranke Auge schliessen, mit Daumen oder Zeigefinger stark die Lider desselben reiben oder drücken und dann schnell in das plötzlich wieder aufgerissene Auge hineinblicken. Man werde alsdann den Staar entweder auseinanderfliessen sehen oder werde bemerken, dass er ruhig in seiner Lage verbleibe. Einige Autoren riethen auch, man solle ein baumwollenes Tuch über das Auge breiten, heftig dagegen blasen und, nachdem man schnell das Tuch wieder fortgerissen habe, alsbald in das Auge schauen.

So einig man aber darin war, dieses Manöver als unerlässlich für die Prüfung der Staarreife anzupreisen, so wenig übereinstimmend urtheilte man über den Werth desselben. Denn die Einen wollten ein Zeichen der Reife nur dann erblicken, wenn der Staar fest und ohne jede Bewegungserscheinung jene Procedur überstanden hatte, während die

1) Lib. I. Cap. 45.
2) Particula III. Cap. IV. Rubrica III. Fol. 41.
3) Cap. XXVII. Fol. 22.
4) Tom. II. Cap. III. p. 243.
5) Cap. XXX.

Anderen nur aus den Bewegungen desselben ein sicheres Merkmal der Reife abzuleiten geneigt waren.

Zu der ersten Partei, welche also nur dann den Staar für reif und genügend erhärtet erklärte, wenn er keinerlei Bewegungerscheinungen hatte beobachten lassen, gehörte bereits Celsus,[1]) denn er bemerkt ausdrücklich: „si labat et huc atque illuc movetur vix unquam succurritur." Von denselben Vorstellungen ging auch Galen aus und Aaron[2]) hielt gleichfalls den Staar nur dann für reif, wenn er fest auf seinem Platz bleibt, und sich weder bewegt noch auseinandergeht; eine Ansicht, die auch Constantinus Africanus[3]) vertheidigte. Doch es wird genügen, wenn wir aus der grossen Zahl derer, welche dieser Probe der Staarreife anhingen, nur noch einen namhafteren Autor des achtzehnten Jahrhunderts, nämlich Cornelius Solingen[4]) herausgreifen. Dieser äussert sich über den besagten Punkt wie folgt: „Damit man diese Operation (Staaroperation) recht wohl verrichte, so muss man vorhero versichert seyn, ob der Staar reif, oder bequem ist, weg zu nehmen, welches man daraus abnimmt oder gewahr wird, dass, wenn man das Auge wohl gerieben hat und sich das Fell von einander theilet oder scheidet, so ist er nicht reif, bleibet es aber fest und unbeweglich, so ist er reif."

Der Grund für eine derartige eigenthümliche Probe der Staarreife mag zum Theil wohl auch darin zu suchen sein, dass man die Erfahrung gemacht hatte, der zitternde und schwankende Staar würde nur mit geringer Aussicht auf Erfolg operirt; doch beruht er hauptsächlich gewiss auf der humoralen Staarpathologie. Denn wenn man glaubte, der Staar sei im Anfang weich und flüssig, so war man eigentlich auch zu der Annahme genöthigt, dass diese weiche halbflüssige Staarmasse unter einem auf das Auge ausgeübten Druck alsbald auseinanderweichen müsse. Ungefähr wie auch jeder andere weiche halbflüssige Gegenstand unter einem starken Druck nach den Seiten auszuweichen strebe.

Ausserdem bedurfte man dieser Probe aber auch, um das Hypopyon von dem Staar trennen zu können. Das Hypopyon musste, wie wir dies bereits Cap. 1 Erste Periode, nachgewiesen haben, bei einer derartigen Untersuchungsmethode gewisse Bewegungserscheinungen zeigen, während der Staar fest und unverändert bleiben konnte. Auf diese Weise war man also im Stande zu bestimmen, ob in einem betreffenden Falle der Staar sich zu einer Niederdrückung eigne oder nicht, und von diesem

---

1) Lib. VII. Cap. VII.

2) Citirt im Rhases Continens Fol. 47.

3) Lib. IX. Cap. XV.

4) Cap. XXVI. p. 83.

Standpunkt aus betrachtet, waren eigentlich die alten Augenärzte völlig in ihrem Rechte, wenn sie behaupteten, aus der fehlenden Bewegung des Staares gewisse Rückschlüsse auf dessen Consistenz machen zu können.

Schwerer verständlich ist dagegen die Behauptung der anderen Partei, der Staar sei nur dann reif und genügend erhärtet, wenn er bei jenem Manöver Bewegungserscheinungen verrathe, wie dies z. B. Jesu Hali,[1]) Avicenna,[2]) Gordonius,[3]) Vigierius[4]) u. A. behaupten. Und will es mir scheinen, als wenn eine derartige Anschauung überhaupt nur aus einer Verwechselung mit den Pupillarbewegungen hervorgegangen sein könne. Denn indem man die in Folge des Schlusses und schleunigen Oeffnens der Lider eintretenden Pupillarbewegungen irrthümlich auf Bewegungen der Staarmasse selbst bezog, glaubte man die durch den Mangel jeder Pupillarreaction constatirte schlechte Prognose einfach durch eine noch nicht eingetretene Reife der Staarmasse erklären zn können. Und in dieser Auffassung werden wir um so mehr bestärkt, als einzelne Autoren, wie Paré,[5]) geradezu die Pupillarreaction als Zeichen der eingetretenen Reife ansprechen.

Daneben legte man auch auf einzelne subjective Erscheinungen einen gewissen Werth und suchte aus ihnen einen Rückschluss auf den Reifezustand des Staares zu machen. Unterschied der Kranke nur Tag und Nacht, hell und dunkel, so hielt man den Staar für reif und genügend erhärtet.

Zweite Periode.

Vom Beginn des achtzehnten Jahrhunderts bis auf die neueste Zeit.

A. Das achtzehnte Jahrhundert.

Das achtzehnte Jahrhundert trägt, was die Lehre von der Reife des grauen Staares anlangt, wenigstens in seinen ersten sieben Decennien, durchaus den Character einer Uebergangsperiode zur Schau. Sehr viele Autoren dieses Säculums waren offenbar bereits zu der mehr oder

---

1) Cap. 67. Fol. 257.
2) Lib. III. Fen. III. Tractat IV. Cap. 18.
3) Particula III. Cap. IV. Rubrica III. Fol. 41.
4) Liber I. Cap. 32. p. 83.
5) Tom. II. Chap. XXII. p. 438.

minder ausgesprochenen Erkenntniss gelangt, dass mit der modernen Anschauung von der Natur des Staares die bis dahin üblichen Vorstellungen von der Reife desselben, wonach weicher Staar mit unreif, und harter Staar mit reif identisch sein sollte, denn doch nicht mehr gut vereinbar seien. Und so suchten sie auf Grund dieser Erkenntniss nach anderen befriedigenderen Erklärungen für den Begriff der Reife. Da aber die Kenntnisse von dem Bau der gesunden wie kranken Linse noch viel zu mangelhaft und ungenügend waren, so fehlte den Augenärzten jener Epoche eben noch der sichere Boden, auf dem sich eine wissenschaftlich genügende Erklärung für den Zustand der Reife ausschliesslich entwickeln konnte. Und aus diesem Grunde sehen wir sie denn auch bis gegen den Ausgang dieses Jahrhunderts zwischen den verschiedensten Auffassungen und Urtheilen über „reif und unreif" hin und her schwanken.

Einzelne Autoren suchten den antiken Begriff der Reife mit der modernen Staarlehre auf die Weise in Einklang zu setzen, dass sie annahmen, die sich cataractös trübende Linse wäre im Anfang stets weich und werde erst im Lauf der Zeit consistenter, bis sie endlich hart und damit reif würde. Und da Maitre-Jean,[1]) offenbar geleitet durch die Beobachtung, dass der Staar junger Individuen meist weich, der älterer dagegen härter zu sein pflegt, diesen Standpunkt auch vertrat, so konnte es demselben natürlich an Anhängern nicht fehlen und so sehen wir denn bis zum Ausgang dieses Jahrhunderts zahlreiche Autoren sich zu dieser Ansicht bekennen, so Eschenbach, Gleize u. A. Erst im achten Decennium dieses Säculums beginnt, Dank den Bemühungen des englischen Okulisten Aitkens[2]) und vor Allem des berühmten Percivall Pott,[3]) eine energische Reaction gegen diese aus der Verschmelzung und Vermischung der antiken und modernen Lehren hervorgegangene Anschauungsweise sich geltend zu machen. Doch bevor wir die durch Pott eingeleitete und durchgeführte Reformation der Lehre von der Reife des Staares betrachten, sei es uns noch gestattet, einiger anderer Anschauungen, die im Laufe des achtzehnten Jahrhunderts noch vor dem Auftreten Pott's geherrscht hatten, kurz zu gedenken.

Vor Allem waren es der Umfang und die Höhe der Functionsstörungen, aus denen man einen Rückschluss auf den Zustand der Reife ziehen zu können glaubte. Der Patient sollte, wie dies z. B. Heister[4])

---

[1]) p. 135.
[2]) § 444. p. 238.
[3]) pag. 420—422.
[4]) Capitel 51. p. 481 seiner Chirurgie.

will, so weit erblindet sein, dass er keine Farben[1]) mehr zu erkennen vermöchte; sei dies der Fall, so wäre der Staar sicher reif. Um dies mit Gewissheit constatiren zu können, bediente man sich gewisser optischer Hülfsmittel; so räth z. B. Verdück,[2]) man solle eine mit Wasser gefüllte Phiole vor den Patienten stellen und untersuchen, ob er die chromatische Zerstreuung der austretenden Lichtstrahlen noch zu erkennen vermöge oder nicht. Die verständigeren Autoren suchten den Mangel einer derartigen Probe, welche die Reife lediglich aus dem Umfang der Functionsstörung zu entwickeln trachtete, dadurch auszugleichen, dass sie den Zusatz machten, es müsste aber die Pupille dabei vollständig in allen ihren Theilen getrübt sein; so Gendron.[3])

Daneben machten sich denn auch noch allerlei theoretische Speculationen über das Wesen der Staarreife bemerkbar. So hielt z. B. Janin[4]) zur Reife des Staares durchaus erforderlich, dass die Vereinigungen der Kapsel mit der Membrana hyaloidea völlig gelockert und gelöst sein müssten, und dass, wäre eine solche Lösung erfolgt, alsdann die cataractöse Linse reif zur Operation sei.

Bei dieser Unklarheit und Verworrenheit der Anschauungen hielten es nicht wenig Aerzte für das Gerathenste, den Begriff der Reife als veraltet und nicht mehr sachgemäss vollständig fallen zu lassen; so erklärte z. B. Buddeus[5]) die Eintheilung des Staares in reif und unreif für durchaus grundlos und überflüssig und auch der berühmte Benjamin Bell[6]) sagt: „Allein obgleich der Unterschied zwischen den sogenannten reifen und unreifen Staaren in der Natur gegründet zu sein scheint, so hat derselbe doch in der Praxis keinen Nutzen und die Kennzeichen, aus welchen man den Zustand des Staares vor der Operation erkennen will, sind höchst schwankend und ungewiss.“

In ähnlicher Weise äussert Guerin:[7]) „So oft der Staar mit keiner anderen gefährlichen Krankheit verwickelt ist, so kann er füglich operirt werden, er mag übrigens in Ansehung der Farbe, Consistenz und Alter beschaffen sein wie er wolle.“

Es ist lediglich das Verdienst der englischen Ophthalmologie

---

[1]) Eigenthümlich ist es, dass Beer (Beobacht. über d. gr. Staar p. 36) noch im Jahr 1791 erklärte, es könne wohl der Fall sein, dass ein Staarkranker bei völlig reifem Staar noch gewisse Farben, so vor Allem Roth zu unterscheiden vermöge.

[2]) Band 1. Cap. XX. p. 73.

[3]) p. 218.

[4]) p. 152 u. 155.

[5]) p. 28.

[6]) Theil 3. p. 273.

[7]) p. 303.

und speciell des genialen Pott[1]), in diesen Wust verworrener und unklarer Vorstellungen zuerst die wünschenswerthe Aufklärung gebracht und die eigentliche Ursache der Consistenzverhältnisse cataractöser Linsen zuerst auf Grund anatomischer Untersuchungen entwickelt zu haben. Er wies überzeugend nach, dass eine cataractöse Linse durchaus nicht im Anfang weich sei und allmählich hart werden müsse; dass also weich und unreif, sowie hart und reif durchaus nicht synonyme, sich deckende Begriffe seien. Sodann zeigte er, dass die Consistenzgrade einer cataractösen Linse nur bedingt würden durch das Verhältniss, in welchem der Kern derselben zu der Rindenschicht stehe; dass je grösser der Kern, desto härter, je mächtiger und umfangreicher aber die Rindenschicht, um so weicher der Staar sei.

Wenn nun der Unterschied zwischen der Consistenz des Linsenkernes und der Rindenschicht auch bereits von Pallucci treffend beschrieben und in seinen prognostisch-therapeutischen Consequenzen in höchst klarer Weise entwickelt worden war: so gebührt Pott doch immer das Verdienst, diese Verhältnisse in ihren Beziehungen zu der Reife des Staares zuerst einer eingehenden Untersuchung unterworfen und somit den Weg, auf welchem man allein das Wesen der Staarreife genügend verstehen konnte, eröffnet zu haben. Und dieser Weg wurde auch bald genug von anderen hellsehenden Köpfen mit Glück eingeschlagen. So führten Richter[2]) und Beer[3]) den Gedanken, dass die Consistenz des Staares, sowie die Grösse des Kerns und der Rinde wesentlich nur aus der Farbe des Staars erkannt werden könnten, weiter aus; ein Gedanke, der bereits von Pallucci angeregt, aber von Pott trotz seines sonst so klaren Blickes energisch bekämpft worden war, (man vergleiche Capitel 3).

B. Das neunzehnte Jahrhundert.

Das neunzehnte Jahrhundert fand also die Lehre von der Reife des Staares bereits so entwickelt und durchgearbeitet vor, dass es eigentlich nur noch des letzten Schlusses: Reif ist der Staar, wenn die Rindenschicht in ihrer ganzen Dicke bis an die Linsenkapsel getrübt ist, — bedurfte, um dieselbe definitiv zum Abschluss zu bringen. Doch blieb dieser letzte und entscheidende Schritt in der ersten Hälfte unseres Jahrhunderts ungethan und dass er es blieb, ist zum grössten Theil wohl dem Umstand zuzuschreiben, dass man sich nicht in dem Besitz ausreichender physikalischer Untersuchungsmethoden befand, um die Consistenzverhältnisse der cataractösen Linse unter allen Umständen mit der genügenden Sicherheit zu

[1]) p. 418—422.
[2]) Band 3. p. 185 ff.
[3]) Pr. Beob. p. 33.

bestimmen. Wegen dieser technischen Schwierigkeiten war aber die genaue Beurtheilung des Zustandes des Kerns und der Corticalschichten eine ungemein schwierige, ja man zweifelte wohl gar an der Möglichkeit derselben; wenn v. Gräfe[1]) noch im Jahr 1855 sagt: „Die Diagnostik der Staarconsistenz ist von jeher Gegenstand von Controversen gewesen und hat sich noch bis heute so wenig Bahn gebrochen, dass es gewiegte Augenärzte giebt, die an der Möglichkeit einer einigermassen verlässlichen Bestimmung der Staarconsistenz vor der Entfernung der Linse auf das Entschiedenste zweifeln. In der That giebt es vielleicht keine schwierigere Aufgabe, als eine genaue Vorausbestimmung der Consistenz von der Kapsel bis zum Nucleus und es erfordert ein unausgesetztes minutiöses Studium, um bis auf seltene Ausnahmsfälle die gehörige Sicherheit zu gewinnen."

Da man also auf dem Wege der physikalischen Untersuchung einen sicheren und verlässlichen Aufschluss über die Beschaffenheit des Kerns und vor Allem der Corticalschichten nicht zu erlangen vermochte: so suchte man eben auf andere Weise ein Verständniss für den Begriff der Reife. Und dieses schien man wohl am allerersten und schnellsten erlangen zu können, wenn man die Reife des Staares als einen Vorgang auffasste, welcher in engster und directester Abhängigkeit von den dazumal gerade die Cataractpathologie beherrschenden Anschauungen stünde.

So stellten einige Autoren, wie Jüngken,[2]) Chelius[3]) u. A. im Hinblick auf die von von Walther begründete Hypothese eines entzündlichen Staares die Behauptung auf, der Staar wäre erst dann reif, wenn der entzündliche Process, die sogenannte Lentitis, vollständig abgeklungen sei. Dabei sei es übrigens ganz gleich, ob die Linse schon vollständig getrübt wäre oder nicht; denn nur das Aufhören der Entzündung gebe den Massstab für die Beurtheilung der Reife ab. Auf diesem Wege kam man natürlich schliesslich zu der Ansicht, welche auch Weller[4]) vertheidigte, dass eine völlig getrübte Linse immer noch unreif sei, so lange ihre Entzündung andauere, und dass eine nur halb getrübte Linse trotzdem reif sei, sobald nur die Lentitis endgültig verschwunden wäre.

Zu durchaus analogen Vorstellungen über das Wesen der Reife gelangten übrigens auch jene Aerzte, welche die cataractöse Trübung der Linse weniger für das Product einer Lentitis ansahen, als sie vielmehr aus einer Dyscrasie ableiten wollten. Sie definirten den Zustand der Staarreife als denjenigen, in welchem die Linse nicht mehr unter dem

[1]) Archiv f. Ophth. Band I. Abth. II. p. 231 ff.
[2]) p. 494.
[3]) Band 2. § 323. p. 255.
[4]) p. 230. Anmerkung.

Einfluss jener Dyscrasie stehe, und in welchem die abnorme Reproduction im Auge, welche die Linsentrübung erzeugen sollte, vollständig erloschen sei. Es kam also auch ihnen nicht sowohl auf den Grad und die Ausdehnung der Trübung an, als vielmehr ausschliesslich nur darauf, dass der der Trübung zu Grunde liegende Process definitiv abgeschlossen sei, die Trübung selbst also keine Fortschritte mehr machen könnte. Eine derartige Auffassung von der Reife des grauen Staares hat z. B. Rosas,[1]) denn derselbe sagt: „So lange der dynamische Krankheitsprocess des Linsensystems, welchem die Cataracte ihre Entstehung verdankt, noch nicht erloschen ist, wird der Staar unreif, sowie aber dies geschehen ist und die Cataracte als reiner Organisationsfehler - dasteht, reif genannt.“ Eine gleiche Erklärung von dem Wesen der Reife gaben ferner z. B. Beck,[2]) Mackenzie,[3]) sowie Himly,[4]) welcher ausdrücklich sagt: „Die Bildung eines Staares ist vollendet, er ist reif, sobald er nicht mehr fortschreitet. Härte oder Weichheit, Grad der Ausdehnung über Kapsel oder Linse machen hierin keinen Unterschied, nach ihnen ist nie die Reifheit zu beurtheilen.“ Darum trug man auch kein Bedenken, Linsen, welche nur halb verdunkelt waren, für reif zu erklären, sobald man nur annehmen konnte, der Process, unter dem die Trübung entstanden wäre, sei vollständig abgelaufen. So erklärt Helling,[5]) dass der Grund der Linsentrübung sowie die Höhe der Functionsstörung für die eingetretene Reife durchaus ohne jede Bedeutung sei. Der Staar sei eben reif, wenn er keiner weiteren Ausbildung mehr fähig, sein ursächlicher Process abgelaufen ist. Desgleichen sagt im engsten Anschluss an diese Anschauungen Benedict:[6]) „Ein Staar kann reif und zur Operation tauglich und doch nur halb verdunkelt sein, vorausgesetzt, dass nur der ihn erzeugende krankhafte Process beendet ist.“ Auch Radius[7]) definirt in ähnlicher Weise die Reife des Staares mit den Worten: „Am zweckmässigsten dürfte es sein, den Staar reif zu nennen, bei welchem der ihn erzeugende Krankheitsprocess beendet ist, während der als unreif zu betrachten ist, bei welchem dieser, z. B. die Entzündung der Kapsel, die gichtische Absonderung noch im Gange ist.“

Derartige Anschauungen über das Wesen der Reife des Staares dürften bis gegen Ende des vierten Decenniums unseres Jahrhunderts die herrschenden gewesen sein. Erst als es Helmholtz gelungen war,

---

1) §. 786. p. 473.
2) §. 442. p. 446.
3) Cap. 14. Abschnitt 3. p. 572.
4) Band 2. p. 247.
5) Band 1. p. 164.
6) § 11. p. 12.
7) Band 2. p. 261.

durch Erfindung des Augenspiegels und durch Einführung der Untersuchungsmethode mittelst seitlicher Beleuchtung die physikalische Diagnostik des Auges zu einer ungeahnten Höhe zu erheben, war die Möglichkeit geboten, die Beschaffenheit der Linse in ihren verschiedenen Schichten genauer zu untersuchen und auf diese Weise das richtige Verständniss für den Begriff der Reife des Staares zu erlangen. Und Dank der reformatorischen Thätigkeit der Gräfe'schen Schule wurden nun auch schnell genug die willkürlichen und schiefen Ansichten, die man bis jetzt über die Consistenzverhältnisse des Staares sowie über die Reife desselben gehabt hatte, beseitigt und die Vorstellung gewann Raum, dass eine Reife des Staares dann eingetreten sei, wenn die Trübung der Rindenschicht bis in ihre oberflächlichsten, an der Linsenkapsel unmittelbar anliegenden Lagen fortgeschritten wäre.

Drittes Kapitel.

Die Eintheilung des grauen Staares.

Erste Periode.

Von den ältesten Zeiten bis zum Sturz der antiken Staarpathologie im Anfang des achtzehnten Jahrhunderts.

Das Bedürfniss nach einer systematischen Classification des grauen Staares konnte sich erst zu einer Zeit fühlbar machen, wo man die operative Behandlung desselben nicht allein bereits gelernt, sondern wo man auch schon eine grössere Summe von Erfahrungen über die prognostische Seite einer derartigen Behandlungsmethode gesammelt hatte. Aus diesen Erfahrungen musste sich erst eine gewisse Anzahl allgemein giltiger Grundsätze ergeben haben, ehe man daran gehen konnte, auf Grund derselben eine Systematisirung und Classification des grauen Staares zu entwerfen. Daher finden wir denn auch als erste Anzeichen einer sich entwickelnden Eintheilung der Cataract nur gewisse prognostische Winke über Farbe, Form und Consistenz des Staares. So leitet z. B. Celsus[1]) einzelne prognostische Anhaltepunkte aus gewissen Eigenthümlichkeiten der Farbe, der Form und Consistenz des Staares ab, ohne jedoch auf Grund dieser Erfahrungen bereits eine Eintheilung der Cataract zu versuchen.

---

[1]) Liber VII. Cap. VII.

In der hippokratischen Augenheilkunde macht sich zwar schon das Bestreben bemerkbar, die Pupillartrübungen nach ihrem Farbenton zu unterscheiden, — so kannte man die Farben: γλαυκὸς, χλωρὸς, κυάνεος, ἀργυροειδής, θαλασσοειδής, — doch knüpften sich practisch-therapeutische Massnahmen an dieses Eintheilungsprincip noch nicht. Denn da die unterscheidenden Merkmale nicht aus den Ergebnissen der operativen Erfahrungen erwachsen waren, sondern lediglich nur dem Wunsch ihre Entstehung

Ueberhaupt scheint die gesammte Augenheilkunde des Alterthums eine systematische Classification des grauen Staares noch nicht besessen zu haben. Man begnügte sich vorläufig noch mit der Aufstellung einzelner prognostisch besonders wichtiger Kennzeichen, ohne schon an den Ausbau eines classificirenden Systems zu denken. So beschränkt sich die Eintheilung, welche Galen von dem Staar giebt, darauf, dass er sagt: Staare, welche gewisse Eigenthümlichkeiten der Färbung u. s. w. zeigen, sind operativ heilbar, wohingegen andere, denen diese Kennzeichen fehlen, unheilbar sind. Und genau demselben Eintheilungsprincip begegnen wir bei Alexander, Antyllus, Aëtius und Paulus von Aegina.

Einen entschiedenen Fortschritt gegen dieses Eintheilungsprincip der antiken Okulistik zeigt die der arabischen Augenheilkunde eigenthümliche Classification des grauen Staares. Denn die bedeutendsten arabischen Aerzte begnügten sich nicht, wie dies Galen that, nur damit, die gleichwerthigen prognostischen Kennzeichen zu einer Gruppe zu vereinen, sondern machten den Versuch, auf Grund allgemeinerer und umfassenderer Gesichtspunkte eine Eintheilung des Staares zu versuchen. So theilt Avicenna[1]) den Staar in zwei grosse Hauptgruppen ein und wählt zum Ausgangspunkt dieses Systems die Eigenthümlichkeiten der Quantität und Qualität des Staares. Im Besondern sollte das Capitel „Quantität des Staares“ hauptsächlich die Grössen- und Formvariationen des Staares umfassen. Als Massstab aber für die Grössen- und Lageverhältnisse des Staares benutzte Avicenna, im engsten Anschluss an Galen, ausschliesslich nur die subjectiven Erscheinungen; so sollte u. A. ein halbseitiger Gesichtsfelddefect des staarkranken Auges anzeigen, dass der Staar nur die Grösse der halben Pupille besitze u. s. w. Das Capitel der „Qualität“ enthielt die Consistenzverschiedenheiten des Staares, deren im Hinblick auf die humorale Staarpathologie zwei angenommen wurden. Solange nämlich die Staarmaterie noch jung war, sollte sie weich und flüssig sein und diesen Aggregatzustand erst später mit dem der Erhärtung vertauschen. Uebrigens stellte man dem Begriff des weichen Staares, wie wir dies im ersten Kapitel nachgewiesen haben, auch alle die Zustände unter, die unsere moderne Wissenschaft als Hypopyon bezeichnet. Ferner umfasste dies Kapitel der Qualität auch noch alle die zahlreichen Farbennüancen, welche die orientalische Okulistik in besonders reicher Fülle am Staar

---

verdankten, die sinnlich wahrnehmbaren Erscheinungen der Pupillentrübung in möglichst erschöpfender Vollständigkeit zu kennen und zu überblicken, so erwarben sich dieselben auch keine wirkliche practische Bedeutung, sondern galten mehr für Schaustücke einer äusserst minutiösen und genauen Beobachtung.

[1]) Lib. III. Fen III. Tractat. IV. Cap. 18.

unterschied. So kennt Avicenna nicht weniger als neun characteristische Farben der Cataract, nämlich: Luft-, Gyps-, Aschfarben; Perlweiss; Weiss ins Grünliche spielend; sehr intensives Grün; Goldgelb; Citronengelb; Schwarz. Alcoatin[1]) zählt gar zehn Staarfarben und Jesu Hali[2]) steigert ihre Zahl bis auf eilf, wie denn auch Achmed Alkaljubi[3]) eilf verschiedene Staarfarben zählt, unter denen der schwarz[4]) gefärbte Staar als der bedenklichste bezeichnet wird.

Die abendländische Augenheilkunde behielt diese von den Arabern entworfene Eintheilung des Staares bei, doch suchte sie dieselbe bald zu erweitern und zu vervollständigen. So theilt Petrus von Largelata[5]) den Staar in vier Classen und unterscheidet an ihm: die Quantität, d. h. die Ausdehnung, in welcher die geronnene Staarmaterie die Pupille verstopft; die Qualität, angedeutet durch die verschiedenen Farben; die Substanz, d. h. die Consistenzverhältnisse. Und als vierte Classe fügt er noch die Trennung in wahren und falschen Staar hinzu, welchen Unterschied er genau in der Weise, in der bereits Galen den grauen Staar von anderweitigen Sehstörungen trennte, durchführt. Zum Begriff des wahren Staares gehörte damals eben vor Allem das Auftreten einer grauen Trübung in der Pupille, während man unter dem Namen falscher Staar eigentlich alle nur möglichen Sehstörungen zusammenfasste, welche sich dem Beobachter nicht durch Veränderungen in den äusserlich sichtbaren Gebilden des Auges bemerkbar machten.

Valescus[6]) nahm bereits fünf Classen des grauen Staares an und unterschied denselben nach: Quantität, d. h. Ausdehnung der Staartrübung über die Pupille; nach Qualität, d. h. nach dem Consistenzgrade des Staares; nach der Farbe, deren Valescus sechs erwähnt; nach der

---

1) Citirt von Guy de Chauliac p. 516.

2) Liber II. Cap. 67. Fol. 257.

3) Achmed Alkaljubi, so genannt nach der kleinen ägyptischen Stadt Kaljub in der Nähe von Kahira, gestorben 1659 n. Chr., war ein ausgezeichneter und berühmter arabischer Rechtslehrer und zugleich Verfasser eines arabisch geschriebenen medicinischen Werkes: Buch der leuchtenden Fackeln. Man vergleiche das Nähere über ihn und die von ihm verfasste medicinische Arbeit, die auch die Augenheilkunde behandelt, bei Sanguinetti, Journal asiatique. Série VI. Tome VI. p. 378.

4) Die schwarze oder dunkelbraune Färbung der cataractösen Linsen scheint den Augenärzten auch nach dem Sturz der antiken Staarpathologie immer noch als eine ganz besonders ominöse Erscheinung gegolten zu haben. Bereits Maitre-Jean spricht von der nicht günstigen Prognose schwärzlicher Staarlinsen und zahlreiche Beobachtungen anderer Autoren stimmen dieser Annahme bei. So hat sich denn allmählich über diesen Gegenstand eine ganz besondere Literatur entwickelt, über die man Chelius (Band 2. § 291. p. 232—234) vergleichen möge.

5) Liber V. Tractat. VII. Cap. III. Fol. 98.

6) Cap. 29. Fol. 36 u. 37. Ausgabe 1521.

Zeit, welche Classe mit dem Unterschied zwischen reifem und unreifem Staar zusammen fällt und endlich nach der Entstehung, welche der Trennung in wahren und falschen Staar entspricht. Diese Eintheilung erhielt sich auch bis zum Sturz der antiken Staarpathologie in vollster Ausdehnung. So classificirt z. B. Hieronymus Mercurialis,[1]) ein Augenarzt des sechszehnten Jahrhunderts, den Staar nach folgenden sechs Unterscheidungsmerkmalen: Substantia, Quantitas, Qualitas, Situs, Habitus, Tempus. Und genau demselben Eintheilungsprincip begegnen wir noch am Schluss des siebzehnten und Beginn des achtzehnten Jahrhunderts. So trennt die Bibliotheca chirurgica des Manget[2]) den grauen Staar nach der Lage; liegt der Staar hinter der Uvea, dann ist die Pupille rund; liegt er aber vor der Uvea, dann ist von der Pupille überhaupt keine Spur zu entdecken. Nach der Quantität, d. h. nach dem Umfang, in dem er die Pupille verdeckt. Nach der Substanz; entweder ist er dünn und von flüssigem Zustand und alsdann sieht der Patient alle Gegenstände verschleiert, oder er ist fest und hart und in diesem Fall ist der Kranke so gut wie blind. Nach der Qualität, d. i. nach der Farbe, wobei als besonders characteristische Farben Gelb, Weiss, Gyps-, Silber-, Perl-, Himmels-, Glas-, Bleifarbe, Meergrün, intensiveres Grün u. s. w. angeführt werden.

Zweite Periode.

Vom Beginn des achtzehnten Jahrhunderts bis auf die neueste Zeit.

Mit dem Sturz der antiken Staarpathologie musste natürlich auch das bis dahin giltige Eintheilungssystem des Staares, das sich ja in seinen Hauptgrundzügen schliesslich doch nur auf der hypothetisch construirten humoralen Natur des Staares aufbaute, seine Bedeutung verlieren und durch ein anderes ersetzt werden, welches den modernen wissenschaftlichen Anschauungen in hinreichender Weise gerecht zu werden verstand. Maitre-Jean übersah auch diese weiteren Consequenzen seiner neuen Staarlehre bereits so vollständig, dass er bei Veröffentlichung seines Werkes im Jahr 1707 schon ein neues Eintheilungsprincip aufzustellen versuchte, indem er den Vorschlag machte, man solle den Staar lediglich nach den operativen Erfolgen systematisiren. Und zwar nannte er die cataractösen Linsentrübungen, die sich mit gutem Erfolg niederdrücken liessen, „wahre oder heilbare Staare"; diejenigen aber, welche sich ent-

[1]) Cap. VII. p. 85.
[2]) Tomus I. Lib. III. p. 499.

weder nicht niederdrücken liessen, oder die nach einer gelungenen Depression doch nicht von einem Wiedergewinn des Sehvermögens gefolgt waren, bezeichnete er als „falsche oder unheilbare Staare". Solche Staare aber, welche nur schwer operativ zu beseitigen waren, sollten aus wahren und falschen Staaren gemischt sein und hiessen aus diesem Grund auch „gemischte Staare".

Allein es bedarf wohl kaum der Versicherung, dass ein Eintheilungsprincip, welches, wie das von Maitre-Jean vorgeschlagene, von den sinnlich wahrnehmbaren Erscheinungen des Staares so gut wie ganz absah und auch die pathologische Anatomie des Staares keiner Beachtung würdigte, vielmehr lediglich nur auf die Erfolge der operativen Behandlung fusste, keine sonderliche Lebensfähigkeit besitzen konnte, sondern eigentlich schon von Haus aus ein todtgeborenes Kind sein musste. Und so sehen wir denn auch, dass dasselbe unter den Augenärzten keinen grossen Beifall zu erringen im Stande war. Heister,[1]) welcher die Schwächen dieses Systems wohl fühlen mochte, machte zwar den Versuch, es etwas vollständiger auszubauen und wissenschaftlich zurechtzustutzen, doch trug es auch jetzt nur noch mehr den Character einer rein empirischen Prognostik, als den einer wissenschaftlich begründeten Classification an sich und vermochte sich deshalb auch in dieser neuen Form keine nennenswerthere Anhängerzahl zu erwerben. Heister unterschied zuerst „ordentlichen Staar", d. h. cataractöse Linsentrübung und raren Staar, d. h. Schwartenbildung vor der Linse im Pupillargebiet. Ausserdem nahm er noch an: „wahren Staar", zu welcher Classe ihm alle die Linsentrübungen gehörten, welche perlfarben waren, bei denen die Pupille eine normale Reaction zeigte und die Kranken nur Licht und Finsterniss zu unterscheiden vermochten; während für den „falschen Staar" abnorme Beweglichkeit der Linse, ungewöhnliche Färbungen derselben, hintere Synechien und amaurotische Erscheinungen als Erkennungsmerkmale gelten sollten.

Das Verdienst, zuerst den Versuch einer wissenschaftlichen, auf pathologisch-anatomischen Grundsätzen beruhenden Eintheilung des grauen Staares in Angriff genommen zu haben, muss St. Yves[2]) eingeräumt werden. Dieser vortreffliche Ophthalmologe ging bei der Classification der verschiedenen Staarformen nicht, wie Maitre-Jean und Heister, in erster Linie von prognostisch wichtigen Merkmalen aus, sondern legte seinem System lediglich nur die Ergebnisse der pathologischen Anatomie der Cataracte zu Grunde. So unterschied er den „wahren oder Linsen-

---

[1]) p. 481 u. 482. Chirurgie.
[2]) Cap. XIV u. XV. p. 231 ff.

staar" von dem „zweifelhaften Staar". Den Linsenstaar trennte er nach dem Consistenzverhältnisse der getrübten Linse in weichen, harten und flüssigen Staar. Unter dem Kapitel des zweifelhaften Staares vereinte er verschiedene Zustände, nämlich Kapselstaar,[1] Schwartenbildung im Gebiet der Pupille, Luxationen der getrübten Linse u. s. w.

Wenn St. Yves mit dieser seiner Eintheilung nun auch den Begriff des grauen Staares ganz ungebührlich erweiterte und eine Anzahl von Zuständen in das Kapitel des Staares einfügte, die an eine ganz andere Stelle des pathologischen Systems gehören, so gebührt ihm doch das unbestreitbare Verdienst, zuerst das Hauptgewicht bei der Classification des Staares auf die pathologisch-anatomischen Eigenthümlichkeiten desselben gelegt zu haben. Und dass dieses anatomische Eintheilungsprincip von jetzt an das herrschende blieb, ist wohl zu einem guten Theil auch den epochemachenden Untersuchungen, welche Morgagni über die Natur der Cataracten veröffentlicht hatte, zu danken. Uebrigens verdient auch Santorini[2] unter den Begründern dieses Systems genannt zu werden. Denn er scheint zuerst auf den Gedanken gekommen zu sein, die Consistenzunterschiede, die sich in den centralen und peripheren Zonen cataractöser Linsen bemerkbar machen, zu einem Unterscheidungsmerkmal zu benützen und somit die noch heute giltige Trennung in Kern- und Corticalstaar begründet zu haben.

So sah sich denn am Schluss des dritten Decenniums des achtzehnten Jahrhunderts die ophthalmologische Welt im Besitz eines neuen Eintheilungsprincipes für den grauen Staar, das zwar durch sein Streben, den Staar auf Grund gewisser pathologisch-anatomischer Eigenthümlichkeiten der Linse zu classificiren, den Anforderungen der neuen Staarlehre durchaus gerecht wurde, aber zugleich auch andererseits durch die ungebührliche Ausdehnung und Ausweitung, die es dem Begriff „grauer Staar"

---

[1]) St. Yves dürfte auch einer der ersten Augenärzte gewesen sein, die ein klares, anatomisches Verständniss des hinteren Kapselstaares gehabt haben. Denn er schildert denselben bereits in höchst characteristischer Weise mit folgenden Worten: „In diesem Falle verspürt man durch das Loch der Pupille im Grunde des Auges eine Weisse, welche platt und dünn zu sein scheint, gleich als ob es die Membran wäre, die den Grund des Behältnisses des kranken Humor vitreus bedeckte. Sie nimmt öfters die Gestalt eines Sternes an und lässt einige Zwischenräume, welche nicht trübe sind und wiederum einige darinnen die Trübheit zu sehen; dergestalt, dass die Trübheit des Behältnisses, indem sie vom Centrum zur Peripherie geht, einen Stern zu formiren scheint. In diesem Falle geht der Humor crystallinus nicht los und die Patienten behalten, wiewohl sehr schwach, das Gesicht."

[2]) § IV. p. 81.

aufzwang, das eigentliche Krankheitsbild desselben vielfach trübte und verdunkelte. Aber trotz dieser sehr bedenklichen Fehler und trotz des Widerspruches, den einzelne Autoren, wie Guerin[1]) erhoben, welche jede Classification des Staares für durchaus überflüssig und unnöthig erklärten, erhielt sich das von St. Yves entworfene System nicht allein während des ganzen achtzehnten Jahrhunderts herrschend, sondern behauptete auch noch in unserem Säculum sein Ansehen und wurde eigentlich erst im Jahr 1838 durch die von Pauli[2]) angebahnte Reform definitiv gestürzt.

Hiernach erscheinen denn also im Lauf des achtzehnten Jahrhunderts die Aerzte eifrig bemüht, das von St. Yves entworfene Staarsystem streng im Sinne seines Begründers weiter auszubauen. Zu welchen eigenthümlichen Erklärungen des Begriffes „grauer Staar" man dabei gelangte, zeigt z. B. die Definition, die Sigwart[3]) in seiner 1752 erschienenen Inauguraldissertation giebt, welche lautet: „Cataracta est oculi morbus animalis, partibus ipsius, corneam inter atque corporis vitrei nucleum pupillae respondentibus. inhaerens easque opacans".

In ähnlicher Weise definitirt Schiferli[4]) den Staar: „Grauen Staar heisst man jede Verminderung oder gänzlichen Mangel des Gesichts, die von irgend einem dunklen Körper entstehen, der zwischen der Pupille und dem Glaskörper den Durchgang der Lichtstrahlen verhindert."

Auch bei Henckel,[5]) Hellmann[6]) u. A. begegnen wir ähnlichen Erklärungen des Begriffes „grauer Staar".

In weiterer Consequenz dieser eigenthümlichen Auffassung von dem Wesen des Staares theilte man denselben zumeist in zwei grosse Hauptklassen, „wahren" und „falschen Staar", und jede dieser beiden grossen Abtheilungen wieder in zahlreiche Unterabtheilungen. Hören wir einige Proben dieser Classification. Henckel[7]) entwirft folgende Eintheilung:

A. Cataracta vera. Trübungen der Linse mit folgenden drei Unterabtheilungen: 1) Cat. crystallina, Trübung der Linse. 2) Cat. membranacea, Trübung der Kapsel. 3) Cat. mixta, Trübung der Linse und der Kapsel.

B. Cataracta falsa. Trübung der Flüssigkeiten des Auges mit zwei Unterabtheilungen: 1) Cat. falsa membranacea,[8]) wenn der

[1]) § 5. p. 8.
[2]) p. 41.
[3]) § XIX. p. 215.
[4]) p. 1.
[5]) Erstes Stück. § 5. p. 8.
[6]) p. 14.
[7]) Erstes Stück § 5. p. 8.
[8]) In diese Classe zählte man offenbar die aus iritischen Processen hervorgegangenen Schwartenbildungen vor und auf der vorderen Linsenkapsel. Sigwart

Humor aqueus getrübt und verdickt ist. 2) Cat. falsa crystallina, Trübung der Morgagnischen Feuchtigkeit. Schiferli[1]) theilt den grauen Staar in folgender Weise ein:

A. Aechter Staar. Trübung des Linsensystems. Hat folgende Unterabtheilungen:

1) Krystallstaar. Trübung der Linse.
   a) Weicher | b) Flüssiger | c) Harter } Staar.

2) Häutiger Staar. Trübung der Kapsel.
   a) Trübung der gesammten Kapsel.
   b) Trübung der vorderen | c) Trübung der hinteren } Kapselwand.

3) Morgagnischer Staar.[2]) Die Morgagnische Flüssigkeit ist vermehrt, verdickt und hat ihre Durchsichtigkeit verloren.

4) Vermischter Staar.[3]) Trübung der Linse und Kapsel.

(§ XXXIII. p. 219) gebrauchte dafür den Namen Cataracta aquea; Callissen (§ 852. p. 550) die Bezeichnung: cataracta interstitialis; Brunner (Stück 24. p. 3) den Namen Cataracta adventitia; Beer (Band 2. § 25. p. 304) den Namen Cataracta membranacea; Radius (Band 2. p. 258) die Bezeichnung Cataracta spuria limphatica.

Hierher dürfte auch die eigenthümliche Staarform gehören, welche unter dem Namen: Cataracta capsulo-lenticularis cum bursa ichorum continente die Ophthalmologen des vorigen und auch unseres Zeitalters viel beschäftigt hat und welche darin bestehen sollte, dass ein Eitersack zwischen der vorderen Kapsel und der Iris, oder zwischen der hinteren Kapsel und der Membrana hyaloidea zur Beobachtung käme.

Auch der Eiterstaar Cataracta purulenta, welcher, wie Jüngken beschreibt, nach Iritis entsteht und citronengelb aussieht, gehört offenbar hierher, sowie auch der sogenannte Blutstaar, C. grumosa, der aus Blutergüssen der vorderen Kammer entstehen sollte.

In gleicher Weise dürfte auch die Cataracta accreta, bei welcher Verbindungen zwischen Iris und vorderer Linsenkapsel bestehen sollten, hierher gehören. Doch will ich die Bemerkung nicht unterdrücken, dass man den Ausdruck „Cataracta accreta" auch für eine Staarform benützte, bei welcher man eine abnorme Verwachsung zwischen Linse und Kapsel voraussetzte. Und gerade diese Form spielte in der Staarlehre eine nicht unbedeutende Rolle und wurde besonders von den Anhängern der Depression arg gefürchtet.

[1]) p. 2.

[2]) Auch für diese Staarform waren sehr verschiedene Namen in Gebrauch; so nannte sie Henckel (Erstes Stück § 5. p. 8) Cataracta falsa crystallina, Hellmann (§ 45) falscher flüssiger grauer Staar in der Höhle der Kapsel; Arnemann (Theil II. Abschnitt 4. p. 127) Cataracta interstitialis. Und daneben existirten auch noch die Bezeichnungen: Hydrops lentis crystallinae; Catarata lactea; Cataracta puriformis u. s. w.

[3]) Der Ausdruck „gemischter Staar" wurde übrigens von einigen Autoren auch noch in anderem Sinne gebraucht. So theilt z. B. Schnitzlein (Cap. I. § VI. p. 14)

5) Vermischter Staar. Trübung von Linse, Kapsel und Morgagnischer Flüssigkeit.

B. Falscher Staar.

1) Wenn durch eine Entzündung Eiter im Auge entstanden und daselbst in Form von Schwarten u. s. w. zurückgeblieben ist.
2) Trübung der Glashaut in der Fossa patellaris; Cataracta hyaloidea.
3) Cataracta chorioidealis. Anhäufung von braunem Pigment auf der vorderen Linsenkapsel.[1])

Diesem von Schiferli aufgestellten Staarsystem ähneln die der anderen Autoren auf das Sprechendste; so folgen Richter, Beer, Walther, Chelius, Jüngken, Himly u. A. genau demselben Eintheilungsprincip. Nur macht sich mit Beginn des neunzehnten Jahrhunderts das Bestreben bemerkbar, den Begriff des Kapselstaares noch mehr zu vertiefen und in eine Anzahl verschiedener Staarformen aufzulösen. Doch hatte dies Bestreben nur den Erfolg, dass man eine grosse Menge neuer Staarformen künstlich schuf, die weder wissenschaftlich noch practisch irgendwelche Bedeutung beanspruchen konnten. Man gefiel sich eben darin, auf Grund ganz werthloser und rein äusserlicher Verschiedenheiten in der Form und Ausdehnung der Kapseltrübungen besondere Staarformen aufzustellen. Man trieb mit der Classification des grauen Staares ein wissenschaftliches, aber darum durchaus noch nicht berechtigtes Spiel. So führt z. B. Benedict[2]) sieben verschiedene Formen des Kapselstaares an, als: Cataracta stellata, Sternstaar, Cataracta marmorea, Fleckenstaar, Cataracta fenestrata, Fensterstaar, Cataracta pyramidata, Pyramidenstaar, Cataracta dimidiata, Halbstaar, Cataracta trabecularis, Balkenstaar,[3]) Cataracta arborescens, Baumstaar. Und Himly[4]) zählt gar fünfzehn verschiedene Arten des Kapselstaares.

Die Farbe des Staares spielt, wie wir gesehen haben, in diesem System durchaus keine Rolle. Die Vorstellungen, welche man in früheren Perioden der Augenheilkunde sich von der Bedeutung und der Natur

---

den Staar ein in: „wahren Staar“, Trübung der Linse, in „falschen Staar“, Trübung des Kammerwassers und „gemischten Staar“, Trübung des Kammerwassers und der Linse.

[1]) Die Cataracta chorioidealis, der Aderhautstaar, wurde zuerst von Pellier de Quengsy (p. 276) als besondere Staarform beschrieben; und zwar glaubte dieser, es handle sich um eine natürliche Verlängerung der Aderhaut über ihre normalen Grenzen hinaus bis auf die Linsenkapsel.

[2]) § 31. p. 28.

[3]) Der Balkenstaar wurde von Schmidt (p. 21) als Cataracta capsularis cum Zona beschrieben; in der französischen Ophthalmologie spielte er unter dem Nâmen Cataracte barrèe gleichfalls eine grosse Rolle.

[4]) Band 2. p. 224—229.

der verschiedenen Staarfärbungen gemacht hatte und nach denen die Farbe der Staare wesentlich nur ein Product gewisser Eigenthümlichkeiten der die Cataract erzeugenden Flüssigkeiten sein sollte, konnten natürlich vor den Anschauungen der modernen Staarpathologie nicht mehr bestehen. Mit den Einblicken, welche man in die pathologische Anatomie der cataractösen Linsen und speciell in die Veränderungen der Kern- und Cortexparthie gewann, erschloss sich zugleich auch ein befriedigenderes Verständniss für die Bedeutung und Werthigkeit der verschiedenen Staarfärbungen. So finden wir bereits bei Pallucci,[1]) wie wir dies schon im Lauf des ersten Kapitels angedeutet haben, eine den Ansprüchen der modernen Ophthalmologie durchaus genügende Beurtheilung der Staarfarben. Er leitet die Färbung einer jeden getrübten Linse lediglich aus dem Verhältniss ab, in dem Kern und Cortex zu einander stehen und nimmt die gelbliche und bräunliche Färbung als Merkmal für den härteren Kern-, die weisse Farbe als Merkmal für den weicheren Rindenstaar in Anspruch. Eine Meinung, für die bald die bedeutendsten Ophthalmologen, wie Richter und Beer, eintraten und die auch, trotzdem es nicht an Angriffen[2]) und Verdächtigungen fehlte, die herrschende blieb und deren Richtigkeit durch die neuesten Forschungen im vollsten Umfang bestätigt wurde.

Das Verdienst, die Classification des grauen Staares von jenem beengenden und ertödtenden Namenwust erlöst zu haben, gebührt wesentlich Pauli.[3]) Zwar hatten bereits vor ihm einzelne Autoren den Versuch gemacht, den ungebührlich ausgeweiteten Begriff des Staares zu präcisiren und auf seine ihm zukommenden Grenzen zu beschränken, — so äusserte z. B. Beck[4]) in seinem 1832 erschienenen Handbuch der Augenheilkunde schon Bedenken, den Begriff des grauen Staares durch Aufnahme der sogenannten falschen Staare unnatürlich zu erweitern — allein trotzdem hatte es noch Niemand gewagt, eine so radicale Reform der Staarclassification vorzunehmen, wie dies Pauli im Jahr 1838 zu thun kein Bedenken trug. Er warf die, gegenüber den damals in der Ophthalmologie massgebenden Anschauungen, gewiss ziemlich kühne Be-

---

[1]) p. 61 ff.

[2]) Auffallend ist, dass Ophthalmologen von so hoher wissenschaftlicher Bedeutung, wie z. B. Adam Schmidt (Band 1. p. 336) die Farbe des Staares für etwas völlig Bedeutungsloses erklären konnten. Schmidt sagt: „Man sucht auch eine Verschiedenheit in der Farbe des Staares. Blosse Zufälligkeit, die (nur ein paar Fälle ausgenommen) nicht einmal in Hinsicht der Diagnostik von besonderem Werthe ist. Denn ob die Cataracta milchweiss, perlfarbig, aschgrau, braun, gelb ist, das ist im Grunde für den Patienten und für den Operateur sehr unbedeutend."

[3]) p. 41 ff.

[4]) § 425. p. 424.

hauptung auf: „Das ganze Kapitel vom Staar muss meiner Ansicht zufolge eine Reform erleiden, eine Reform, die auf dem Wesen der Krankheit fusst", und machte sich auch alsbald daran, diesen kühnen Gedanken weiter auszubauen. Er verwarf all' die zahlreichen Haupt- und Nebenabtheilungen mit ihren gelehrt klingenden Namen und wollte nur die bereits von St. Yves in Vorschlag gebrachten Unterschiede des Staares nach seiner Consistenz gelten lassen. Daher nahm er nur drei Staarformen an, einen harten, weichen und flüssigen Staar, und belegte dieselben mit den Namen: Phacoscleroma, Phacomalacia und Phacohydropsia.

Wenn nun auch die Durcharbeitung dieses seines Systems Pauli nicht besonders gelang und ihm vor Allem eine genügende Kenntniss und Würdigung der characteristischen Veränderungen, welche der Kern und der Cortex der cataractösen Linse in den verschiedenen Formen zeigen, völlig abging, so bleibt ihm doch das unbestreitbare Verdienst, die pathologische Anatomie als die einzig richtige Grundlage für eine Classificirung der verschiedenen Staarformen wieder in den Vordergrund gestellt und den nutzlosen Spielereien, die man bis dahin mit der Systematisirung des Staares getrieben hatte, ein Ende gemacht zu haben. Und so sehen wir denn auch, dass bald genug Ophthalmologen von Ruf, wie Rüte[1]) u. A. dem Eintheilungsprincip Pauli's unbedingt beipflichten und dasselbe in ihren Werken wiedergeben.

Natürlich konnten aber die Schwächen und Mängel, welche wir dem Pauli'schen System zum Vorwurf zu machen gezwungen waren, erst dann ausgeglichen und beseitigt werden, als man, im Besitz einer exacten physikalischen Untersuchungsmethode des Auges, im Stande war, den Zustand und die Beschaffenheit sowohl des Kern's, wie der Corticalschichten genau zu bestimmen. Erst von diesem Augenblick an vermochte man ein sicheres Urtheil über die Consistenz der getrübten Linse, über die Ausdehnung und Beschaffenheit der corticalen Schichten, des Kerns u. s. w. zu fällen und gemäss dieser Erkenntniss änderte sich denn die Pauli'sche Classification dahin, dass man die Cataracte nicht mehr ausschliesslich nur nach den Consistenzgraden unterschied, sondern auch nach dem ursprünglich tieferen, oder oberflächlicheren Sitz der Staartrübung. Und die so modificirte Eintheilung Pauli's in Phacoscleroma und Phacomalacia ist, wie man aus den jüngsten Handbüchern von Becker[2]) und v. Zehender[3]) ersehen kann, die augenblicklich noch herrschende.

---

[1]) p. 746 ff.
[2]) Theil 5. Erste Hälfte.
[3]) Band 1. p. 312.

Viertes Kapitel.

Die für den grauen Staar üblich gewesenen und noch üblichen Bezeichnungen.

Die ältesten Nachrichten, welche wir von dem grauen Staar besitzen, rühren, wie wir dies bereits im ersten Kapitel besprochen haben, von den alten Aegyptern her. Der Name, welcher in jenen frühesten Epochen der Augenheilkunde für den Begriff des grauen Staares gebräuchlich gewesen zu sein scheint, dürfte aus gewissen im Papyros Ebers[1]) sich findenden Andeutungen zu schliessen, von den Vorstellungen abgeleitet gewesen sein, welche sich die altägyptischen Aerzte von der Natur des Staares gemacht hatten und lautete: „ach ente muau em merd, Aufsteigen des Wassers im Auge". Diese Bezeichnung verbreitete sich im Lauf der Jahrhunderte allmählich über die ganze civilisirte Welt. Alle Nationen, sowohl die des Morgen-, wie die des Abendlandes, haben dieselbe angenommen und in ihren Sprachen reproducirt; das altindische Moteeabind und Kujjulbind, das persische Ab i Marwareed, das arabische Nusul ul Ma, das jüdische Maim kebuin, das griechische ὑπόχυσις, das lateinische suffusio; sie alle sind nichts als Nachbildungen des altägyptischen Namens. So dürfen wir denn dreist behaupten, die altägyptischen Vorstellungen haben in der Staarlehre durch Jahrtausende hindurch unbestritten die gesammte okulistische Welt beherrscht und sind eigentlich erst mit Beginn des vorigen Jahrhunderts endgültig zu Grabe getragen worden.

Der Weg, auf dem die ägyptische Staarpathologie und mit ihr die Bezeichnung: „Aufsteigen des Wassers im Auge" sich über die Erde verbreitete, wurde, wie wir dies bereits im ersten Capitel besprochen

---

1) Band 2. p. 11.

haben, hauptsächlich durch die alexandrinische Schule eröffnet. Durch sie wurde der ägyptische Name in die griechische Augenheilkunde zuerst eingeführt, um hier auch alsbald der allein herrschende zu werden. Durch ihn wurden die bis dahin üblichen Ausdrücke γλαύκωσις und γλαύκωμα, mit denen Hippocrates[1]) und Aristoteles,[2]) anknüpfend an die sinnlich wahrnehmbaren Veränderungen der Pupillenfärbung, den grauen Staar bezeichnet hatten, vollständig aus der griechischen Staarlehre verdrängt.[3]) Die ausschliesslich üblichen Namen für Staar blieben von jetzt an die dem ägyptischen Ausdruck nachgebildeten Worte ὑπόχυσις und ὑπόχυμα. Auch die lateinische Augenheilkunde bildete ihre Bezeichnung für Staar lediglich nur nach dem altägyptischen Muster und nannte denselben suffusio. Die Ableitung dieser in der griechischen und römischen Augenheilkunde für Staar üblichen Worte erklärt Wallroth in folgender Weise: „ὑπόχυσις originem trahit ἀπὸ τοῦ ὑποχύειν περὶ καὶ κατὰ τὴν κόρην sive ab affundendo et suffundendo, unde suffusio Romanorum, quoniam humores oculi tanquam effusi pupulam clauderent et lucis transitum prohiberent.“

Durch welche Quellen die morgenländische Okulistik in den Besitz des ägyptischen Ausdruckes für Staar kam, dürfte sich wohl kaum mit absoluter Gewissheit feststellen lassen. Die jüdische Medicin könnte vielleicht durch die nahen Beziehungen, in denen das Judenthum überhaupt zu der altägyptischen Cultur gestanden hat, veranlasst worden sein, den Ausdruck: „Maim kebuin“, d. h. „festsitzendes Wasser“ für Staar zu bilden. Auf welchem Wege aber die altindische Medicin zu ihren Staarnamen: „Moteeabind“, d. h. „Perltropfen“ und „Kujjulbind“, d. h. „ein Tropfen schlechten Wassers“ gelangt sei, vermag ich nicht anzugeben. Leichter begreiflich ist es dagegen, wie die Araber dazu gekommen sind, ihren Ausdruck für Staar: „Nusul ul Ma“ nach dem altägyptischen Vorbild zu formen. Denn sowohl die directe Berührung, in welche die arabischen Aerzte mit den Resten der altägyptischen Cultur gelangten, als auch besonders der Umstand, dass sie in ihren medicinischen Anschauungen wesentlich nur auf die Lehre der griechischen, durch ägyptische Ideen modificirten Medicin sich stützten, erklären es hinlänglich,

---

1) Aphorismen. Sect. Tert.

2) Band 1. Liber V. p. 780.

3) Wallroth (p. 172) machte im Anfang dieses Jahrhunderts den Versuch, den gegenwärtig in der ophthalmologischen Welt für Staar allgemein eingeführten Namen Cataracta zu beseitigen und durch das altgriechische γλαύκωμα zu ersetzen. Doch scheint er mit diesem Unternehmen kein besonderes Glück gehabt zu haben, vielmehr der einzige gewesen zu sein, der in der neueren Augenheilkunde den grauen Staar mit dem Ausdruck Glaucom belegt hat. Wenigstens habe ich nicht gehört, dass ein ophthalmologischer Kliniker von Ruf dem Beispiel Wallroth's gefolgt wäre.

dass sie in ihren Vorstellungen über das Wesen des Staares sich von jenen Einflüssen nicht frei zu halten vermochten.

Uebrigens will ich hier gleich noch die Bemerkung einschalten, dass die morgenländische Ophthalmologie neben diesen nach ägyptischem Muster gebildeten Namen auch noch andere besass, welche, in ähnlicher Weise wie das griechische γλαύκωμα, nur die sinnlich wahrnehmbaren Erscheinungen im Pupillargebiet berücksichtigten; so gehört hierher z. B. das hebräische „Barak", d. h. weissschimmernd. Auch das persische „Ab i Marwareed", sowie das indische „Moteeabind", welche beide soviel als Perltropfen bedeuten, weisen darauf hin, dass man auch die weisse Farbe des Staares, also die wahrnehmbaren Veränderungen im Pupillargebiet, auszudrücken bestrebt war.

Ob aber diese rein naturalistischen Bezeichnungen vielleicht die ursprünglichen gewesen, und erst durch den aus der ägyptischen Medicin einwandernden Namen verdrängt worden seien, wie dies z. B. in der altgriechischen Augenheilkunde der Fall gewesen ist, wage ich nicht zu behaupten und will daher auch lediglich nur die Möglichkeit eines derartigen Vorganges offen lassen.

Die abendländische Medicin des Mittelalters nahm mit den Grundsätzen der antiken Ophthalmologie auch die derselben geläufigen Ausdrücke ὑπόχυσις und suffusio an. Doch entwickelte sich unter dem Einfluss der Salernitaner Schule neben diesen beiden Namen noch ein dritter, „Cataracta". Platearius scheint nach den Versicherungen von Hirsch[1]) der erste gewesen zu sein, der im Jahr 1150 die Bezeichnung Cataracta für Staar gebrauchte.

Was die Ableitung dieses Wortes anlangt, so hat dieselbe von jeher den Autoren einen reichlichen Stoff für allerlei Combinationen und Vermuthungen geliefert. Die Einen meinten, es solle durch den Ausdruck Cataract im Wesentlichen nichts Anderes bezeichnet werden, als das Hinderniss, welches dem Eintritt des Lichtes durch den Staar gesetzt wurde. So erklärt z. B. Lanfrancus:[2]) „Dicitur catharacta per similitudinem illius instrumenti, quod est apud molentina. Quando elevatur, currit aqua per canales, quando deponitur nihil currit." Denselben Vergleich mit einer Schleusse macht auch Guy de Chauliac.[3]) Oder man wählte statt dieses Vergleiches auch den mit einem Fallgitter, wie sie bei den alten Befestigungen von Städten und Burgen gebräuchlich waren. So sagt z. B. Fabricius ab Aquapendente:[4]) „Cataracta dicitur sumpta,

1) Klin. Monatsbl. f. Augenhlk. Jahrgang 1869. p. 284.
2) Doctrina III. Tractat. III. Cap. 1. Fol. 191.
3) Ausgabe 1641. p. 515.
4) Cap. XVI. p. 57.

uti opinor, de nominatione ab illis portis, quae in oppidis et castris superne deorsum cadunt et omnem prohibent transitum. Cataracta enim cadens superne a capite in oculos transitum luci et visioni adimit.“

Diese Ableitung, welche im Wesentlichen eigentlich nur den Begriff des das Licht abhaltenden Hindernisses wiederzugeben beabsichtigt, findet auch in dem Umstand eine gewisse Berechtigung und Unterstützung, dass einzelne Völker ihre Bezeichnung für den grauen Staar lediglich nur von dem Hemmniss, das derselbe dem ins Auge tretenden Licht entgegensetzt, ableiten und gerade dieses schon durch den Namen des Staares auszudrücken suchen; so nennen z. B. die Aethiopier den grauen Staar g^ela, d. h. Decke, Verhüllung der Augen. Von einer ähnlichen Ansicht ausgehend bezeichnen die Syrer die Cataract mit g'horutho nach der Grundbedeutung: Caligo, Verdunkelung, specieller geradezu suffusio. [1])

Andere Autoren waren dagegen der Ansicht, es solle mit dem Ausdruck Cataracta nur eine Umschreibung der Worte ὑπόχυσις resp. suffusio gegeben werden. So sagt Rolfink: [2]) ὑπόχυσις seu ὑπόχυμα ὑπὸ τοῦ χέειν fundere: catarracta ὑπὸ τοῦ καταῤῥέω defluo dicta.“ Heister [3]) gedenkt dieser beiden verschiedenen Anschauungen mit folgenden Worten: „Cataractae nomen nonnulli a καταράσσω derivare malunt, id est cum impetu decido, sicuti cataractae portarum dejici solent; vel ut aliis placet, a καταῤῥέω defluo, delabor, et sic nihil aliud significat, quam ὑπόχυμα Graecorum, vel Latinorum suffusio.“ In der neuesten Zeit ist die Ansicht, dass durch den Namen Cataract eigentlich nichts anderes als

---

1) Denn wie mir mein Vater mittheilt, bedeutet das äthiopische Wort ገለ g^ela im buchstäblichen Sinne (nach Ludolf Lex. Aeth. p. 519): Obvelatio, tegumentum, desgleichen (nach Dillmann Lex. Aeth. p. 1140); velamentum, tégumentum, involumen καλύμμα; übertragen (nach Ludolf a. a. O.) Suffusio, g. d. Obvelatio oculorum, Staar, Apostelgesch. 9,18; in Uebereinstimmung womit Dillmann a. a. O. das Wort durch: de caligine oculis suffusa (suffusio Lud.) erklärt. — Dass demnächst aber auch die Syrer von einer ähnlichen Auffassung dieser Augenkrankheit ausgehen, lehrt gleichfalls die Grundbedeutung des für sie gebrauchten syrischen Wortes ܓܥܘܪܘܬܐ g'horutho, welches von der Wurzel ܓܥܪ g'har: caligavit, ausgeht und daher (nach Thomas a Novaria in seinem Thesaurus Arabico-Syro-Latinus Rom 1536, tract. X. c. III.: de universitate nominum morborum oculi, p. 174, sowie nach Castelli-Michaëli Lex. Syr. p. 137) die in Rede stehende Augenkrankheit mehr blos allgemein, nämlich so viel als das arabische Wort غشاوة und das lateinische caligo, demnächst aber (nach Payne Smith: Thesaurus Syriacus, Oxon. 1868. p. 665) schon ganz speciell die caligo des grauen Staares, die suffusio, cataracta in oculo bezeichnet.

2) Ausgabe 1655. Liber I. Pars. II. Cap. 1. p. 89.

3) Ausgabe 1720. p. 3.

die alte ägyptisch-griechische Vorstellung eines Herabsteigens von Wasser in das Auge zum Ausdruck gebracht werden solle, wiederum durch Becker[1]) vertheidigt worden.

Welche von diesen beiden Anschauungen nun die berechtigtere sei, dürfte sich wohl kaum mit absoluter Sicherheit bestimmen lassen. Darum thut man am Besten, wenn man beide gelten lässt, wie dies auch Kraus in seinem ethymologischen Wörterbuch thut, indem er sagt: „Cataracta, richtiger Catarrhacta, die jähe Unterbrechung eines Flusses durch einen Wasserfall oder durch eine Schleuse, des Durchganges des Lichtes durchs Auge; von κατα und ῥηγνυμι. Jedoch hiess θύρα καταῤῥάκτη[2]) auch eine von oben niederfallende Thür, Fallthür, sodass auch die Meinung, bei Katarakt sei gleichsam etwas vor das Sehloch Gefallenes, den Namen, wie offenbar das ähnliche Suffusio veranlasst haben kann. Man könnte das Wort auch von κατα und ταράσσω, in Unordnung bringen, herleiten, wenn man statt des ohnehin fehlerhaften Cataracta schriebe Cattaracta."

Wenn ich nun auch Bedenken trage, in diesem ethymologischen Streit ein entscheidendes Urtheil zu fällen, vielmehr die streitigen Ansichten als gleich berechtigt nebeneinander bestehen lassen möchte, so will ich doch die Bemerkung nicht unterdrücken, dass in der Art und Weise, in welcher man das Wort Cataract im vierzehnten und fünfzehnten Jahrhundert benutzte, vielleicht ein Anhaltepunkt liegen möchte, aus dem man einen Rückschluss auf die Etymologie desselben ziehen könnte. Cataract wurde nämlich nicht etwa schlechtweg für suffusio oder ὑπόχυσις gebraucht, wie dies Becker zu vermuthen scheint, sondern man pflegte mit dem Namen Cataract, wie dies Guy de Chauliac[3]) und nach ihm noch zahlreiche andere Autoren angeben, nur eine bestimmte Phase des Staares zu belegen. Und zwar wurde mit Cataract nur die letzte Periode des gesammten Leidens bezeichnet, in der die Sehstörungen einen solchen Höhegrad erreicht hatten, dass der Patient für blind gelten konnte. Chauliac sagt ganz ausdrücklich, man gebrauche den Ausdruck Cataracta erst zum Schluss der ganzen Krankheit, wenn der Staar das Licht hemme, wie ein „Cataracte du moulin". Die Anfangsstadien des beginnenden Staares hiessen „Imaginationes" oder „Fantasia", und die mittleren Grade,

---

1) Band 5. Erste Hälfte. p. 201 u. 202.

2) In der altgriechischen Zoologie wurde übrigens mit καταῤῥάκτης auch ein Vogel bezeichnet. Aubert und Wimmer beziehen in ihrer Uebersetzung der Thierkünde des Aristoteles Band 1. p. 95 dies Wort auf den Lappentaucher Podicepes auritus, sowie auf das Blässhuhn Fulica atra. Dass aber diese zoologische Bedeutung des Wortes καταῤῥάκτης mit der in der Medicin üblichen kaum etwas gemein haben dürfte, bedarf wohl erst keines besonderen Nachweises.

3) Ausgabe 1641. p. 515.

in denen bereits eine Trübung der Pupille bemerkbar, aber das Sehvermögen noch nicht vollständig aufgehoben wären, trügen die Bezeichnung „Suffusio" oder „Aqua descendens".

Andere Autoren, wie Blancard,[1]) de Mayerne[2]) u. A. nahmen wohl auch blos zwei Phasen des Staares an und nannten die erste „Suffusio" und die zweite, bei der das Sehvermögen bereits völlig verschwunden war, „Cataracta". Man wird mir einräumen, dass dieser Gebrauch des Ausdruckes Cataract für jene Annahme, dass Cataract nur die Unterbrechung der Lichtzufuhr anzeigen solle, wenn auch keinen absoluten Beweis, so doch eine gewisse Wahrscheinlichkeit beanspruchen kann.

Was nun die Orthographie des Wortes Cataracta anlangt, so zeigt dieselbe die verschiedensten Nüancen. Die Einen, so Petrus von Largelata, Lanfrancus, Guy de Chauliac u. A. schreiben „Catharacta"; de Vigo Catarrrata; Hildanus Catarhacta; Fienus, Arculanus, Rolfink, sowie die meisten Autoren des Mittelalters und der neueren Zeit bedienen sich der noch heute üblichen Schreibweise Cataracta.

Diese verschiedenen Schreibarten finden ihren Ursprung offenbar lediglich nur in dem Umstand, dass man bei der Ableitung des Wortes Cataracta von verschiedenen Gesichtspunkten ausging, und diesen etymologischen Differenzen nun auch in der Orthographie Ausdruck zu geben suchte. Leitet man Cataract von κατὰ und ῥήγνυμι ab, so wäre die einzig philologisch gerechtfertigte Schreibweise wohl, wie dies auch Kraus hervorhebt, Catarrhacta, eine Schreibart, für welche auch Himly eintritt.[3]) Leitet man dagegen Cataract von κατὰ und ταράσσω ab, so müsste man nach Kraus eigentlich Cattaracta schreiben. Unser modernes Cataracta dürfte hiernach also unter allen Umständen fehlerhaft sein. Wenn wir aber dasselbe trotzdem in unserer Arbeit beibehalten haben und stets Cataract schreiben, so geschieht dies in Rücksicht darauf, dass die Etymologie des Wortes und somit auch dessen Orthographie ja keine gesicherte ist und wir es Angesichts dieser Verhältnisse vorgezogen haben, der durch einen Jahrhunderte langen Gebrauch eingebürgerten Schreibung zu folgen.

Neben den beiden Ausdrücken Suffusio und Cataract entwickelten sich übrigens im Laufe des Mittelalters noch verschiedene andere Namen. So bediente man sich gar nicht selten der Worte „Hirnfell" oder schlechtweg „Fell", um den grauen Staar zu bezeichnen. Bei Bartisch kommt der Ausdruck Hirnfell sehr häufig vor; einige Autoren scheinen mit dem

---

1) Cap. VIII. p. 64.
2) Lib. I. Cap. XII. p. 110.
3) Band 2. p. 211. Anmerkung 1.

Wort Fell auch nur die Schlussphase des Staares bezeichnet zu haben. So gebraucht z. B. Plater[1]) den Ausdruck „Fäl“ ausschliesslich nur für den reifen Staar, während er den unreifen „Wasserstern“ nennt. Plater dürfte mit diesen beiden Bezeichnungen offenbar nur eine Uebersetzung der beiden Worte Suffusio, als Terminus technicus für den unreifen und Cataract für den reifen Staar versucht haben. Auch Guilelmus von Saliceto[2]) bezeichnet die Schlussphase des Staares mit dem, dem deutschen Worte Fell entsprechenden Ausdruck „Pannus“. Die französische Sprache hatte sich neben den wissenschaftlich gebräuchlichen Ausdrücken Suffusio und Cataract gleichfalls noch andere ihr allein eigenthümliche Bezeichnungen für Staar gebildet. So benützt Paré[3]) die Worte: Maille, Taye und Bourgeon,[4]) um gewisse Phasen des Staares zu bezeichnen; und zwar scheint er diese Worte in ähnlicher Weise gebraucht zu haben, wie Plater u. A. den Ausdruck Fell für reifen Staar. Denn er sagt, der Staar hiesse erst dann Maille, Taye oder Bourgeon, wenn die Staarmaterie anfinge sich zu verhärten.

Auch die deutsche Sprache bildete sich einen besonderen Ausdruck für Suffusio und Cataract, das noch heute allgemein gebrauchte Wort: Staar.

Was die Ableitung dieses Ausdruckes anlangt, so besitzen wir über dieselbe eine vollständig befriedigende allgemein anerkannte Erklärung gegenwärtig noch nicht. Denn während einzelne Germanisten, wie Grimm,[5]) Müller,[6]) das Wort Staar mit dem Verbum starren in Verbindung bringen und annehmen, dass mit dem Ausdruck Staar eine krankhafte Starrheit der Augen gekennzeichnet werden sollte, ist in der neuesten Zeit diese Auslegung auf Grund höchst eingehender und umfassender philologischer Untersuchungen von Zarnke[7]) für sehr bedenklich und zweifelhaft erklärt

---

[1]) Band 1. p. 233.

[2]) Liber I. Cap. 45.

[3]) Tome II. p. 418.

[4]) Das Dictionnaire de l'Académie française giebt über diese Worte folgenden Aufschluss: Maille. Il se dit en outre d'une certaine tache ronde qui vient sur la prunelle de l'oeil et qui gêne la vue. Je lui est venu une maille à l'oeil.

Taie. Signifie aussi certaine blanche et opaque tache qui se forme quelquefois sur l'oeil. Il lui est venu une taie à l'oeil. Il a une taie sur l'oeil, sur la cornée. Il n'est plus usité dans le langage médical.

Bourgeon. Bouton un peu développé qui parait au arbres et au arbrisseaux, et d'où il doit sortir des branches, des feuilles ou du fruit. Je se dit figurément des boutons, des bubes qui viennent au visage des certaines personnes, Il se prend aussi pour le nouveau jet de la vigne, lorsqu'il est deja en scion.

[5]) Citirt von Becker.

[6]) Mittelhochd. Wörterb. p. 596.

[7]) Klin. Monatsbl. für Augenhlk. 1874. p. 277 ff.

worden. Diese sprachwissenschaftlichen Scrupel gewinnen übrigens um so mehr an Bedeutung, als auch vom augenärztlichen Standpunkte aus gewisse Bedenken sich gegen jene Auslegung, die Staar von starren herleiten will, nicht unterdrücken lassen. Bereits der berühmte Ophthalmologe Adam Schmidt[1]) äusserte seine Zweifel an der Berechtigung einer derartigen Etymologie. Als nämlich der seiner Zeit wohl bekannte Schiferli im Jahre 1797 in seiner Monographie des grauen Staares die Behauptung aufstellte, man müsse „Starr" und nicht „Staar" schreiben, und dies damit zu begründen suchte, dass er sagte, die Staarblinden hätten vermöge eines ausgesprochenen Strabismus parallelus einen starren Blick, so widerlegte Schmidt diese Meinung mit folgenden Worten: „Immer suchen sie (die an Staar Leidenden) die Gegenstände mit seitwärts gerichtetem Kopfe und Augen, es ist also dieser Thatsache gemäss nicht wahr, wie Schiferli aussagt, dass solche Menschen mit den Augen starren, oder starr sehen; seine Etymologie des Wortes Starr statt Staar ist mit Haaren herbeigerissen, und Starr sagt nichts Verständigeres als Staar." Mit diesem Ausspruche hat aber Schmidt, wenigstens soweit die Frage die ophthalmologischen Verhältnisse angeht, wie uns dünken will, vollständig Recht. Der starre, inhaltslose und leere Blick ist durchaus nicht ein Eigenthum des Staarblinden, wie die meisten Autoren bisher anzunehmen geneigt waren. Der Amaurotische sucht wohl mit aufgerissenen Lidern die Lichtquelle, er starrt mit stieren Blicken vor sich hin, aber nimmermehr der Staarblinde. Dieser sucht mit dem Licht abgewendetem Gesicht, mit gesenktem Kopf und gesenkten Lidern stets ein ihm zusagenderes Halbdunkel auf. Von einem starren, das Licht suchenden Blick wird ein aufmerksamer Beobachter bei einem Staarblinden niemals eine Spur zu bemerken vermögen. Wie aber sollte man einen starren Blick nun gar erst bei jenen Individuen erklären, die nur auf einem Auge staarblind sind, sich aber mit dem anderen noch leidlich zu orientiren vermögen? Von einem Stieren und Starren kann doch bei diesen füglich nicht die Rede sein.

Nach der Untersuchung Zarnke's ist es viel wahrscheinlicher, dass der Ausdruck Staar von dem gleichlautenden Vogelnamen abgeleitet worden sei. Die rundlichen, weisslichgrauen Tüpfeln und Flecken auf dem sonst dunklen Gefieder des Vogels Staar könnten wohl auch eine gewisse Aehnlichkeit mit der grauen Pupillarfärbung eines staarkranken Auges beanspruchen. Wenigstens dürfte diese Aehnlichkeit nicht geringer sein als die, welche zwischen dem bekannten Pterygion und einem Insectenflügel bestehen soll, auf Grund welcher die Alten den Namen Ptery-

[1]) v. Ammon, Zeitschrift f. Ophth. B. 1. p. 384.

gion überhaupt nur gebildet haben. Uebrigens scheint eine derartige Ableitung des Wortes Staar auch schon in früheren Perioden der Okulistik üblich gewesen zu sein, da Bartisch[1]) ihrer bereits gedenkt, indem er sagt: „Es giebt Leute, die vermeinen nicht anderst, als man bekomme diesen Augenmangel von dem Vogel, den man den Staaren nennet, wenn man nemlich derselben viel esse oder von einem solchen Wasser trinke, davon gemeldeter Vogel entweder getrunken oder sich darinnen gebadet: welches aber nichts als ein Aberglaub und falscher Wahn ist.“

Wir wollen übrigens nicht unerwähnt lassen, dass einzelne Autoren, wie z. B. Frisch,[2]) den Ausdruck Staar in der Weise zu erklären suchten, dass sie meinten; weil die weissliche Trübung bei der Cataract die Pupille überziehe, also hauptsächlich den Stern des Auges schädige, so habe man in Ableitung von dem Worte Stern den Namen Staar gebildet. Becker[3]) hat in neuester Zeit diese gänzlich ungerechtfertigte Meinung durchaus widerlegt.

Entsprechend diesen verschiedenen Ableitungen des Namens Staar findet sich denn auch in der Orthographie desselben eine beträchtliche Verschiedenheit. Die einen Autoren, wie Purrmann, v. Muralt schreiben: „Stahr“; die anderen, wie Bartisch, Schalling: „Star“; noch andere, wie Schenk, von Grafenberg, Luther, Schiferli: „Starr“ oder „Starren“. Und erst seit Anfang dieses Jahrhunderts scheint man die Schreibweise „Staar“ als die allgemein übliche angenommen zu haben. Welche von diesen Schreibweisen aber die eigentlich richtige sei, wage ich nicht zu entscheiden. Adelung äussert sich über diesen Punkt: „Was die Schreibart dieses Wortes betrifft, so könnte man es immer „Star“ oder höchstens „Stahr“ schreiben“. Auch wäre es im Interesse einer exacten Nomenclatur noch wünschenswerth, dass man den Ausdruck „Staar“ vollständig mit dem Begriff der cataractösen Linsentrübung identificirte. Denn nur alsdann können die schiefen und vielfach missverstandenen Bezeichnungen wie „grüner Staar“, „schwarzer Staar“ völlig verschwinden.

---

[1]) p. 66.
[2]) p. 320.
[3]) Band 5. Erste Hälfte. p. 203.

Zweiter Theil.

Die Therapie des grauen Staares in ihrer historischen Entwickelung.

Fünftes Kapitel.

Die Behandlung des grauen Staares mit äusseren und inneren Mitteln.

Erste Periode.

Von den ältesten Zeiten bis zum Sturz der antiken Staarpathologie im Anfang des achtzehnten Jahrhunderts.

Die Staartherapie trägt in dieser ganzen langen Periode bei fast allen Nationen, vielleicht mit Ausnahme einiger asiatischen Völker, wie der Chinesen u. s. w., denselben Character in sehr ausgesprochener und bestimmter Weise, nämlich das Bestreben, den Zufluss der Staarmaterie zum Auge zu verhindern oder das Gerinnen der einmal in die Bulbuskapsel eingetretenen Staarflüssigkeit zu verzögern.

Die Vorstellungen, welche sich die antike Okulistik von dem Wesen des grauen Staares machte, waren ganz darnach angethan, um eine Heilung dieses Uebels durch Anwendung verschiedener innerer und äusserer Mittel als etwas ganz Selbstverständliches erscheinen zu lassen. Denn solange man in dem Staar nichts weiter erblickte als eine fremde, in das Auge eingedrungene und dort geronnene Flüssigkeit, musste man unwillkürlich zu der Hoffnung gedrängt werden, durch Behinderung des Zuströmens der Staarmaterie zum Auge oder durch Verzögerung des Gerinnungsprocesses derselben, die Bildung des Staares überhaupt beseitigen zu können. Diese Vorstellung bewirkte es denn auch, dass man nicht allein in den älteren Epochen der antiken Medicin, wo an eine operative Beseitigung der Cataract noch gar nicht zu denken war, sich eifrig damit beschäftigte, die medicamentöse Behandlung des Staares zu pflegen, sondern, dass man auch in jenen Phasen unserer Wissenschaft, in denen man bereits in den Besitz einer ziemlich verlässlichen Operationsmethode des Staares gelangt war, noch einen übermässig hohen Werth auf die Behandlung des Staares durch innere und äussere Mittel legte. Und diese therapeutischen Bestrebungen fanden auch erst dann ihr Ende, oder doch wenigstens die gebührende Einschränkung, als die antike humorale Staarpathologie endgültig gestürzt war. Denn wenn auch mit Beginn des achtzehnten Jahrhunders die Versuche, den Staar auf medicamentösem Wege zu heilen, nicht vollständig fehlten, so verloren sie doch durchaus die allgemeine Bedeutung, die sie bis dahin besessen hatten. Die Aerzte erachteten es von jetzt an nicht mehr für ein unerlässliches Erforderniss, die Cataract durch Anwendung medicamentöser Mittel zu heilen, wie sie dies bis dahin gethan hatten, sondern verlegten den Schwerpunkt der Staartherapie ausschliesslich in die operativen Behandlungsmethoden. Die medicamentöse Behandlung zog sich dagegen immer mehr das Misstrauen der Aerzte zu und trotz allen Anpreisens derselben konnte es ihr nicht mehr gelingen, das einmal verlorene Feld auf die Dauer wiederzugewinnen.

Die antike Augenheilkunde verfolgte bei der von ihr geübten Behandlung der Cataracte hauptsächlich nur die zwei Absichten, welche wir bereits Eingangs dieses Kapitels hervorgehoben haben, nämlich einmal den Zufluss der den Staar bildenden Füssigkeit zum Auge möglichst zu hindern und dann die Verdickung der bereits im Auge angehäuften Staarmaterie aufzuhalten. Entsprechend diesen beiden therapeutischen Grundsätzen, zerfiel denn auch die gesammte Behandlungsmethode in zwei Acte; die erste und wichtigste Indication war: das Zuströmen der Staarmaterie zum Augapfel zu beschränken, und die zweite: das Eintreten der Gerinnung so viel wie möglich zu hintertreiben. Und diesen beiden therapeutischen Grundsätzen huldigte man um so eifriger und suchte sie grade in den Anfangsphasen des Staares um so energischer zu erreichen, als man schon ziemlich früh die Erfahrung gemacht hatte, dass ein einmal entwickelter Staar für die medicamentöse Behandlung ein durchaus unfruchtbares, wenig dankbares Object abgebe. Bereits bei Hippokrates [1]) finden wir die Bemerkung, dass nur eine in den Anfangsstadien des Staares unternommene Behandlung von Erfolg sei; er sagt: „κἢν ἀρχόμενος θεραπευθῇ ταῦτα, ἵσταται τὸ κακὸν καὶ οὐ χωρέει ἐπὶ τὸ φαυλότερον“. Und in noch ausgesprochenerer Weise behauptet Celsus: [2]) Der Staar liesse sich überhaupt nur dann heilen, wenn er eben erst sich zu entwickeln beginne; in späteren Phasen könne er nur operativ beseitigt werden.

---

1) De visu.
2) Lib. VII. Cap. 7.

Um so überzeugter war man dagegen, dass ein beginnender Staar unter der geeigneten Behandlung verschwinden müsse und die bedeutendsten Aerzte berichten aus ihrer eigenen Praxis von zahlreichen, höchst gelungenen Heilungen des noch jungen Staares.

Diese nach unseren heutigen Anschauungen und Erfahrungen durchaus unwahren und übertriebenen Versicherungen werden nur dann verständlich und einigermassen begreiflich, wenn wir berücksichtigen, dass man dem Begriff Staar alle nur möglichen anderen Erkrankungen des Auges, wie Cornealtrübungen, entzündliche Processe der Iris mit Hypopyonbildung u. s. w. unterstellte. Da man jedoch bei derartigen fälschlich als Staar angesprochenen Zuständen oft genug eine Heilung eintreten sah, so glaubte man sich völlig in seinem Recht, wenn man den beginnenden Staar für eine heilbare Krankheit erklärte. Es beruht also die Annahme der Heilbarkeit des grauen Staares, welche in der Augenheilkunde bis zum Beginn des achtzehnten Jahrhunderts eine sehr grosse Rolle spielte, nicht etwa auf schwindelhaften und lügnerischen Vorspiegelungen oder auf flüchtigen und ungenauen Beobachtungen, sondern sie wurzelt lediglich nur in der ungebührlichen Ausdehnung, die man dem Begriff des grauen Staares eingeräumt hatte.

Was im Besonderen die Einzelnheiten der antiken Staartherapie anlangt, so fand man die erste Aufgabe derselben, wie wir dies schon vorhin bemerkt haben, darin, den Zufluss der im Kopf sitzenden Staarflüssigkeit möglichst aufzuhalten und zu hindern. Um dies zu erreichen bediente man sich zweier Methoden, entweder man nahm allerlei operative Eingriffe am Kopf vor, oder man suchte durch Ableitung auf Darm und Haut die angeblich im Kopfe sitzende Flüssigkeit abzuziehen und aus dem Körper zu entfernen.

Die erste Methode, welche durch Vornahme der verschiedensten chirurgischen Manipulationen am Kopf den vermeintlichen Zufluss der Staarmaterie zum Auge zu verhindern bestrebt war, wurde schon in ziemlich früher Zeit geübt. Bereits Hippokrates[1]) und Aristoteles[2]) geben nähere Details über dieselbe. So grausam und barbarisch diese Behandlungsweise nun auch war, wie wir sogleich aus der folgenden Beschreibung ersehen werden, so war sie doch eine den physiologischen wie pathologischen Anschauungen der antiken Medicin durchaus gerecht werdende und darum für die damaligen Anschauungen eine streng wissenschaftliche. Denn da man die Kopfgefässe, sowohl die Venen wie auch die Arterien, für die ausschliesslichen Bahnen ansah, auf denen die pathologische, das Auge

---

1) De locis in homine. De visu.
2) Problemat. 31.

krankmachende und den Staar erzeugende Flüssigkeit in die Bulbuskapsel einströme, so war man, wollte man überhaupt eine rationelle Therapie einschlagen, eigentlich dazu gezwungen, einen Verschluss jener Bahnen herbeizuführen. Um aber einen solchen zu erzielen, wandte man hauptsächlich zwei Methoden an; entweder man durchschnitt die betreffenden Gefässe, oder man durchbrannte sie. Anlangend die Durchtrennung und Durchschneidung der Kopfgefässe, so räth Hippokrates, man solle durch zahlreiche bis auf den Knochen gehende Schnitte die Kopfhaut spalten; aus diesen Schnitten würde alsdann, so meint er, die pathologische Flüssigkeit schnell abfliessen. Wünsche man dagegen den Verschluss der Gefässe durch Brennen einzuleiten, so wähle man dazu die Gefässe des Hinterkopfes und besonders der Schläfegegend.[1]) Mit glühenden Eisen solle man, so beschreibt Hippokrates diese Operation, die betreffenden Gefässe durchbrennen; aber nicht zu schnell, damit nicht das Blut in allzu reichlicher Menge herausströme, demnächst aber in Oel getränkte Schwämme auflegen und diese anzünden, um so die Brandwunde noch zu vergrössern.

Diese Behandlungsmethode fand einen solchen Anklang in der medicinischen Welt des Alterthums, dass sie zu Celsus Zeiten einer Ausbreitung sich erfreute, wie kein anderer Theil der gesammten Medicin; sagt doch Celsus[2]) von ihr: „Idque non in Graecia tantummodo, sed in aliis gentibus celebre est, adeo ut nulla medicinae pars magis per nationes quoque exposita sit". Ja man begnügte sich jetzt nicht mehr damit, sie erst in Anwendung zu bringen, wenn bereits der Staar oder irgendeine andere Erkrankung des Auges sich eingefunden hatte, sondern man wandte die Cauterisation der Kopfgefässe als prophylactische Operation sogar schon bei Kindern an. So brannten die Aethiopier am Tage der Geburt ihren Kindern die Stirn oder spalteten die Stirnhaut der Quere nach von der einen Schläfegegend bis zu der anderen, während die Etrusker das Hinterhaupt des Neugeborenen cauterisirten und die Lybier ihren Kindern, hatten sie das vierte Jahr erreicht, die Venen des Scheitels durchbrannten.[3]) Es spielte also das Brennen der Kopfgefässe in der Medicin des Alterthums ungefähr die Rolle wie bei uns heute die Impfung. Wie der moderne Arzt jedem Neugeborenen die Blattern einimpft, um ihn vor der Krankheit selbst zu schützen, so brannte der antike Arzt den Neugeborenen die Kopfgefässe, um sie vor dem Staar und anderen Augenkrankheiten in wirksamer Weise zu bewahren.

---

[1]) Das Durchbrennen der Arteria temporalis rieth Hippokrates ursprünglich nur bei Blutergüssen im Auge. De locis.

[2]) Lib. VII. Cap. 7.

[3]) Man vergleiche Dujardin. Lib. II. p. 133.

Natürlich konnte es nicht fehlen, dass diese Behandlungsmethode des Durchschneidens und Durchbrennens der Kopfgefässe, bei der überaus grossen Wichtigkeit, die ihr die alte Ophthalmologie beilegte, auch vielfache sogenannte Verbesserungen und Modificationen erfuhr. Eine höcht instructive Schilderung der verschiedenen Veränderungen, welche das gesammte Verfahren allmählich erlebt hatte, giebt Celsus.[1]) Nach ihm wurde, bevor sich der Arzt zu der Anwendung des Schneidens und Brennens der Kopfgefässe entschloss, erst eine vorläufige Probe angestellt, ob die pathologische Flüssigkeit dem Auge durch die extra- oder intracraniellen Gefässe zuströme. Diese Probe bestand darin, dass man den Kopf rasirte und nun von den Augenbrauen bis zum Scheitel ein Mittel aufstrich, von dem man eine Sistirung des Schleimzuflusses zum Auge erwartete. Machte sich bei diesem Mannöver ein Trockenwerden der Augen bemerkbar, so galt dies als sicheres Zeichen dafür, dass die extracraniellen Gefässe die Träger der krankmachenden Flüssigkeiten seien und damit war dem Arzt die Nothwendigkeit auferlegt, ein Durchschneiden oder Durchbrennen dieser Gefässe vorzunehmen. Blieben dagegen die Augen feucht und nass, so galt dies als unfehlbares Zeichen dafür, dass die pathologische Substanz durch die intracraniellen Gefässe dem Auge zugeführt werde und in solchem Fall stand der behandelnde Arzt von jedem tieferen chirurgischen Eingriff ab, da er ja mittelst eines solchen doch nicht die eigentlichen Zuflussbahnen der abnormen Flüssigkeiten zum Auge erreichen konnte.

Das Operationsverfahren selbst zeigte zur Zeit des Celsus verschiedene Modificationen. Die antike Augenheilkunde verfuhr in der Regel so, dass sie die Kopfhaut durch neun ausgiebige Schnitte bis auf den Knochen spaltete. Und zwar wurden diese Schnitte in der Weise über die gesammte Schädelkapsel vertheilt, dass zwei senkrechte und ein sie durchkreuzender Querschnitt am Hinterhaupt angebracht wurden, ausserdem liess man drei Längsschnitte zwischen Scheitel und Stirn verlaufen, während zwei Schnitte über beide Ohren hinliefen und von einem dritten Längsschnitt gekreuzt wurden. Andere führten die Schnitte vom Scheitel bis in die Schläfegegend, wobei man besonders darauf achtsam sein musste, die Haut der Schläfegegend nur oberflächlich zu zerschneiden, um die Kaumuskulatur nicht zu schwer zu beschädigen.

Ein noch anderes Verfahren bestand darin, dass man mit Tinte von einem Ohr zum anderen quer eine Linie zog und eine andere von der Nasenwurzel zum Scheitel. Dort, wo beide Linien sich kreuzten, stiess man ein Scalpell ein und nachdem die Wunde ausgeblutet hatte, brannte man

---

[1]) Lib. VII. Cap. 7.

das zu Tage liegende Schädeldach an. Und die afrikanische Medicin betrieb gerade diese Methode so nachdrücklich, dass sich in Folge derselben umfangreiche Knochensplitter lösen mussten.

Um bei allen diesen verschiedenen Verfahrungsarten das allzu rasche Verheilen der Schnittwunden zu verhindern, wurden Charpiebäusche eingelegt.

Wollte man das Anlegen derartiger bis auf den Knochen vordringender Incisionen umgehen, so begnügte man sich mit einem Durchbrennen der verschiedenen äusserlich sichtbaren Kopfvenen. Um aber auch die kleinen und tiefer liegenden Venen deutlicher in Erscheinung treten zu lassen, hiess man den Patienten den Athem zurückhalten, während man den Hals leicht strangulirte. Die hierbei sich füllenden und darum deutlich hervortretenden Venen merkte man sich schnell mit einigen Tintenstrichen an und nachdem man alsdann die Zusammenschnürung des Halses wieder gelöst hatte, machte man sich daran, die betreffenden Venen anzuschneiden und bluten zu lassen. Glaubte man genug Blut geflossen, so brannte man die zerschnittenen Venen noch mit dünnen Glüheisen und zwar die an der Stirn, dem Schädeldach und dem Hinterhaupt so energisch, dass sich der darunter liegende Knochen abblätterte, während man in der Schläfegegend nur sehr vorsichtig zu cauterisiren wagte, um nicht die Kaumuskulatur zu zerstören. Anstatt der Glüheisen brachte man übrigens auch Moxen von Nussholzmark in Anwendung, oder brennende Olivenkerne.

In welch' ausgiebiger Weise man grade diese Cauterisationen bisweilen angewendet haben muss, geht daraus hervor, dass Aëtius[1]) versichert, er habe wiederholentlich in Folge des unmässigen und übertriebenen Brennens Verlust der Augen beobachtet.

In den ersten nachchristlichen Jahrhunderten waren besonders, wie dies bereits Galen[2]) beschreibt, zwei Methoden im Gebrauch, um die Kopfgefässe zu zerstören, der sogenannte Periscythismus und der Hypospathismus.

Der Periscythismus, oder wie, Aëtius[3]) und Paulus von Aegina[4]) schreiben, Periscyphismus,[5]) bestand im Wesentlichen darin, dass man über die ganze

---

1) Tetr. II. Sermo III. Cap. 89.

2) Introductio Cap. 19.

3) Tetr. II. Sermo III. Cap. 91.

4) Lib. VI. Cap. VII.

5) Paulus von Aegina leitet den Namen Periscyphismus von περὶ und σκύφιον ab; es würde darnach also Periscyphismus soviel bedeuten, als eine Operation, bei der man einen Schnitt rings um den Schädel führt.

Hecker (Band 2. p. 112 ff.) erklärt die Galen'sche Schreibweise Periscythismus

Stirn, von einer Schläfegegend bis zur andern hin, die Haut bis auf den Knochen spaltete und auch noch das Periost durchtrennte. Diese umfangreiche Schnittwunde wurde alsdann, wie Aëtius schildert, mit Charpie, die in Oel und Wein getränkt war, ausgestopft und dieser Verband täglich gewechselt. Am dritten Tage nach der Operation fing man an, täglich den blosliegenden Knochen zu kratzen und zu schaben und fuhr damit einige Tage fort. Dann suchte man die Wunde allmählich wieder zu heilen. Genügte der mächtige Stirnschnitt nicht, so sollte man nach dem Rath des Aëtius auch noch in jeder Schläfegegend einen Schnitt anbringen. Die Form aller drei Schnitte ähnelte dann dem griechischen Buchstaben π.

Der Hypospathismus, der nach Paulus von Aegina seinen Namen nach dem Instrument Hypospathister, mit dem er ausgeführt wurde, trug, war eine Operation, bei der drei Querschnitte auf der Stirn angebracht wurden; und zwar sollten diese Schnitte zwei Fingerbreit lang sein und drei Fingerbreit von einander abstehen. Alsdann wurden die zwischen den drei Schnitten befindlichen Hautbrücken mit sammt der Knochenhaut sorgfältig vom Knochen abgelöst und nun sämmtliche Gefässe, die sich unter den aufgehobenen Hautbrücken fanden, durchtrennt. War dies geschehen, so liess man die Wunden langsam wieder heilen.

Schliesslich müssen wir hier noch, um einen vollständigen Ueberblick zu geben, mit welch' energischen Mitteln die Medicin des Alterthums den Staar bekämpfte, erwähnen, dass man auch die Gefässe der Schläfegegend sorgsam aus ihrer Umgebung herauspräparirte, sie durchtrennte, tüchtig ausbluten liess und dann ein Stück aus ihrer Mitte ausschnitt, nachdem man vorher, durch zwei fest um das Gefäss geschlungene Fäden, die Breite des auszuschneidenden Stückes genau bestimmt hatte.

Alle die soeben besprochenen Operationsarten wurden übrigens nicht etwa nur gegen den grauen Staar in Anwendung gebracht, sondern man bediente sich ihrer überhaupt bei allen Augenkrankheiten, in denen man einen ungewöhnlichen Schleimfluss aus dem Kopf zu den Augen voraussetzte.

---

für die richtigere und leitet dieselbe ab von περισκυθίζω, d. h. nach Art der Scythen die Haut des Hirnschädels abziehen.

Mir will scheinen, als ob die von Paulus von Aegina vertretene Ansicht die natürlichere und einfachere, die von Hecker gebotene aber eine sehr gesuchte und gezwungene sei. Ueberhaupt kann ich die Bemerkung nicht unterdrücken, dass Hecker in seinen Angaben über die Geschichte der Ophthalmologie sehr häufig in recht auffallenden Irrthümern sich bewegt und dass man deshalb allen Grund hat, die Bemerkungen Hecker's, wenigstens soweit sie historische Thatsachen der Okulistik angehen, mit der grössten Vorsicht aufzunehmen.

Neben diesen so eingreifenden und so blutreichen Methoden erscheinen die anderen chirurgischen Massnahmen, deren man sich noch bediente, wie Blasenpflaster, Schröpfköpfe, Aderlass u. s. w., als unschuldige und harmlose Mittel.

Auch war man eifrig darauf bedacht, durch eine medicamentöse Behandlung den Schleimzufluss aus dem Kopf zu den Augen zu unterdrücken und zu verhindern. Und zwar glaubte man diesen Zweck am ehesten und sichersten zu erreichen, wenn man den im Kopf sich anhäufenden Schleim durch Ableitung auf einen anderen Körpertheil zu entleeren suchte. Von dieser Voraussetzung ausgehend, erklärte bereits Hippokrates:[1]) „Wenn ein an Augenentzündung Leidender vom Durchfall ergriffen wird, so ist es gut". Und auf ihr beruhte auch der erste und wichtigste Grundsatz der Galen'schen Ophthalmotherapie, bei jeder Augenerkrankung zuerst den Kopf zu reinigen. So sehen wir denn die Aerzte des Alterthums fleissig damit beschäftigt, durch Ableitung auf die verschiedensten Organe des Körpers den im Kopf angehäuften Schleim zu entfernen. Energisch wirkende Abführmittel spielten in dieser Therapie eine besonders hervorragende Rolle. Daneben suchte man durch Mund- und Gurgelwässer den Schleim durch den Mund zu entfernen, oder durch Medicamente, welche man auf die Nasenschleimhaut applicirte, abzuleiten. Auch die ganze Lebensweise des Staarkranken wurde in der Art geordnet, dass man von ihr eine Austrocknung des überflüssigen Schleimes hoffen konnte. Bereits Celsus[2]) legte auf die genaue Regelung der Lebensweise des Staarkranken ein grosses Gewicht und erklärte: „Victus optimus est, qui pituitam extenuat".

So barbarisch und roh nun auch die bisher beschriebene Staartherapie der antiken Medicin ist, so kann man ihr doch nicht absprechen, dass sie nach den damals herrschenden physiologischen und pathologischen Anschauungen eine durchaus berechtigte war und mit denselben auf das Beste übereinstimmte. In viel geringerem Grade gilt dies aber von dem zweiten Act der Staarbehandlung, durch den man eine festere Gerinnung des bereits in das Auge eingeströmten Staarschleimes verhüten wollte. Hier ist eigentlich kaum noch von einem nach bestimmten pathologisch-physiologischen Grundsätzen geregeltem Verfahren die Rede, sondern der roheste Empirismus und der schreiendste Aberglaube treten an deren Stelle. Die verschiedensten und abenteuerlichsten Mittel werden in regelloser Ordnung empfohlen. Vor Allem galten eine endlose Reihe von Augenwässern für äusserst wichtige Hülfsmittel in der Staartherapie.

---

[1]) Aphorism. VI. 17.
[2]) Lib. VI. Cap. VI.

Es sei mir gestattet, eine kleine Auswahl derselben meinen Lesern vorzuführen. Besonders vermuthete man in der Galle der verschiedensten Thiere eine absonderliche Heilkraft bei beginnendem Staar. Ein Augenarzt, Apollonius, behandelte den Staar, wie Plinius erzählt, mit Hunde- oder Hyänengalle. Plinius[1]) selbst empfiehlt die Galle des Adlers oder gewisser Schlangenarten; Galen[2]) die des Adlers, des Stieres, der Meerschildkröte. Doch die grösste Wirksamkeit besass, nach der Versicherung des Marcellus,[3]) die Galle des Chamaeleon, denn sie sollte schon in einem Zeitraum von drei Tagen einen Staar zu heilen im Stande sein.

Ein anderes, nicht minder wichtiges Mittel war der Speichel, besonders nüchterner Speichel, dem man, wie z. B. Marcellus a. a. O. ausser für die meisten Augenerkrankungen, so auch für den grauen Staar eine nicht zu verachtende Wirksamkeit zutraute. Uebrigens behandelt ja auch noch heute zu Tage die Volksmedicin allerlei krankhafte Zustände des Auges gern mit Speichel.

Als Excipiens für alle diese verschiedenen Gallen benutzte man übrigens meist Honig, dem man eine ganz hervorragende Wirksamkeit in der Ophthalmotherapie einräumte.

Daneben gebrauchte man auch sehr gern Frauenmilch, womöglich die einer Erstgebärenden, zu Collyrien und trug auch kein Bedenken, diesem Medicament noch das Meconium des Kindes, das die betreffende Milchspenderin geboren hatte, hinzusetzen. Doch giebt Marcellus[4]) den Rath, man solle den Kranken, bei dem man dieses Collyrium anzuwenden gedenke, vorher festbinden, da es die heftigsten Schmerzen verursache. Auch Galen[5]) hält die Frauenmilch für ein höchst wirksames Mittel gegen den Staar und setzt derselben noch Mäuseblut und Hühnergalle hinzu. Diese Zusammenstellung bringt, wie er sagt, gar nicht selten gleich bei der ersten Anwendung das Sehvermögen zurück.[6])

Womöglich für noch heilsamer galt nach Galen[7]) der Urin eines noch unschuldigen Knaben, aber nur eines solchen. Denn mit Verlust der Unschuld sollte auch die Heilkraft des Urins verloren gehen.[8])

---

[1]) Liber 29. 38. 122. 123.

[2]) De compos. pharmac. Lib. V.

[3]) p. 59.

[4]) p. 67.

[5]) Liber de medicinis facile parabilib.

[6]) Plinius Liber 28 versichert, dass derjenige, dem ein Mal die Milch einer Frau und die Milch der von dieser Frau geborenen Tochter in die Augen gestrichen sei, für immer von jeder Augenkrankheit befreit bliebe.

[7]) Lib. de medicins.

[8]) Welche Verbreitung gerade dieser Aberglauben gefunden hat, geht daraus hervor, dass noch heut zu Tage, wenigstens bei uns in Schlesien, Urin für ein

Auch die Vipern galten in der Staartherapie für ein sehr verlässliches und viel versprechendes Medicament. Plinius[1]) räth, man soll eine lebendige Viper in einem neuen Gefäss rösten und alsdann mit Fenchelsaft und Manna gemischt in die Augen streichen. Galen rühmt die Wirksamkeit ähnlicher Vipernmedicamente bei Cataract; sowie auch Schwalbengehirn mit Honig von ihm sehr empfohlen wird.

Daneben waren nun noch eine Unzahl Pflanzen als heilkräftig bei Staar im Gebrauch; besonders Fenchel, Myrrhen, Schellkraut, Raute, Schierling, Pfeffer u. s. w. Auch der Saft der Anagallis wurde, wie dies Alexander von Tralles[2]) mittheilt, für sehr heilsam bei den verschiedensten Augenkrankheiten angesehen. Man scheint die durch dies Mittel hervorgerufene Mydriasis dazu benützt zu haben, um dem staarkranken Auge mehr Licht zuzuführen. In ähnlicher Weise bedienen wir uns ja auch heute noch der künstlichen Mydriasis, um durch die noch weniger getrübten Randparthien der Linse Licht in das Auge treten zu lassen.

Bei den orientalischen Völkerschaften.

Die orientalische Augenheilkunde befolgte in der Behandlungsweise des grauen Staares genau dieselben Principien wie die antike. Der Hypospathismus und Periscyphismus waren in der afrikanischen Medicin ebenso zu Haus, wie in der abendländischen, doch scheinen sich gerade diese beiden Verfahrungsweisen dort nicht so lange erhalten zu haben, wie bei den Nationen des Abendlandes. Denn während wir noch bis in das sechszehnte Jahrhundert hinein in der europäischen Ophthalmologie sehr deutliche Spuren jener beiden barbarischen Heilmethoden vorfinden, scheinen bereits die arabischen Aerzte die Anwendung derselben entweder auf sehr bescheidene Gränzen beschränkt oder dieselben vollständig verworfen zu haben. So verbieten z. B. Rhases[3]) und Abul-Kasem[4]) jede Blutentziehung bei grauem Staar als etwas höchst Schädliches vollständig. Sillanus[5]) erklärt sich in seinem Commentar zum neunten Buch des Rhases dieses Verbot dahin, dass er meint, die schon erkaltete Staarmaterie müsse in Folge der Blutentziehung nur noch schneller gerinnen

äusserst wirksames Augenwasser gilt. Nur hat man die Forderung, dass derselbe durchaus von einem unschuldigen Individuum sein müsse, als nicht mehr zeitgemäss fallen lassen.

[1]) Liber 29. 119.

[2]) Lib. I. De oculorum resolutione.

[3]) Liber nonus. Tractat. nonus.

[4]) Liber theoricae. Lib. 2. Tractat. IV. Cap. VII.

[5]) Die Blätter sind nicht paginirt.

und so sei jeder Blutverlust viel eher geeignet, das Auftreten des grauen Staares zu beschleunigen, als zu verhindern. Auch andere Aerzte, wie Abynzoar,[1]) Avicenna[2]) u. A. wenden eine Blutentziehung nur dann an, wenn der Staarkranke eine sehr kräftige und rüstige Constitution hat.

Dagegen scheinen die Araber das Brennen der Kopfadern, wenn auch nicht in dem Umfange wie die Griechen, so doch mit grösserer Vorliebe in Anwendung gebracht zu haben, als die blutreichen Methoden des Hypospathismus und Periscyphismus.

Dafür erfreute sich aber die medicamentöse Behandlung des Staares eines um so eifrigeren Studiums. Und zwar folgte man hierin ganz streng den Galen'schen Vorschriften. In erster Reihe sollte, wie dies z. B. Serapion[3]) beschreibt, der Augenarzt darauf sehen, den ganzen Körper und den Kopf durch Ableitung auf den Darmkanal gehörig zu reinigen und von dem überflüssigen Schleim zu befreien. Erst wenn man diesen Zweck in genügender Weise erreicht zu haben glaubte, sollte man an eine locale Behandlung des staarkranken Auges denken. Die Mittel, welche man hierbei in Anwendung zog, waren zum grössten Theil der antiken Materia medica entlehnt. Zum Ableiten auf den Darmkanal gebrauchte man mit besonderer Vorliebe Aloe und Colocynthen und für die locale Behandlung Collyrien von ähnlichem Werth, wie sie die griechische und römische Okulistik in Anwendung gebracht hatte. So empfiehlt z. B. Avicenna den Urin eines noch unreifen Knaben, vermischt mit Gummi und Lorbeerkernen. Auch die verschiedensten Arten der Galle waren sehr beliebte Staarmittel, sowie auch Bähungen des Auges mit Saffranabkochung (Abynzoar);[4]) Waschungen des Auges mit altem Oel oder Schreibtinte (Alkaljuby)[5]) u. s. w. Auch auf die Regelung der Lebensweise legte man ein grosses Gewicht. Der Staarkranke sollte blos ein Mal des Tages sich satt essen und in der Wahl seiner Speisen sehr vorsichtig sein; grobes Fleisch, Fische, Früchte und alkoholische Getränke musste er durchaus meiden, sowie auch der Liebesgenuss völlig verpönt war (Avicenna). Dagegen sollte er täglich nüchtern baden.

Die jüdische Medicin[6]) brachte eine Menge ähnlicher Mittel bei der Staarbehandlung in Anwendung; so Collyrien, bereitet aus gewissen

---

[1]) Liber primus. Tractat VIII. Cap. XVIII.

[2]) Lib. III. Fen III. Tractat. IV. Cap. XX.

[3]) Tractat. II. Cap. IX.

[4]) Abynzoar giebt noch den eigenthümlichen Rath, der Staarkranke solle recht oft einem Waldesel in die Augen blicken; denn es sei ganz sicher, dass man dadurch in bewundernswerther Weise Genesung erlangen könne.

[5]) Journal asiatiq. Série VI. Tome VI. p. 466.

[6]) Wunderbar. Abtheilung 4. p. 29.

Eidechsenarten, Blut wilder Hühner, sowie des Maulwurfs, der Fledermaus und was derartige Mittel noch mehr waren.

Die indische Medicin[1]) kannte gleichfalls eine grosse Anzahl der verschiedensten, den Staar heilender Mittel, doch ähneln dieselben den in der arabischen und antiken Ophthalmologie üblichen so sehr, dass wir uns eine weitere Aufzählung derselben erlassen und nur noch bemerken wollen, dass auch die Cauterisation in der indischen Staarbehandlung eine hervorragende Rolle spielte. Die Stirn, die Augenbrauen, sowie die Schläfegegend scheinen die Gegenden gewesen zu sein, die man als besonders geeignet für die Application des Glüheisens erachtete.

Die chinesische Medicin[2]) befolgte und befolgt gegenwärtig wohl noch ein ganz eigenthümliches Verfahren für die Behandlung sowohl des grauen Staares, wie überhaupt der meisten Erkrankungen. Dies Verfahren, welches den Namem Tchin-Kieou trägt, ist wesentlich nichts anderes wie eine Acupunctur mit nachfolgender Cauterisation und wurzelt in den eigenthümlichen Vorstellungen der chinesischen Pathologie. Denn da die chinesischen Aerzte den Staar, sowie überhaupt eigentlich alle Krankheiten aus einer Störung des Blutumlaufes herleiten, so suchen sie mittelst der Acupunctur und der darauf folgenden Cauterisation die stockende Circulation wieder zu beleben und glauben auf diese Weise die krankmachende Ursache in directester Weise beseitigen zu können. Ihre Staarbehandlung besteht demnach darin, dass sie gewisse Gegenden der Stirn erst mit einer besonders dazu eingerichteten Nadel anstechen und dann auf der Stichstelle eine Moxa, welche aus einem gerollten Beifussblatt gefertigt ist, langsam verbrennen lassen. Genau dieselbe Behandlungsmethode der Cataracte üben nach demselben Autor auch die Japanesen.

Im Uebrigen scheinen aber weder die Chinesen, noch die Japanesen in der Augenheilkunde überhaupt, sowie speciell in der Behandlung des Staares sonderliche Uebung und Erfahrung gehabt zu haben. Wenigstens erzählt Dujardin,[3]) dass die Staarkranken meist von den Chinesischen Augenärzten für unheilbar erklärt würden und sich auf dieses ärztliche Gutachten hin ihren zopfigen Haarschmuck abschnitten, um für den Rest ihres Daseins ein stilles einsames Leben zu führen.

---

[1]) Susrutas. Áyurvédas. Tom. I. Cap. XII.

[2]) Dabry. Chapitre VI. p. 421 ff.

[3]) Tome I. Lib. I. p. 86.

Bei den abendländischen Nationen des Mittelalters und der neueren Zeit.

Da die antike Staarpathologie bis zum Beginn des achtzehnten Jahrhunderts in der gesammten abendländischen Augenheilkunde die einzig herrschende blieb, so konnte natürlich auch ein wesentlicher Umschwung in den Behandlungsprincipien des grauen Staares nicht eintreten. Die einzige Veränderung, welche man sich in der Staartherapie gestattete, war die, dass man die so barbarischen und tief eingreifenden Methoden des Hypospathismus und Periscyphismus wenn auch nicht vollständig beseitigte, so doch in ihren rohesten Formen milderte. Diese modificirte und gemässigte Form jener blutigen Methoden finden wir denn auch bei den meisten Autoren bis in das siebenzehnte Jahrhundert hinein wieder. Meist verfuhr man jetzt in der Weise, dass man die Haut des Hinterkopfes mit einem Scalpell vielfach tief einschnitt und dann auf diese Einschnitte Schröpfköpfe applicirte, wie dies Actuarius[1]) beschreibt, oder dass man sich darauf beschränkte, die Haut des Hinterhauptes in weiterer Ausdehnung vom Knochen abzulösen, wie dies Paracelsus[2]) räth. Auch die Arteriotomie wandte man vielfach an und wählte dazu die Arterien, welche hinter den Ohren verliefen; so Johannes Anglicus.[3])

Weniger zurückhaltend war man während des ganzen Mittelalters in der Benützung des Cauteriums bei der Staarbehandlung. Die verschiedensten Arten von Aetz- und Brennmitteln, wie ungelöschter Kalk, brennende in Oel getauchte Schwämme, Glüheisen u. s. w. wurden nur allzu häufig in der ausgiebigsten Weise angewendet. So räth z. B. Savonarola[4]) bei beginnendem Staar die Stirn mit einem Glüheisen bis auf den Knochen zu brennen; Andere, wie Heurnius,[5]) nahmen denselben Eingriff auf dem Scheitel, in der Nähe der Sutura coronalis vor. Daneben waren auch die Schläfegegend, der Nacken, sowie der ganze Hals beliebte Applicationsstellen für die den Staar ableitenden Aetzmittel.

Fügen wir nun noch hinzu, dass die ausgiebigsten Aderlässe an der Stirn, der Nase, den Schläfen und den Extremitäten zur Beseitigung des grauen Staares für durchaus nothwendig erachtet wurden und man auch von dem lange fortgesetzten Tragen eines Haarseiles — vor sechs Monaten liess Sennert[6]) seine Staarkranken das Haarseil nicht ablegen — sich grosse Erfolge versprach, sowie von fleissigen Waschungen und Abreibungen

[1]) Liber IV. Cap. XI.
[2]) Ausgabe 1616. p. 192.
[3]) p. 184.
[4]) Tractat VI. Cap. III. Rub. 35. p. 88.
[5]) Cap. VIII. p. 28.
[6]) Tom. III. Cap. XXVIII. p. 217.

des Kopfes, so haben wir die üblichen äusseren Behandlungsmethoden kennen gelernt und können uns der Betrachtung der damaligen medicamentösen Staartherapie zuwenden.

Die medicamentöse Staartherapie unterschied sich bis zu dem Beginn des achtzehnten Jahrhunderts eigentlich kaum wesentlich von der des Alterthums.

Noch immer galt der Galen'sche Grundsatz, dass bei der Behandlung fast aller Augenerkrankungen zuerst eine Reinigung des ganzen Körpers und besonders des Kopfes erfolgen müsse, in vollster Ausdehnung und hätte es für einen argen Kunstfehler gegolten, wenn der behandelnde Arzt die Staarkur nicht mit einer möglichst energischen und kräftigen Ableitung auf den Darm begonnen hätte. Erst nach dieser durfte er daran denken, eine locale Behandlung des staarkranken Auges vorzunehmen oder durch innere Mittel die in der Bildung begriffene Cataract zu zertheilen.

Die locale Behandlung des cataractösen Auges wurde genau nach denselben Principien wie im Alterthum geregelt, d. h. man wandte eben ganz willkürlich und planlos eine Menge der wunderlichsten und abenteuerlichsten Mittel an. Es sei uns gestattet, eine kleine Sammlung der damals in der Staartherapie gebräuchlichen Mittel anzuführen. Lanfrancus[1]) giebt folgendes Recept: Galle vom Kranich, der Eidechse, dem Bock, dem Falken, dem Adler, dem Rebhuhn; Euphorb. Colocynth. Serap., alles dies wird mit dem Saft der Rauthe und des Fenchels zu Pillen verarbeitet, von welchen täglich zwei Mal eine in Fenchelwasser gelöst und so in's Auge gebracht wird. Jessenius[2]) empfiehlt folgendes Collyrium:

Aquae ardentis primae destillationis ℥ ii
Succi chelidonii ℥ i
Camphorae ℈ β.

Auch musste dies Augenwasser mehrere Tage hintereinander in ununterbrochener Berührung mit dem Auge bleiben. Um diesen Zweck zu erreichen, hatte Fabricius von Aquapendente[3]) ein besonderes Gefäss construirt. Eine gläserne Schale, welche sich genau der Form der Augenhöhle anschmiegte, wurde dem kranken Auge möglichst fest aufgedrückt und in dieser Lage mit Bändern befestigt. War dies geschehen, so goss man durch eine kleine Oeffnung in diese Schale das ordinirte Augenwasser hinein und liess den Kranken nun Tage lang mit dieser Vorrichtung herumlaufen.

---

1) Doctrina III. Tractat. III. Cap. I. Fol. 192.

2) Fol. 68.

3) Cap. XVI. p. 61. Eine Abbildung dieses Gefässes giebt Scultetus in seinem Armamentarium chirurgicum p. 14 u. 60. Tafel. VIII. Fig. XI. u. Tafel XXXI. Fig. VI.

Neben den Collyrien,[1]) deren Zahl eine unübersehbare war, wurden auch noch die verschiedensten anderen localen Mittel in Anwendung gezogen, so Waschen der Augen mit Wein oder Urin, Bähen derselben mit dem Rauch von verbranntem Bernstein oder allerlei aromatischen Substanzen; Anhauchen des staarkranken Auges durch eine Person, die aromatische Sachen, wie Fenchel, Anis u. s. w. gekaut hatte. Riverius[2]) räth gar, der Staarkranke solle sich das leidende Auge alle Morgen von einem Kind oder einem jungen Hündchen auslecken lassen. Als ganz besonders wirksam galt es auch, junge Tauben oder andere junge Vögel, die gerade in der Mitte längs des Rückgrates durchgeschnitten waren, auf das staarkranke Auge zu halten (Mayerne).[3])

Eben so sinnlos wie diese äusserlichen Mittel waren auch diejenigen, die man die Staarkranken innerlich gebrauchen liess. Als besonders empfehlenswerth galten die bereits von den Alten empfohlene Viper und die Kellerwürmer (Millepeda silvestris). Die Viper wurde, wie dies z. B. Benedictus Silvaticus[4]) beschreibt, in der Weise zubereitet, dass man Kopf und Schwanz des Thieres abschlug und den Körper gekocht verzehrte. Auch konnte man die Viper rösten, alsdann pulverisiren und dies Pulver den anderen Speisen zusetzen.

Die Kellerwürmer mussten von dem Staarkranken entweder roh und ohne alle Zubereitung verspeist werden, oder man zerrieb zwanzig bis dreissig derselben, setzte Wein hinzu und nahm diesen Trank des Morgens nüchtern zu sich (Platner).[5])

Folgendes Recept empfiehlt Rondeletius:[6])

Cineris hirundinum
Cineris cranii hominis āā ℥ ii
Cineris viperarum ℥ β
Anisi
Foenic. āā ʒ ii
Cinamomi crassi ʒ i β.

---

1) Johannes Anglicus p. 201 hat diejenigen Pflanzen, welche ganz besonders zur Bereitung von Augenwässern geeignet sein sollten, in folgendem Verschen zusammengestellt:

Foeniculum, verbena, ruta, chelidonia, rosa,
Ex his fit aqua, quae lumina reddit acuta:
Sed melior prae his dicitur euphragia.

2) Tom. II. Cap. IV. 244.

3) Lib. I. Cap. XII. p. 112.

4) Cent. II. IX. pag. 184.

5) § 1354. p. 409. Der Gebrauch der Kellerwürmer bei beginnendem Staar erhielt sich noch bis in das neunzehnte Jahrhundert hinein; noch Himly gedenkt dieses Mittels.

6) Cap. 55. p. 260.

Des Morgens nüchtern oder nach der Mahlzeit in Fenchel- oder Rautenwasser einzunehmen.

Neben der Behandlung des Staarkranken mit inneren und äusseren Medicamenten legte man ein Hauptgewicht auf die Regelung der Lebensweise des Patienten. Und zwar liess man sich hierbei von der Vorstellung leiten, dass der Staarkranke eine möglichst erhitzende und austrocknende Lebensweise zu führen habe. Denn da man annahm, dass der graue Staar sich aus einer krankhaften Ansammlung von Flüssigkeit entwickele, hielt man es für den ersten und wichtigsten diätetischen Grundsatz, die Lebensweise des Staarkranken so zu regeln, dass eine Aufsaugung jener pathologischen Staarmaterie eintreten müsse. Der Kranke sollte also zuerst in einer trocknen und warmen Luft sich aufhalten, seine Wohnung so wählen, dass er die Sonnenseite hatte, und war die Zimmerluft dann auch noch nicht warm und trocken genug, so musste man zu künstlichen Austrocknungsmitteln greifen (Dionysius Fontanonus).[1] Ausserdem sollte der Patient niemals am Tage schlafen, sondern sich möglichst viel körperliche Bewegung machen. Sobald er des Morgens aufgestanden war, sollte er sich den Rücken abreiben und den Kopf mit Wein oder aromatischen Wässern waschen lassen (de Vigo).[2] Sein Küchenzettel war natürlich auch auf das Genaueste vorgeschrieben. Ugo Senensis[3] entwirft folgendes Bild von der Diät, die ein Staarkranker innehalten musste. Von Fleischsorten durfte er nur folgende geniessen: Hühner aller Art, Tauben, überhaupt alle essbaren kleineren Vögel, junge Ziegen und Kälber, die verschnitten und bereits jährig waren. Jedoch mussten auch von diesen Thieren gewisse Theile, wie Kopf, Hals, alle inneren Organe, das Blut auf das ängstlichste gemieden werden. Alle anderen Fleischsorten waren streng verboten, besonders Fische und Wasservögel. Mit gleicher Genauigkeit war der Genuss der Vegetabilien geregelt. Alle Zwiebelarten, Bohnen, Spinat, Salat, sämmtliche Kohlgattungen, sowie alle Arten von Hülsenfrüchten waren auf das Strengste untersagt. Auch den allzu reichlichen Genuss der verschiedenen Obstsorten sah der behandelnde Arzt nicht gern. Das Brod, welches der Staarkranke zu seinen Mahlzeiten geniessen durfte, sollte für ihn durch einen reichlichen Zusatz von Fenchel besonders zubereitet sein. Als Getränk war hauptsächlich Gerstenwasser beliebt, doch auch der mässige Genuss eines leichten Weissweines gestattet.

Allein von all' diesen Speisen durfte der Patient auch nicht zu viel

---

1) Cap. XXVII. p. 128.
2) Lib. IV. Tractat. II. Cap. VII.
3) Consilium XXVI. p. 23.

essen, vielmehr musste er jede reichliche Mahlzeit durchaus meiden. Hatte er sich aber doch einmal dazu verleiten lassen, mehr wie erlaubt zu geniessen, so war der Arzt alsbald mit einem starken Klystier bei der Hand.

Natürlich war zur Leitung einer derartig complicirten, medicamentösen und diätetischen Behandlung durchaus ein innerer Arzt erforderlich und so bemerken wir denn auch, dass bis in das achtzehnte Jahrhundert hinein die Behandlung des beginnenden grauen Staares nur Sache der inneren Aerzte war und ausschliesslich nur von diesen geleitet und geführt wurde. Erst wenn trotz dieser sorgsamen, für den Arzt, wie für den Patienten gleich quälenden Behandlungsmethode der Staar sich weiter entwickelt hatte und seiner Reife unzweifelhaft entgegenging, zog der innere Arzt einen Ophthalmologen, behufs Operation, zu Rathe. Bis zu diesem Zeitpunkt hielt aber der innere Arzt die Behandlung des Staares für sein ausschliessliches Privilegium und darum finden wir auch in den meisten älteren Handbüchern der inneren Medicin ein besonderes Kapitel über die Art und Weise, den Staar zu behandeln.

Der wackere Bartisch[1]) hatte, um seine Staarkranken, sowie überhaupt alle an den Augen Leidenden in der möglichst gewissenhaften Ausübung der verwickelten diätetischen Vorschriften zu unterstützen, ähnlich der gereimten Vorschrift, welche die Salernitaner-Schule entworfen hatte, und die wir bereits im ersten Kapitel mitgetheilt haben, auch seinerseits folgendes Verschen gemacht:

Das Bad, der Wein und auch der Wind,
Zusammt dem Pfeffer machen blind;
Ingleichen Knoblauch, Rauch und Zwiebel
Verderben unsre Augen übel.
Mit Linsen, Thränen, Senf und Bohnen,
Soll man die guten Augen schonen:
Wo Sonn', Feuer und viel Staub zu finden,
Kann man gar bald und schnell erblinden,
Zumal kann stechen, schlagen, wachen,
Den Augen viel zu schaffen machen.

Zweite Periode.

Vom Beginn des achtzehnten Jahrhunderts bis auf die neueste Zeit.

Der Character der Staartherapie nimmt mit dem Sturz der antiken Anschauungen über das Wesen der Cataracte ein erheblich verändertes

[1]) p. 424.

Aussehen an. Denn sobald man sich einmal vollständig von der Haltlosigkeit der antiken Staarpathologie überzeugt hatte, musste man natürlich auch die Ueberzeugung gewinnen, dass all' die therapeutischen Bestrebungen, welche auf die Ableitung oder Resorption der vorausgesetzten Staarmaterie hingezielt hatten, vergebliche gewesen seien. So war man denn gezwungen, den bis dahin in der Staartherapie herrschenden Principien zu entsagen und den Versuch zu machen, für die cataractöse Linsentrübung anderweitige therapeutische Grundsätze zu finden. Da man aber bis auf die neueste Zeit in Erkenntniss der letzten Entstehungsmomente des Staares keine sonderlichen Fortschrite machte, sondern zwischen den verschiedensten Anschauungen hin- und herschwankte, so musste auch die Staarbehandlung einen schwankenden und unbestimmten, den jedesmaligen pathologischen Anschauungen Rechnung tragenden Character annehmen. Daher sehen wir denn auch, dass in dem Lauf des achtzehnten Jahrhunderts die Aerzte in der Behandlung der caractösen Linsentrübung sich von dem Trugbild einer Auflösung der Linse durch Medicamente leiten liessen. Die Mittel, welche man zu diesem Zweck anwendete, waren ganz ausschliesslich sogenannte empirische Arzeneien und zum guten Theil noch der antiken Materia medica entlehnt, wie z. B. die Kellerwürmer, Schierling u. s. w. Einer ganz ausnehmenden Beachtung erfreuten sich aber die Schmucker'schen Pillen (Gummi galb. Tart. stib. u. Seife), die man bis zur völligen Zerrüttung der Darmfunction den Staarkranken gebrauchen liess.

Besondere Vortheile versprach man sich auch von der auflösenden Fähigkeit des Quecksilbers; so sagt z. B. Boerhaave[1]) vom Merkur: „Is enim solus incipientes cataractas et fere jam natas dissolvit."

Eine höchst eigenthümliche Behandlungsweise hatte Ware,[2]) und wie er behauptet, mit glänzendem Erfolg, wiederholt angewendet. Er strich nämlich Aether täglich in den Conjunctivalsack und will bei diesem Verfahren schon nach kurzer Zeit eine deutliche Zerklüftung, sowie einen schliesslichen Zerfall mit Resorption der cataractösen Linse beobachtet haben. Die Fälle, welche er berichtet, betreffen übrigens ausschliesslich nur traumatische Linsentrübungen.

Als man dann in den letzten Decennien des vorigen und in dem Beginn dieses Jahrhunderts den verschiedensten Dyscrasien, wie Syphilis, Scrofulose, Gicht u. s. w. eine bedeutsame Rolle in der Aetiologie des Staares einräumte und auch die Lehre von der entzündlichen Natur desselben auftrat, da hatten die Aerzte an diesen Vorstellungen treffliche

1) § 138. p. 123.
2) Chirurgische Beobachtungen B. II. p. 130 u. 131.

Anknüpfungspunkte für die Staarbehandlung gewonnen. Man nahm von jetzt ab ganz allgemein an, dass Staare, welche auf einer derartigen Dyscrasie oder auf entzündlichen Vorgängen beruheten, ausschliesslich nur Gegenstand einer medicamentösen Behandlung sein könnten. So sagt z. B. Beer:[1]) „Der einzige Fall, in welchem ich glaube, dass es möglich ist, den Staar und dann auch nur in seiner Entstehung durch Arzneimittel zu heilen, ist der, wenn er von inneren Ursachen herrührt.“ Alle anderen Staarformen, besonders den senilen Staar, hielt man für jede medicamentöse Behandlung für völlig ungeeignet; so bemerkt Jüngken:[2]) „Einen grauen Staar, der als Product der zunehmenden Decrepidität im Alter erscheint und sich als reiner Linsenstaar darstellt, durch pharmaceutische Mittel zertheilen zu wollen, würde ein eben so thörichtes Unternehmen sein, als wollte man aus einem alten Körper einen jungen machen.“

Natürlich wurde die Behandlung in diesen Fällen lediglich von der Natur der angenommenen Dyscrasie bestimmt; so empfahl z. B. Richter bei syphilitischem Staar Quecksilber; bei gichtischer Cataract Aconit und Spiessglanzwein; bei scrofulöser Linsentrübung Chinin, Schierling und Schwefelsalben. Von Staaren, die auf Grund einer derartig geregelten Therapie geheilt worden seien, berichten die Autoren in der ersten Hälfte unseres Jahrhunderts wiederholentlich. So gedenkt z. B. Warnatz[3]) eines Falles, wo er einen gichtischen Staar lediglich nur auf medicamentösem Wege geheilt habe. Und Chelius[4]) will Aehnliches wiederholentlich bei syphilitischen Cataracten beobachtet haben u. s. w.

Einen gleich günstigen Erfolg rühmte man auch der pharmaceutischen Behandlung des entzündlichen Staares nach. Im Besondern will z. B. Rau[5]) in zehn Fällen nicht hochgradige Linsentrübungen durch innere Behandlung geheilt haben und von ähnlichen Erfolgen berichten Arlt[6]) u. A.

So hatte denn also mit Beginn unseres Jahrhunderts die Staartherapie eine um Vieles mildere und unschädlichere Form angenommen. Man tractirte nicht jeden beginnenden Staar in rücksichtsloser Weise mit den eingreifendsten inneren und äusseren Mitteln, sondern beschränkte die medicamentöse Behandlung desselben nur auf gewisse, von uns bereits im Vorgehenden characterisirte Fälle. Doch schien es fast so, als sollte im zweiten Decennium unseres Jahrhunderts, dieser so langsam und

---

1) Practische Beobachtungen p. 45.
2) p. 501.
3) v. Ammon. Zeitschrift für d. Ophth. B. 5. H. 4.
4) Band 2. p. 252. Anmerkung.
5) Walter u. Ammon. Journal. B. 8.
6) Lehrbuch. Band 2. p. 294 ff.

mühsam errungene Fortschritt wieder verloren gehen, als von französischen Augenärzten die Heilbarkeit eines jeden Staares ohne Operation verkündet wurde. Besonders waren es Gondret und Lattier de la Roche, welche die absolute Heilbarkeit der Cataracten durch energische Cauterisation des Kopfes, in Verbindung mit ammoniakhaltigen Collyrien, Electricität u. s. w. behaupteten. Und als nun Männer, wie Malgaigne,[1]) Larrey[2]) u. A., rückhaltlos für eine derartige Behandlungsmethode eintraten, da gewann es fast den Anschein, als sollte die Staartherapie in eine ganz neue Phase eintreten. Doch erreichte die, mit so grosser Ruhmredigkeit verkündete Methode bald ein klägliches Ende, als Breschet[3]) dieselbe vollständig verwarf und an v. Gräfe brieflich die Mittheilung machte: „Le Sieur Lattier est un charlatan de Carrefour; qui n'a aucun titre, aucun rang et qui exploite impudement la crédulité publique."[4])

Welche Verbreitung übrigens das Gondret'sche Verfahren bereits gefunden hatte, geht daraus hervor, dass Männer von so nüchternem und ruhigem Blick, wie Radius[5]) u. A., dasselbe nicht allein warm

---

[1]) Tome V. p. 41. Malgaigne suchte die Heilkraft eines derartigen Verfahrens auf physiologischem Wege nachzuweisen. Wenn, so meinte er, in Folge einer Durchschneidung des Nervus quintus eine erhebliche Nutritionsstörung des Auges sich entwickeln könne, so müsse auch durch eine Erregung dieses Nerven — und eine solche werde durch die Gondret'sche Therapie hervorgerufen — eine bestehende Nutritionsstörung des Auges, sowie einzelner Theile desselben gehoben werden können.

[2]) p. 13. Larrey war von der Wirkung einer energischen Cauterisation des Kopfes bei Cataract so überzeugt, dass er die Anwendung des Cauteriums bei jedem beginnenden grauen Staar für indicirt hielt.

[3]) Gräfe u. Walther Journal. Band. 22. Heft 4. p. 656.

[4]) Ueberhaupt scheinen die Franzosen die medicamentöse Therapie des grauen Staares mit ganz besonderer Vorliebe gepflegt und studirt zu haben. Wenigstens findet sich gerade in ihrer ophthalmologischen Literatur eine ganz besonders zahlreiche Menge von Arbeiten, welche die medicamentöse Behandlung der Cataracte in sehr eingehender Weise besprechen. Von den Autoren, welche für dieselbe eintraten, wollen wir nur Lombard, einen Mann von dem Schlage Lattier's und Drouot nennen. Wie eifrig Letzterer die medicamentöse Behandlung des grauen Staares verfocht, geht daraus hervor, dass er versicherte, nicht blos beginnende Staare, sondern auch Alterstaare, die bereits so weit vorgeschritten waren, dass Patient geführt werden musste, nur durch Medicamente in dem Zeitraum von 2 bis 3 Monaten geheilt zu haben. Die von ihm aufgezählten Mittel aber sind zu zahlreich, um hier näher darauf eingehen zu können und muss ich mich damit begnügen, den Leser auf die Lectüre des Buches selbst zu verweisen. Uebrigens fehlte es unter den Franzosen auch nicht an Männern, welche diesen therapeutischen Schwindel eines Gondret, Lattier, Lombard u. s. w. in verdienter Weise kritisirten und die Nutzlosigkeit eines solchen, gestützt auf eigene Erfahrungen, nachwiesen; ich nenne blos Sichel (Bull. de Thérap. Août 1848), Carron du Villards, Testelin (Ann. d'ocul. 1858) u. A.

[5]) Walter, Jäger Handwörterbuch, Band 2. p. 267.

empfahlen, sondern es auch in weitestem Umfang bei ihrer Praxis anwandten.

Sobald man sich aber von der Inhaltlosigkeit der von Gondret und Lattier empfohlenen Methode gründlich überzeugt hatte, kehrte man auch schnell genug wieder zu der früheren Staartherapie, welche sich nur auf dyscrasische und entzündliche Cataracten beschränkte, zurück. Denn wenn auch ab und zu immer wieder neue, sicher wirkende Specifica gegen den beginnenden Staar empfohlen wurden, und im vierten Decennium unseres Säculums namentlich das von Schneider[1]) empfohlene Strychnin in der Staarbehandlung grosses Aufsehen machte, so behielt doch die Staartherapie von jetzt an den mehr negativen Character bei, welcher aber gleichfalls in der neueren Zeit durch einen hochgradigen Scepticismus völlig verdrängt zu sein scheint. Ob aber dieser, nach den neuesten Erfahrungen durchaus berechtigte Scepticismus, durch die in der jüngsten Zeit von Robinsky[2]) in Aussicht gestellte und sehr gerühmte Behandlungsmethode erheblich werde zurückgedrängt werden, bleibt vor der Hand noch abzuwarten. Und so dürften wir denn den augenblicklichen Stand der medicamentösen Staartherapie wohl am besten mit den Worten characterisiren, mit denen bereits Boyer,[3]) im Anfang dieses Jahrhunderts, den damaligen Zustand derselben zu beschreiben versuchte: „Ebenso muss man auch jene noch mehr ausserordentlichen Thatsachen bezweifeln, welche beweisen wollen, dass die Cataracte durch gewisse örtliche Mittel geheilt werden könne. Alles, was von den gewöhnlichen Naturvorgängen abweicht, muss dem verständigen Beobachter verdächtig sein. Hüten wir uns vor absolutem Skepticismus: alle ihre Gesetze sind noch nicht bekannt, und sie gefällt sich oft, unsere Ansichten zu verwirren."

1) Osann. Journal für practische Heilkunde 1841. Schneider liess dreimal täglich neben dem äusseren Winkel des staarkranken Auges endermatisch Strychnium nitricum anwenden und Tinct. strychni einreiben.

2) Deutsche Zeitschrift für prak. Med. 1874. Nr. 6.

3) Band 5. p. 483.

Sechstes Kapitel.

Die optische Behandlung des grauen Staares.

Der Gedanke, die krankhaften Schwächezustände des Sehvermögens durch eine Regelung der Lichtdiät zu behandeln, ist ein zu natürlicher und naheliegender, um nicht bereits den aufgeklärteren Köpfen des Alterthums sich aufgedrängt zu haben. Daher begegnen wir denn auch bereits bei Aristoteles[1]) den Versuchen, für die Lichttherapie des kranken Auges gewisse allgemein gültige Gesichtspunkte zu gewinnen. Vor Allem ist es die Auswahl der Farben, auf welche Aristoteles sowohl im Interesse des gesunden, wie auch des kranken Auges grosse Sorgfalt verwendet. Besonders scheinen es die licht- und reizschwachen grauen[2]) Farbentöne, sowie das Grün der Pflanzen gewesen zu sein, welche Aristoteles für die den Augen wohlthätigsten angesehen hat. Den Anblick derartiger Farben erklärt er als sehr kräftigend und stärkend für das Auge. Desgleichen hält er den Anblick von weichen und flüssigen Gegenständen[3]) für dem Auge angenehm, den von festen dagegen für schädlich. Die von Galen[4]) entwickelte Lichtdiät hat mit der des Aristoteles grosse Aehnlichkeit; auch hier spielen die lichtschwächeren grauen, resp. dunklen Farben, als sehr heilkräftig, eine hervorragende Rolle; neben ihnen jedoch will

---

1) Problematum XXXI.

2) Problemat. XXXI. 19.

3) Mir will es fast scheinen, als habe Aristoteles mit diesem Ausspruch auf das Gesetz hindeuten wollen, welches erst die neuere Physiologie, im Besondern Purkinje und Johannes Müller, nachgewiesen haben und wonach die welligen und bogigen Umrisse eines Gegenstandes dem Auge einen angenehmeren und seiner Muskelfunction sympathischeren Eindruck machen, als die eckigen und geraden Begrenzungslinien.

4) De usu part. Lib. X. Cap. 3.

er noch die blaue Farbe als dem erkrankten Auge heilsam angesehen wissen. Es würden also in der Augenheilkunde des Alterthums vor Allem die unbestimmten, an sämmtlichen Reizen in der That sehr armen dunklen, dem Grau nahestehenden Farben therapeutisch verwendet, sowie auch Grün [1]) und Blau. Fragen wir nun nach den Ursachen, welche die alten Aerzte wohl veranlasst haben könnten, einer derartigen Lichtdiät zu folgen, so wird die Antwort, was die grauen Farbentöne anlangt, nicht schwer sein. Der geringe Reiz, den eine graue Beleuchtung auf das gesunde, wie kranke Auge ausübt, zeigte sich ja täglich in dem, einem jeden Auge wohlthätigen Dämmerlicht. Schwerer dürfte dagegen eine Erklärung zu finden sein, aus welchen Gründen die antike Ophthalmologie die Farben grün und blau für heilkräftig erklärt und in ihren Arzneischatz aufgenommen hat. Da die alte Okulistik von den physikalischen Grunzügen einer Farbendiät noch keinerlei Ahnung besass, so können bei der Empfehlung der blauen und grünen Farbe nur ähnliche, rein empirische Erfahrungen massgebend gewesen sein, wie wir sie bereits bei der therapeutischen Anwendung der grauen Farben als thätige und treibende Ursachen gefunden haben. Ich bin daher überzeugt, dass die alten Aerzte lediglich auf Grund der, bei dem Blick in die Ferne sich in sehr wohlthätiger Weise bemerkbar machenden Accommodationsentspannung die Farben blau und grün als dem Auge heilsam erklärt haben. Denn da ihnen, bei dem Zustand ihrer physiologisch - pathologischen Kenntnisse, die wahre Ursache verborgen bleiben musste, auf Grund deren ein ermüdetes und angestrengtes Auge bei dem Blick in die Ferne sich gekräftigt und gestärkt fühle, so suchten sie die Erklärung für diese Thatsache in den Farben der Landschaft, in die das Auge beim Blick in die Ferne hinausschaut. Kurz sie erklärten das wohlthätige und erquickende Gefühl, welches das angestrengte Auge verspürt, wenn es beim Blick in die Ferne die Accommodation entspannen und ruhen lassen kann, einfach als Wirkung der das Auge umgebenden landschaftlichen Farben. Deshalb empfiehlt auch Aristoteles nicht das Grün schlechthin als heilsam, sondern nur das Grün der Pflanzen und Bäume, welches beim Blick in eine Landschaft sich vor Allem dem Auge bemerkbar macht. [2]) Von ähnlichen Vorstellungen liessen sich wohl

---

[1]) Als besonders stärkend für das Auge scheint die Farbe grüner Edelsteine gegolten zu haben. Wenigstens erzählt Plinius (Lib. 37. Cap. 5), dass die Steinschneider ihre durch lange und anstrengende Arbeiten ermüdeten Augen auf einen Smaragd richteten, um durch dessen Anblick die Augen zu stärken und zu erquicken.

[2]) Noch heut zu Tage hört man im grösseren Publicum oft genug die Meinung äussern, ein Blick in eine freie weite Landschaft thue deshalb dem Auge so wohl, weil das Grün der Landschaft das Auge erquicke. Man macht also auch hier

auch die Alten leiten, wenn sie die blaue Farbe als besonders heilsam und wohlthuend für das Auge erklärten. Sie glaubten eben, da sie auf keine andere Weise das wohlthätige Gefühl zu erklären vermochten, welches das Auge, in Folge der Accomodationsentspannung beim Blick in den weiten Himmelsraum verspürt, für diese wohlthuende Empfindung das Blau des Himmels in Anspruch nehmen zu müssen.

Diese auf Grund falsch verstandener und falsch erklärter Beobachtungen entwickelte Lichttherapie blieb schliesslich in der Augenheilkunde die herrschende. Zwar empfahlen noch die arabischen Aerzte die Anwendung grauer oder dunkler Farben bei Uebermüdung, sowie bei Erkrankungen der Augen. So liess z. B. Rhases[1]) zum Schutz derselben Schleier, welche aus schwarzen Haaren gefertigt waren, tragen, oder er rieth seinen Kranken, fleissig auf ein dunkles Tuch zu sehen. Desgleichen gaben auch die abendländischen Aerzte ähnliche Rathschläge, wie z. B. Johannes Anglicus.[2]) Allein man vergass allmählich diese durchaus rationellen und physiologisch wohl begründeten Vorschriften und huldigte ausschliesslich nur dem blauen und grünen Licht.

So empfiehlt z. B. Guy de Chauliac,[3]) das staarkranke Auge in grünem Wasser zu baden, oder habe man solches nicht zur Hand, wenigstens gewöhnliches Wasser in ein grünes Gefäss zu giessen und das cataractöse Auge darin zu baden. Arnold de Villanova[4]) räth, das staarkranke Auge möglichst viel auf grüne Pflanzen zu richten.

Neben dem farbigen Licht wurde auch stark glänzendes, besonders reflectirtes Licht als Heilmittel gegen den Staar empfohlen. So macht Arnaud,[5]) ein älterer französischer Wundarzt, den Vorschlag, hell glänzende Metallspiegel, leuchtende und schimmernde Edelsteine, sowie überhaupt stark gleissende Gegenstände dem staarkranken Auge vorzuhalten. Oder man könne auch das staarkranke Auge schliessen, dasselbe ein wenig mit dem Lid reiben, es dann plötzlich öffnen und auf einen glänzenden Gegenstand, wie z. B. den Mond u. s. w. richten lassen. Aehnliche Rathschläge finden sich bei Villanova, Johannes Anglicus u. A. Der Letztere

---

aus Unkenntniss die grüne Farbe zur Ursuche für das wohlthuende Gefühl, welches das Auge lediglich nur deshalb empfindet, weil es die allzu angestrengte Accommodation entspannen und ruhen lassen kann.

[1]) Ad Almansorem. Tract. VI. Cap. VIII. Fol. 28.

[2]) p. 196.

[3]) Tractat. VI. Doctr. II. Fol. 60.

[4]) Liber I. Cap. 17.

[5]) Citirt von Paré. Tom. II. Chap. XXI. p. 437.

führt auch ein Sprüchelchen an, in dem derartige Mittel zusammengestellt sind, und welches lautet:

„Limpha, viror, speculum, clarificant oculum."

Auch durch fleissiges Ueben der Augen hoffte man den beginnenden Staar zu heilen; so rathen z. B. Rhases, Guy de Chauliac u. A. dem Staarkranken das Lesen mittelgrosser Schrift dringend an.

Uebrigens scheinen die optischen Behandlungsmethoden des grauen Staares nie einer sonderlichen Verbreitung sich erfreut zu haben. Man liest hier und dort, bei diesem und jenem Autor eine kurze Notiz über derartige Behandlungsweisen, doch ist von einer grösseren und allgemeinen Verwerthung derselben, soweit wir den historischen Entwickelungsgang des grauen Staares zu überblicken vermögen, nie die Rede gewesen.

In der neueren Zeit hat Werneck[1]) nochmals den Versuch gemacht, mittelst directer Einwirkung intensiven Lichtes auf die getrübte Linse eine Heilung zu erzielen. Er beschreibt diese Versuche in folgender Weise: „Bei einem staarblinden Steinröthel und einem englischen Jagdhündchen zersprengte ich, mittelst der Anwendung einer starken Linse, die Staare und hatte die Freude, zu sehen, wie dieselben aufgelöst und allmählich entfernt wurden. Ich bemerkte hiebei durchaus nicht, dass die Retina geblendet, oder eine Entzündung eingetreten wäre. Ich frage sonach: Ob man nicht dieses Mittel bei jenen staarblinden Menschen ebenso wie bei den Thieren anwenden könnte und sollte, wo die Kapsel nicht sehr verdickt oder ein reiner Linsenstaar besteht? Wenn man vorsichtig ist und den Focus der Brennlinse nicht auf die Hornhaut, sondern nur einen Augenblick auf die Oberfläche der Kapsel fallen lässt, so wird man sicher keine Gefahr laufen. Da ich mich von dem Vorgange und der nächsten Ursache dieses Zersprengens der Linse überzeugen wollte, die nicht in der Wirkung der Augenmuskeln allein bestehen konnte, so schnitt ich bei mehreren Thieren das vordere Segment des Bulbus sammt der Iris ab, und überzeugte mich dann sowohl unter einer grossen aplanatischen Lupe, mittelst Anwendung der Electricität, dass das Zersprengen der Linse meist durch die heftigen krampfhaften Contractionen der Strahlenblättchen oder Ciliarkrone hervorgebracht wird."

Auf ähnlichen Principien scheint auch die Methode von Max Langenbeck zu beruhen. Denn derselbe suchte mittelst zweier starken Convexlinsen, die so vor dem Auge angebracht wurden, dass deren Brennpunkte auf die

---

[1]) v. Ammon. Zeitschrift f. d. Ophth. B. 4. p. 14.

Linse fielen, eine Zerklüftung und Resorption der getrübten Linse zu erzielen.

So dürfen wir denn hiermit, da die neueste Zeit den wirklichen rationellen Ausbau einer Lichttherapie[1]) erst noch in Angriff nehmen soll, dieses Capitel beschliessen.

---

[1]) Ein sehr lesenswerthes Buch über die Anwendung der verschiedenen Lichtsorten zur Heilung gewisser Augenerkrankungen ist das von Roustan im Jahr 1874 herausgegebene Werkchen: Traitement par la Lumière des maladies des yeux. Montpellier und Paris. Uebrigens vergleiche man auch einen Versuch, Grundsätze für die therapeutische Anwendung der verschiedenen farbigen Lichtsorten zu gewinnen, in meiner Schrift: Die Bedeutung des farbigen Lichtes für das gesunde und kranke Auge. Leipzig 1875.

Siebentes Kapitel.

Die Behandlung des grauen Staares durch Electricität.

Versuche, die Electricität und den Galvanismus den Heilzwecken der Ophthalmologie dienstbar zu machen, sind zwar wiederholt vorgenommen worden, doch haben dieselben eine weitere und allgemeinere Verbreitung erst von dem Zeitpunkt an gefunden, als Mauduyt[1]) seine umfangreichen Untersuchungen über die therapeutische Bedeutung der Electricität der Societé royale de médcine zu Paris in den Jahren 1777 und 1778 vorlegte. Mauduyt hatte die Electricität zu verschiedenen Malen bei gewissen Erkrankungen des Auges und zwar hauptsächlich bei hochgradigen Amblyopien in der Weise zur Anwendung gebracht, dass er den electrischen Strom durch das mit Metall armirte Hinterhaupt ein- und durch die Augen wieder austreten liess. Angeregt durch diese viel versprechenden Versuche, machten sich es alsbald verschiedene Forscher zur Aufgabe, die therapeutische Bedeutung, welche Electricität und Galvanismus für den grauen Staar besässen, einer eingehenderen Prüfung zu unterziehen.

Knox[2]) wollte von der heilkräftigen Wirkung der Electricität gerade bei dem grauen Staar ganz besonders günstige Erfolge gesehen und in einem Fall beide Augen eines an Staar erkrankten Individuums nur durch die Anwendung des electrischen Stromes geheilt haben. Die Technik, welche er dieser electrischen Behandlungsweise zu Grunde legte und welche sich von der durch Mauduyt geübten nur wenig unterschied, beschreibt er in folgender Weise: „Ein Director, der mit dem negativen Conductor verbunden war, wurde an den Hintertheil des Kopfes gebracht,

1) Tome I. p. 461—528. Tome II. p. 199—455.

2) Med. Commentarium Edinburgh. Band IX. Theil 2. p. 5—7.

während die electrische Flüssigkeit durch den Augenstern, bald mit einer hölzernen, bald mit einer metallenen Spitze, die mit dem Conductor verbunden war, geleitet wurde". Diese Manipulation wurde täglich 2—3 Mal vorgenommen und soll, wie schon bemerkt, von den besten Folgen begleitet gewesen sein. In ähnlicher Weise wandte Charles Kite[1]) 1785 bei beiderseitigem grauen Staar die Electricität an und war von dem Erfolg dieser Behandlung so befriedigt, dass er zu weiteren derartigen Versuchen rieth.

Auch Böckh[2]) weiss von einem durch Electricität geheilten grauen Staar zu erzählen, und Himly[3]) behauptet 1796, eine beginnende Linsentrübung lediglich durch Electricität wesentlich gebessert zu haben. Ueber die Technik, mittelst welcher er die Electricität auf das erkrankte Auge applicirte, sagt er Folgendes: „Täglich wandte ich die Electricität eine halbe Stunde und immer kräftiger an, durch eine ziemlich grosse metallene Birne, aus welcher ich Funken in das Auge selbst schlagen liess, und den Strom durch den Kopf in der Richtung der Augennerven leitete, bis das Auge stark thränte, und durch welche ich dann die Augenbrauengegend dergestalt geisselte, dass ein rother Streifen, wie von eingeriebener Canth""aridentinctur entstand, der mehrere Stunden blieb". Doch begnügte sich Himly mit diesem einen Versuch und stand von einer weiteren Entwicklung der electrischen Behandlungsweise des grauen Staares vollständig ab. In viel bedeutenderem Umfange scheint dagegen de la Fontaine[4]) zu Warschau am Ausgang des vorigen und am Beginn dieses Jahrhunderts die Electricität in der Okulistik überhaupt, sowie speciell bei der Behandlung der Linsentrübungen benützt zu haben. Doch sind seine Angaben, sowohl was die Natur der behandelten Fälle, sowie auch was das Resultat und die Behandlungstechnik anlangt, so unklar und fragmentisch, dass sie für die geschichtliche Entwicklung der in Rede stehenden Behandlungsmethode kein besonderes Gewicht beanspruchen dürfen.

Auch die galvanischen Versuche, welche Ackermann[5]) im Jahre 1803 an den Augen eines Enthaupteten vornahm, förderten die bezüglichen therapeutischen Massnahmen so gut wie gar nicht; man erfuhr eben durch jene Experimente nur, dass je nach dem Pol, mit welchem die Linse in Berührung gebracht wurde, sich diese entweder in eine Menge Schaumblasen verwandelte, oder erheblich trübte. Ebensowenig vermochte das

1) Sammlung auserlesener Abh. z. G. pr. Aerzte. Band 12. Stück 1. p. 43—52.
2) p. 113.
3) Loder's Journal. Band I. Stück 3. p. 402—407.
4) Loder's Journal. Band IV. Stück 1. p. 26—41.
5) Med. chirurg. Zeitung, Jahrgang 1803. Nr. 98. p. 364—367.

überaus günstige Resultat, welches Weinhold[1]) von der electrischen Behandlung des Staares rühmte, die Entwicklung dieser Methode sonderlich zu fördern. Erst als Crusell, ein finnischer Arzt, im Jahr 1841 mit seinen experimentellen Untersuchungen über den Einfluss der Electricität und des Galvanismus auf die gesunde und kranke Linse auftrat, nahm die therapeutische Verwendung der Electricität bei Trübungen der Linse den Character einer wissenschaftlichen Methode an. Besonders waren es Lerche[2]) und Kabat,[3]) welche im Verein mit Crusell den practischen Werth der in Rede stehenden Behandlungsweise erprobten und die ersten genaueren Angaben über die Reaction der gesunden, wie kranken Linse gegen den electrischen Strom machten. Die Technik, welche sie bei der electrischen Behandlung der getrübten Linse befolgten, bestand im Wesentlichen darin, dass eine mit dem Zinkpol verbundene feine Nadel durch die Hornhaut in die Linse gestossen wurde, während der Kupferpol an das Ohr oder unter die Zunge gehalten wurde. Die gesunde Linse trübte sich, laut ihren Angaben, unter der Einwirkung des Stromes schnell, während dagegen die Aufhellung einer getrübten Linse nicht so ohne Weiteres erfolgte. Fast immer entstand ein Zerfall der staarigten Linse, sobald der electrische Strom dieselbe unmittelbar traf, sowie eine erhebliche Reizung des gesammten Auges. Starker Schmerz, der oft so erheblich wurde, dass die Operation sofort unterbrochen werden musste, sowie erhebliche entzündliche Reaction waren die constanten Folgen der electrischen Behandlung; ja in einzelnen Fällen war diese entzündliche Reaction so heftig und so hochgradig, dass umfangreiche Eiterbildung im Innern des Bulbus erfolgte. Ja selbst in den Fällen, in welchen ohne diese störenden Reactionserscheinungen eine Auflösung der unter dem Strom zerklüfteten Linse erfolgte, blieben immer undurchsichtige Reste des Staares zurück, die schliesslich noch eine verbessernde Nadeloperation erforderten. Aehnliche Erfahrungen hatte Neumann[4]) gemacht. Er hatte den Drath des Zinkpols in den Mund des Kranken geleitet, während er den Kupferpol mit einer Glasröhre, welche eine gerade Staarnadel barg, in Verbindung setzte; diese Staarnadel nun wurde durch die Hornhaut direct in die Linse gestossen. Starker, Tage lang anhaltender Schmerz in Auge und Kopf, sowie beträchtliche entzündliche Reaction waren die beständigen Begleiter der jedesmaligen Anwendung des electrischen Stromes, ohne dass eine lohnende und nennenswerthe Resorption des Staares erfolgt wäre. Nicht viel erbaulicher waren die

---

[1]) Med. chirurg. Zeitung, Band XII. Stück 1. p. 43—52.
[2]) Med. Zeitung, Jahrgang 1841, Nr. 24 u. 33.
[3]) Schmidt Jahrbücher, Band 33. p. 97.
[4]) Casper, Wochenschrift. Jahrgang 1841. Nr. 45.

Erfahrungen, welche Heidenreich[1]) sowohl durch die electrische Behandlung staarkranker Augen, als auch durch dahin zielende Experimente an Kaninchen machte. Auch er beobachtete als unmittelbare Reaction des mit Electricität behandelten Auges starke entzündliche Reizung, ohne umfangreiche Aufhellung der Linse.

Natürlich waren diese Erfolge so wenig verlockend, dass die ophthalmologische Welt auf eine methodische Anwendung der Electricität zur Beseitigung cataractöser Linsentrübung gern verzichtete und Mansfeld[2]) auf der im Jahre 1841 zu Braunschweig tagenden 19. Naturforscher-Versammlung den Ausspruch thun durfte, mittelst der Electricität könne man wohl künstlich Staare erzeugen, aber nicht beseitigen. Eine Bestätigung dieses Misstrauensvotums gegen die Electrotherapie des Staares gab im Jahre 1846 Andreae,[3]) welcher nach der Crusell'schen Methode stets eine heftige entzündliche Reaction von Seiten des Bulbus beobachtet haben wollte und deshalb auf das Ernstlichste von jeder derartigen Behandlungsmethode des grauen Staares abrieth; ein Urtheil, dem sich auch Rüte[4]) alsbald anschloss.

Dasselbe ungünstige Urtheil über die electrische Heilung getrübter Linsen fällte auch Strauch.[5]) Niemals könne man, so behauptete er, daran denken, mittelst der Electricität allein eine wirkliche Beseitigung einer cataractösen Linsentrübung herbeiführen zu wollen. Die Electrotherapie sei ausser Stande, einen solchen Erfolg zu bewirken, und deshalb auch durchaus unfähig, die anderen Operationsmethoden des grauen Staares zu beseitigen und zu ersetzen. Doch könne man trotzdem von der Electrotherapie der Cataracte einen guten Erfolg erwarten, wenn man dieselbe nur als vorbereitenden Act für eine unmittelbar darauf folgende Discission oder Reclination in Anwendung bringe, und zwar solle man sehr harte Linsen, die sich nicht extrahiren liessen, erst mittelst eines electrischen Stromes auflockern und dann sofort niederdrücken; die Resorption der also behandelten Linse erfolge alsdann sehr schnell.

Trotz dieser ungünstigen Erfahrungen wurden aber bereits 1858 durch Tavignot[6]) schon wieder erneute Versuche gemacht, die electrisch-galvanische Behandlung des grauen Staares dauernd der Ophthalmo-Chirurgie einzuverleiben. Angeregt von der epochemachenden Erfindung der Galvanokaustik durch den genialen Middeldorpf versuchte Tavignot

---

1) Gräfe u. Ammon Journal. Neue Folge. Band 1. p. 9—27.
2) Band 33. p. 143. Schmidt, Jahrbücher.
3) Theil 2. § 184. p. 507.
4) p. 234.
5) Walther u. Ammon Journal. Neue Folge. Band 1. p. 1—8.
6) Gaz. des hopit. Jahrgang 1859. Nr. 126. p. 501.

diese Methode auch für die Therapie cataractöser Linsen zu verwerthen. Doch war die von ihm vorgeschlagene Anwendungsweise der Galvanokaustik eine so wenig praktische und rationelle, dass auch sie binnen kürzester Zeit zu Grabe getragen wurde. Tavignot rieth nämlich, die Hornhaut am äusseren Rande mit einem von ihm zu diesem Zwecke besonders construirten Keratom zu öffnen und durch diese Oeffnung einen feinen galvanokaustischen Brenner bis an das Centrum der vorderen Linsenkapsel zu führen, um an dieser Stelle einen durch die getrübte Linse hindurch führenden Kanal zu erzeugen. Bayard[1]) wies noch im Lauf desselben Jahres das Unpractische und Nutzlose eines derartigen Verfahrens nach und so hatte denn auch dieser erneute Versuch dasselbe Ende gefunden, wie die ihm vorangehenden.

Ein um Vieles rationelleres und weniger eingreifendes Verfahren zur Aufhellung cataractöser Trübungen mittelst der Electrotherapie empfahl 1867 Faye.[2]) Ein schwacher constanter Strom von 20 Elementen wurde zwei Mal wöchentlich während 5—6 Minuten durch das Auge geleitet, so zwar, dass der negative Pol durch ein befeuchtetes Schwämmchen auf das Augenlid, die positive Elektrode in den Nacken oder auf den Vorderkopf applicirt wurde. Faye wollte die Wirksamkeit einer derartigen Therapie an sich selbst erprobt und erfahren haben, doch ist diese Methode bis jetzt noch zu wenig geprüft worden, so dass sie gegenwärtig immer noch als ein blosser Versuch gelten muss, dessen praktischer Nutzen erst noch sicher gestellt werden soll.

---

[1]) Gaz. des hopit. Jahrgang 1859. Nr. 149. p. 596.

[2]) Klin. Monatsbl. f. Augenhlk. Band V. p. 296.

Achtes Kapitel.

Die Behandlung des grauen Staares durch Anlegen eines intrabulären Haarseiles.

Die Idee, mittelst eines durch den Augapfel gelegten Haarseiles eine Auflösung der getrübten Linse einzuleiten, dürfte auf aussereuropäischem Boden geboren und auch zur That gereift sein. Wenigstens müssen wir nach Zeller[1]) den Japanesen das zweifelhafte Verdienst einräumen, mit dieser Behandlungsmethode die operative Therapie des grauen Staares bereichert zu haben, jedoch scheinen sie dieselbe hauptsächlich nur bei beginnendem Staar in Anwendung gebracht zu haben. Das zur Ausführung dieser Methode erforderliche Instrument besteht nach der Beschreibung Zeller's aus einer geraden, zweischneidigen, sehr spitzen und glatten Nadel, die ungefähr 1 Linie breit und 3, höchstens 4 Zoll lang sein soll. An dem einen Ende besitzt sie zur Aufnahme des Haarseils eine perpendiculäre ovale Oeffnung. Das Haarseil selbst besteht aus 3- oder 4fachen, sehr feinen, in einen Strang zusammengedrehten Baumwollenfäden, von der Länge von 3—4 Fuss. Vor der Anwendung tränken die Japanesen dasselbe mit einem aus Betonica bereiteten Wasser. Die Operation wird in folgender Weise vollzogen: Der Arzt nimmt den rückwärts gebogenen Kopf des Kranken zwischen seine Knie, sticht die in einem Nadelhalter befestigte Nadel 1 Linie vom äusseren Cornealrand etwas unter der Mittellinie in das Auge ein und sucht in die hintere Kammer zu gelangen. Ist dies geglückt, so sticht man die Nadel an dem inneren Cornealrand genau entsprechend dem Einstichspunkt wieder heraus.

---

[1]) § XX. p. 260.

Darauf schliesst der Kranke die Augen, auf welche ein Verband von Eiweiss und Alaun gelegt wird; welcher übrigens nach 6—8 Stunden schon wieder entfernt werden darf. Das Haarseil selbst bleibt 2, 3, ja auch 4 Wochen im Auge und soll der Patient während dieser Zeit im Dunkeln verweilen und fleissig warme Umschläge auf das so operirte Auge machen.

Auf solche Weise hoffen die Japanesen sicher eine Aufsaugung des sich bildenden Staares zu erzielen.

Auch in die europäische Ophthalmologie wurde dies eigenthümliche Verfahren eingeführt und zwar, wie es scheint, durch Woolhouse;[1]) doch beschränkte er die Anwendung desselben nicht allein auf den Staar, sondern wandte es auch bei den verschiedensten anderweitigen Erkrankungen des Auges an, wie bei beginnendem Glaucom, bei Hydrophthalmus u. s. w.

Gibson[2]) suchte im Jahre 1819 das bis dahin keiner sonderlichen Beachtung gewürdigte Verfahren von Neuem hervor. Doch unterschied sich die von ihm geübte Operationstechnik insofern von der seiner Vorgänger auf das Wesentlichste, als er den Faden durch die Linse selbst legte, während jene ihn ausserhalb des Staares durch die Bulbuskapsel hindurchgeführt hatten. Das von Gibson beobachtete Verfahren war in Kurzem folgendes: Nachdem die Pupille künstlich erweitert worden, stach er eine wenig gekrümmte, in ihrer Form genau einer gewöhnlichen Nähnadel gleichende Nadel, welche einen einfachen seidenen Faden führte, $1\frac{1}{2}$ bis 2 Linien vom Rand der Hornhaut in die Sclerotica ein und führte sie direct durch die getrübte Linse hindurch; der Ausstichspunkt lag am inneren Rand der Cornea genau dem Einstichspunkt gegenüber. Die Enden des Haarseiles hingen an jeder Seite etwa $\frac{1}{2}$ Zoll lang frei herab. Nach Gibson's Versicherung stellten sich bei dieser Operationstechnik, welche er in 3 Fällen auszuüben Gelegenheit gehabt hatte, in den beiden ersten Malen auch nicht die geringsten schädlichen Folgezustände ein, vielmehr war die Linse innerhalb von 10 Tagen schon völlig resorbirt, die Pupille klar und rein und sah man das seidene Haarseil frei durch die Pupille laufen. Nach Entfernung des Fadens stellte sich in einigen Tagen ein befriedigendes Sehvermögen ein.

Weniger günstig gestaltete sich der dritte der Gibson'schen Fälle; hier trat in Folge einer Irisverletzung eine schwere Iritis ein, welche die schleunige Entfernung des Fadens nöthig machte.

Nach den Versicherungen Himly's[3]) versuchte im Jahre 1838 ein deutscher Arzt, Löwenhardt, diese Methode in die Praxis einzubürgern,

---

[1]) § XIX. p. 259.

[2]) Band 2. Heft 4. p. 730 u. 731.

[3]) Band 2. p. 338. Anmerkung.

natürlich aber auch ohne glücklichen Erfolg. Er stach eine stark gekrümmte, feine, zweischneidige Nadel so durch die Sclerotica, dass er die Linse quer von hinten nach vorn durchbohrte und den Faden durch die Hornhaut wieder herausführte. Schon nach 30 Stunden wurde das Haarseil wieder entfernt und nach 8 Wochen war eine vollständige Resorption erfolgt.

Wenn nun auch dies Verfahren in der operativen Behandlung des Staares natürlich keinen dauernden Platz erringen konnte, so ist es deshalb doch nicht aus der Ophthalmologie verschwunden, vielmehr auf die Empfehlung v. Graefe's[1]) eine auch heute noch zur Erzeugung der künstlichen Atrophie des entarteten Bulbus gebrauchte Operation.

[1]) Band IX. Abth. 2. p. 105—110.

Neuntes Kapitel.

Die Behandlung des grauen Staares durch wiederholte Punctionen der Hornhaut.

Bereits im Jahre 1740 trat Col de Villars[1]) mit dem Vorschlag auf, mittelst wiederholt vorgenommener Punctionen der Hornhaut einen in der Entwicklung begriffenen grauen Staar zu beseitigen. Die physiologischen Gründe, welche ihn zu einem derartigen Verfahren veranlassten, wurzelten hauptsächlich noch in den Vorstellungen, welche die antike Ophthalmologie über die Natur und über die Entstehung des Staares gelehrt hatte. Villars glaubte nämlich, dass die Entwickelung des Staares lediglich durch eine Verdickung des stagnirenden Humor aqueus erzeugt werde; eine krankhafte Beschaffenheit des Kammerwassers, welche er durch öftere Entleerung desselben zu verbessern und damit die Absetzung einer Staar-Membran aus dem pathologisch entmischten Humor zu verzögern und womöglich gänzlich zu verhindern hoffte.

Doch fand dieses Verfahren keine sonderliche Aufnahme und konnte sie eigentlich auch nicht finden. War man doch im Jahre 1740, nachdem man kaum erst die irrigen Anschauungen der antiken Ophthalmologie mit Mühe und nach schweren Kämpfen beseitigt hatte, nur wenig geneigt, eine Operation, welche, wie die von Villars in Vorschlag gebrachte, hauptsächlich nur in jenen alten Vorstellungen wurzelte, einer besonderen Aufmerksamkeit zu würdigen. Und so trat denn die Villars'sche Methode, kaum geboren, schon wieder von dem chirurgisch-okulistischen Schauplatz ab, um erst nach mehr denn hundertjährigem Schlummer wieder zu erwachen. Sperino[2]) war es, der 1862 die bis dahin verlassene Methode

---

[1]) Band II. p. 157—163.

[2]) p. 421.

wieder aufnahm und ihre physiologische Berechtigung auf dem Boden der modernen Anschauungen zu entwickeln versuchte. Er glaubte sich durch seine Versuche davon überzeugt zu haben, dass diejenigen Linsentrübungen, welche nicht auf erheblichen Destructionen des anatomischen Gefüges der Linse beruhten, in Folge der Verminderung des intraoculären Druckes und der Vermehrung der Secretion des Kammerwassers, welche sich als physiologische Consequenzen der wiederholten Hornhautpunctionen ergeben sollten, aufgehellt werden könnten.

Die italienischen Collegen Sperino's nahmen diesen Vorschlag ihres Landsmannes alsbald mit grossem Eifer auf und erprobten die gerühmte Wirksamkeit dieser neuen, so einfachen und dabei so viel versprechenden Methode durch eigene Versuche. Doch fielen dieselben so wenig günstig aus, dass nach kurzer Zeit bereits von den verschiedensten Operateuren, wie Borelli, Torresini, Rivaud-Landrau die absolute Nutzlosigkeit des Sperino'schen Verfahrens erkannt wurde.[1]) Nur Secondi[2]) behauptete, im Gegensatz zu diesen ungünstigen klinischen Erfahrungen, einen Stillstand in der weiteren Entwickelung einer Cataract durch wiederholte Punctionen erzielt zu haben.

Brewster[3]) nahm sich im Jahre 1869 dieser Methode nochmals an und suchte sie dadurch zu vervollständigen, dass er den Entleerungen des Kammerwassers Injectionen in die vordere Kammer nachfolgen liess. Seit jener Zeit scheint aber dieses Verfahren so gut wie ganz in Vergessenheit gerathen zu sein und nur noch der Geschichte anzugehören.

---

1) Klin. Monatsbl. f. Augenheilkunde. 1863. p. 87—89.
2) Citirt v. Stellwag, Lehrbuch. 3. Auflage. p. 639.
3) Citirt v. Zehender, Lehrbuch. 3. Auflage. Band I. p. 329.

Zehntes Kapitel.

Die Zerstückelung des grauen Staares.

Erste Periode.

Von den ältesten Zeiten bis zu der Einführung der Discissio cataractae durch Conradi.

Die Zerstückelung des Staares mittelst einer in das Auge eingeführten Nadel ist ein Operationsverfahren, welches sich eines beträchtlichen Alters rühmen kann. Bereits Celsus[1]) beschreibt die Zertheilung des Staares in mehrere Stücke und zwar mit folgenden Worten: „Si haesit (nämlich der niedergedrückte Staar), curatio expleta est; si subinde redit, eadem acu magis concidenda et in plures partes dissipanda est, quae singulae et facilius conduntur et minus late officiunt". Doch bildete dies Verfahren, wie man aus dem Wortlaute dieser Stelle entnehmen muss, eigentlich mehr ein Auskunftsmittel für eine nicht gelungene Niederdrückung des Staares, als eine besondere und eigenthümliche Operationsmethode. Der Operateur kannte zu jener Zeit noch keine bestimmten Indicationen, welche ihn hätten veranlassen können, sofort und ohne vorher eine andere Methode versucht zu haben, zu der Ausführung einer Zerstückelung des Staares zu schreiten; vielmehr erblickte er in der Zertrümmerung des Staares nur ein letztes Hilfsmittel, zu dem man seine Zuflucht erst dann nehmen durfte, wenn die Dislocation vergeblich versucht war. Auch die Gründe, welche ihm in solch' einem missglückten Depressionsversuch die Zerstückelung des immer wieder aufsteigenden Staares wünschenswerth machten, beruhten nicht auf einer genauen Kenntniss und umfassenden Beobachtung der Veränderungen, welche die

---

[1]) Lib. VII. Cap. 7. p. 146.

Trümmer des Staares im Auge erlitten, als vielmehr nur auf dem Wunsch, schliesslich auf diesem Wege eine dauernde Niederdrückung des zerstückten Staares zu erzielen. Man hoffte die einzelnen Trümmer des widerspänstigen, immer wiederaufsteigenden Staares sicherer auf den Grund des Auges versenken und hier festhalten zu können, als es in solch' einem Fall mit dem Staar in seiner vollen Totalität möglich war. Nur von diesem Gedanken geleitet, schritt man zur Ausführung der Zerstückelung des Staares.[1]) Der Gedanke, durch die Zertrümmerung des Staares eine Aufsaugung der einzelnen Trümmerstücke einleiten zu wollen, konnte sich niemals in dem Gehirn eines Arztes jener Zeitepoche regen. Einen solchen Gedanken zu erzeugen, waren die physiologischen und pathologischen Vorstellungen, welche die antike Ophthalmologie beherrschten, durchaus unfähig. Und darum konnte auch, solange die antike Ophthalmologie die Herrschaft behauptete, die Zerstückelung des Staares nur die Rolle eines wenig geachteten und kaum gewürdigten Helfers in der Noth spielen. In diesen Anschauungen vermögen uns auch die gegentheiligen Versicherungen von Anagnostakis,[2]) dass die Alten sehr wohl eine methodische Discission gekannt hätten und auch schon im Besitz der für solch' eine Operationsmethode erforderlichen Indicationen gewesen seien, nicht zu beirren. Vielmehr will uns die Beweisführung, mit der Anagnostakis seine Behauptung zu stützen sucht, als völlig verfehlt erscheinen.[3])

---

[1]) Derselben Ansicht scheint auch Gross (Cap. XVIII. p. 27 u. 28) zu sein; er führt die „Discisio per scleroticonyxin“ zwar als eine besondere Operationsmethode der antiken Ophthalmologie an, doch räumt er derselben nur den Platz einer secundären Hilfsoperation ein, und nicht den einer selbstständigen Methode. Sie sollte nach seiner Schilderung nur dann ausgeführt werden, wenn die Depression fruchtlos unternommen war, und der niedergedrückte Staar immer wieder von Neuem aufstieg. Der gleichen Auffassung von der Stellung der Zerstückelung der cataractösen Linse im Alterthum begegnen wir auch bei Schartow (p. 6.)

[2]) p. 45.

[3]) Die Stelle, in welcher Anagnostakis den Hinweis auf eine methodisch, ohne vorangegangenen Dislocationsversuch geübte Discission erblicken will, findet sich im Galen. De method. med. lib. XVI. Cap. 19. (Ed. Kühn. Band X. p. 1019 u. 1020) und lautet: „πλὴν ὅσα καὶ τούτων αὐτῶν ἔνια, λέγω δὴ τῶν ὑποχυμάτων ὀῤῥωδεστέρας, ὑγρότητος ἐστίν. ἃ δὴ καὶ περικεντούντων διαλύεται μὲν ἐν τῷ παραυτίκα, χρόνῳ δ'ὕστερον οὐ μακρῷ καθάπερ τις ἰλὺς ὑποχωρεῖ κάτω. Wenn nun Anagnostakis diese Stelle folgendermassen übersetzt: „à l'exception toutefois des cataractes molles (litéralement: donées d'une humidité plus séreuse); en effet, si l'on pique ces cataractes sur plusieurs points, elles se désagrègent tout d'abord, puis, après un court laps de temps, elles se precipitent comme une lie“ und gestützt auf diese Uebersetzung behauptet, es beziehe sich die gesammte Stelle auf ein Verfahren, weiche Staare zu zerstücken, so können wir dieser Auslegung gegenüber unsere Bedenken nicht verhehlen. In dieser Stelle des Galen steht erstens von weichen Staaren gar

Zu dem Range einer selbstständigen Methode vermochte sich die Zerstückelung des Staares also erst dann emporzuschwingen, als mit dem Sturz der antiken Okulistik die modernen, auf Grund genauer Beobachtungen und gründlichster Würdigung der anatomisch-physiologischen Verhältnisse beruhenden Anschauungen sich Eingang zu verschaffen begannen. Und da dieser Umschwung, wenigstens was die Lehre vom grauen Staar anlangt, erst am Anfang des achtzehnten Jahrhunderts sich zu vollziehen

---

nichts; Anagnostakis muss die drohende Möglichkeit eines derartigen Einwandes wohl aber bereits gefürchtet haben, da er seiner Uebersetzung cataracte molle ausdrücklich die Bemerkung beisetzt (litéralement donées d'une humidité plus séreuse). Wenn man aber die Worte des Textes ὀῤῥωδεστέρας ὑγρότητος einfach, wie dies Anagnostakis will, mit: Weicher Staar, überträgt, so thut man denselben ganz entschieden einen völlig unberechtigten Zwang an. Hält man sich mit philologischer Aengstlichkeit lediglich an den Wortlaut, so darf man doch offenbar nur übersetzen: „Staare von molkenähnlicher Flüssigkeit". Kühn überträgt: „Quae serosioris humoris sunt". Nun, Staare von molkenähnlicher Flüssigkeit sind aber doch nicht dasselbe, wie weiche Staare; jene sind flüssig und diese, nach den Anschauungen unserer heutigen Pathologie, Staare von der Consistenz weicher Butter. Sodann kann ich in der angezogenen Stelle auch nicht, wie dies Anagnostakis will, die Indicationen erblicken für eine Discission. Wenn ich die Stelle übersetzen sollte, so würde sie lauten: „Es giebt aber auch Staare von molkenartiger Flüssigkeit. Und diese lösen sich, wenn man sie aufsticht, nach einiger Zeit aber senken sie sich wie ein Schleim zu Boden." Mithin würde meine Auslegung dieses Galen'schen Ausspruches dahin gehen, dass Galen einfach beschreibt, wie bei gewissen Staarformen in Folge des Depressionsversuches eine molkenartige Flüssigkeit plötzlich aus dem angestochenen Staar sich ergösse, die sich aber bald zu Boden senke. Alsdann enthält aber die in Rede stehende Stelle eigentlich nur die Beobachtung dass flüssige Staare, welche die neuere Ophthalmologie Milchstaare nennt, bei der Depression ihren Inhalt entleeren.

Auch scheint mir, dass Galen hier lediglich nur den nach Verletzung der Kapsel erfolgenden Erguss des flüssigen Inhalts eines Milchstaares in die vordere Kammer meine, und nicht einen weichen, käsigen Staar, daraus hervorzugehen, dass er keinen Anstand nimmt, die in Rede stehende Staarform mit dem Hypopyon in Parallele zu stellen, wie dies der, unserer Stelle unmittelbar vorhergehende Satz zeigt.

Es sei mir übrigens noch gestattet, die Ansicht, welche ein so competenter Fachmann wie Becker (Band 5. Erste Hälfte. p. 320) über diese Stelle des Galen und die ihr von Anagnostakis vindicirte Bedeutung äussert, hier anzuführen. Becker sagt: „Im Alterthum findet sich nur eine einzige Stelle, welche als auf die Discission sich beziehend aufgefasst wird. Der Uebersetzung, welche Anagnostakis von dieser Stelle gegeben hat, merkt man, wie mir scheint, etwas zu sehr die Absicht an. Gelehrte Philologen, welche ich über diese Stelle zu Rathe gezogen habe, erklären sich keineswegs von ihr befriedigt. Es scheint nur so viel daraus hervorzugehen, dass in der That, was wir auch aus anderen Stellen wissen, die Alten die Hornhaut punctirt haben."

anfing, so konnte die rationelle Entwickelung der Zertrümmerung zu einer physiologisch wohl begründeten Operationsmethode auch erst im Lauf des achtzehnten Jahrhunderts stattfinden; nachdem die Kämpfe, unter welchen die antike Lehre vom Staare aus der wissenschaftlichen Welt schied, ausgestritten waren.[1]) Daher bemerken wir denn auch, dass von den Zeiten des Celsus bis in das achtzehnte Jahrhundert die Physiognomie der Zerstückelung des grauen Staares keinerlei wesentliche Aenderungen und Wandlungen zu erleiden hatte. Denselben bescheidenen Platz in der Reihe der okulistischen Operationen, den ihr Celsus einzuränmen gewillt war, gestehen ihr auch nur all' die verschiedenen Autoren zu, welche, im Lauf dieser siebzehn Jahrhunderte, ihrer Erwähnung thun. Entweder

[1]) Aus welchem Grunde einzelne Autoren, wie z. B. Hecker (p. 350), bereits bei Mayerne (Lib. I. Cap. XII. p. 115) die ersten Spuren einer methodischen, ohne vorher geschickten Depressionsversuch unternommenen Zerstückelung erblicken wollen, ist mir nicht recht verständlich. Ich kann in der angezogenen Stelle Mayerne's nichts weiter sehen, als den Versuch, ein in der vorderen Kammer angehäuftes serös-plastisches Exsudat, welches man, im engsten Anschluss an die Vorstellungen der antiken Okulistik als Staar angesprochen hatte, aus dem Auge zu entfernen. Da wir im Kapitel 13 nochmals eingehender auf diese Stelle zurückkommen werden, kann ich mich hier mit dieser Andeutung begnügen.

Gleicher Weise befindet sich Hecker (p. 351) im Irrthum, wenn er bei Col de Villars die Beschreibung einer methodischen Discission der staarigten Linse gefunden zu haben glaubt. Die Operationstechnik, welche Villars § IV. p. 162 für die Punktion der Hornhaut anführt, hat mit der Technik der Discission ganz und gar nichts zu thun, bezieht sich vielmehr lediglich nur auf die Entleerung des Kammerwassers. Ebenso will Villars § V. p. 163 mit den Worten: „De glaucosi enim non est cur dubites; unde se dat suspicio, glaucosin non infrequenter, pro glaucomate venire ita ut non datum semper crystallinum corpus operator deturbaverit; sed aliquantum solum, eamque summam, aut superficiorum partem quam acus, non sexus ac scalpri acies vel radulae actio separat et praecipitat. Desquamationis species erit, ant ut in ossium morbis se habet, genus exfoliationis, qua crystalini aridae, vel putres lamellae deprimentur" mit diesen Worten will Villars nicht auf eine durch Discission künstlich hervorgerufene Zertrümmerung der Linse hindeuten, sondern er beschreibt vielmehr nur den Mechanismus, der, wenigstens nach seiner Vorstellung, bei der Depression gewisser Staarformen zur Anwendung gelangt. Es werden hierbei, wie Villars glaubt, einfach die äussersten Linsenschichten, welche in gewissen Fällen der Sitz des Staares sein können, von dem noch durchsichtigen Theil der Linse abgetrennt und auf den Grund des Bodens gedrückt. Von einer Zertrümmerung und Aufsaugung der Linsentrümmer ist aber in der angezogenen Stelle nirgends die Rede, wie Hecker anzunehmen geneigt ist.

Uebrigens ist dieser Irrthum, welchen sich Hecker sowohl in Betreff Mayerne's, als auch Villars's schuldig gemacht hat, insofern verhängnissvoll gewesen, als er von den verschiedensten Autoren auf die wissenschaftliche Bedeutung Hecker's hin geglaubt und weiter verbreitet worden ist, so können wir z. B. bei Weiss, Himly u. A. diesen Angaben Heckers wieder begegnen.

sie gedenken der Zertrümmerung des Staares nur als eines Ereignisses, welches als unbeabsichtigter und grade nicht sehr günstiger Zufall bei der Depression des Staares sich ereignen könne, das aber durch allmähliches Verschwinden der Staartrümmer wieder ausgeglichen werden könne; wie Bartisch,[1]) wenn er sagt: „Denn so man solchen Staar und Materiam wirken und stechen will, und ist zu alt, so bricht die Materia, so manns mit dem Instrument anrüret, gleich als zerstörte man ein dünne gefroren Eis auf einem Wasser mit einem Stecken. Doch so die Stücklein zu Boden fallen oder sinken, können solche Menschen noch wohl zu ihrem Gesichte kommen, so sie recht mit der Cura versorget werden, wie sichs gehört und gebürt". Oder aber sie bestimmen die operative Bedeutung der Zerstückelung nur getreu den Vorstellungen der Alten. So beurtheilt Gourmelen[2]) den Werth einer solchen Zerstückelung lediglich nur in dem Sinne, wie Celsus; ja, er characterisirt sie sogar genau mit denselben Worten, mit denen bereits jener ihre practische Bedeutung zu kennenzeichnen gesucht hatte. Aehnlichen Urtheilen begegnen wir bei Solingen,[3]) Purrmann,[4]) Guillemeau,[5]) Fienus[6]) u. A. Ja selbst Heister,[7]) einer der eifrigsten und begabtesten Streiter wider die Anschauungen der antiken Ophthalmologie, sieht, getreu den Grundsätzen, welche ihm sein berühmter Lehrer Ruyschius gepredigt hatte, in der Zerstückelung der getrübten Linse bloss ein Hülfsmittel, dessen man sich ausschliesslich nur dann zu bedienen habe, wenn die niedergedrückte Linse immer wieder von Neuem aufsteige. Uebrigens bin ich weit entfernt, Heister aus diesen Anschauungen über den Werth der Staarzertrümmerung irgend welche Vorwürfe machen zu wollen. Im Gegentheil; ich möchte behaupten, dass er andere Vorstellungen von der practischen Verwendbarkeit der Zerstückelung einer getrübten Linse gar nicht haben konnte. Denn wenn er auch mit ge-

---

1) Fol. 47.

2) Lib. II. p. 181.

3) Cap. XXVI. p. 88.

4) Cap. IX. p. 84.

5) Abth. 6. Cap. 3. p. 228. Doch scheint Guillemeau einer der ersten Chirurgen gewesen zu sein, der wenigstens für gewisse Fälle der Zerstörung des Staares eine geachtetere operative Bedeutung als dies bis dahin üblich war, einzuräumen kein Bedenken trug. Denn p. 231 sagt er: „Kommt dem Chirurg ein Milchstaar vor, so muss er trachten, denselben zu zertheilen und zu dissolviren, indem man mit der Nadel hin- und herwärts rühret und beweget; denn auf solche Art habe ich mannigmahl befunden, dass das dickeste und schwärzeste von dem Cataracta niederwärts gesunken und das dünneste sich verzogen und also der Patiente sein Gesicht bekommen hat."

6) Tractat. II. Cap. VIII. p. 31.

7) Cap. 51. p. 450. Chirurgie 1719.

nialem Scharfblick die Lehre von der Linsennatur des grauen Staares sofort als die einzig wahre anerkannte und sich zu einem der eifrigsten Förderer derselben aufwarf, so stand er doch immer nur am Anfang der neuen Lehre und konnte die weiteren Consequenzen, die sich aus derselben entwickeln mussten, noch nicht überschauen. Deshalb war ihm auch die Resorptionsfähigkeit der Linse, sowie die Umstände, unter welchen dieselbe eintreten konnte, noch völlig fremd. Wusste er auch aus den Vorträgen seines grossen Lehrers Boerhaave,[1]) dass die niedergedrückte Linse sich häufig zu verkleinern pflege, so hatte sich doch aus dieser Beobachtung bei ihm noch lange nicht eine umfassende Kenntniss, wann und unter welchen Verhältnissen eine Aufsaugung derselben erfolgen könne und müsse, entwickelt. Damit aber fehlte ihm natürlich auch das feste Fundament, auf dem allein die operative Zerstückelung der Linse zu dem Range einer physiologisch wohl begründeten Methode sich zu erheben vermochte. Und da in diesen Verhältnissen, bis gegen die Mitte des achtzehnten Jahrhunderts, keine wesentlichen Veränderungen sich bemerkbar machten, so konnte auch die operative Bedeutung der Zerstückelung keine wesentlich andere werden, als sie bis dahin gewesen war. Aus diesem Grunde begegnen wir denn auch bei den Autoren jener Zeitepoche einer Schilderung der Zertrümmerung des Staares, welche sich von der antiken so gut wie gar nicht unterscheidet; so beschränkt z. B. Nuck[2]) die Anwendung dieser Methode nur auf jene Fälle, in denen ein wiederholtes Aufsteigen der niedergedrückten Linse statthaben sollte. In ähnlicher Weise bestimmt auch Johann de Gorter[3]) die Indicationen für die Zerstückelung des Staares, doch macht er bereits den allerdings nicht sehr glücklich gelungenen Versuch, die Grenzen dieser Operationsmethode zu erweitern. Denn indem er von der Vorstellung ausgeht, dass der Staar nicht immer und unter allen Umständen nur eine Erkrankung der Linse zu sein brauche, sondern auch in der Gestalt eines vor der Linse gelagerten Häutchens auftreten könne: so räth er, der Operateur solle, besonders wenn jenes Häutchen mit der Linse sehr eng und innig verwachsen sei, eine Incision in dieses Häutchen machen. Es bezweckte also Gorter in diesem Fall nicht sowohl eine Aufsaugung der getrübten Linse durch die Incision einzuleiten, als vielmher nur für die Lichtstrahlen einen Weg zu schaffen.

Erst als gegen die Mitte des achtzehnten Jahrhunderts die Extraction des grauen Staares als selbstständige Methode sich Geltung zu verschaffen

---

[1]) Cap. IV. p. 158.

[2]) p. 34.

[3]) p. 247.

wusste und damit der erbitterte Kampf zwischen ihr und der Depression ausbrach, begann auch für die Zerstückelung eine wesentliche, den Ansprüchen der modernen Ophthalmologie gerecht werdende Umgestaltung. Denn indem man mit allem Eifer daran ging, die weiteren Consequenzen der Brisseau'schen Lehre zu entwickeln und auszubauen, gelangte man auch zu einer eingehenderen Kenntniss der Auflösungsfähigkeit der Linse. Durch zahlreiche klinische Beobachtungen, wie experimentelle Untersuchungen befestigten sich, wenigstens im Lager der Anhänger der Depressionsmethode, die Anschauungen von einer vollständigen Löslichkeit der niedergedrückten Linse immer mehr und mehr. Mit diesen Vorstellungen von der Löslichkeit der Linse in den Flüssigkeiten des Auges war aber das physiologische Fundament, auf welchem sich die Zerstückelung zu einer selbstständigen Methode zu entfalten vermochte, trotz aller Angriffe der Gegenpartei sicher und unwiderruflich begründet. Denn mochten auch die Anhänger der Depression in ihren Behauptungen von der absoluten Löslichkeit einer jeden Staarform, der weichen des jugendlichen, wie der harten des höheren Alters, weit über das Ziel hinaus geschossen haben und mochten sie deshalb auch bald in einen recht erheblichen Conflict mit den klinischen Erfahrungen gerathen, so wurde damit das Wahre und Thatsächliche, das ihren Behauptungen ja doch zu Grunde lag, durchaus nicht entkräftet und widerlegt. Und da schliesslich ihre erbitterten Gegner, die unbedingten Anhänger der Extraction, Pellier de Quengsy an der Spitze, mit ihren Behauptungen von der absoluten Unlöslichkeit einer jeden Staarform, sich fast noch weiter von dem thatsächlichen Stand der betreffenden Frage entfernten, als jene, so kam es, dass die Möglichkeit der Auflösung einer getrübten Linse in den Flüssigkeiten des Auges als ein Dogma in der ophthalmologischen Welt festen Fuss fassen konnte. Sobald dies aber einmal geschehen, so war auch der Boden, auf dem sich gewisse Modificationen der Zerstückelung zu physiologisch und pathologisch wohl begründeten und scharf begrenzten Operationsmethoden zu entfalten vermochten, bestellt.

Das wesentlichste Verdienst um die Entwickelung und Begründung dieser Hauptprincipien der Zerstückelung gebührt unstreitig dem berühmten Percivall Pott.[1]) Denn mag auch der Vorwurf der ungebührlichen Ueberschätzung und Uebertreibung der Löslichkeit der Linse, den wir bereits vorher den Anhängern der Depression machen mussten, grade ihn vor allen Anderen am Meisten treffen, so hat er doch trotz alledem das unbestreitbare Verdienst, die Auflösungsfähigkeit der staarigten Linse recht eigentlich erst zu einem Factor erhoben zu haben, mit dem die okuli-

[1]) 2. Band. p. 431—436.

stische Chirurgie zu rechnen vermochte. Was aber die Indicationen anlangt, welche Pott für die Zerstückelung als massgebend erachtete, so scheint er besonders diejenigen Staarformen, in welchem Kern und Cortex in ziemlich gleicher Entwickelung vorhanden waren und die er deshalb gemischter Natur, theils hart, theils weich, nennt, als für die Incision ganz besonders geeignet angesehen zu haben. Wenigstens giebt er an, dass er bei diesen Formen sich häufig der Depression enthalten und mit der Zerreissung der Kapsel begnügt habe. Auch sagt er, dass er bisweilen wohl auch den harten Theil der getrübten Linse zur besseren Resorption in die vordere Kammer dislocirt habe.

Wesentlich unterstützt wurde Pott in diesen seinen Bestrebungen, die Zertrümmerung des Staares in der Ophthalmologie einzubügern, durch verschiedene andere Operateure jener Zeitepoche, die entweder kurz vor ihm, oder gleichzeitig mit ihm Vorschläge zu einer ähnlichen Methode machten. So hatte Colombier bereits 1765 gerathen, Milchstaare nur mittelst Durchbohrung derselben zu operiren. Pallas[1]) wollte flüssige, oder weiche Staare durch Eröffnung der Kapsel der Resorption überlassen. Und Acrel[2]) erzählt unterschiedliche Fälle, in denen flüssige Staare nach Eröffnung der Kapsel resorbirt wurden. Auch Henckel[3]) brachte eine Incision der Linsenkapsel in Vorschlag; doch gehört seine Operationsmethode eigentlich nicht hierher. Denn da er die hintere Linsenkapsel nur incidirte, um eine Senkung der Linse durch diese Oeffnung zu bewirken, so ist sein Verfahren, wie dies auch schon der Name „Depressio à la Boutonniere" zeigt, nur als vorbereitender Act für den eigentlichen Zweck der Operation zur Niederdrückung anzusehen. Eine eigenthümliche Vorstellung scheint Guerin[4]) von der Bedeutung der Kapseldiscission gehabt zu haben. Er empfiehlt nämlich bei Morgagni'schem Staar die vordere Kapsel zu spalten; die pathologische Flüssigkeit würde alsdann aus der Kapsel ausströmen und die klare, nun wieder transparente Linse zurückbleiben. Ludwig[5]) wollte die Incision ausschliesslich nur behufs Resorption weicher Staare vorgenommen wissen und Bortolazzi[6]) beschreibt das Gelingen einer derartigen, von ihm ausgeführten Operation. Auch Gleize[7]) tritt für die Vorschläge Pott's ein und versucht die Vorzüge derselben practisch zu erproben.

---

1) § 151. p. 168.
2) Band 1. p. 119.
3) Erstes Stück. p. 35.
4) Citirt von Hellmann. p. 45.
5) p. 19.
6) Sechtes Stück. p. 35.
7) p. 61.

Einen sehr erbitterten Gegner fanden die Pott'schen Ideen dagegen ziemlich schnell in Beer.[1]) Dieser hatte, von ähnlichen Vorstellungen geleitet, wie Pott, zwar im Jahr 1785 practische Versuche mit der Incision der Kapsel und der Linse begonnen, doch glaubte er sich durch eine Reihe von 29 derartigen Operationsversuchen von der absoluten Werthlosigkeit dieser Methode so vollständig überzeugt zu haben, dass er kein Bedenken trug, bereits im Jahr 1799 den Ausspruch zu thun:[2]) „Die vorgeschlagene Operationsmethode sei zwar der Theorie nach allen übrigen vorzuziehen, könne in der Ausübung aber schwerlich jemals stattfinden, und man dürfe nie erwarten, nur die Hälfte der auf diese Art Operirten sehend zu machen."

Doch vermochte Beer mit diesem seinem herben Urtheil weder die Lebenskraft der modificirten Zerstückelung zu zerstören, noch auch die Entwickelung derselben in nennenswerther Weise zu hemmen. Denn seine Behauptungen wurden durch die Erfolge, welche Conradi[3]) bei seinen wesentlich rationelleren Zerstückelungsversuchen der getrübten Linse erzielt hatte, sowie durch die Theilnahme, welche das chirurgische Talent Richter's,[4]) der methodischen Zertrümmerung des Staares widmete, hinlänglich entkräftet. Und erst mit diesen Versuchen Conradi's beginnt für die Zerstückelungsmethode die Periode einer rationellen Entwickelung. Denn während man bis dahin im Hinblick auf Pott und Scarpa[5]) eine ziemlich rohe Zertrümmerung der gesammten Linse, oder doch wenigstens eines grossen Theiles derselben für nothwendig erachtet hatte, ging Conradi von diesem rohen, rein empirischen Verfahren ab und versuchte die Aufsaugung der getrübten Linse nur durch Spaltung der vorderen Kapselwand zu erzielen. Mit dieser verbesserten Technik aber

---

[1]) 1. Band. Drittes Stück. p. 284.

[2]) Band 1. p. 119. Repertorium.

[3]) Band 1. p. 59—65. Von wie rationellen und physiologisch wohl begründeten Gesichtspunkten Conradi bei seinem Discissionsversuch sich leiten liess, geht daraus hervor, dass er im Wesentlichen die Discission nur bei weichen Staaren in Anwendung bringen wollte. Nur bei diesen weichen, oder flüssigen Formen des Staares versprach er sich von der Discission einen wesentlichen Vortheil, während er bei harten Linsen von dieser Methode kein sonderliches Heil erwartete. Auch bemerkt er bereits, dass für ältere Personen die Discissionsmethode wohl weniger erfolgreich sein dürfte. Wir erblicken also bei Conradi bereits eine sehr entwickelte Vorstellung von dem Wesen einer wirklich rationellen Discission, wie sie die neuere Ophthalmologie jetzt übt.

[4]) Band 3. p. 243 u. 244.

[5]) Band 2. p. 81 u. 82.

tritt die Zerstückelungsmethode in eine neue Phase ihrer Entwickelung ein; es wird aus der Zerstückelung jetzt die Discissio.[1])

So lagen denn am Ausgang des achtzehnten Jahrhunderts die Verhältnisse für die Zerstückelungsmethode des Staares so, dass sie ihren rohen und unvollkommenen Character wesentlich verloren und dafür die rationellere, den physiologisch-anatomischen Ansprüchen durchaus Rechnung tragende Gestalt der Discissio angenommen hatte. Es blieb also der kommenden Generation eigentlich nur die Aufgabe vorbehalten, die Technik der Discissionsmethode jetzt noch weiter zu verbessern und zu vervollkommnen, sowie für die Indication derselben bestimmte Anhaltepuncte und gesicherte Grenzen zu gewinnen.

Zweite Periode.

Von dem Auftreten der Discissio cataractae bis auf die neueste Zeit.

Fast schien es, als sollten mit Beginn des neunzehnten Jahrhunderts die Wege, auf welche Conradi die Discission des Staares in richtigster Würdigung ihrer physiologischen Werthigkeit gewiesen hatte, vollständig wieder verlassen werden. Denn als Buchhorn und bald nach ihm Langenbeck mit ihren Vorschlägen, den Staar durch Zerstörung der Linse zu operiren, auftraten, so nahmen sie auf die von Conradi empfohlene Eröffnung der vorderen Kapsel gar keine Rücksicht, sondern suchten die Aufsaugung des Staares mittelst einer ausgiebigen Zerstückelung desselben zu erzielen. Wir können uns daher nicht verhehlen, dass beide mit dieser ihrer, von ihnen Keratonyxis getauften Methode eigentlich das Wesen der Discission vollkommen verkannten und ihren Character wesentlich entstellten. Doch war das energische Vorgehen, mit dem Langenbeck die Keratonyxis in die ophthalmologische Welt einzuführen strebte, grade für die Discissio cataractae von den segensreichsten Folgen begleitet. Denn da man auf die Autorität Langenbeck's, der versicherte, seine Keratonyxis sei für alle Staarformen gleichwerthig, indem man durch sie Zertrümmerung und Dislocation der getrübten Linse ganz nach Belieben und Bedürfniss ausführen könnte, die Zerstückelung des Staares jetzt bei allen nur möglichen Formen desselben in Anwendung brachte, so konnte es nicht

[1]) Wir schreiben unter Berufung auf Becker (Band 5; Erste Hälfte p. 321) stets Discissio und nicht, wie bisher üblich war, Discisio. Der erste, welcher das Wort Discissio in die Augenheilkunde eingeführt hat, ist nach Becker Hülverding.

lange währen, bis man aus der allzu sehr überschätzten Methode den eigentlichen Kern herauserkannte. Häuften sich ja doch die Erfahrungen, welche man über die Zerstückelung des Staares machte, in verhältnissmässig kurzer Zeit so, dass man bald genug darüber im Klaren war, bei welchen Staarformen eine Discission anwendbar sei und mittelst welcher Technik dieselbe ausgeführt werden müsste. So entwickelte sich denn aus der Keratonyxis Buchhorn's schliesslich die Discissio. Es wurden die bereits früher von einzelnen Autoren, wie Richter u. A. geäusserten Anschauungen, dass im Wesentlichen nur weiche Staare zur Discission geeignet seien, trotz aller Anstrengungen Buchhorn's und seiner Anhänger, doch allmählich die herrschenden; obwohl die Verwendbarkeit derselben auch bei diesen Staarformen von den bedeutendsten Autoren so beschränkt wurde, dass Boyer[1]) behaupten konnte, die Zerstückelung des Staares habe als Methode überhaupt aufgehört zu existiren. Besonders für die angeborenen Staare des Kindesalters suchte man die Discissionsmethode in richtiger Würdigung ihrer Leistungsfähigkeit zu benutzen. Ware[2]) besonders hatte diesen Bestrebungen sich zugewandt und Saunders[3]) bemühte sich, sie als ausschliessliche Operationsmethode für das kindliche Alter zu proclamiren; ein Bestreben, das Lusardi[4]) und Ritterich[5]) mit ihm theilten und das auch in Pauli[6]) einen Anhänger fand. Auf gleiche Weise suchte auch Guillié die Discission für die Cataracta congenita als besonders geeignet darzustellen; doch wollte er durch die Eröffnung der Kapsel nicht eine Resorption der getrübten Linse einleiten, sondern vielmehr nur einen Weg bahnen, auf dem die Lichtstrahlen zur Netzhaut gelangen sollten. Bei diesem Vorschlag liess sich Guillié ausschliesslich durch seine eigenthümlichen Vorstellungen von der Natur des angeborenen Staares leiten, nach welchen er glaubte, dass derselbe blos in einer Trübung der Linsenkapsel bestände, während die Linse selbst klar sei und es deshalb genüge, einfach die vordere getrübte Kapsel zu spalten, um so die Lichtstrahlen wieder durch die Linse zur Netzhaut gelangen zu lassen.[7])

Von den Staarformen Erwachsener suchte man nur die weichen und flüssigen als geeignet für die Zerstückelung hinzustellen; v. Siebold[8]) vertrat diese Anschauung, der sich auch Reiner[9]) anschloss. Doch wollte

1) Band 5. p. 496.
2) Band 2. p. 112.
3) p. 135 ff.
4) p. 21.
5) Band 1. p. 53 u. 54.
6) p. 152.
7) Citirt von Ammon. Parallele der französ. u. deutsche Chirurgie. p. 412.
8) Nr. 17. p. 281. Jahrgang 1812.
9) Band I. p. 333—335. Horn, Archiv 1817.

der letztere auch noch gewisse individuelle Eigenschaften als massgebend bei der Wahl der Discission aufstellen, so z. B. enge Lidspalten, Neigung zu Augenentzündungen, oder zu Convulsionen, starken Nystagmus u. s. w. Ritterich[1]) fügte noch die Verwachsungen der Uvea mit der Kapsel den Indicationen für die Zerstückelungsmethode bei. Radius[2]) wollte die Zerstückelung nur für weiche Staare gelten lassen. Noch mehr beschränkte Pauli[3]) die Anwendungsart dieser Methode, wenn er sagt: „Die Keratonyxis ist die Punction der Kapsel oder sollte es nur sein, denn nur für Hydrops lentis ist sie passend;" ein Ausspruch, dem sich Himly[4]) durchaus anschloss; indem er behauptet: „Die ganze Zerstückelungsmethode verdient daher, nur als Ausnahme angewandt zu werden."

Von anderen Autoren wurde nun zwar allerdings der Versuch gemacht, die Indicationen der Discission dadurch zu erweitern, dass man sie als vorbereitende Operation für eine Ausziehung des Staares in Anwendung brachte; so räth Muter bei grossen Staaren gemischter Consistenz eine Discission zu machen, um nach erfolgter Resorption der Corticalmassen, oder wenigstens eines Theiles derselben, den Kern leichter extrahiren zu können. Allein obgleich ähnliche Vorschläge wiederholentlich noch von anderen Autoren aufs Neue gemacht wurden, wie von Rosas,[5]) von Correnti,[6]) von v. Gräfe[7]) u. A., so konnten dieselben doch ebensowenig sich eine bleibende Geltung verschaffen, als der bereits früher von Montain und Henckel gegebene Rath, die Discission der Kapsel als Vorbereitungsact der Depression vorauszuschicken.

Auch die Verbindung der Zerstückelung des Staares mit der Ausziehung, welche nach der Beschreibung von Himly[8]) hauptsächlich von einzelnen englischen Aerzten, wie Adams u. s. w. geübt wurde, konnte sich keiner besonderen Lebensfähigkeit erfreuen. Wogegen der Vorschlag Werneck's,[9]) bei stockender Resorption nach Ausführung der Discission eine vorsichtige Punction der Hornhaut vorzunehmen, auch noch jetzt einen Platz in der okulistischen Chirurgie behauptet (Arlt).

Wenn man nun also schliesslich über die Indicationen der Discission sich wenigstens leidlich geeinigt hatte und als Haupterfordernisse für ihre

---

1) p. 53 u. 54.
2) Band 2. p. 270.
3) p. 153 u. 154.
4) Band 2. p. 331.
5) § 848. p. 508.
6) Ann. d'Ocul. t. 67. p. 101.
7) Band X. Abth. 2. p. 209—220.
8) Band 2. p. 340.
9) Band 1. p. 124. No. Med. chir. Zeitung p. 124. Salzburg 1823.

Anwendung unbedingt eine geringe Consistenz der Linse beanspruchte, so konnte man sich dafür um so weniger über die Technik der Operation vereinbaren und verständigen. War schon im Allgemeinen die ophthalmologische Welt in Betreff der Ausführung der Zerstückelung des Staares in zwei grosse Parteien gespalten, von denen die eine unbedingt den Einstich in die Sclerotica ausgeübt wissen wollte, — besonders befolgten die Engländer, offenbar geleitet durch das Beispiel ihres grossen Landsmannes Pott, dies Verfahren; — während die andere die Cornea für den passendsten Einstichsort erklärte, so waren diese beiden doch wieder unter einander in zahlreiche kleine Gruppen geschieden. Je nach der Gegend der Hornhaut, in welcher das Discissionsinstrument eingeführt werden sollte, ob im Centrum derselben oder am Rande, unterhalb der Pupille oder seitwärts u. s. w., trennte man sich in verschiedene Partheien. Auch die Form des Schnittes, mit dem man Linse und Kapsel discidirte, gab Grund, verschiedene Methoden zu erfinden und als besonders vortheilhaft dem ärztlichen Publicum zu empfehlen. Natürlich bot auch die Form des Discissionsinstruments einen sehr ertragsfähigen Boden dar, auf dem speculative Köpfe bald genug allerlei, meist ganz unnöthige und überflüssige Erfindungen zu machen sich nicht versagen konnten. Messer und Nadeln von den verschiedensten Krümmungen und Gestalten erblickten in schnellster Folge das Licht der ophthalmologischen Welt, ohne aber natürlich zur Verbesserung der Methode selbst auch nur das Geringste beizutragen.

So war denn im Lauf des zweiten, dritten und vierten Jahrzehnt unseres Säculums die Discissionsmethode in eine grosse Anzahl der verschiedensten Unterarten zerfallen, die allerdings ein gemeinsames Princip verfolgten, aber in den Wegen, auf denen sie dies zu erreichen hofften, sowie in den Erwartungen, von denen sie sich dabei leiten liessen, mehr oder weniger weit auseinander gingen.

Es ist das Verdienst v. Gräfe's,[1]) das in so zahlreiche Methoden zersplitterte Discissionsverfahren wieder zu einer bestimmten, einheitlichen Operationstechnik zurückgeführt und für diese Technik auch bestimmte Indicationen angegeben zu haben. Er adoptirte den Einstich durch die Hornhaut, präcisirte die Grösse der Kapselwunde, sowie die Factoren, nach denen Ausdehnung und Tiefe der Staarwunde zu bemessen sind und verminderte die Gefahren, welche aus dem Aufquellen der zerschnittenen Linse sich leicht zu entwickeln vermögen, dadurch in der dankenswerthesten Weise, dass er die methodische Ausführung der Iridectomie der Discission vorausschickte.

---

[1]) Archiv f. Ophth. Band V. Abth. 1. p. 178—185.

Nach dem Allen aber können wir die geschichtliche Entwickelung der Discission mit den Worten schliessen, mit welchen Arlt[1]) ihre Anwendungsfähigkeit, sowie den Standpunkt, welchen dieselbe augenblicklich in der okulistischen Chirurgie einnimmt, schildert: „Die Discission eignet sich im Allgemeinen nur für weiche Staare, demnach zumeist für jugendliche Individuen bis ohngefähr zum 30. Jahre.“

---

1) Gräfe u. Sämisch Handbuch Band 3. Theil 1. p. 324.

Elftes Kapitel.

Die Dislocation des Staares, ausgeführt durch die Hornhaut.

Erste Periode.

Von den ersten Anfängen der Keratonyxis*) bis zu der im Beginn des achtzehnten Jahrhunderts erfolgten Entdeckung des wahren Sitzes des grauen Staares.

Die Frage nach dem Alter der Keratonyxis musste nach dem gegenwärtigen Stand unserer Kenntnisse bisher noch immer als eine offene und ungelöste betrachtet werden. Begegnen wir doch grade in Betreff ihrer bei den medicinischen Schriftstellern den verschiedensten und widersprechendsten Angaben. Die Einen derselben, und zwar sind dies fast ausschliesslich Autoren, welche den älteren Perioden der Ophthalmologie angehören, schildern neben der durch die Sclerotica ausgeübten Depressionsmethode noch eine andere Art der Niederdrückung, bei welcher der Arzt mittelst einer durch die Cornea in das Auge eingeführten Nadel die Dislocation des Staares herbeizuführen bestrebt war. So beschreibt Ar-

---

¹) Um Irrthümern zu begegnen, bemerke ich, dass ich den Ausdruck Keratonyxis, der erst durch Buchhorn 1806 in die Wissenschaft eingeführt wurde (s. ob. S. 148), in einem erheblich weiteren Sinne gebrauche, als dies meist geschieht. Ich bezeichne mit Keratonyxis jede Operationsmethode des grauen Staares, bei welcher mittelst der durch die Hornhaut eingeführten Nadel eine Dislocation der cataractösen Linse ausgeführt wurde; ganz gleich, ob dies eine Depression oder Reclination sein mochte. Halten wir diese Bedeutung des Wortes Keratonyxis fest, so haben wir in demselben zugleich einen Terminus technicus für die von der älteren Ophthalmologie durch die Hornhaut vollzogene Dislocation des Staares gewonnen.

culanus[1]) zwei verschiedene Methoden der Niederdrückung des Staares; deren die Eine darin bestand, dass der Operateur die Uvea durchbohrte, um die Nadel in den zwischen Linse und Iris befindlichen Raum, in welchem der Staar seinen Sitz haben sollte, zu bringen; während bei der anderen Methode der Arzt, geleitet von der Vorstellung, dass der Staar ein zwischen Iris und Hornhaut angehäuftes pathologisches Produkt sei, die Nadel auf directestem Wege durch die Cornea, speciell den Corneo-Scleralfalz, in die vordere Kammer brachte.

Als Anhänger der ersten Methode, welche der von Celsus geschilderten durchaus gleicht, nennt Arculanus ganz besonders Acaurauius, Haliabas und Gilbertus, während er als Vertreter der zweiten, also der Keratonyxe, Jesus Hali, Mesue und Albucasis hervorhebt. Ja dass die Keratonyxis nicht blos einer ganz stattlichen Reihe von Anhängern sich rühmen konnte, sondern auch im Stande gewesen sein musste, der Sclerotonyxis eine ganz erhebliche und gar nicht unbedenkliche Concurrenz zu machen, geht aus einer Bemerkung hervor, die sich bei van Horne[2]) findet und welche lautet: „Dissensus est inter autores, an acus per tunicam adnatam, an vero per corneam immitti debeat, aliis hoc, aliis illud statuentibus, ast pro situ materiae pecantis haec intrusio variari, atque lis sic dirimi poterit." Es muss also nach dieser Aeusserung van Horne's die Keratonyxis zu jener Zeit eine Operationsmethode gewesen sein, welche allgemein bekannt war und auch vielfach zur Anwendung gelangte, ja sich bereits eine ganz bestimmte und ziemlich genau begrenzte Indication errungen hatte.

Im schroffsten Gegensatz zu den soeben genannten Autoren versuchen andere ophthalmologische Schriftsteller, welche aber hauptsächlich den jüngeren Epochen unserer Wissenschaft angehören, das Alter der Keratonyxis als ein ganz unverhältnissmässig kurzes und die Sclerotonyxis als die im Gebiet der operativen Staarbehandlung durch Jahrtausende ganz allein herrschende und gebietende Depressionsmethode darzustellen. So sagt z. B. Himly[3]): „Ja, diese Celsus'sche Methode war bis zur Zeit Daviel's, der die Extraction in Aufnahme brachte, die allein gebräuchliche." Genau in derselben Weise äussert sich auch Buchhorn[4]): „Die Depression des grauen Staares war," so sagt er, „seit 2000 Jahren, einige im Mittelalter gemachte Versuche ausgenommen, welche sich jedoch nicht zur Allgemeinheit erhoben, die einzige Art den grauen Staar zu

[1]) Cap. XXX. M. Fol. 55.
[2]) p. 414.
[3]) Band 2. p. 297.
[4]) p. 1.

operiren und wurde auch fast unverändert nach der Beschreibung und Vorschrift der Alexandrinischen Schule und des Celsus geübt, bis Daviel die Extraction erfand." Die neueren Autoren sind also, wie man aus diesen beiden Citaten, die ich übrigens noch durch zahlreiche andere vermehren könnte, ersieht, geneigt, die von Celsus[1]) geschilderte Sclerotonyxis für die durch Jahrtausende allein gekannte und allein geübte Depressionsmethode zu halten, die Erfindung der Keratonyxis aber erst für ein Erzeugniss der neueren Zeit anzusprechen. Und zwar gilt fast ganz allgemein Buchhorn als eigentlicher Erfinder der durch die Hornhaut ausgeübten Depression, sowie Discission des grauen Staares; Himly,[2]) Chelius,[3]) Arlt[4]) nennen ganz ausdrücklich Buchhorn als den eigentlichen Vater der Keratonyxis. Selbst Ammon,[5]) einer der gründlichsten Kenner der Geschichte der Staardepression, nimmt keinen Anstand, die Vaterschaft der Keratonyxis Buchhorn zu vindiciren. Denn wenn er[6]) auch als den eigentlichen Erfinder derselben Guillemeau anführt, so glaubt er doch, dass eine methodische Ausübung dieser Operationsmethode erst durch die Bemühungen Buchhorn's und in zweiter Linie Langenbeck's eingeführt worden sei.

Fragen wir nun, auf wessen Seite in diesem Kampf um das Alter der Keratonyxis eigentlich das Recht stehe, ob auf Seiten der älteren Autoren, welche die Keratonyxe für eine schon längst bestehende und von Alters her geübte Methode ausgeben, oder auf Seiten derjenigen Schriftsteller, welche jene Operation als ein Eigenthum der neueren Ophthalmologie in Beschlag nehmen: so fällt die entscheidende Beantwortung dieser Frage durchaus zu Ungunsten der neueren Ophthalmologie aus. Denn wir sind im Stande, durch eine umfangreiche Reihe von Citaten aus den älteren Autoren den Nachweis zu führen, — und schon auf den nächsten Seiten soll dies geschehen, — dass die Keratonyxis bereits in den älteren Epochen der Okulistik, ja schon im Alterthum eine wohlbekannte und vielfach angewandte Operationsmethode des grauen Staares gewesen sei. Angesichts dieser Thatsache aber wird man wohl kaum Bedenken tragen dürfen, mir beizustimmen, wenn ich behaupte, die neuere Ophthalmologie habe in der Erforschung und Erkenntniss der geschichtlichen Entwickelung der Keratonyxis nicht nur keine Fortschritte, sondern sogar recht wesentliche Rückschritte gemacht und sei hinter dem vorgeschrit-

---

1) Lib. VII. Cap. 7.
2) Band 2. p. 324.
3) Band 2. §. 353. p. 281.
4) Band 3. p. 351.
5) Pars III. § 1. p. 83.
6) Pars I. § 21. p. 30.

tenen Standpunkt, welchen die ältere Okulistik in dieser Frage bereits eingenommen hatte, auf das Erheblichste zurückgeblieben.

Bei Galenus scheinen mir, soweit ich die ältere ophthalmologische Literatur augenblicklich zu überschauen vermag, die frühesten Hinweise auf eine Depressionsmethode sich zu finden, bei welcher der Operateur die Staarnadel durch die Hornhaut in das Auge einführte. Im achtzehnten Capitel des dem Galen zugeschriebenen Buches Introductio sagt eine Stelle: „τὰ δέ ὑποχύματα κατάγομεν, παρακεντοῦντες περὶ τὴν ἶριν; deren Uebersetzung lautet: „Den Staar aber führen wir zur Seite, indem wir in der Gegend der Iris einstechen.“ Zum völligen Verständniss dieses Citates dürfte nur noch die Bemerkung erforderlich sein, dass Galen [1]) mit dem Ausdruck Iris [2]) hier die Uebergangsstelle der Cornea in die Sclera bezeichnet, also eine Gegend, welche die moderne Anatomie unter dem Namen des Corneo-Scleralfalzes kennt. Das topographische Verhältniss, in welchem diese Gegend zur vorderen Kammer steht, so wie die Bedeutung, welche der Corneo-Scleralfalz in Folge dieses Verhältnisses für alle operativen Massnahmen, die eine Eröffnung der vorderen Kammer bezwecken, hat, waren Galen sehr wohl bekannt. Empfiehlt er [3]) doch ganz ausdrücklich, behufs Entleerung eines Hypopyon die vordere Kammer in der Gegend des Corneo-Scleralfalzes, oder in dessen allernächster Umgebung zu eröffnen. Räth nun Galen, bei einem so eingehenden und richtigen Verständniss von der Bedeutung, welche grade der Corneo-Scleralfalz für alle die vordere Kammer eröffnenden operativen Eingriffe haben muss, die Staarnadel behufs der Niederdrückung des Staares grade im Corneo-Scleralfalz einzustossen, so muss er doch offenbar bei diesem Rath die Absicht gehabt haben, die Dislocation des Staares eben durch die vordere Kammer ausführen zu wollen, also bei der gesammten Operation eine Technik zu verfolgen, welche die neuere okulistische Chirurgie als Keratonyxis beschreibt. In dieser unserer Beziehung der Worte des Galen auf eine Art von Keratonyxis werden wir noch durch eine andere Stelle bestärkt, die wir im Continens des Rhases [4]) gefunden haben. Diese Stelle, welche eines der vielen Citate, die Rhases aus den Werken des Galen gesammelt und dem Continens einverleibt hat, ist, enthält neben anderen Bemerkungen über die Technik der Niederdrückung des

---

1) De usu part. corp. hum. Lib. X. Cap. 2. und Meth. med. Lib. XIV. Cap. 19.

2) Man vergleiche das Titelbild, wonach der Corneo-Scleralfalz den Namen Iris oder Orbis führt.

3) Meth. med. Lib. XIV. Cap. 19.

4) Band I. Lib. II. Fol. 47.

Staares auch den Rath, bei dieser Operation eine nicht allzuspitze Nadel zu gebrauchen. Die Worte, welche Rhases dem Galen zur Begründung eines solchen Rathschlages in den Mund legt, lauten: „ut cum penetrat corneam impellat uveam[1]) nec eam perforet." Diese Stelle spricht in so klarer und unzweideutiger Weise von der Keratonyxis, dass wir uns einer jeden weiteren Deutung und Kritik derselben schliesslich enthalten können. Wollte mir Jemand den Einwand machen, dass dieselbe, da sie ja nicht direct den Werken des Galen entlehnt sei, füglich keine allzugrosse Beweiskraft beanspruchen dürfe und könne, so sei mir zu bemerken erlaubt, dass ich auf Grund ihrer allein auch nimmermehr dem Galen die Kenntniss der Keratonyxis zugestanden haben würde, wohl aber zu einem solchen Verfahren in dem anderen von mir angezogenen Citat eine gewisse Berechtigung zu finden glaube.

Hält man daran fest, dass bereits Galen eine genügende Kenntniss der Technik der Keratonyxis besessen habe, so werden wir auch für eine andere Stelle[2]) seiner Schriften ein um Vieles klareres und befriedigenderes Vertändniss erhalten; eine Stelle, welche ich der Kürze halber nur in der deutschen Uebersetzung wiedergeben und zwar in der folgenden geschmackvollen und zugleich sehr genauen Uebersetzung Ritters[3]). „Also diese Hornhaut erscheint Dir an jener Stelle, wo sie von der Iris abgeht, der krystallinischen Feuchtigkeit zwar sehr nahe zu sein, da alle Häute und Flüssigkeiten der Augen an dieser Stelle mit einander zusammenhängen; in ihrem weiteren Verlaufe nach aussen aber entfernt sie sich immer mehr und mehr, bis sie der Pupille gegenüber ihren höchsten Abstand erreicht hat; was selbst Du bei anatomischen Untersuchungen, sowie auch beim Staarstechen wahrnehmen kannst. Denn da alle Staare in der Mitte zwischen der Hornhaut und der krystallinischen Feuchtigkeit ihre Lage haben, so berührt das Instrument, welches, um es zu dem Staar zu führen, in dem weitesten Raum von oben und unten, rechts und links, d. h. um mich kurz auszudrücken, in der Mitte eingestochen wird, wenn es nach allen Seiten gedreht wird, keinen der beiden vorgenannten Theile, als wenn sie in einem weiten Zwischenraum von einander abständen."

---

[1]) Während die neuere Anatomie mit dem Wort Uvea die Traubenhaut in ihrer ganzen Ausdehnung zu bezeichnen pflegt, wird im Continens der Ausdruck Uvea nur auf einen bestimmten Theil der Aderhaut beschränkt und zwar auf den welchen wir heute Iris nennen.

[2]) De usu part. corp. hum. Lib. X.

[3]) Neue Folge. Band 1. Heft 3. p. 355.

Wie man aus den Anfangssätzen ersehen kann, schildert Galen hier die vordere Kammer, sowie das Verhältniss der Cornea zur Pupille. Um aber die räumliche Ausdehnung der vorderen Kammer seinen Lesern recht anschaulich und verständlich zu beschreiben, beruft er sich auf die Staaroperation. Der Umstand, dass man die behufs der Depression des Staares ins Auge eingebrachte Nadel nach allen Seiten hin frei bewegen könne, ohne eine Verletzung befürchten zu dürfen, muss, so glaubt er, seinen Lesern einen Begriff von der Grösse der vorderen Kammer geben. Hätte also Galen die Sclerotonyxis, als er diese Stelle niederschrieb, im Sinne gehabt, so wäre wirklich kaum abzusehen, wie mittelst der durch die Sclera in das Augeninnere eingeführten Staarnadel die räumliche Ausdehnung der vorderen Kammer nach allen Richtungen hin, — und Galen betont diese Möglichkeit ja gerade noch ganz ausdrücklich, — hätte ausgemessen werden sollen. Hat ihm dagegen die Technik der Keratonyxis vorgeschwebt, was ich behaupte, so ist das von ihm beschriebene Manöver mit der durch den Hornhautfalz eingeführten Nadel ziemlich leicht auszuführen und auch gewiss geeignet, über die räumlichen Verhältnisse der vorderen Kammer gewisse Anhaltepunkte zu liefern.

Wesentlich leichter wird es uns, in der nachgalenischen Zeit die Existenz der Keratonyxis nachzuweisen. Einen sehr klaren und unzweideutigen Hinweis auf dies Operationsverfahren finden wir zunächst bei Antyllus, und zwar im Continens des Rhases.[1]) Bei der Beschreibung der Niederdrückung des Staares schildert nämlich Antyllus den Act des Einstossens der Nadel in folgender Weise: „Et ponatur deinde acies instrumenti ubi designatum extitit cum rado: et perforetur c o n j u n c t i v a et c o r n e a quia ex tunc uvea impelletur et non perforabitur propter viscositatem existentem super eam et aciem instrumenti quae non est acuta". Auch aus dieser Schilderung geht hervor, dass zum Einstich des Instrumentes der Corneo-Scleralfalz gewählt wurde; denn nur hier konnte Antyllus anrathen, Cornea und Conjunctiva zugleich zu durchbohren. Im Uebrigen wurde die Operation mit zwei verschiedenen Nadeln ausgeführt; die eine, spitz und geschärft, wurde nur dazu benützt, die Einstichsöffnung zu machen, während die andere, weniger spitze, die Dislocation des Staares auszuführen hatte.

In der augenärztlichen Chirurgie der Araber scheint die Keratonyxis sich einer ganz besonderen Verehrung und Aufmerksamkeit erfreut zu haben; wenigstens begegnen wir ihr wiederholt in der arabisch-medicinischen Literatur. Bereits Arculanus hat als Anhänger der Keratonyxe, wie wir dies schon Eingangs dieses Capitels erwähnt haben, Jesus Hali,

---

[1]) Band I. Liber II. Fol. 50.

Mesuë und Albucasis genannt, und können wir diesen Namen noch den des Avicenna hinzufügen.

Jesus Hali[1]) räth auf Grund seiner Vorstellungen von dem Wesen und dem Sitz des Staares, — der Staar sollte nach seiner Meinung ein in der vorderen Kammer zwischen Iris und Hornhaut angehäuftes pathologisches Produkt sein, — die Depressionsnadel zwischen Horn- und Regenbogenhaut, also direct in die vordere Kammer einzuführen. Uebrigens scheint Jesus Hali auch Linsen, welche in die vordere Kammer luxirt und cataractös entartet waren, durch die Pupille in die hintere Kammer zurückgebracht und hier deprimirt zu haben. Wenigstens beschreibt er, wie sich die Pupille in Folge des vom Staar auf die Iris ausgeübten Druckes erweitert habe und wie nach der Depression des Staares alsdann die Pupille wieder zu ihrer früheren Grösse zurückgekehrt sei. Und da er diesen ganzen Act in recht treffender Weise mit der Erweiterung des Muttermundes beim Austritt der Frucht vergleicht, so liegt wohl der Schluss nahe, dass auch bei den von ihm beschriebenen Operationen die Pupille durch einen sie passirenden Körper mechanisch ausgedehnt wurde. Es sei mir gestattet, grade die Stelle, in welcher Jesus Hali diesen Vergleich der durch die hindurchtretende Linse erweiterten Pupille mit dem durch die austretende Frucht erweiterten Muttermund ausführt, hier anzuziehen. In der lateinischen Uebersetzung lautet dieselbe: „Instrumentum quando intrat inter duas tunicas cum aqua exprimit uveam et accidit ex illa compressione dilatatio; sicuti matrix dilatatur in partu propter exitum embrionis: quoniam ligamen matricis relaxatur quando exierit embrio ligamen redit ad statum suum: sic accidit isti tunicae sicut matrici de amplitudine propter compressionem: et quando removerit aquam removetur compressio: et redit pupilla ad statum suum primum.“

Auch der jüngere Mesuë[2]) schildert die Dislocation des Staares durch die Hornhaut in sehr charakteristischer Weise wie folgt: „Et procedat perforatio inter tunicam et tunicam cum omni facilitate usque dum perveniat ad vacuum, quod est ante pupillam. Deinde incipe deponere aquam et occultare illam sub cornea“. Mesuë räth also, die Staarnadel zwischen Regenbogen- und Hornhaut, — denn anders kann man die Stelle: „procedat perforatio inter tunicam et tunicam“ doch wohl nicht auffassen —, einzustechen, sie in den vor der Pupille gelegenen Hohlraum, also in die vordere Kammer zu führen und alsdann die Depression zu versuchen.

In gleicher Weise kann die Beschreibung, welche Avicenna nach

---

[1]) Fol. 257 u. 258.

[2]) Fol. 89.

der röm. Ausg. des Jahres 1593 p. 353 Zeile 23 ff. — von der Niederdrückung des grauen Staares giebt, nicht auf die Scleroticonyxis, sondern nur auf die Keratonyxis bezogen werden. Derselbe sagt nämlich in der angegebenen Stelle,[1]) welche wir der Wichtigkeit des Gegenstandes halber im arabischen Urtext und wörtlicher Uebersetzung hier vorführen, was folgt: ثم يقدح يبتدا وينقب بالمنقبه اى بالمقدحة فيمر بين الطبقتين الى ان يحازى (lies: يحاذى) الثقبة ويجد هناك كفضا وجوبة ثم من الصناع من يخرج المقدحة ويدخل فيها ذنب المهت وهو الاقليد الى موافاه الثقبة ليهيى للطرف الحاد من المهت مجالا وليموّد العليل الصبر ثم يدخل المهت الى حد المحدود وتعلوا (lies: ويعلوا) به الما ولا يزال يحطه حتى يصغوا العين ويكبس الما خلف القرنى من تحت; d. h. dann nehme er (der Operateur) die Operation des Staares vor. Er beginne mit dem Stecher, d. h. der Staarnadel, hineinzustechen; indem er zwischen den beiden Hautlagen eindringt, bis er (mit der Spitze der Staarnadel) vor der Oeffnung steht und dort wird er eine Art von Zwischenraum und Höhlung finden. Aber es giebt auch Operateure, welche die Staarnadel herausnehmen und in das Ende des Muhatt, d. i. des Iklid, einlassen, bis sie an jene Oeffnung dringt; damit er (der Operateur) der scharfen Spitze des Muhatt einen Spielraum verschaffe und den Patienten an Geduld gewöhne. Sodann führt er den Muhatt bis zu dem begrenzten (dem mit Wasser gefüllten) Raum ein, richtet ihn von oben herab auf das Wasser hin und hört nicht auf, es (das Wasser mit dem Muhatt) niederzudrücken, bis das Auge wieder hell ist und er das Wasser dann hinter der Hornhaut nach unten herabdrückt." So weit Ibn Sina. Wenn derselbe also hiernach den Act des Einstiches mit den Worten schildert: „Darauf beginne der Operateur mit der Staarnadel hineinzustechen, indem er zwischen den beiden Hautlagen eindringt, bis er (mit der Spitze der Staarnadel) vor der Oeffnung steht und dort wird er eine Art von Zwischenraum und Höhlung finden," so kann eine derartige Erklärung des Einstichsverfahrens nimmermehr mit der Scleroticonyxis in irgendwelchen Zusammenhang gebracht werden. Denn bei dieser Operation wird doch die Staarnadel niemals zwischen zwei Hautlagen in das Auge eingeführt, sondern wird vielmehr durch alle drei die Bulbuswandung bildenden Häute durchgestossen. Und ebenso könnte die Nadel bei der Sclerotonyxis niemals vor der Pupille, denn diese bezeich-

---

[1]) Die arabische Abschrift obiger Stelle, sowie die deutsche Uebersetzung derselben hat unter Beachtung der Emandation des Geheimen-Rathes Prof. Dr. Fleischer in Leipzig mein Vater angefertigt.

net Avicenna offenbar mit dem Ausdruck Oeffnung, anlangen, vielmehr müsste sie immer hinter derselben zum Vorschein kommen. Dagegen passt die gesammte Schilderung ganz vortrefflich auf die Keratonyxis; hier führt der Operateur das Instrument zwischen zwei Hautlagen, der Iris und der Cornea, bis vor die Pupille. Es zeigt die von Avicenna entworfene Beschreibung der Staaroperation eine auffallende Aehnlichkeit mit der, welche der jüngere Mesuë gegeben hat und die von uns gleichfalls auf die Keratonyxis bezogen werden musste.

Uebrigens hat die in Rede stehende Stelle des Avicenna bereits älteren Autoren wiederholentlich Anlass zu Meinungsverschiedenheiten gegeben. Gentilis,[1]) der bekannte Commentator des Avicenna, bemerkt zu derselben, dass sie auf verschiedene Weise zu erklären sei und auch erklärt würde. Denn einige Aerzte wollten in ihr nichts weiter sehen, als eine Beschreibung der gewöhnlichen Sclerotonyxis; während andere von dieser Meinung abwichen und glaubten, der Operateur solle zwischen Regenbogen- und Hornhaut mit dem Staarstecher in das Auge eindringen.

Wenn Arculanus auch den Albucasis als Anhänger der Keratonyxis aufführt, so kann ich für diese Angabe in der Chirurgie des Albucasis[2]) selbst keine Anhaltepunkte finden; vielmehr hat die Beschreibung, welche er von der Niederdrückung des Staares giebt, ausschliesslich nur für die Sclerotonyxis Giltigkeit.

Die abendländische Chirurgie enthält gleichfalls zahlreiche und sehr characteristische Beschreibungen der Keratonyxis und der ihr eigenthümlichen Operationstechnik. So lesen wir bei Gordonius[3]) folgende Schilderung der Staaroperation, in der wohl Niemand, selbst beim besten Willen nicht, auch nur die leisesten Spuren der Celsus'schen Methode zu entdecken vermöchte. „Et corpore mundificato fiat caverna in cornea cum acu rotundi capitis et tunc impellatur supra uveam, sed non transeat ultra. Et comprimatur aqua inferius cum acu et non extrahatur statim, sed maneat aliquantulum, ut aqua superius non revertatur; elevetur igitur acus et postea comprimatur, deinde extrahatur. In parte autem inferiori oculi non fiat caverna ad extrahendum aquam, quod timendum esset de evacuatione humoris albuginei, sicut dicit Avicenna. Fiat igitur in angulo.“ Zugleich ersehen wir auch aus dieser Stelle, dass der Corneo-Scleralfalz, welchen Gordonius mit dem Namen Angulus belegt, als der für den Einstich geeignetste Ort galt, eine Ansicht, welcher wir bereits bei Galen und Antyllus begegnet sind.

---

[1]) Lib. III. Fen. III. Tractat. IV. Cap. 20.

[2]) Lib. II. Lectio XXIII. p. 169.

[3]) Particula III. Cap. IV. Rubrica III. Fol. 41.

Auch Johannes Anglicus[1]) entwirft ein ziemlich klares Bild der Keratonyxis. Man soll, so räth er, den Staarstecher in die vordere Kammer einführen, den Einstichsort aber nicht im unteren Theil des Auges wählen, sondern im Corneo-Scleralfalz und zwar in gleicher Höhe mit der Pupille.

Galeatius de sancta Sophia[2]) musste gleichfalls Kenntniss von der Keratonyxis gehabt haben; denn er stellt es dem Operateur anheim, ob derselbe die Staarnadel zwischen Hornhaut und Pupille einführen wolle. Auch der bekannte Anatom Mundinus[3]) bringt eine Beschreibung der Keratonyxis. Er schildert das Einstichsmanöver der Depressionsnadel mit den Worten: „acum imponunt perforando corneam longe a pupilla, et profundant oblique corneam, donec sit in directo pupillae."

Folgende höchst characteristische Schilderung der Keratonyxis giebt Sillanus[4]) in seinem Commentar zum neunten Buch des Rhases: „Recipiatur acus rotundi capitis et perforetur cornea a parte lacrymali minori versus inferius et volvendo acum fit fovea in tunica conjunctiva et transit illa acus inter tunicam uveam et corneam".

Andreas Wesalius,[5]) welcher gleichfalls einen Commentar zum Rhases verfasst hat, bezeichnet die Cornea als den Ort, durch den die Staarnadel in das Auge gebracht werden soll.

Auf ähnliche Weise wählt Rondeletius[6]) den Einstichsort in der Hornhaut, speciell im Corneo-Scleralfalz. Denn bei Gelegenheit der Beschreibung der Hypopyonpunction, welche im Corneo-Scleralfalz vorgenommen wurde, sagt er: „Punctura fieri debet in latere, quemadmodum fit in transpositione panniculi facti ex suffusione."

Eine höchst klare und typische Schilderung der Keratonyxis entwirft auch Plater[7]) in folgenden Worten: „Juxta oculi sedem innixa, in latere oculi externo, mediam pupillae sedem respiciente, in albo oculi, nonnihil ab iride distante, in corneam imprimi et non violenter sed sensim eam contorquendo, donec corneam penetret, intrudi debet." Mithin wird die Cornea diesem Ausspruch des Plater nach in klarster und unzweideutigster Weise als der für den Einstich der Staarnadel passende und geeignete Ort gekennzeichnet, und zwar speciell die dem Rand zu-

[1]) p. 186.

[2]) Cap. XXVII. Fol. 22.

[3]) Cap. De oculorum tunicis. Die Blätter sind nicht paginirt. Uebrigens erwähnt bereits Häser in der zweiten Auflage seiner Geschichte der Medicin § 271 p. 336, dass Mundinus die Anwendung der Keratonyxis gekannt habe.

[4]) Die Blätter sind nicht paginirt.

[5]) Cap. XXVII. p. 62. Uebrigens wird dieser Name in der von mir benutzten Ausgabe mit dem Anfangsbuchstaben W geschrieben.

[6]) Cap. 54. p. 257.

[7]) Band 1. p. 276.

nächstliegende Zone. Ueberhaupt scheint gerade diese Gegend diejenige gewesen zu sein, welche von den älteren Aerzten stets für den Einstich der Nadel benützt wurde.

Fabricius ab Aquapendente[1]) scheint gleichfalls die Dislocation des Staares durch die Hornhaut, neben der durch die Sclerotica, gekannt zu haben; wenigstens darf man dies wohl aus folgender Stelle schliessen: „Quod si velimus his omnibus occurrere, utique poterimus, si fiat in cornea punctio, aut in albo;“ doch scheint er, wie die folgenden Sätze lehren, der Scleroticonyxis den Vorzug eingeräumt zu haben.

Wenn ich nun meine, durch diese Citate einen erschöpfenden Beweis dafür geführt zu haben, dass die Keratonyxis eine auch den älteren Epochen der Augenheilkunde wohl bekannte Operationsmethode des Staares gewesen sei, so glaube ich den Boden der nüchternen, kritischen Forschung nach keiner Seite hin überschritten zu haben. Vielmehr erscheinen mir die angezogenen Beweisstellen so überzeugend, dass ich auf eine weitere Vermehrung und Häufung derselben an dieser Stelle unbedenklich verzichten darf, um dafür die Indicationen, welche man dieser Operationsmethode gestellt hatte, noch einer Prüfung zu unterziehen.

Die Gesichtspunkte, von denen sich die älteren Augenoperateure bei der Wahl der Staaroperationsmethode leiten liessen, fanden, wie dies bereits Arculanus angedeutet hat, ihren Grund wesentlich in den Vorstellungen, welche die einzelnen Aerzte von der Natur und dem Sitz des Staares hatten. Wie wir bereits im ersten Capitel dieses Werkes auseinander gesetzt haben, waren die älteren Okulisten, in Betreff des Sitzes des Staares, in zwei grosse Lager getrennt. Die einen suchten den Sitz des Staares ausschliesslich hinter der Iris, in der nach den Begriffen der älteren Anatomie so überaus geräumigen hinteren Augenkammer[2]), während die Gegenparthei als den eigentlichen Sitz des Staares die vordere Kammer ansah. Die weniger entschiedenen und vorsichtigeren Aerzte halfen sich damit, dass sie beiden Augenkammern, der hinteren wie vorderen, das Recht einräumten, den Staar beherbergen zu dürfen. Natürlich wurden diese Ansichten auch auf die Praxis übertragen und fanden hier in den beiden Depressionsmethoden, der Sclerotonyxis und Keratonyxis, ihren Ausdruck. Diejenigen Operateure, welche die Entwickelung des Staares für ein ausschliessliches Privilegium der hinteren Augenkammer ausgaben, hielten unerschütterlich fest an der von Celsus gelehrten Sclerotonyxis; da es nach ihren pathologisch-anatomischen Vorstellungen auf diesem Wege am schnellsten und sichersten

---

1) Cap. XVI. p. 66.

2) Man vergleiche das Titelbild

gelingen musste, den Staar mit der Nadel zu treffen und zu dislociren. Die Anderen dagegen, welche die vordere Kammer, speciell die Pupille, als den eigentlichen Entwickelungsheerd des Staares ansprachen, wollten von der Sclerotonyxis nichts hören; vielmehr nur die Operation durch die Hornhaut als die eigentlich berechtigte angesehen wissen. Und in der That musste von dem pathologisch-anatomischen Standpunkte aus, den diese Parthei einnahm, der Weg der Staarnadel durch die Hornhaut hindurch als der sicherste und verlässlichste erscheinen. Gelang es doch auf ihm, schnell und sicher jedes in der vorderen Kammer oder in der Pupille befindliche pathologische Produkt auf unmittelbarste Weise mit dem Operationsinstrument zu treffen; ohne dabei eine Verletzung der Linse, welche der älteren augenärztlichen Chirurgie stets als ein drohendes Gespenst vorschwebte, befürchten zu müssen. Einigermassen ausgeglichen wurden diese beiden sich schroff gegenüberstehenden Anschauungen durch die Bemühungen jener vorsichtigeren und extremen Anschauungen abgeneigten Aerzte, welche den Sitz des Staares sowohl in der vorderen, wie auch in der hinteren Kammer suchten. Und da diese Mittelparthei immerhin einen sehr bedeutenden Anhang hatte, — denn sie stand ja doch eigentlich in jedem der sich bekämpfenden Lager mit einem Fuss —, so entbrannte auch in dieser ersten Periode der Kampf zwischen beiden Depressionsmethoden niemals zu einer solchen Höhe, wie der, welcher später zwischen Depression und Extraction geführt wurde. Ja beide Methoden mussten für die grosse Menge der zwischen den beiden extremsten Partheien Stehenden eine völlig gleiche Berechtigung beanspruchen und sich ihre jedesmalige Anwendung nur nach der Natur des betreffenden Krankheitsfalles richten. Für sie waren diese beiden Depressionsmethoden nicht zwei, sich unter allen Umständen feindlich gegenüberstehende Meinungen, die mit einander um Leben und Existenz stritten, wie dies erst später, Dank den Bemühungen Buchhorn's, der Fall sein sollte, sondern für sie waren beide Methoden zwei friedlich mit und neben einander bestehende Verfahrungsweisen, von denen jede ihren streng begrenzten Wirkungskreis inne hielt. Darum ist eben auch die ophthalmologische Welt bis zum achtzehnten Jahrhundert nicht von einem zwischen Sclerotonyxis und Keratonyxis geführten Kampf bewegt worden.

Am Besten werden wir uns davon zu überzeugen vermögen, dass man die Behandlungsweise des Staares wesentlich von dem Sitz desselben abhängig zu machen bestrebt war und dass man auf Grund dieser Vorstellungen beiden Dislocationsmethoden, der Scleroticonyxis wie der Keratonyxis, schliesslich eine gleiche Wichtigkeit zuerkannte; indem man für jede von beiden ganz bestimmte Indicationen festgestellt hatte; wenn wir nochmals einen Blick in den einen oder den andern Autor jener Zeiten thun wollen. So erklärt z. B. Actuarius,[1]) dass es sehr verschiedene Arten des Staares und sehr verschiedene Gerinnungsweisen desselben gebe, und dass man die Behandlungsmethode deshalb lediglich nach den jeweiligen individuellen Verhältnissen zu regeln habe. In gleichem Sinne sagt Fienus,[2]) man müsse genau unterscheiden, ob der Staar hinter, oder etwa vor der Iris sich befinde; denn darnach müsse die Auswahl der anzuwendenden Operationsmethode getroffen werden. In ähnlicher Weise äussert sich auch Tozzi[3]), und van Horne[4]) beurtheilt, wie wir bereits anfangs dieses Capitels gehört haben, die Anwendbarkeit der Sclerotonyxis und der Keratonyxis lediglich nach der Lage des Staares.

Natürlich konnten aber derartige Ansichten von der operativen Werthigkeit jener beiden Staaroperationsmethoden, da sie ja ganz ausschliesslich nur auf den Vorstellungen fussten, welche die antike Ophthalmologie über den Sitz und die Natur des Staares lehrte, auch nur so lange für die Aerzte eine gewisse Bedeutung behalten und auf deren operatives Handeln einen entscheidenden Einfluss ausüben; als jene antiken Anschauungen die herrschenden blieben. Solange der Arzt in dem Staar nichts weiter erblickte, als ein Häutchen, das, entweder vor oder hinter der Pupille gelagert, diese versperrte, befand er sich vollkommen in seinem Rechte, wenn er sein operatives Eingreifen einfach durch diese von ihm vorausgesetzte Topographie des Staares leiten liess und nur vermittelst dieser die Indicationen für die Keratonyxis und die Sclerotonyxis bestimmte. Sobald aber im Licht der neuen Lehre Brisseau's und Maitre-Jean's die Staaroperation ein wesentlich anderes Aussehen angenommen und man erkannt hatte, dass es sich bei dieser nicht um das einfache Beiseiteschieben eines mehr oder minder zarten Häutchens handelte, sondern um die Dislocation der Linse, mussten auch die Indicationen, welche man bis dahin für die Anwendbarkeit der Keratonyxis und Sclerotonyxis aufzustellen sich berechtigt gefühlt hatte, hinfällig werden. Man musste darauf bedacht sein, den Werth und die Bedeutung beider Operationen, die bis dahin nach rein künstlichen und willkürlich construirten Voraussetzungen beurtheilt und bestimmt worden waren, nach den realen Verhältnissen, welche die neue Lehre Brisseau's und Maitre-Jean's predigte, zu schätzen. Die Zeit war vorüber, in der man den practischen Werth einer Operationstechnik auf Grund einer rein speculativen Voraussetzung beurtheilen durfte.

---

1) Lib. II. Cap. VII. p. 184.
2) Tractatus II. Cap. III. p. 26.
3) p. 126.
4) p. 414.

Zu welchen Consequenzen aber die neuen und geläuterten Anschauungen, welche die Ophthalmologie mit Beginn des achtzehnten Jahrhunderts in Betreff der pathologischen Anatomie des grauen Staares gewonnen hatte, für die Keratonyxis führten, werden wir im folgenden Abschnitt zu untersuchen haben.

Zweite Periode.

Vom Beginn des achtzehnten Jahrhunderts bis auf die neueste Zeit.

In der ersten Hälfte des achtzehnten Jahrhunderts scheint die Keratonyxis sich keiner sonderlichen Beachtung erfreut zu haben. Der Uebergang von der antiken zu der modernen Anschauung von dem Wesen und der Natur des grauen Staares war viel zu schwierig und allzu tief eingreifend, um ohne schwere, die ophthalmologische Welt heftig bewegende Kämpfe sich vollziehen zu können. Und so lange diese Kämpfe währten, solange noch die Partheien mit wechselndem Glück für und wider die neue Lehre stritten, konnte natürlich an eine genügende Verwerthung der neu gewonnenen Anschauungen für die Technik der okulistischen Chirurgie nicht gedacht werden. Erst als sich die Anschauungen einigermassen geklärt und definitiv die alten Vorstellungen aufgegeben worden waren, konnten auch für die practische Augenheilkunde die Segnungen der neuen Lehre sich geltend machen; erst da war endgiltig der Boden geebnet worden, auf welchem die rationellen, mit den anatomisch-physiologischen Verhältnissen des Auges auf das Strengste rechnenden Operationsmethoden des Staares sich zu entwickeln vermochten. So begegnen wir denn auch erst in den letzten Jahrzehnten des achtzehnten Säculums, als man bereits rüstig an dem Ausbau und der rationellen Verbesserung der Staaroperationen arbeitete, wiederholentlich Versuchen, die Keratonyxis nach den Principien der neuen Lehre zur Ausführung zu bringen. Wie sehr man sich aber bei diesen Versuchen bereits von den modernen Anschauungen leiten und beherrschen liess, zeigt der Umstand, dass gerade diese ersten Versuche weniger darauf ausgingen, eine Dislocation des Staares einzuleiten, wie dies die antike Keratonyxis doch ausschliesslich nur erstrebte, als vielmehr das Hauptgewicht auf die Extraction oder Discission der getrübten Linse legten. So war in dem Fall, den Gleize[1])

---

[1]) p. 61.

beschreibt, die Keratonyxis, d. h. die Dislocation des Staares per Corneam, eigentlich nur ein zufälliges Ereigniss, das sich als unbeabsichtigte Folge eines misslungenen Extractionsversuches ergab. Auch Conradi [1]) verzichtete bei seinen Operationsversuchen auf eine Dislocation des Staares vollständig und trachtete nur darnach, die entartete Linse mittelst Discission der Resorption zu überlassen. Ein Versuch, der wesentlich nur eine Erweiterung und practische Anwendung der bereits von Richter [2]) in Vorschlag gebrachten Methode darstellte. Doch schienen alle diese Versuche, die Keratonyxis wieder zu einem neuen Leben zu erwecken, bei den Augenärzten jenes Zeitabschnittes keine sonderliche Aufnahme gehabt zu haben. Verurtheilt doch ein chirurgisches Genie, wie Benjamin Bell, alle dahin zielenden Bestrebungen vollständig und behauptet, es werde nie gelingen, einer derartigen Operationstechnik eine allgemeine Anerkennung zu verschaffen. Und doch sollte kaum ein Decennium verrinnen, bis die Keratonyxis zu einer ungeahnten und unerwarteten Berühmtheit sich emporgeschwungen hatte. Denn als im Jahr 1806 Buchhorn mit seinen Vorschlägen zu einer, durch die Cornea auszuführenden Discission, resp. Dislocation der getrübten Linse, in die Oeffentlichkeit trat und bald das Glück hatte, an Langenbeck einen warmen Förderer und Protector seiner Anschauungen zu finden, bedurfte es nur weniger Jahre, um aus der früherhin so wenig geachteten Keratonyxis eine viel genannte und allerwärts bekannte Methode zu machen. Gewiss ist dieser überraschend schnelle und glänzende Erfolg in erster Linie nur den vortrefflichen Zeugnissen zuzuschreiben, mit denen sie von Langenbeck ausgestattet in die wissenschaftliche Welt sich einführte. Erklärte ja doch Langenbeck [3]) die Keratonyxis für eine Operationsmethode, die für alle Staargattungen gleichwerthig und gleich brauchbar sei, denn die weichen Staare liessen sich durch sie zerstücken und die harten dislociren. Doch sollte der Ruhm, den sich die Keratonyxis, wenigstens die Dislocation der Linse durch die Cornea, von der wir hier ausschliesslich sprechen, durch die Bemühungen ihres geistvollen Protectors so schnell und mühelos erworben hatte, nicht allzu lange unangetastet sich erhalten. Denn da die überaus grossen Erwartungen, mit denen diese Operationsmethode von den deutschen, wie ausserdeutschen Ophthalmologen aufgenommen und in die Praxis eingeführt worden war, sich doch lange nicht in dem Umfange erfüllten, als man dies vorausgesetzt hatte: so währte es nur kurze Zeit, um von allen Seiten bittere Klagen und herben Tadel derselben erschallen zu hören. Man be-

1) l. 1. p. 56.
2) Band 3. p. 243.
3) B. IV. Stück 2. Neue Bibliothek.

richtete von Fällen einer Iritis und Panophthalmitis, welche als unmittelbare Folgen der durch die Cornea ausgeübten Dislocation des Staares eingetreten wären (Benedict);[1] Weinhold[2]) und Jäger[3]) wollten ein viel häufigeres Aufsteigen der niedergedrückten Linse nach der Keratonyxis, als nach der Sclerotonyxis beobachtet haben. Beer[4]) machte der neuen Methode zum Vorwurf, dass die Dislocation der getrübten Linse durch sie nur unvollkommen ausgeführt werden könne und unter allen Umständen mit einer unliebsamen Quetschung der Iris verknüpft sei. Nach den Beobachtungen von Fischer[5]) sollten Verletzungen der Netzhaut und daraus resultirende Amaurosen gar nicht seltene Folgezustände der Keratonyxis sein. Und auch Gräfe[6]) hatte von den Dislocationsversuchen des Staares mittelst der durch die Hornhaut eingeführten Nadel in seiner Praxis keine sonderlich rühmenswerthen Erfolge gesehen. Desgleichen fürchtete man für die Hornhaut selbst allerlei bedenkliche Folgen (Schindler).

Nicht viel besser lauteten die Berichte, welche die ausserdeutschen Augenärzte von der Keratonyxis veröffentlichten.

In Italien[7]) konnte sich die neue Operationsmethode keiner besonders günstigen Erfolge rühmen. Quadri sah bei 13 Depressionen, welche er nach der Buchhorn-Langenbeck'schen Methode operirt hatte, 11 Mal ein schnelles Wiederaufsteigen der Linse. Prof. Vacca in Pisa beobachtete gleichfalls eine sehr ausgesprochene Neigung der durch die Cornea deprimirten Linse zum Wiederaufsteigen, sowie auch allerlei entzündliche Folgezustände. Auch Canella[8]) wollte von der Keratonyxis, sowohl was die Dislocation als Discission des Staares anlangte, nur wenig lobenswerthe Erfolge gesehen haben und endlich fällten ähnliche ungünstige Urtheile Prof. Pacini in Lucca und Prof. Geri in Florenz.

Ebenso gewann in Frankreich die Keratonyxis nicht allzu viele Anhänger. Dupuytren,[9]) welcher diese Methode selbstständig, ohne vorherige Kenntniss der von Buchhorn und Langenbeck veröffentlichten Mittheilungen gefunden zu haben behauptete und sich deshalb als den Vater derselben betrachtete, wollte trotzdem nicht wesentliche Vortheile der Keratonyxis

---

1) Nr. 74. p. 377. Med. chirurg. Zeitung.
2) Nr. 83.
3) p. 43.
4) B. 2. § 85. p. 353.
5) 2. B. 2. St. p. 160. Neue Bibliothek.
6) Band 3. p. 357—366. Hecker's Annalen.
7) Theil 2. p. 88—90. Citirt von Baratta.
8) Nr. 15. p. 241—253. Jahrgang 1851. Band 1. Med. chir. Zeitung.
9) Band 2. p. 464 u. 465.

beobachtet haben; sodass er der Dislocation durch die Sclerotica unbedingt den Vorzug einräumte. Auch Demours[1]) hatte bei der durch die Hornhaut ausgeführten Depression so wenig befriedigende Erfolge beobachtet, dass er auf diese Operationsmethode gern Verzicht leistete. Und so blieb denn in Frankreich die Depression des Staares mittelst der Scarpa'schen Nadel durch die Sclerotica die herrschende Dislocationsmethode.[2])

In gleicher Weise scheinen die Engländer sich mit der neuen Methode nicht gerade sehr befreundet zu haben. Mackenzie[3]) bemerkt ganz ausdrücklich, man könne keinerlei Dislocationen der Linse, weder Depression noch Reclination, in befriedigender Weise durch die Hornhaut zur Ausführung bringen und Wardrop[4]) wollte nicht unbedenkliche entzündliche Processe als unmittelbare Folgezustände dieses Verfahrens zu wiederholten Malen gesehen haben.

So kam es denn, dass die grossen Erwartungen, mit denen die Keratonyxis in ihrer neuen Form in die augenärztliche Chirurgie sich einführte, nur zum kleinen Theil in Erfüllung gingen. Die stolzen Hoffnungen, aus ihr eine Universalmethode gleich geeignet für alle Staarformen zu machen und durch sie alle anderen, bis dahin üblichen Operationsmethoden für immer zu beseitigen, mit denen sich Buchhorn und Langenbeck getragen hatten, erwiesen sich nur allzu bald als viel zu überschwänglich. Das einzige Resultat, welches Langenbeck für seine neue Operationstechnik erlangen konnte, war das, dass sich dieselbe neben den übrigen Methoden, speciell neben der Sclerotonyxis, behaupten konnte; doch an einen erfolgreichen, dauernden Sieg war gar nicht mehr zu denken. So sehen wir denn in dem 3. und 4. Jahrzehnt dieses Jahrhunderts die Dislocation des Staares durch die Hornhaut nur vereinzelt von diesem oder jenem Operateur besonders cultivirt und begünstigt werden. Namentlich scheint v. Walther[5]) ein besonderer Freund derselben gewesen zu sein; und zwar hauptsächlich aus dem Grunde, weil dem Operateur bei ihr, sollte ihm die Dislocation der getrübten Linse nicht gelingen, immer noch die Möglichkeit einer bequemen und leicht auszuführenden Zerstückelung bliebe. Mit einer von ihm besonders zu diesem Zweck construirten Nadel übte er bei allen in der Landshuter Klinik zur Operation gelangenden Staaren ausschliesslich nur die Kera-

---

1) Tome 1. Sect. VIII. Chap. II. p. 538.
2) Citirt von Brosse in Rust Magazin B. VI. p. 151.
3) Cap. XIV. Abschnitt 9. p. 587.
4) Vol. II. p. 6.
5) v. Graefe u. v. Walther Journal B. XXII. 2. Centurie Aphorism. 88. p. 195.

tonyxis. (Med. chirurg. Zeitung 1813—1818). Als besondere Anhänger der Keratonyxis in dieser Zeitepoche dürften noch zu nennen sein Jüngken,[1] Weiss,[2] Beck[3] u. A. Doch konnten auch sie die Dislocation der cataractösen Linse durch die Hornhaut nicht unter allen Verhältnissen der durch die Sclera ausgeübten vorziehen, sondern sahen sich genöthigt, sie nur für diejenigen Fälle als die geeignetere zu erklären, in denen keine Verwachsungen zwischen Linsenkapsel und Iris vorhanden wären. Denn in dem Vorhandensein von Synechien erblickten sie eine ganz entschiedene Contraindication gegen die Keratonyxis. Keine besonderen Sympathien vermochte sich dagegen die Keratonyxis bei Himly,[4] Rüte[5] und Rosas[6] zu erwerben; behauptet doch der letztere sogar, die Dislocation der Linse durch die Hornhaut nehme unter allen Staaroperationen den letzten Platz ein.

Uebrigens dürfen wir nicht verschweigen, dass man auch von den verschiedensten Seiten her bemüht war, die Technik der Keratonyxis durch allerlei, jedoch meist ganz unwesentliche Aenderungen zu variiren. So wechselte man in der Wahl des Einstichsortes der Hornhaut vielfach. Denn während Buchhorn[7] die Nadel unter einem rechten Winkel 1''' von dem äusseren Hornhautrand einzustechen rieth, zog es Langenbeck[8] vor, die Nadel im verticalen Durchmesser der Hornhaut 1—2''' über dem unteren Rande der erweiterten Pupille einzustossen. Walther[9] und Chelius[10] führten die Nadel grade im Centrum der Hornhaut ein; ein Vorschlag, der von Jüngken[11] durchaus verworfen wurde. Denn da er fürchtete, es könne sich eine das Sehen erheblich störende Narbe im Centrum der Hornhaut bilden, so rieth er, den Einstich wenigstens 1''' unterhalb der Hornhautmitte zu vollziehen. Rosas[12] empfahl als den zum Einstich geeignetsten Ort die Mitte zwischen dem Hornhautcentrum und dem äusseren Rande derselben; während Weller[13] 1—1½''' über dem unteren Hornhautrande einging. Endlich modificirte Montain die Kera-

1) p. 526.
2) p. 111.
3) § 453. p. 457.
4) Band 2. p. 323—329.
5) p. 785.
6) § 868. p. 518.
7) p. 10.
8) p. 37.
9) B. XXII. 2. Centurie Aphorism. 83. p. 194.
10) B. 2. § 355. p. 283.
11) p. 528.
12) § 853. p. 511.
13) p. 284.

tonyxis in einer höchst eigenthümlichen Weise; indem er zuerst versuchte, die Linse aus ihren Verbindungen zu lösen und dann erst einige Tage darauf die Depression nachfolgen liess.

Auch an vielfachen Umgestaltungen der bei der Dislocation per corneam in Anwendung kommenden Nadel hat es nicht gefehlt. Während die ursprünglich von Buchhorn besonders für die Keratonyxis construirte Nadel eine mittlere Krümmung besass, zeigen die späteren Modificationen derselben, ich zähle deren 16, die verschiedensten Krümmungsgrade; von der im rechten Winkel geknickten Reisinger'schen[1]) Nadel bis zu der vollständig graden finden sich alle möglichen Uebergänge. Auch in der Länge und Breite der Spitze gab es die verschiedensten Variationen; doch zeigen sie darin eine gewisse Uebereinstimmung, dass sie sämmtlich zweischneidig sind. Einen trefflichen und höchst instructiven Einblick in diese verschiedenen Gestaltungen gewährt, wie wir dies bereits im vorigen Kapitel erwähnt haben, Ammon; man vergleiche Figur 65—72 seiner Tafel.

Als jedoch im fünften Jahrzehnt unseres Säculums die Extraction, nach über hundertjährigem Kampfe, einen entscheidenden Sieg über die Depression erstritten hatte, war es natürlich auch um die durch die Hornhaut ausgeführte Dislocation des Staares geschehen und diese Operation verschwindet wenigstens augenblicklich vollständig aus dem Gebiete der okulistischen Chirurgie.

---

[1]) B. 1. St. 1. p. 66. Tafel I. Fig. 1.

Zwölftes Kapitel.

Die Dislocation des Staares, ausgeführt durch die Sclerotica.

Erste Periode.

Von den ältesten Zeiten bis zur Einführung der Staarausziehung durch Daviel.

Die Dislocation des grauen Staares aus der Pupille, ausgeführt mittelst einer durch die Sclera in das Augeninnere gebrachten Nadel, zeigt von den ältesten Zeiten an bis in die Mitte des vorigen Jahrhunderts fast denselben Character. Wohl finden wir bei einzelnen Nationen gewisse Nünancen in der Ausübung dieser Operationsmethode, aber bei keiner einzigen das Bestreben, dieselbe zu verbessern und zu vervollkommnen. Höchstens gestatteten sich einzelne Aerzte in den nebensächlicheren Handgriffen eine Abweichung von der alten, ihnen überkommenen Operationsform, so z. B. in der Stellung, die sie selbst oder der Kranke bei der Operation einnahmen, oder in der Wahl des Einstichsortes, oder in der Vor- und Nachbehandlung; aber in dem Princip, auf dem die Operation beruhte, sowie in den wesentlicheren Handgriffen, unter denen sie ausgeführt wurde, erlaubte man sich keinerlei Neuerungen, sondern huldigte einer auf das Schärfste ausgesprochenen conservirenden Richtung. Erst als mit dem Auftreten der modernen Extraction[1]) die Depression sich

[1]) Wenn einzelne Autoren, wie z. B. Hasner (Die neueste Phase der Staaroperation), annehmen, es sei bereits im Alterthum ein erbitterter Kampf zwischen Extraction und Depression geführt worden, der mit der Niederlage der ersteren geendet habe, so möchte ich dieser Meinung in keiner Weise meine Zustimmung ertheilen. Die antike Extraction hat mit unserer modernen, wie ich dies bereits nach-

auf das Erheblichste in ihrer ferneren Existenz bedroht sah, befreite man sie von dem starren und lähmenden Dogmatismus, in dessen Fesseln sie bis dahin gelegen hatte, und suchte durch mannigfache Verbesserungen und Umgestaltungen sie zu dem Kampfe mit der Extraction zu stärken und fähig zu machen. So datiren denn auch alle die wesentlicheren Neuerungen, welche die Scleroticonyxis erfahren hat, erst von dem Zeitpunkt an, wo die moderne Extraction der Depression den Fehdehandschuh hingeworfen hatte.

A. Bei den Griechen und Römern.

Die hippokratische Augenheilkunde dürfte wohl kaum bereits im Besitz einer operativen Behandlungsmethode des grauen Staares gewesen sein. Wenigstens findet sich in den Werken des grossen Koërs nirgends eine Stelle, welche von einer operativen Therapie des Staares spräche. Und nach dem damaligen Zustande der Staarpathologie, sowie bei den beschränkten Kenntnissen, welche man von der Anatomie und Physiologie des Auges hatte, ist es wohl auch kaum zu erwarten, dass man schon damals an ein so eingreifendes Operationsverfahren gedacht haben sollte, wie es die Depression des Staares doch immerhin ist. Solange man sich von der Natur und der Beschaffenheit des grauen Staares keinerlei pathologische Vorstellungen machte, konnte man offenbar auch nicht auf den Gedanken kommen, eine solche pathologisch noch wesenlose Krankheit bereits durch einen operativen Eingriff heilen zu wollen, welcher das verletzende Instrument tief in das Innere der Bulbuskapsel hineinführen musste. Dem entsprechend beschränkte sich vielmehr die gesammte okulistische Chirurgie des Hippokrates im Wesentlichen auch nur auf Operationen, die an den äusseren Schutzorganen des Auges, oder an der Oberfläche des Augapfels selbst ausgeführt wurden. Ueber die vordere Kammer hinaus wagte man ein schneidendes Instrument noch nicht in den Bulbus[1]) einzuführen. Vor Allem aber waren Manipulationen, welche bis zu

---

zuweisen mich bemüht habe (Archiv f. Ophth. B. XXII. Abth. 2), durchaus nichts zu schaffen. Die antike Extraction war vielmehr, wie wir dies in Kapitel 13 noch auf das Genaueste erörtern werden, nur eine unserer heutigen Hypopyonpunction gleichwerthige Methode; mithin eine Methode, die nur für gewisse Formen der antiken Staarlehre, nämlich die serös-plastischen Ergüsse in der vorderen Kammer, berechnet war. Weil sie aber nur für gewisse Staarformen geeignet war, demnach eine ganz begrenzte Indication hatte, konnte von einer Concurrenz, welche sie der Depression fester Staarformen hätte machen sollen, gar nicht die Rede sein.

[1]) Andreae (zur ältesten Geschichte der Augenheilkunde p. 110) schildert den Character der hippokratischen Augenoperationen in sehr treffender Weise mit den Worten: „Was in den Hippokratischen Schriften von Augenoperationen erwähnt ist,

dem Pupillargebiet, oder in dasselbe eindringen mussten, vollständig unbekannt; ja nach den hippokratischen Ansichten von der Werthigkeit der Pupille für den Sehact mussten derartige Operationen und damit also auch die Depression des Staares sogar für etwas völlig Absurdes und Ungeheuerliches gelten. Wir können deshalb Häser[1]) nur beistimmen, wenn er sagt: „Da in die „Sehe“ die Perception des Lichtes verlegt wurde, so konnte schon aus diesem Grunde von einem operativen Einschreiten nicht die Rede sein.“

Erst als unter den Bemühungen der alexandrinischen Schule die Anatomie des Auges genauer erforschst und erkannt wurde und man gleichzeitig für die Natur des Staares einen bestimmten pathologischen Begriff gewonnen hatte, waren die Vorbedingungen, ohne welche eine operative Behandlung des grauen Staares unter keinen Verhältnissen sich entwickeln konnte, erfüllt. So begegnen wir denn auch der ersten genauen Beschreibung einer operativen Therapie des Staares, speciell der Scleroticonyxis, bei Celsus.[2]) Und zwar unterscheidet sowohl diese von Celsus, als auch die von seinen Nachfolgern entworfene Beschreibung an der Sclerotonyxis hauptsächlich drei Momente: die vorbereitende Cur, die Operation selbst, und die Nachbehandlung. Es dürfte sich deshalb auch empfehlen, falls wir uns einen klaren, ungetrübten Ueberblick über den Zustand der Scleroticonyxis in den verschiedenen Phasen ihrer Entwickelung verschaffen wollen, diese drei Hauptmomente der Reihe nach für sich gesondert zu betrachten.

Die vorbereitende Cur wurde nicht allein im Alterthum, sondern bis tief in die neuere Zeit hinein als ein für das glückliche Gelingen der Operation sehr wichtiger Umstand angesehen und deshalb von den

---

lässt schliessen, dass zu jener Zeit noch nicht gewagt worden ist, mit einem Instrument in's Innere des Auges einzudringen. Auch fehlte dazu ein unentbehrliches Erforderniss, die anatomische Kenntniss des Auges.“

[1]) 3. Auflage. Band 1. p. 197.

[2]) Liber VII. Cap. 7. Wenn Hecker (Geschichte der Heilkunde Band 1. § 5. p. 25) die Vermuthung ausspricht, die griechische Heilkunde habe ihre Methode der Scleroticonyxis vielleicht von den Indern erhalten, so ist dies eine Annahme, welcher ich durchaus widersprechen muss. Die indische Depression des Staares ist, wie wir dies auf den folgenden Seiten bald sehen werden, eine von der griechischen sehr erheblich abweichende Operation; denn während das indische Verfahren 2 Nadeln benützte, eine spitze und eine stumpfe, bediente sich die griechische, von Celsus beschriebene Methode nur einer einzigen Staarnadel. Es ist also gar nicht abzusehen, wie das griechische Operationsverfahren, das ein völlig anderes, wie das indische war, aus diesem sich hätte entwickeln sollen. Dagegen dürften gewisse Modificationen der arabischen Depressionsmethode, wie wir dies später noch weiter ausführen werden, aus der indischen Methode hervorgegangen sein.

Aerzten einer ganz besonderen Sorgfalt und Aufmerksamkeit gewürdigt. Man hoffte eben durch dieselbe den gesammten Organismus des Kranken so zu reinigen und in einen solchen Zustand zu versetzen, dass eine Neigung zu entzündlichen Processen nach der Operation nicht in verderblicher Weise an dem Auge hervortreten könne. Uebrigens scheint im Alterthum diese Vorbereitungscur wesentlich nur eine diätetische gewesen zu sein. Der Operateur setzte den zu operirenden Kranken einige Zeit vor der Operation auf schmale Kost und knappe Diät und liess ihn viel Wasser trinken. Auch scheint man ab und zu, besonders in den späteren Phasen der griechischen Medicin, durch Abführen und Blutentziehungen diesen Zweck in noch energischerer Weise verfolgt zu haben.

War der Kranke auf diese Art in genügender Weise vorbereitet, so erfolgte die Operation selber. Bei dieser sass der Patient, wie dies Celsus beschreibt, auf einem niedrigen Sessel dem Lichte zugekehrt und der Arzt ein wenig höher vor ihm. Ein Assistent stand hinter dem Kranken und hielt dessen Kopf möglichst fest. Das gesunde Auge wurde alsdann mit einer Binde verschlossen und nun die Staarnadel durch die Sclera in den Bulbus eingeführt was jedoch stets in der äusseren Hälfte der Lederhaut, dem Cornealrand näher oder entfernter geschah. Celsus bestimmte den Einstichsort grade in der Mitte zwischen Iris und dem äusserem Augenwinkel; während andere, wie z. B. Paulus[1]) von Aegina, ihn näher der Cornea wählten. War die Nadel im Augeninnern angelangt, was man aus dem aufgehobenen Widerstande erkennen wollte, so wurde sie direct zum Staar geführt und dieser durch einen entsprechenden Druck mit der Nadel aus der Pupille entfernt.

Uebrigens musste der Chirurg bei Ausübung dieser Operation durchaus ambidexter sein; denn da er nicht hinter den Patienten treten, vielmehr nur vor demselben sitzen durfte, so konnte er das linke Auge nur mit der rechten und das rechte nur mit der linken Hand operiren.

Die Staarnadel,[2]) welche bei Celsus den Namen „Acus", bei Paulus von Aegina aber „παρακεντητήριον" führt, war gerade und spitz, durfte aber nicht, wie dies Celsus ausdrücklich betont, zu dünn sein.

Eine besondere Befestigung des Augapfels durch Fixateure, oder der Lider mittelst Haken scheinen die antiken Augenoperateure noch nicht gekannt zu haben. Man glaubte das zu operirende Auge, wie dies Celsus besonders hervorhebt, dadurch genügend festzustellen, dass man das gesunde mit einer Binde verdeckte.

---

[1]) Lib. VI. Cap. 21.

[2]) v. Ammon giebt in seiner Geschichte der Depression Tafel 1. Fig. 1 eine Abbildung der Celsus'schen Nadel.

Ausserdem scheint man schon in einer ziemlich frühen Periode des Alterthums bei der Ausführung der Scleroticonyxis sich der künstlichen Mydriasis bedient zu haben. Wenigstens ist man berechtigt, dies aus einer Stelle des Plinius[1]) zu schliessen, welche lautet: „Pupillas dilatat (Anagallis) et ideo hoc inunguntur ante quibus paracentesis fit." Wallroth[2]) und Gross[3]) tragen auch kein Bedenken, die Angaben des Plinius über die mydriatische Wirksamkeit der Anagallis direct auf die Depression des grauen Staares zu beziehen und anzunehmen, die alten Operateure hätten vor der Operation stets erst künstlich eine Mydriasis hervorgerufen. Die Gründe, welche die Okulisten des Alterthums dazu veranlassten, von diesem Hülfsmittel Gebrauch zu machen, sind gewiss in dem Umstand zu suchen, dass die Staarnadel bei erweiterter Pupille deutlicher und in grösserer Länge zu übersehen war, und somit der Gang derselben, sowie ihr Eingreifen bei der Dislocation des Staares genauer verfolgt und beobachtet werden konnte. Vielleicht bediente man sich auch der künstlichen Mydriasis zur leichteren Ausübung der Keratonyxis. Wenn nun diese meine Annahme auch nur eine rein hypothetische ist, welche ich im Augenblick durch eine beweisende Stelle nicht zu stützen vermag, so spricht doch der Umstand, dass die antike Ophthalmologie ganz bestimmt die Keratonyxis gekannt und geübt hat (man vergleiche Capitel XI), sehr zu deren Gunsten.

Die Nachbehandlung wurde von den griechischen und römischen Aerzten im Allgemeinen mit grosser Gewissenhaftigkeit und Vorsicht geleitet. Celsus empfiehlt sogleich nach Vollendung der Operation das Auge mit weicher Wolle, die mit Eiweiss getränkt war, zu bedecken, und den Patienten auf schmale Kost zu setzen. Ausserdem sollte er die ersten Tage sich ganz ruhig verhalten und nur Flüssiges geniessen, um die Kiefer nicht allzusehr zu bewegen und viel Wasser trinken. In ähnlicher Weise schreiben fast alle Autoren der griechischen und römischen Medicin die Leitung der Nachbehandlung vor. Paulus von Aegina liess den Verband, der ähnlich wie der von Celsus beschriebene gestaltet war, und nur statt des Eiweisses Rosenwasser und Eigelb enthielt, sieben Tage liegen und liess während dieser Zeit den Operirten in einem dunklen Zimmer, womöglich in einem Keller verweilen. Einzelne wendeten wohl auch sofort nach der Operation irgend eins der zahlreichen Collyrien an, über welche die antike Okulistik verfügen konnte; so liess z. B. Alexander[4]) die Milch einer säugenden Frau vermischt mit Eiweiss einträufeln.

---

[1]) Lib. XXV. Cap. XIII. § 144.
[2]) p. 178.
[3]) p. 29. Cap. XVIII.
[4]) Rhases Continens. Fol. 50.

Die Dauer der strengen Nachbehandlung scheint, wie dies die meisten Autoren, als Alexander, Antyllus, Paulus u. s. w. einstimmig berichten, nur sieben Tage gewährt zu haben. Waren diese verflossen, so wurde der Patient aus der Dunkelkammer entlassen und ihm eine freiere Lebensweise wieder gestattet.

Die Stellung, welche die Scleroticonyxis in der griechischen und römischen Medicin eingenommen hat, scheint eine ganz aussergewöhnliche gewesen zu sein. Man erachtete dieselbe für eine der schwierigsten Operationen der gesammten Medicin und sagt Celsus geradezu von ihr: „quae inter subtilissimas haberi potest". Unter solchen Umständen war es wohl sehr natürlich, wenn die grosse Menge der Aerzte, welche nicht oft Gelegenheit fand, eine Depression des Staares auszuführen, sich derselben überhaupt gänzlich enthielt und sie lieber anderen geübteren Collegen überliess. So dass also damals die Scleroticonyxis meist sich in den Händen der geschickteren und für operative Medicin geeigneteren Aerzte befunden zu haben, oder von Special-Augenärzten, deren es im Alterthum eine grosse Menge gab, ausgeübt worden zu sein scheint.

B. Bei den orientalischen Völkerschaften.

Es ist wohl zu vermuthen, dass die Aegypter schon in ziemlich früher Zeit sich im Besitz einer operativen Behandlungsmethode des grauen Staares befunden haben mögen. Stand doch gerade bei ihnen die Augenheilkunde auf einer ganz besonders hohen Stufe der Entwickelung und waren ägyptische Augenärzte bereits in sehr frühen Perioden des Alterthums durch ihre Kenntnisse und ihre Geschicklichkeit allgemein bekannt und viel gesucht. So erzählt z. B. Herodot, dass ein ägyptischer Augenarzt nach Persien berufen wurde, um dort die blinde Mutter des Cyrus zu heilen. Welcher Art aber die von ihnen geübte Operation des Staares gewesen sei, darüber besitzen wir, wenigstens im Augenblick, noch keine Aufschlüsse. Ich neige der Vermuthung zu, dass sie wohl die Scleroticonyxis ausgeführt haben mögen und dass die Kenntniss dieser Operation alsdann auf die Alexandriner übergegangen und so in das Abendland gekommen sein möge. Natürlich ist dies aber nur eine erst noch zu erweisende Annahme, die mich jedoch deshalb durchaus nicht unwahrscheinlich dünkt, weil ja die Alexandriner, wie wir dies im ersten Kapitel nachzuweisen versucht haben, gerade in der Staarlehre durchaus unter dem Einfluss der ägyptischen Medicin gestanden und ihre Staarpathologie und Therapie zum guten Theil nach ägyptischem Vorbilde construirt haben. Eben so ungenau sind wir darüber unterrichtet, wann die operative Behandlung der Cataracte zuerst in der ägyptischen Okulistik aufgetreten ist. Ob das Alter der ägyptischen Staaroperation wirklich ein so hohes sei; wie es einzelne Autoren annehmen, scheint denn doch ziemlich zweifelhaft. Wenn z. B. Häser[1]) schon im Papyrus Ebers, d. h. also im sechszehnten Jahrhundert v. Chr., Andeutungen einer operativen Behandlungsmethode des grauen Staares vermuthet, so ist dies eine Annahme, welche in den neuesten Forschungen nicht ihre Bestätigung zu finden scheint. Wenigstens theilt mir Prof. Ebers gerade über diesen Punkt brieflich Folgendes mit: „Vom Staarschnitt steht nichts in meinem Papyrus, der überhaupt von Operationen nichts enthält; aber es wird manches Mittel „zum Zusammenziehen der Pupille des Auges" und ein „bei der Eröffnung des Gesichts (der Sehkraft)" angewendetes Medicament erwähnt."

Ausserdem verdanke ich Herrn Prof. Ebers noch einen sehr interessanten und werthvollen Aufschluss über gewisse bildliche Darstellungen, aus denen man vielleicht fälschlich einen Rückschluss auf die Existenz einzelner Augenoperationen zu machen geneigt sein könnte. Die betreffende briefliche Mittheilung des Prof. Ebers an mich lautet: „Ich möchte noch bemerken, dass man auf mehreren Denkmälern Osirische Gestalten (Figuren in Mumienform) sieht, denen ein Priester mit einem Instrument gewöhnlich in dieser Form 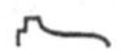 an die Augen rührt, „um sie zu öffnen", wie der Text lehrt. Aber dasselbe geschieht auch dem Munde und Bild und Schrift bezieht sich auf die den Verstorbenen in jener Welt neu verliehene Kraft zu sehen und zu reden".

Die Inder liefern uns von der bei ihnen schon seit vielen Jahrhunderten üblichen Operationsmethode der Cataracte, welche eine modificirte Scleroticonyxis zu sein scheint, sehr genaue und ausführliche Schilderungen. Aus diesen geht hervor, dass dieselbe von den indischen Aerzten hauptsächlich mit zwei Instrumenten verrichtet wurde. Die näheren Details der Operation selbst beschreibt Susruta[2]) in folgender Weise: „Jetzt aber will ich die Behandlung bei vom Phlegma herrührenden linganâça (cataract, Wise) angeben, (die) zur Heilung (führt), wenn nicht der in der Sehe befindliche Fehler (Krankheitsstoff) die Gestalt eines Halbmondes, Schweisstropfens, einer Perle hat, fest ist, oder ungleich, dünn in der Mitte, oder streifig, viel glänzend, oder schmerzhaft, sehr roth sich zeigt.

[1]) 3. Auflage. Erster Band. p. 58.

[2]) Vorstehende Uebersetzung verdanke ich Herrn Prof. Weber in Berlin, der die Güte gehabt hat, die betreffende Stelle aus dem Urtext für mich zu übersetzen und zugleich an einzelnen besonders zweifelhaften Punkten die von Wise gelieferte Uebertragung im englischen Text zum Vergleich daneben zu setzen

„Des mit fetten Stoffen (the patient should first take ghee, Wise) und Schweissmitteln Behandelten, bei nicht zu heisser und nicht zu kalter Zeit, gebunden Dasitzenden, seine eigene Nase gleichmässig Ansehenden (Patienten) zwei weisse Theile von dem Schwarzen von den (Augen) Winkeln her lösend (?), der Einsichtsvolle (Arzt), die beiden Augen ganz aufschlagend (weit öffnend?) als von dem Adernetze getrennt (so dass sie von den Adern getrennt sind? the eyelids are to be kept properly separated by an expert assistant, Wise), nicht unterhalb und nicht oberhalb der beiden Seiten (neither high nor low in the eye near the transverse axis, Wise); an dem vom „Schicksal gemachten Loch“[1]) schneide der Arzt mit Sorgfalt, aber zuversichtlich mit einer Lanzette, die wie ein Gerstenkorn gespitzt ist und die er mit Mittelfinger, Zeigefinger und Daumen fest in der Hand hält, mit der rechten (Hand) das linke, mit der linken das andere (Auge). Es wird dann zur rechten Zeit (and pass it on, until water escapes, Wise) ein Wassertropfen kommen und ein Geräusch beim Schneiden.

„Blos die geschnittene Stelle sodann mit Frauenmilch benetzend, der Kundige, mag der Fehler (Krankheitsstoff) fest oder beweglich sein (noch fest sitzen oder nicht?), das Auge äusserlich schwitzen lassen (von aussen bähen möge; after the operation upply the milk of a woman to the eye, with fomentations, Wise). Eine Lanzette fest stellend (umwickelnd?) mit Hanffäden, die (durch ihren Geruch?) die Luft (den humor dieses Namens) vernichten, ritze er darauf mit der Spitze der Lanzette den Augapfel auf.

„Zuhaltend den Nasenflügel, der an der dem Schneidenden anderen Seite des Auges (an der dem Schneidenden abgekehrten Seite des Auges?) sich befindet, ist der im Augapfel gewachsene Schleim mit einem Aufziehen in die Nase (durch Einathmen) fortzunehmen (? also doch wohl durch den Patienten! Ganz anders Wise: then introduce a probe with a hook at its extremity which is to detach and remove the cataract). Wenn dann die Sehe wie Sonnenstrahl bei wolkenlosem (Himmel) glänzt (when the pupil appears dear like the other eye, Wise), dann ist sie als richtig geritzt zu erkennen, sowie die, welche keinen Schmerz mehr macht. Darauf wenn die Gestalten gesehen werden (when the person sees well), nehme er langsam die Lanzette an sich, salbe das Auge mit ghrita[2]) und verbinde es mit einem Streifen vom Kleide (cover the eye with a bandage).“

---

[1]) Dies ist ein Terminus technicus (near the junction of the sclerotica with the cornea, Wise); nach einer Angabe in einer Berliner Handschrift, Chambers 794^{n}. Fol. 86^{b}. der durch das Ausdrücken des Auges u. s. w. sich ergebende Zwischenraum zwischen Membran (Hornhaut?) und Augapfel.

[2]) ghee: zerlassene Butter.

Diese wortgetreue Uebersetzung der von Susruta entworfenen Beschreibung[1]) der Staaroperation lässt nun allerdings die eigentliche Ausführung, sowie die feineren Details des ganzen Verfahrens mehr ahnen, als dass sie ein vollständiges Bild von derselben liefert. Doch werden wir in dem Verständniss dieser Stelle durch den Umstand sehr wesentlich gefördert, dass wir eine von einem Augenzeugen, Dr. Breton[2]) in Calcutta, gegebene Beschreibung der modernen, noch jetzt bei den Indern üblichen Staaroperationsmethode besitzen. Halten wir diese moderne und die von Susruta gegebene antike Schilderung gegen einander, so wird sich uns alsbald ein völlig klares und scharfes Bild der antiken indischen Methode zeigen und wir werden für die etwas unklare Beschreibung des Susruta alsbald ein volles und genügendes Verständniss gewinnen. Es sei uns daher gestattet, diese von Dr. Breton gelieferte und für die Kenntniss der antiken indischen Staaroperation durchaus unentbehrliche Schilderung hier wörtlich anzuführen; sie lautet: „Der indische Augenarzt gebraucht zur Staaroperation zwei Instrumente, die Lancette, um die Häute des Auges zu durchstechen, und das Sulace (die Nadel), um den Staar niederzudrücken. Rund um den oberen Theil der Lancette, $^1/_{10}$ Linie von der Spitze entfernt, ist Zwirn gewunden, wodurch das tiefere Eindringen derselben in das Auge, als bis zu jenem Punkte, verhindert werden soll. Die Depressionsnadel besteht aus Kupfer, ist cylindrisch geformt, von der Dicke einer Krähenfeder, 5 Zoll lang und läuft von dem hinteren Ende bis einen halben Zoll vor der Spitze immer schmäler zu. Dieser einen halben Zoll lange Theil des Instruments hat die Gestalt einer dreiseitigen Pyramide und eine stumpfe Spitze, und unterhalb der Pyramide befindet sich ein kurzer Hals, der dünnste Theil des Instruments. Einen Zoll von der Spitze ist ein Faden um dasselbe gewunden, damit es nicht weiter in das Auge hineindringen könne.“ Nach dieser Beschreibung der Instrumente schildert Dr. Breton die Operation selbst, der er wiederholentlich beigewohnt hat, in folgender

---

1) Häser (3. Aufl. 1. B. p. 32 u. 33) hat von der in Rede stehenden Stelle nur den ersten Abschnitt citirt; die folgenden Abschnitte aber, die den zweiten Act, d. h. die Enfernung der getrübten Linse aus dem Pupillargebiet, sowie den Schluss der gesammten Operation bilden, seinem Citat nicht angeschlossen. Ein Umstand, der den umsichtigen Forscher wohl auch zu der irrthümlichen Behauptung veranlasst: „Den wichtigsten Theil der Operation, die Beseitigung der verdunkelten Linse aus der Sehachse, übergeht Susruta mit Stillschweigen.“ Was aber in Wahrheit, wie aus unserem vollständigen Citat hervorgeht, ganz und gar nicht der Fall ist, indem vielmehr Susruta die Operation in allen ihren Hauptacten bis zum Verband ganz vollständig beschreibt.

2) Hecker, Literarische Annalen. Band 11. p. 181 ff.

Weise: „Nachdem das Instrument in Stand gesetzt war, liess der muhamedanische Augenarzt Sautcouree, welcher am dritten Juli 1824 in Gegenwart der Hrn. W. Twining, der eingeborenen Studenten der Medicin und meiner operirte, den Kranken sich auf die Erde setzen, nachdem er vorher, um die Bewegung beider Augen so viel als möglich zu verhindern, das gesunde Auge mit einer Binde zugebunden hatte. Hinter den Kranken stellte er einen Gehülfen, der den Kopf desselben auf seinen Schenkeln ruhen liess und ihn mit beiden Händen festhielt, um Bewegungen zu verhindern. Der Operateur setzte sich darauf auf ein Morha, einen Stuhl von 1 Fuss Höhe, ganz nahe vor den Kranken, und nachdem er die Hände desselben in seinen Gürtel gebracht hatte, verbeugte er sich dreimal, die Hülfe des Allmächtigen zum glücklichen Erfolge anrufend, und begann die Operation auf dem linken Auge.

„Indem er mit dem linken Daumen das obere Augenlid aufhob (ein Speculum wird nie gebraucht), legte er die Finger auf den Scheitel des Kranken, und indem er ihn nach der Nase hin sehen liess, stach er mit der in der rechten Hand befindlichen Lancette augenblicklich in das Auge ein. Der Einstich geschah in der Sclerotica, den zehnten Theil eines Zolles vom Hornhautrande entfernt und etwas unterhalb der Axe der Pupille, und die Lancette, welche bis zu dem Faden eingestossen wurde, ward dann herausgezogen. Die Oeffnung war gross genug, um die Nadel, welche Sautcouree Sulaee (grobe Nadel) nannte, mit Leichtigkeit und Vorsicht bis zu ihrem Halse in den Glaskörper einzuführen; sie blieb darauf eine halbe Minute pendelartig im Auge hängen, von einem Stückchen Leinen oder Baumwolle, das auf der Backe lag, unterstützt, während das genaue Anliegen der Sclerotica um den Hals der Nadel ihr gänzliches Herausfallen verhinderte. — So lange das Instrument unbeweglich blieb, entstand keine Reizung. Die Augenlider wurden hierbei geschlossen, und der Kranke so ruhig als möglich gehalten. Nach Verlauf einer halben Minute wurden die Augenlider mit den Fingern der linken Hand wieder geöffnet, die Spitze der mit der Axe der Pupille parallel gehaltenen Nadel auf den oberen und äusseren Theil der Linse hingeführt, und diese mit ihrer Kapsel sanft nach abwärts in den Glaskörper, wo sie einige Secunden in der Lage gehalten wurde, hineingedrückt. Die Spitze der Nadel ward dann vorsichtig von der Linse entfernt, und als diese wieder aufstieg, ward sie so oft hinabgedrückt, bis sie nicht wieder zum Vorschein kam. — Die Augenlider wurden darauf geschlossen, die Nadel blieb einige Secunden wie vorher im Auge hängen, und der Kranke musste sich ganz stille halten. Während dieser Zeit wurde eine glühende, aus Artischockenblättern und Lehm bereitete, in einem flachen irdenen Gefässe liegende Kugel nahe an das Auge, um dasselbe zu fomentiren und eine etwa vorhandene krampfhafte Affection desselben zu heben, gehalten. Die Augenlider wurden darauf wieder geöffnet, der Kranke musste einigemale kräftig die Luft durch die Nase ausstossen, und Sautcource gab ihm mit der geballten Hand zwei bis drei sanfte Schläge an den Kopf, in der Absicht, dass die Linse tiefer hinabsinken und nicht mehr dem Sehvermögen hinderlich sein solle. Als man keine Trübung hinter der Pupille sehen konnte, wurde der Kranke gefragt, ob er Gegenstände unterscheiden könne, wie viele Finger ihm vorgehalten würden, und ob er den vor das Auge gehaltenen Faden sähe. Als er dies alles konnte, ward die Operation als beendigt angesehen, die Nadel ausgezogen, ein Stückchen Baumwolle auf das Auge gelegt und mit einer Binde befestigt. Nach 1—2 Stunden liess man den Kranken nach Hause gehen und sagte ihm, er müsse einige Tage, ohne den Verband anzurühren, das Haus hüten.“

So weit die Schilderung unseres Collegen Breton aus Calcutta. Man wird mir einräumen, dass, wenn man die antike und die moderne indische Methode näher mit einander vergleicht, beide sich vollkommen in ihren Hauptzügen gleichen. Die antike wurde, genau so wie die moderne, mit zwei verschiedenen Instrumenten und in mehreren Absätzen vollendet. Bei beiden wurde das kranke Auge während der Operation mit warmen Bähungen behandelt und zum Schluss das eigenthümliche Manöver mit dem kräftigen Ausstossen der Luft resp. dem Einziehen derselben durch die Nase ausgeführt. Mithin erwächst uns aus der klaren characteristischen Schilderung, die Dr. Breton von jedem einzelnen Act der Operation, ja von jedem einzelnen Handgriff derselben entwirft, ein durchaus erschöpfendes und befriedigendes Verständniss für die an sich etwas dunkle Beschreibung, welche Susruta hinterlassen hat.

Uebrigens scheinen sich die indischen Okulisten, sowohl in der Form und Gestalt der Instrumente, als auch in der Ausführung der Operation selbst, einzelne, wenn auch gerade nicht wesentliche, Freiheiten erlaubt zu haben; ohne jedoch den eigenthümlichen Character, der die indische Methode gegenüber der griechisch-römischen auszeichnete, zu verwischen. Wenigstens lautet die Beschreibung, welche Jüngken[1]) von den Instrumenten, sowie von der Operation giebt, etwas abweichend von der des Dr. Breton. Jüngken sagt nämlich: „Die Instrumente bestehen in einem lanzenförmigen Messerchen, mit etwa 3 Linien breiter Spitze, und in sehr dünnen, einige Zoll langen Holzstäbchen, deren Enden abgerundet und mit einem kleinen Knöpfchen versehen sind. Mit diesen Instru-

[1]) Bemerkungen auf einer Reise. In: v. Gräfe u. v. Walther Journal. B. 1. Stück 3.

menten operiren die Brahminen auf eine höchst eigenthümliche Art die Cataracta: — sie eröffnen die hintere Augenkammer, indem sie in einiger Entfernung von dem Rande der Hornhaut, sodass der Ciliarkörper gemieden wird, die Spitze des Messers an dem oberen Theile, etwas nach dem äusseren Augenwinkel zu, durch die Sclerotica stossen und dadurch in derselben eine mit dem Hornhautrand parallel laufende Querwunde von etwa 3 Linien Breite bilden, welche in diesem Umfange auch die hintere Augenkammer eröffnet; in diese wird darauf durch die bestehende Wunde ein kleines Holzstäbchen, dessen stumpfes Ende mit etwas Baumwolle umwickelt ist, eingeführt und die Linse damit in die Tiefe des Auges so niedergedrückt, dass sie aus dem Umfang der Pupille verschwindet; die etwa zurückbleibenden Linsenreste und ein Theil des Humoris vitrei, um durch dessen Verminderung die traumatische Entzündung zu verringern, werden hierauf durch einen an dem unteren Theile des Auges angewandten Druck nach oben durch die Wunde hervorgetrieben. Die Augen werden hierauf auf längere Zeit mit einem Brei aus einer Bolusart geschlossen."

Wenn nun hiernach auch laut der von Jüngken gelieferten Schilderung die Wahl des Einstiches eine andere ist, als in der Breton'schen Beschreibung, so ist doch im Uebrigen der Hauptcharacter genau derselbe, wie in der von Breton und Susruta entworfenen Schilderung. Die characteristische Benutzung zweier Instrumente, eines scharfen schneidenden Messers und einer stumpfen Nadel findet sich genau so, wie bei jenen und sie kehrt auch in der Schilderung wieder, die Hecker[1]) nach einem Bericht des Dr. Scott[2]) entwirft und welche lautet: „Mit einem Instrument in Lanzettenform, wovon die Klinge einen Zoll, und die besonders geschliffene zweischneidige Spitze derselben etwa drei Linien lang und dreiviertel Linien breit ist, machen sie dicht am äusseren Rande der Hornhaut in der Höhe der Axe des Auges, oder etwas darunter einen Einstich nach innen und hinten, die eine Fläche nach oben, die andere nach unten gekehrt und ohne das Auge durch ein künstliches Mittel zu befestigen. Dieses Instrument ist von Stahl, mit zwei Lanzettenschalen versehen und um vor dem tieferen Eindringen der Spitze gesichert zu sein, umwickeln sie den hinteren Theil der Klinge mit einem Faden. Ist der Einstich gemacht, so bringen sie eine Staarnadel, ganz von Messing verfertigt und von etwa 4 Zoll Länge ein, die an ihrer Spitze in eine dreiseitige anderthalb Linien lange und von dem übrigen Instrument durch einen engen Hals getrennte Pyramide mit stumpfer Spitze ausläuft. Dies Instrument

[1]) Geschichte der Heilkunde. Band 1. § 5. p. 24.

[2]) Journal of the Royal Institution. II. Art. 8. 1816.

wird alsdann so gehandhabt, dass es die Linse langsam, aber mit Nachdruck unter die Pupille drückt. Darauf zieht der Operateur es bis zu dem Hals der Pyramide zurück, sodass es in der Sclera hängen bleibt, bedeckt beide Augen mit nasser Baumwolle und lässt den Kranken, immer noch mit dem Instrument im Auge, $^1/_4$ Stunde lang auf dem Rücken liegen. Steigt nach dieser Zeit die Linse, oder ein Theil derselben wieder in die Höhe, so wird dasselbe Verfahren zum zweiten Mal, und wenn es nöthig ist, nach abermaliger Ruhe zum dritten Mal wiederholt, und dann erst die Nadel ausgezogen. Nach vollbrachter Operation werden wieder beide Augen mit nasser Baumwolle verbunden und der Kranke liegt 8 Tage lang in einem dunklen Zimmer, ohne etwas anderes als Reis zu seiner Nahrung zu erhalten." [1]) Von der eigenthümlichen Nachbehandlung, von welcher Ullmann [2]) als characteristisch für die indischen Augenärzte erzählt, dass sie ihren Staaroperirten einen schweren eisernen Kessel über den Kopf stülpten, um so jede Bewegung zu hindern, habe ich in keiner der von mir benutzten Quellen eine Spur entdecken können.

Die Stellung, welche die Scleroticonyxis zu dem Gebiet der gesammten übrigen Medicin einnahm, dürfte bei den Indern eine ähnliche gewesen sein, wie bei den Griechen und Römern. Die practischen Aerzte scheinen sich, nach der Schilderung Breton's, derselben gänzlich enthalten und dieselbe ausschliesslich nur Specialaugenärzten überlassen zu haben, welche aber allerdings nicht gerade einer besonderen medicinischen Bildung sich erfreut haben dürften. Wenigstens erzählt Breton, dass die indischen Augenärzte durchaus keinerlei Kenntnisse von dem anatomischen Bau des Auges besässen und ihre Kunst nur auf Grund einer nothdürftigen, rein empirischen Abrichtung ausübten. Uebrigens scheinen sie, in ähnlicher Weise wie dies im Abendlande ja auch der Fall war, in den verschiedenen Provinzen und Ländern herumgezogen zu sein und hier und da, wo man eben ihrer bedurfte, ihre Kunst ausgeübt zu haben. Und daher ist wohl auch zu vermuthen, dass sie bei ihren Reisen die Kenntniss der indischen Operationsmethode über die verschie-

---

[1]) Von einzelnen Operateuren wurde wohl auch der Versuch gemacht, diese indische Dislocationsmethode in die abendländische Augenheilkunde einzubürgern, jedoch stets ohne sonderlich günstige Erfolge. So schlug z. B. Raleigh im Jahr 1833 vor, das indische Verfahren bei weichem Staare stets in Anwendung zu bringen und gab zu diesem Zweck für die indischen Operationsinstrumente, besonders für das Depressorium, allerlei Verbesserungen an. Doch dürfte kaum ein europäischer Augenarzt diesen Vorschlägen einen massgebenden Einfluss auf seine operative Therapie des Staares eingeräumt haben.

[2]) Encyclopädisches Wörterbuch. Herausgeg. von der med. Fakultät zu Berlin. B. 7. p. 153.

densten Länder des Orients verbreitet haben mögen. So erinnert z. B. die Beschreibung, die Dr. Milhausen[1]) über eine Staaroperation macht, die er in Tiflis von einem herumwandernden tartarischen Okulisten ausführen sah, lebhaft an die antike, wie moderne indische Methode. Diese Schilderung lautet also: „Dem Kranken ward das nicht zu operirende Auge verbunden und der Operateur, der sich nach asiatischer Sitte vor ihm niedersenkte, befestigte die Hände desselben an seinem Gürtel. Während nun der Kopf des Kranken von einem hinter ihm stehenden Gehülfen gegen die Brust gedrückt und festgehalten wurde, zog er mit zwei Fingern der freien Hand die Augenlider auseinander, und fixirte zugleich den Augapfel. Darauf fasste er mit der andern Hand eine gewöhnliche Aderlass-Lancette, die er vorher mit Kochsalz eingerieben, und zwei Linien weit von der Spitze mit in Salzwasser getränkter Baumwolle umwickelt hatte (das Salz um eine Blutung zu verhüten), stiess sie, eine Fläche nach oben, und die Spitze gegen den Mittelpunct des Augapfels gerichtet, in die Sclerotica, ungefähr drei bis vier Linien vom äusseren Rande der Cornea entfernt, ein, zog sie aber sogleich wieder zurück. Er liess die Augenlider hierauf schliessen, bedeckte das Auge mit trockener Baumwolle und blies einige Minuten lang auf dasselbe, was zur Stillung der Schmerzen beitragen sollte. Dann öffnete er das Auge wieder und brachte in den gemachten Stich eine dreiseitige, stumpfe, und an einen knöchernen Stiel befestigte kupferne Nadel, die ebenfalls vorher mit Salz eingerieben ward, hinein. Anfänglich hielt er sie in derselben Richtung, in der die Lanzette eingestossen worden, nachher kehrte er aber den Stiel nach unten und vorwärts, und liess ihn auf der Wange des Kranken liegen. So die Nadel im Auge lassend, zog er die Augenlider wieder zusammen, und bedeckte das geschlossene Auge von Neuem mit trockener Baumwolle, gegen die er mit aller Kraft einige Minuten lang blies. Nun öffnete er wieder das Auge, fasste die Nadel wie eine Schreibfeder, und führte sie über die verdunkelte Linse, die er zurückzulegen und in dieser Lage zu erhalten bemüht war. Erhob sich der Staar nicht wieder (was bei einem Kranken zehn Mal nach einander erfolgte), so zog er die Nadel in derselben Richtung, als er sie eingebracht hatte, aus dem Auge zurück. Dann wurde das Auge nochmals eine Zeitlang angeblasen und zugleich einige Versuche gemacht, ob der Operirte vorgehaltene Gegenstände erkennen konnte. Endlich wurde dasselbe, nachdem ein wenig Kinderurin hineingetröpfelt worden, mit Baumwolle bedeckt, und mit einem Tuche verbunden. Der Operirte ward sodann auf den Rücken gelegt, und musste in dieser Lage dreimal vierundzwanzig Stunden ver-

[1]) Hufeland u. Osann. Bibliothek. Band 46. p. 114.

harren.“ Die Verwandtschaft dieser soeben geschilderten Methode mit der indischen liegt so klar auf der Hand, dass wir uns einen besonderen Nachweis derselben wohl füglich erlassen können.

Auch in der arabischen Medicin finden wir Spuren eines Einflusses, den die indische Staaroperation in nicht unerheblicher Weise ausgeübt hat. Die Araber haben die bei ihnen übliche Form der Scleroticonyxis im Wesentlichen nur aus der griechisch-römischen und indischen Methode zusammengestellt. Und zwar scheinen einzelne Autoren mehr die erstere, welche nur mit einem Instrument operirte, bevorzugt zu haben, wie z. B. Haly Abbas,[1]) der nur von einem zur Staaroperation erforderlichen Instrument spricht, oder wie Albucasis,[2]) der nur bei abnormer Härte der Sclerotica zwei Instrumente in Anwendung bringt, aber für gewöhnlich die Depression nur mit einer Nadel vollzieht, während dagegen andere Aerzte, wie z. B. Jesu Hali,[3]) stets mit zwei Instrumenten, einem schneidenden und einem stumpfen, operirten.

Die Vorbereitung auf die Scleroticonyxis scheint hauptsächlich in einer Regelung der Diät des Patienten bestanden zu haben, sowie in einer energischen Ableitung auf den Darmkanal, der einzelne Aerzte, wie Jesu Hali, auch noch einen mehr oder minder ausgiebigen Aderlass hinzufügten. Daneben nahm man aber noch Rücksicht auf etwa bestehende anderweitige Krankheiten des zu Operirenden. Besonders ängstlich war man darauf bedacht, jede Neigung des Kranken zu Husten vor der Operation völlig zu beseitigen; nur erst dann, wenn dies geschehen, gestattete man die Ausführung der Operation, wie dies z. B. Avicenna ausdrücklich hervorhebt.

Die Operation wurde in folgender Weise ausgeführt. Der Kranke wurde auf ein weiches Kissen gesetzt, mit gegen das Licht gerichtetem Gesicht. Alsdann musste er seine Hände auf die Knie oder an den Gürtel des Arztes legen, oder sie wurden ihm, wie dies Jesu Hali beschreibt, unter den Knien zusammengebunden. Ja dieser Arzt liess sogar, um jede Bewegung des Kranken unmöglich zu machen, auch noch die Knie desselben an dessen Brust heraufziehen und hier festbinden. Alsdann nahm ein Assistent den Kopf des Patienten fest zwischen seine Hände und die Operation konnte beginnen. Der Operateur hielt das obere Lid des kranken Auges mit der einen Hand und stach mit der

---

[1]) Pars II. Liber IX. Cap. 28. Fol. 279.

[2]) Ausgabe von Channing. Tomus I. Sectio XXIII. p. 169 ff. Bringt zugleich Abbildungen der arabischen Staarinstrumente. Uebrigens findet man auch in der im Jahr 1506 in Venedig erschienenen Ausgabe des Albucasis recht characteristische Abbildungen sämmtlicher zur Scleroticonyxis erforderlichen Instrumente.

[3]) Liber II. Cap. 67. Fol. 258.

anderen die Staarnadel in der Nähe des Hornhautrandes durch die Sclerotica in die Bulbuskapsel, führte dieselbe alsdann sofort zu dem Staar, suchte denselben aus der Pupille zu entfernen und auf den Grund des Auges zu drücken. War dies gelungen, so zog er die Nadel noch nicht sogleich wieder aus dem Auge, sondern wartete erst, ob die Linse wieder aufsteigen würde. Geschah das, so machte er wieder auf's Neue die Depression und wiederholte dies solange, bis er glauben konnte, der Staar würde auf dem Boden des Auges liegen bleiben. Erst dann wurde die Nadel entfernt und die Operation für beendigt erklärt. Besondere Instrumente zum Feststellen des Augapfels oder der Lider benöthigte der Arzt dabei nicht; höchstens verband er das gesunde Auge und liess alsdann den Kranken fest auf seine Nase sehen.

Etwas anders gestaltete sich das Verfahren, wenn der Arzt mit zwei Instrumenten die Operation ausführte. In diesem Falle wurden zuerst mit einem Instrument, — das im Wesentlichen einem kleinen dreieckigen Messerchen entsprach, welches an einem nadelähnlichen Stiele befestigt war und das bei Albukasis den Namen „Alberid" führte, bei Jesu Hali „Elkada" hiess, — die Bulbushäute durchstochen, alsdann durch diese Oeffnung eine stumpfe Nadel eingeführt und mit letzterer die Dislocation der cataractösen Linse vollzogen. So eigenthümlich diese, den Indern entlehnte Methode auch erscheinen mag, so hatte sie doch gewiss den Vortheil, dass der Staar nicht so leicht zertrümmert oder von der Nadel aufgespiesst wurde, als wenn die Depression mit einer spitzen und geschärften Nadel vollzogen wurde. Und aus diesem Grunde fand gerade diese Methode nicht allein bei den bedeutenderen arabischen Aerzten Anklang, sondern sie ging auch in die abendländische Augenheilkunde über und wurde wiederholentlich auch von neueren Augenärzten geübt und warm empfohlen.

Bei beiden Methoden, sowohl der mit bloss einer Nadel arbeitenden griechisch-römischen, wie der zwei Instrumente erfordernden indischen, musste übrigens der Operateur unter allen Umständen ambidexter sein. Entbehrte er diese Eigenschaft, so war er eben zum Staaroperateur unter keinen Verhältnissen geeignet.

Die Staarnadeln, welche die arabische Okulistik benützte, unterschieden sich übrigens auf das Wesentlichste von denen der griechischen und römischen Medicin. Denn während dort die schlanke, dünne, spitz zulaufende Nadel des Celsus allgemein in Gebrauch war, bedienten sich die arabischen Aerzte einer so geformten Nadel eigentlich gar nicht; die von ihnen benutzten Nadeln liefen nicht in eine schlanke Spitze aus, sondern verbreiterten sich gerade an der Spitze zu einer kleinen myrthenblattähnlichen Platte. Und zwar war dieses Endplättchen, wenn der betreffende Chirurg nur mit einer Nadel operirte, sowohl an der Spitze wie an den Rändern scharf geschliffen. Eröffnete dagegen der Operateur mit dem besonderen messerähnlichen Instrument Alberid zuerst die Bulbuskapsel und griff alsdann erst zu der Nadel, so war das Endplättchen an der Spitze sowie an den Rändern stumpf.

Die Namen, welche die Staarnadel bei den einzelnen arabischen Aerzten geführt hat, sind recht zahlreich; Alcadah, Magda, Almagda, Helmedech, Mucadahati, Almuhec, Mehetum, Aledidu sind alles Bezeichnungen, mit denen die Staarnadel belegt wurde. Ueber die Ableitung dieser verschiedenen Namen hat mir Prof. Wüstenfeld folgende Mittheilung gemacht: Alcadah, Magda, Almagda, Mucadahati, Helmedech sind Verstümmelungen ein und desselben Wortes und keine dieser Aussprachen ist richtig; das arabische Wort ist المِقْدَح el-Mikdaḥ oder bei Ibn Sina mit der Feminin-Endung المِقْدَحَة el-Mikdaḥa d. i. das Instrument zum Durchstechen, von der Wurzel قدح kadaha „perforavit". Aledidu ist aus alten lateinischen Handschriften verlesen statt Aleclidu d. i. el-Iclid الإقْليد; die Wörterbücher geben aber darüber keinen Aufschluss. Almuhec ist aus المهت entstanden, vielleicht المُهَتّ el-Muhatt (wahrscheinlich dasselbe wie das المهق bei Hali Abbas), von der Wurzel هَتّ hatta „fregit, laceravit".

Die **Nachbehandlung** war in der arabischen Medicin eine sehr sorgsame und strenge. Sogleich nach der Operation wurde Werg oder Wolle, welche mit Eiweiss und Rosenwasser getränkt war, auf das kranke Auge gelegt und dieses, sowie auch das gesunde Auge auf das Genaueste verbunden. Alsdann wurde der Kranke in ein finsteres Zimmer gebracht, und ihm wohl auch, wie dies z. B. Jesu Hali beschreibt, noch ein schwarzes Tuch über das Gesicht gedeckt. Am dritten Tage wurde der Verband gelöst, aber noch bis zum Ablauf des siebenten Tages immer wieder erneuert. Dabei sollte der Operirte im Bett liegen und wie dies Albucasis verlangt, streng die Rückenlage innehalten. Der Kopf durfte weder nach rechts noch nach links bewegt werden. Andere Aerzte waren übrigens gerade in diesem Punkte weniger streng und liessen den Operirten gar nicht im Bett liegen, sondern nur auf einem Stuhle sitzen, wie Jesu Hali. Dabei durfte der Patient die ersten Tage nach der Operation kein Wort sprechen, nur flüssige Speisen geniessen und sollte sich überhaupt so ruhig wie möglich verhalten. Mit dem Ablauf des siebenten Tages scheint man die Nachbehandlung für beendet angesehen und den Operirten, wenn er inzwischen nicht etwa entzündliche Zustände bekommen hatte, aus der Behandlung entlassen zu haben.

Die Stellung, welche die Staaroperation in der arabischen Medicin einnahm, scheint dieselbe gewesen zu sein, wie wir sie bereits in der griechischen, römischen und indischen Medicin kennen gelernt haben. Die Mehrzahl der Aerzte enthielt sich derselben vollständig und überliess dieselbe entweder Collegen, die in der Ausführung chirurgischer Hülfsleistungen ganz besonders geschickt waren, oder auch Augenärzten, welche die Ausübung der Staaroperation zu ihrem ganz ausschliesslichen Specialfach gemacht hatten. Doch scheinen gerade diese letzteren häufig genug keine besonderen Kenntnisse weder in der Medicin, noch speciell in der Augenheilkunde gehabt zu haben. Characteristisch für den Bildungsgrad dieser fahrenden arabischen Staarstecher ist folgende Anekdote, die uns in der Biographie des Rhases mitgetheilt wird.[1]) Rhases erblindete in Folge eines grauen Staares auf beiden Augen und sah sich deshalb gezwungen, die Hülfe eines arabischen Staaroperateurs in Anspruch zu nehmen. Als ihm nun ein solcher zugeführt worden war, frug er ihn erst, bevor er die Operation gestattete, wie viel Häute wohl das menschliche Auge habe? Als der Augenarzt hierauf die Antwort schuldig blieb, sagte Rhases: „wer das nicht weiss, soll auch kein Instrument an meine Augen bringen“ und entliess trotz aller Gegenvorstellungen seiner Umgebung den Operateur wieder, um für den Rest seines Lebens staarblind zu bleiben.

C. Bei den abendländischen Nationen des Mittelalters und der neueren Zeit bis zum Auftreten Daviel's.

Bei allen Völkern des Abendlandes zeigt die Scleroticonyxis in diesem langen Zeitraume einen streng ausgesprochenen conservativen Character. Weder in dem Princip obiger Methode, noch in der Technik machte sich ein bemerkenswerther Fortschritt geltend. Höchstens erlaubte sich dieser oder jener namhaftere Arzt eine unwesentliche Aenderung und selbst auch diese erhob sich nicht zu einer besonderen Methode dem antiken Verfahren gegenüber, sondern behielt das Gepräge einer rein individuellen Neuerung, die mit dem Urheber wieder zu Grabe getragen wird, bei. Ein eigentlicher Fortschritt beginnt für die Scleroticonyxis erst von dem Augenblick an, wo sie durch das Auftreten Daviels sich in ihrer Existenz auf das Erheblichste gefährdet sah und ihre Anhänger gezwungen waren, auf eine radicale und durchgreifende Reform und Verbesserung derselben zu denken.

---

[1]) Wüstenfeld, Geschichte der arabischen Aerzte p. 41.

Die Vorbereitung auf die Operation selbst war, genau so wie wir dies bereits im Alterthum und bei den morgenländischen Völkern gesehen haben, eine ziemlich strenge, und galt für das günstige Gelingen des operativen Handgriffes als durchaus unerlässlich. Die Gesichtspunkte, von denen man dabei ausging, waren dieselben wie sie schon die Alten entwickelt hatten. Man hoffte durch eine möglichst gründliche Ableitung auf den Darm und methodische Blutentziehungen die Neiguug zu einer entzündlichen Reaction nach der Operation zu beseitigen. Man liess deshalb den Patienten schon Wochen lang vor der letzteren sich auf eine möglichst knappe Diät beschränken und tüchtig abführen. Daneben machte man noch ab und zu einen reichlichen Aderlass und legte wohl auch ableitende Pflaster in den Nacken; für besonders vortheilhaft galt es, ein derartiges Pflaster kurz vor der Operation dem Kranken auf die Stirn und Schläfe zu appliciren und mehrere Schröpfköpfe in den Nacken zu setzen. Dieses so tief in die Ernährung des Patienten eingreifende Verfahren wurde noch bis gegen die Mitte des vorigen Jahrhunderts ganz allgemein geübt. So gesteht z. B. Brisseau, dass er nie ohne eine Vorbereitungscur die Scleroticonyxis vornehme, und auch so bedeutende Chirurgen wie Heister konnten sich von der Vorstellung einer dringenden Nothwendigkeit derselben nicht frei machen.[1])

War unter diesen Vorbereitungen die Zeit der Operation allmählich herangerückt, so liessen einzelne Aerzte den Kranken sich jeder Nahrung enthalten; wie z. B. Guillemeau räth, dem Patienten 2 bis 3 Tage vor der Operation jede Nahrung zu entziehen. Nach andern sollte man dem Kranken kurz vor der Operation, wie dies z. B. ein italienischer Chirurg Durantes Scacchus [2]) empfiehlt, etwas Brod mit Wein befeuchtet zu essen geben. Man hoffte hierdurch den allzusehr geschwächten Kranken wenigstens für die Zeit der Operation zu stärken und zu kräftigen. Und dass eine solch' augenblickliche Kräftigung für den zu Operirenden auch höchst wünschenswerth und nothwendig war, geht daraus hervor, dass derselbe während der Operation gar nicht selten, wie uns die verschiedenen Autoren aus eigener Erfahrung mittheilen, plötzlich von einer tiefen Ohnmacht befallen wurde.

---

[1]) Uebrigens verlangten einzelne Augenärzte jener Periode nicht allein, dass der zu operirende Patient auf die Staaroperation besonders vorbereitet werde, sondern sie hielten eine Vorbereitung auch bei dem operirenden Arzt für geboten. Wie dieselbe beschaffen sein sollte, erklärt Bartisch (p. 96) mit folgenden Worten: „Hast Du Dir einen Tag der Operation erwählet und ausgesehen, so sollst Du Dich folgendes also dazu bereiten und zwei Tag und Nacht vor der vorhabenden Operation des ehelichen Werkes mit Deinem Eheweib gänzlich enthalten, auch dich nicht mit dem Trunk überladen, noch lang in die Nacht hinein bei Lichtern sitzen.“

[2]) Citirt in Heister's Abhandlung vom Staar p. 292.

War nun der Tag der Operation erschienen, so wurde dem Kranken, wie dies de Vigo [1]) ganz ausführlich beschreibt, früh mit Sonnenaufgang ein Klystier gegeben; alsdann wurden ihm die unteren Extremitäten mit lauem Wasser gewaschen, um etwaige böse Säfte vom Kopf herab in diese zu ziehen und ihm dann das bereits erwähnte Pflaster auf Stirn und Schläfe geklebt. So war der Staarkranke in genügender Weise präparirt und es folgte der zweite Act, die Operation selbst.

Die Operation erforderte vor Allem die grösste Umsicht und Sorgfalt in der Bestimmung des Operationstages. Die meisten Aerzte hielten den Frühling und den Herbst für die beste und geeignetste Zeit zur Ausführung der Staaroperation; nur einige Wenige, wie z. B. Galeatius de sancta Sophia, [2]) weichen von dieser Ansicht ab und erklären den Winter für die vortheilhafteste Operationszeit. Daneben waren auch noch mancherlei kalendarische Rücksichten zu nehmen. So sollte man, wie dies Guy de Chauliac, [3]) Ambroise Paré [4]) u. A. weitläufig auseinandersetzen, die Operation nur machen bei abnehmendem Mond, zu einer Zeit, wo die Sonne nicht in dem Zeichen des Widders steht. Auch durfte es an dem Operationstag weder blitzen und donnern, noch auch regnen und stürmen. Vielmehr verlangte man möglichst klares und heiteres Wetter und Brisseau [5]) sagt gradezu, dass die Heiterkeit des Tages die Hälfte des glücklichen Erfolges ausmache. Für die beste Stunde des auf diese Weise bestimmten Tages galt die Morgenstunde und scheinen die meisten Aerzte auch gerade um diese Zeit die Staaroperation ausgeführt zu haben; wenigstens finden wir nur bei einigen wenigen Autoren abweichende Angaben, so z. B. bei Heister, [6]) der dafür spricht, dass man die Operation stets in den Nachmittagsstunden ausführe.

Die Haltung, welche der Patient wie der Arzt bei der Operation einnahmen, war in der Regel die, dass der Operateur vor dem Kranken, aber auf einem etwas höherem Sessel wie dieser sass. Die Hände des Kranken wurden dabei entweder unter seinen Knieen zusammengebunden (Jessen) [7]) oder er musste dieselben auf die Schenkel des Operateurs stützen (Scultetus), [8]) oder den Letzteren gar fest um den Leib fassen (Barbette). [9])

---

[1]) Lib. IV. Tract. II. Cap. VII.
[2]) Cap. XXVII. Fol. 22.
[3]) Ausgabe 1641. p. 523.
[4]) Tome II. Chap. XXIII. p. 439.
[5]) p. 194.
[6]) Abhandlung über den Staar p. 292.
[7]) Fol. 70.
[8]) Armamentarium p. 62.
[9]) Liber XVI. p. 89.

Die sitzende Stellung des Patienten, wie des Operateurs scheint die besonders beliebte gewesen zu sein; wenigstens begegnen wir ihrer Beschreibung bei den meisten Autoren und auch auf Abbildungen wird sie uns fast ausschliesslich gezeigt. Einzelne wenige Aerzte wichen von ihr ab; so liess z. B. Arnold von Villanova [1]) den Kranken während der Operation im Bette liegen und setzte sich selbst hinter den Kranken, dessen Kopf zwischen seine Knie fassend. Auch Galeatius liess den Kranken zur Operation sich in das Bett legen. Nur ganz vereinzelt scheinen einige wenige Operateure, wie z. B. Gourmelen [2]) es vorgezogen zu haben, während der Operation vor dem Kranken zu stehen.

Besonders unbequem scheint den Augenoperateuren während dieser Periode der Umstand gewesen zu sein, dass sie die operirende Hand und den Arm während der Dauer der Operation in einer erhobenen Stellung zu halten gezwungen waren. Es fing derselbe in Folge dieser gezwungenen Stellung gar nicht selten an stark zu zittern und zu schwanken. Um diesem für den Operateur gewiss sehr störenden und misslichen Zwischenfall zu entgehen, rathen einzelne, wie Fienus, [3]) zwischen Kranken und Arzt einen Sessel mit einem Kissen zu stellen, auf welches der letztere alsdann den Ellbogen des operirenden Armes stützen könnte. Andere bedurften wohl auch eines besonderen Assistenten, der ihnen während der Dauer der Operation den Ellbogen halten musste. Fabricius Hildanus [4]) erfand sogar einen besonderen Staaroperationsstuhl, der im Wesentlichen aus einer Bank bestand, auf der Arzt wie Patient reitend sassen. An den Seiten dieser Bank waren verschiebbare Polster angebracht, die, nach der Grösse des Arztes zurecht gestellt, während der Operation dessen Ellbogen stützten.

Die Assistenten des Staaroperateurs spielten in dieser ganzen langen Periode und bis tief in die neueste Zeit hinein, eine ziemlich klägliche Rolle. Der Operateur benützte sie eigentlich nur dazu, den Kopf des Patienten festzuhalten; an den Augen selbst durften sie meist keinerlei Hülfeleistungen ausführen; kaum dass ihnen der eine oder andere Arzt gestattete, während der Operation das obere Lid des kranken Auges in die Höhe zu ziehen. Grösstentheils hielt der Operateur die Lider des zu operirenden Auges selbst auseinander; eine Fixation des Bulbus wurde im Allgemeinen nicht für nothwendig erachtet und selbst wenn eine solche angewendet wurde, übertrug man sie, wie wir gleich sehen werden, nicht etwa dem Assistenten, sondern suchte sie durch

---

[1]) Liber I. Cap. 17. Fol. 175.
[2]) Liber II. p. 180.
[3]) Tractat. II. Cap. VIII. p. 31.
[4]) Centur. IV. Observat. XVI. p. 297.

allerlei künstliche mechanische Vorrichtungen zu erreichen. Aus diesem Grunde bedurften denn auch die meisten Operateure nur eines Assistenten; einzelne wenige beanspruchten deren zwei, so z. B. Purrmann.[1]) Doch fiel diesem zweiten Assistenten gerade auch keine hervorragende Rolle zu; derselbe musste sich vor dem Kranken auf die Erde setzen, dessen Hände und wohl auch Füsse hüten und den Stuhl, auf dem jener sass, halten. Oder aber, falls man dem Kranken genügende Selbstbeherrschung und Ruhe zutraute, benützte der Operateur den zweiten Assistenten dazu, ihm seinen Ellbogen während der Dauer der Operation zu halten und zu stützen.

Besondere Instrumente zum Auseinanderhalten der Lider oder zum Fixiren des Bulbus während der Staaroperation scheinen bis gegen die Mitte des achtzehnten Jahrhunderts nicht allgemein üblich gewesen zu sein. Der Operateur, der stets ambitexter sein musste, hielt mit der einen Hand selbst die Lider des kranken Auges auseinander. Eine Fixation des Bulbus aber glaubte man dadurch hinreichend ersetzt zu haben, dass man das gesunde Auge, was übrigens ganz allgemein geschah, verband und nun den Kranken das zu operirende Auge fest auf seine Nasenwurzel richten liess. Uebrigens kannte man in dieser Periode bereits sogenannte Augenspecula sehr gut, doch bediente man sich ihrer nur bei gewissen Augenoperationen, wie bei der Abtragung des Pterygium u. s. w., aber methodisch noch nicht bei der Staaroperation. So bildet z. B. Scultetus[2]) ein Augenspeculum ab; doch ist bei den von ihm gegebenen Abbildungen der Staaroperation (Tafel XXXI) dies Speculum nicht in Gebrauch. Einer der Ersten, der eine methodische Fixation des Bulbus bei der Scleroticonyxis stets in Anwendung gebracht zu haben scheint, dürfte wohl Purrmann[3]) sein, welcher im siebenzehnten Jahrhundert Chirurg der Stadt Breslau war. Und zwar bestand der Fixateur, den er benutzte, in einer Binde, welche dem Kranken um die Stirn geschnallt wurde und von welcher eine Art von Stempel ausging, der mittelst einer Schraube fest gegen den inneren Augenwinkel gedrängt wurde. Durch dieses möglichst feste Anpressen des Stempels gegen den Augapfel hoffte Purrmann jede Bewegung des letzteren unmöglich zu machen.

Die Benutzung einer künstlichen Mydriasis behufs leichterer Ausführung der Dislocation des Staares war im Laufe dieser Epoche vollständig verloren gegangen und wurde erst gegen Ausgang des acht-

---

[1]) Erster Theil. Cap. IX. p. 83.

[2]) Armamentarium Tafel VIII. Fig. V. Man vergleiche auch: Coccius. De instrumentis u. s. w.

[3]) Erster Theil. Cap. IX. p. 83. Fig. I A.

zehnten und im Beginn des neunzehnten Jahrhunderts, Dank den Bemühungen Himly's, in die Technik der Staaroperation wieder aufgenommen. Doch scheint man sich damals in der Weise geholfen zu haben, dass man den Kranken entweder nicht direct gegen das Licht setzte, sondern so, dass die Beleuchtung von der Seite auf das Auge fiel, oder dass man die Beleuchtung des Operationszimmers überhaupt etwas dämpfte. So räth z. B. Heister [1]) das Letztere und bemerkt dabei, die Pupille des zu operirenden Auges verenge sich bei einer solchen gemässigteren Beleuchtung nicht in dem Grade, wie dies sonst zu geschehen pflege.

Bevor der Arzt den Einstich der Staarnadel in die Bulbuskapsel ausführte, pflegte er erst etwas Fenchel, Anis oder Ingwer zu zerkauen und nun dem Kranken drei bis vier Mal heftig in das zu operirende Auge zu blasen. [2]) Alsdann ergriff er die Staarnadel, befeuchtete sie mit Speichel (Solingen) [3]) oder mit Ohrenschmalz (Gosky) [4]) oder endlich mit Rosenwasser (Schelhammer) [5]), stiess sie mehrere Male hinter einander durch Filz oder wollenes Tuch, welches aber, wie einzelne Autoren z. B. Platner [6]) wollen, von rother Farbe sein sollte und führte dann erst die Nadel durch die Sclerotica in das Innere des Augapfels ein. Der Einstichsact der Nadel in die Sclerotica aber wurde von den verschiedenen Operateuren auch in sehr verschiedener Weise geübt; denn während die Einen bis dicht an den Cornealrand mit der Nadel herangingen, wählten Andere die Mitte zwischen Hornhautrand und äusserem Augenwinkel, ja gingen wohl auch über die Mitte hinaus und noch näher an den Augenwinkel heran. Die leitenden Principien, von denen sie dabei sich leiten liessen, beruhten nicht etwa auf bestimmten anatomischen Vorstellungen, sondern waren eigentlich rein individuelle und durchaus willkürliche. Die Wahl des Einstichsortes in der Sclerotica zuerst wissenschaftlich und auf Grund anatomischer Untersuchungen bestimmt zu haben, ist wesentlich das Verdienst Petit's. [7]) Er gab als den anatomisch berechtigten Ort des

---

[1]) Chirurgie. Cap. 51. p. 487.

[2]) Die Gründe, welche die alten Operateure zu diesem Verfahren veranlasst haben können, sind mir aus ihrer Beschreibung nicht recht klar geworden; so führt z. B. Chauliac als Zweck des Einblasens Folgendes an: „ut cataracta motum cum calore recipiat“ und Solingen sagt: man solle 3 bis 4 Mal das zu operirende Auge anhauchen, „bis sich die Cataracta beginnt zu bewegen.“ Der verständlichste Grund ist noch der, den Pigraeus anführt und der lautet: „ne suo halitu laborantis oculum offendat.“

[3]) Cap. XXVI. p. 86.

[4]) Thesis XII. p. 59.

[5]) p. 24.

[6]) § 1356. p. 411.

[7]) Mém. de l'Acad. 1726. p. 370.

Einstiches einen Punkt der Sclera an, der zwei Linien von dem äusseren Hornhautrand entfernt liege. Denn ginge man näher an die Hornhaut heran, so verletze man, wie dies Petit durch Sectionen nachzuweisen nicht unterliess, die Processus ciliares, während man in einer Entfernung über vier Linien von dem Hornhautrande leicht in die Aponeurose des Abducens gerathen könne. Zugleich rieth Petit, $^1/_2$ Linie unter der Mittellinie des Augapfels einzustechen, um so die grossen an der Seite des Auges laufenden Uvealgefässe nicht zu verletzen. Uebrigens gaben auch die meisten anderen Autoren die Vorschrift, den grösseren Conjunctivalvenen beim Einstich möglichst aus dem Wege zu gehen.

Weitere Modificationen des Actes des Nadeleinstiches, wie die oben erwähnten, sind in den medicinischen Schriften dieser Periode kaum zu finden. Höchstens könnten wir noch des Vorschlages von Heurnius [1]) gedenken, der den Rath giebt, an der Stelle des Einstiches die Conjunctiva erst etwas bei Seite zu schieben, um nach der Entfernung der Nadel aus dem Auge nicht Scleral- und Conjunctivalwunde direct auf einander fallen zu lassen. [2]) Auch dürfen wir das Verfahren von Purrmann [3]) nicht übergehen, der auf die Stichöffnung der Sclerotica ein Stückchen Silber- oder Goldblatt drückte.

Endlich kann wohl als ein recht characteristisches Zeichen für die Anschauungen des Mittelalters auch der Umstand gelten, dass fast alle Autoren bis in das siebenzehnte Jahrhundert hinein den Operateuren es sehr dringend an das Herz legen, den Einstich nur unter Anrufung Gottes oder Jesu zu vollziehen.

War nun der Einstich vollendet und merkte der Chirurg an dem aufgehobenen Widerstand, dass er in dem Innern der Bulbuskapsel angelangt sei, so wurde die Nadel gegen die Cornea gerichtet, bis sie durch die Pupille und Hornhaut den Blicken des Operateurs sichtbar war und alsdann der Staar aus der Sehaxe auf den Boden des Auges gedrückt. Um aber ein allzu schnelles Wiederaufsteigen des dislocirten Staares zu verhüten, geben alle Autoren den Rath, die Staarnadel eine Weile auf dem Staar ruhen zu lassen, bestimmten aber die Länge dieses Zeitraumes, gemäss der frommen Geistesrichtung, welche in den früheren Perioden des Mittelalters alle bürgerlichen Verhältnisse beherrschte, nach religiösen Ceremonien. Namentlich sollte man die Nadel so lange auf dem Staar

---

1) Cap. VIII. p. 32.

2) Es entspricht dies Verfahren von Heurnius ungefähr dem, das die heutige Chirurgie bei operativen Eröffnungen der Gelenke zu beobachten pflegt. Auch hier sucht man ja die deckende Haut und die Gelenkkapsel an verschiedenen Stellen zu öffnen.

3) Erster Theil. Cap. IX. p. 85.

liegen lassen, als man brauche, um drei Paternoster oder ein Miserere zu beten (Guy de Chauliac, Arculanus u. A.); während es schon etwas ketzerisch klingt, wenn Ambroise Paré meint, man könne sich auch damit zufriedengeben, nur ein Vaterunser gebetet zu haben. Später unterliess man diese religiöse Beigabe der Depression vollständig und setzte jetzt die Zeit, welche die Nadel im Auge zu verweilen hatte, auf eine Viertelstunde fest. Stieg alsdann der Staar nach Entfernung der Nadel doch wieder auf, so gingen einzelne Chirurgen alsobald durch die alte Einstichsöffnung nochmals in das Auge und versuchten die Dislocation von Neuem, während Andere eine neue Einstichsöffnung machten und noch andere eine Zerstückelung des Staares vornahmen (vergl. Kapitel 10.). Einige wenige Autoren, wie Valescus de Taranta,[1]) sahen in dem Wiederaufsteigen des Staares wohl auch ein sicheres Zeichen der Unreife desselben und standen deshalb sofort von jeder Wiederholung eines operativen Eingriffes ab.

Bei den völlig ungenügenden Vorstellungen, welche die Augenärzte bis zum Beginn des achtzehnten Jahrhunderts von dem Wesen des grauen Staares hatten, können wir natürlich auch nicht erwarten, dass sie eine irgendwie befriedigende Vorstellung von den mechanischen Vorgängen bei der Dislocation der Cataracte hätten haben sollen. Man suchte sich eben, so gut man es vermochte, die Depression zu erklären und glaubte dies in der Weise am Besten zu können, dass man sich einbildete, man löse durch diese Operation die Staarhaut von ihren Adhärenzen los, wickle sie ungefähr in der Weise, wie man ein Tuch zusammenrollt, auf und versenke nun dieses kleine Packetchen auf den Grund des Auges. Um dann diese Zusammenwickelung recht schnell und leicht zu erreichen, rathen einzelne Chirurgen, sofort die Nadel in die Mitte des Staares einzustechen, und darauf in eine rotirende Bewegung zu versetzen (Muralt).[2]) Aus diesem Grunde war denn auch der Name Depressio durchaus nicht ein so allgemein verbreiteter, wie dies im achtzehnten und neunzehnten Jahrhundert Statt fand, wo er ausnahmslos für das in Rede stehende Verfahren gebraucht wurde, sondern es gab auch noch allerlei andere Namen, die man ebenso oft anwandte, wie den der Depression; so Punctio, Paracentesis, Erschütterung, Wirkung des Staares u. s. w. Erst als mit Beginn des achtzehnten Jahrhunderts die Linsennatur des grauen Staares allgemein be- und erkannt worden war, wurde der Name Depressio für die Niederdrückung des Staares ein allgemein gebräuchlicher.

Bei derartigen schiefen und unklaren Vorstellungen von dem mecha-

---

[1]) Ausgabe 1521. Lib. II. Cap. 29. Fol. 37.

[2]) p. 98.

nischen Vorgang bei der Entfernung des Staares aus der Pupille konnte natürlich auch von all' den operativen Feinheiten, als Reclination, Allevation des Staares u. s. w. noch nicht die Rede sein. Und selbst im Anfang des achtzehnten Jahrhunderts, als bereits die moderne Staarlehre die herrschende geworden war, gab man sich noch keine sonderliche Mühe, die mechanischen Principien der operativen Linsendislocation zu studiren und sie therapeutisch zu verwerthen. Nur ganz vereinzelt finden wir bei diesem oder jenen Autor gewisse Angaben über eine besondere Art und Weise, den Act der Linsendislocation auszuführen. So räth z. B. Pourfour du Petit,[1]) zuerst die Hinterwand der Kapsel einzuschneiden und dann die Depression zu vollziehen. Ein Verfahren, das auch Ferren im Jahre 1726 der Akademie zu Montpellier vorlegte; indem er den Vorschlag machte, die hintere Fläche der Linsenkapsel zu eröffnen und nun die Linse aus ihrer Kapsel durch einen auf ihren oberen Rand ausgeübten Druck in den Grund des Auges zu dislociren. Ein diesem Ferren'schen Verfahren sehr nahe stehendes wurde im Jahre 1728 von Boyer[2]) beschrieben. Doch fanden derartige Vorschläge vor der Hand wenigstens bei den damaligen Aerzten noch keine sonderliche Aufnahme und an eine allgemeinere Verbreitung derselben war noch gar nicht zu denken. Meist blieben sie nur auf den engen Wirkungskreis ihres Erfinders beschränkt und vermochten keinen grösseren und allgemeineren Einfluss auf die Operationstechnik des grauen Staares zu gewinnen. Dies war erst der Fall, als die Dislocationsmethode in einen ernsten Kampf mit der Extraction gerieth.

Interessant ist es übrigens, dass einzelne wenige Aerzte, trotz des vollständigen Verkennens der mechanischen Vorgänge bei der Dislocation des Staares, doch bereits ganz besondere Modificationen in der Art und Weise, wie der Staar dislocirt werden sollte, angeben. So meint z. B. Arculanus,[3]) man solle den Staar, falls sich derselbe nicht nach Unten bringen liesse, einfach nach Oben dislociren. Und genau demselben Rathe begegnen wir auch bei Solingen;[4]) wenn er sagt: „Dann ist auch eine Art von Cataracta, die so hart ist, dass man sie übel herunter bringen kann, dieselbige muss man unten lösen und in die Höhe heben.“ Zugleich haben wir in diesen Worten eine klare Schilderung jener Dislocationsmethode, die Pauli[5]) im Jahre 1838 als eine ganz neue, von ihm erfundene unter dem Namen „Sublatio Cataractae“ oder „Alevatio“

[1]) Citirt von Himly Band 2. p. 297.

[2]) In: Haller. Disput. chirurg. select. Tom. II. p. 154.

[3]) Cap. XXX. p. 58.

[4]) Cap. XXVI. p. 88.

[5]) p. 184.

in die wissenschaftliche Welt einführte. Wäre die Geschichte der Augenheilkunde von ihren Anhängern nicht immer, bis auf wenige Ausnahmen, so gar stiefmütterlich behandelt worden, so wäre diese Erfindung Pauli's, sowie manche andere vermeintliche neue Idee schneller und sicherer als das erkannt worden, was sie wirklich ist und es wären nicht so oft Erfindungen als neu und ausserordentlich bemerkenswerth dem ärztlichen Publikum vorgeführt worden, an denen in Wahrheit nichts bemerkenswerth war, als eben die historische Unkenntniss des Erfinders.

Uebrigens müssen wir noch bemerken, dass einzelne Autoren, wie Smalzius, Nuck u. A. von der soeben geschilderten Operationstechnik, welche in ihren Grundzügen der Celsus'schen Methode entlehnt ist, abwichen und nach dem Beispiel der arabischen Aerzte die Niederdrückung mit zwei Nadeln vollzogen, von denen die eine sehr spitz und leicht ausgehöhlt, die andere aber völlig stumpf war. Die spitzige Nadel wurde zuerst in das Auge eingestochen und die stumpfe alsdann längs der Aushöhlung derselben in das Auge geführt; worauf alsdann die spitzige entfernt und mit der stumpfen die Dislocation vollzogen wurde.

Die Staarnadel[1]) hat während dieser langen Periode verschiedene nicht unerhebliche Modificationen erfahren. Bis in das sechszehnte Jahrhundert scheint im Abendland die Celsus'sche Nadel die allein gebrauchte gewesen zu sein. Wenigstens fordert z. B. Bartisch[2]) ganz ausdrücklich von der Staarnadel, sie solle sehr spitz sein, ähnlich wie eine Schneidernähnadel. Allein so bequem und leicht nun eine so geformte Nadel auch durch die Häute der Bulbuskapsel hindurchschlüpfen konnte, so hatte sie doch den Nachtheil, dass sie eben so leicht und schnell die getrübte Linse aufspiessen und damit die ganze Operation wesentlich erschweren musste. Um diesen Uebelstand zu beseitigen, scheint Ambroise Paré[3]) zuerst und zwar um das Jahr 1575 auf die Idee gekommen zu sein, die Spitze der Staarnadel zu verbreitern, also ihr eine der arabischen Nadel ähnliche Form zu geben. Sein Schüler Guillemeau[4]) nahm diesen Gedanken seines grossen Meisters auf und setzte die Vortheile, welche eine so ge-

---

[1]) Man vergleiche die Geschichte der Paracentese von Ammon. Dieser hat auf einer Tafel eine sehr instructive Zusammenstellung von 77 verschiedenen Staarnadelabbildungen zusammengestellt.

[2]) p. 102. Ausgabe 1686.

[3]) Tome II. Chap. XXIII. p. 439. Wenn Malgaigne an dieser Stelle bemerkt, vor Paré habe es nur spitze Staarnadeln gegeben und dieser sei der eigentliche Erfinder der an der Spitze abgeplatteten Nadeln, so ist dies nur bedingungsweise richtig. Im Abendlande hat Paré zwar diese Form von Nadeln zuerst für die chirurgische Technik verwerthet, doch haben schon lange vor ihm in der arabischen Medicin ähnliche Staarnadeln existirt.

[4]) Abth. 6. Cap. 3. p. 226.

staltete Nadel vor der spitzen Celsus'schen haben musste, mit klaren Worten auseinander; so dass also diesen beiden französischen Wundärzten hauptsächlich das Verdienst gebührt, die arabische Nadel oder doch wenigstens eine nach ihr gearbeitete Form derselben in die abendländische Okulistik eingeführt zu haben. Auch die weitere Verbesserung der Staarnadel rührt von einem französischen Ophthalmologen, von Brisseau [1]) her. Dieser construirte eine Nadel, die an der Spitze nicht sehr dünn, platt und ähnlich dem Gerstenkorn, ein wenig rundlich war, an der Seite aber eine seichte Furche zur Aufnahme der cataractösen Linse hatte. Diese Brisseau'sche Nadel war die erste, welche ausdrücklich für den Zweck gearbeitet wurde, die Linse zu dislociren, während alle Nadeln der früheren Zeit nur für eine Staarmembran berechnet waren. Auch blieb dieselbe für fast alle später construirten, — und das achtzehnte Jahrhundert war in der Production von Staarnadeln nur allzu fruchtbar, — mehr oder weniger bestimmend

Uebrigens waren einzelne Chirurgen, um ein allzu tiefes Hineingleiten der Nadel in das Bulbusinnere zu verhüten, auch darauf bedacht eine Sicherung an der Nadel anzubringen. Meist bestand eine solche in einem kleinen, etwas entfernt von der Spitze angebrachten Querbalken und finden wir bereits bei Arculanus [2]) eine ähnliche Vorrichtung beschrieben.

Das Material, aus dem man die Staarnadeln bildete, war ein sehr verschiedenes. Silber, Gold, Eisen und verschiedene Metallcompositionen wurden benützt, wobei jedoch der eine Chirurg diesem, der andere jenem Metall den Vorzug gab; so benützte z. B. Lanfrancus [3]) stets silberne Nadeln, Bartisch [4]) Nadeln von Silber mit goldener Spitze, Galeatius [5]) goldene Nadeln, denen auch von Villanova [6]) der Vorzug eingeräumt wurde. Blancard [7]) behauptet dagegen, silberne und goldene Nadeln wären zu weich und bögen sich allzu leicht; weshalb er nur die Anwendung von stählernen Nadeln empfiehlt. Andere Ophthalmologen suchten sodann in die Verwendung dieser aus verschiedenen Metallsorten bestehenden Nadeln ein gewisses System zu bringen. So räth z. B. Jessen, [8]) man solle schwarze Augen mit einer silbernen Nadel operiren und goldene bei anders gefärbten Augen in Anwendung ziehen; während Scultetus die

---

1) p. 202.
2) Cap. XXX. p. 58.
3) Doctr. III. Tractat. III.
4) Ausgabe 1686. p. 102.
5) Cap. XXVII. Fol. 22.
6) Lib. I. Cap. 17. Fol. 175.
7) Opera medica. Tom. II. p. 349.
8) Fol. 69.

goldenen Nadeln bei Staaren von weisser Farbe anrieth und silberne bei gelblichen, sowie allen nicht stark weiss gefärbten Staarformen.

Doch scheinen all' diese Rathschläge mehr theoretischer Natur gewesen zu sein und in der Praxis kaum eine wesentliche Verbreitung gefunden zu haben. Denn gerade der Instrumentenapparat der fahrenden Staarstecher, in deren Händen sich ja bis gegen das siebenzehnte Jahrhundert die operative Behandlung des grauen Staares fast ausschliesslich befunden hat, scheint ein überaus roher und unvollkommener gewesen zu sein, bei welchem von all' jenen feinen Unterschieden, die die Aerzte in Form und Farbe der Staarnadel machten, keine Rede war. Hören wir, in welch' drastischer und characterischer Weise Bartisch[1]) die Staarnadel der wandernden Staarstecher schildert: „Sie waren nicht allein nicht von Silber, wie sie billig sein sollten, sondern bestanden nur entweder aus Eisen oder aus Messing, und hatten dazu solche Spitzen, dass ein Schuster wohl ein Paar Schuh damit hätte abnähen, oder ein Metzger ein Kalb abstechen können. Etliche wenden nicht einmal so viel Unkosten darauf, dass sie sich ganz eiserne oder messingene Nadeln, will geschweigen güldene oder silberne machen liessen, sondern nehmen nur bloss ein schlechtes Hölzlein oder Stecklein, stecken eine gemeine Nähnadel darein und stechen also den Staar damit.“

Nachbehandlung. Sowie die Dislocation des Staares gelungen und die Pupille frei war, wurde von vielen Operateuren alsobald eine Sehprobe vorgenommen. Diese bestand in der Regel darin, dass, wie dies Guy de Chauliac beschreibt, der Arzt das operirte Auge beschattete und nun dem Kranken einen beliebigen Gegenstand vorhielt, mit der Aufforderung, denselben zu beschreiben. Einzelne Chirurgen zeigten dem Patienten zwei Gläser, eins mit Wasser und eins mit rothem Wein gefüllt und begnügten sich, eine genaue Farbenbestimmung beider Flüssigkeiten von demselben zu hören. Eine nicht geringe Anzahl der Operateure war übrigens gegen eine jede derartige Sehprobe gleich nach der Operation durchaus eingenommen und wollten eine solche, aus Furcht, der dislocirte Staar möchte von Neuem wieder aufsteigen, erst nach der definitiven Lösung des Verbandes vornehmen.

Auf den Verband verwandte man eine ganz besondere Sorgfalt. Stets wurden beide Augen auf kürzere oder längere Zeit verschlossen; indem man auf jedes derselben entweder einen Schwamm (Purrmann), oder ein Flachsbäuschlein (Bartisch), getränkt mit Eiweiss und Rosenwasser und über dieses, zum festeren Halt desselben, eine Binde, getränkt in Fenchelwasser, Milch, Froschlaichwasser, Auflösung von Bleizucker u. A. legte.

---

[1]) Ausgabe 1686. p. 102 u. 103.

Andere Operateure verfertigten aus Eigelb, Rosenöl, Saffran und allerlei anderen Ingredienzien eine Art Pflaster, welches sie direct auf die Augen auflegten, um darüber eine in Rosenwasser und Milch (Fienus) getränkte Binde oder ein Päckchen Werg zu befestigen (Johannes Anglicus). Noch Andere (de Vigo) tröpfelten wohl auch bald nach der Operation etwas Wein vermischt mit Rosenwasser und Eiweiss in das Auge, in der Hoffnung, dadurch die Operationswunde vor schädlichen äusseren Einflüssen zu schützen. Meist liess man nun den Verband die ersten drei bis vier Tage liegen und nahm ihn nach Verlauf dieser Zeit wieder ab, um ihn von nun an öfters zu wechseln. Mit dem siebenten, nach Anderen erst mit dem neunten Tage aber hielt man jeden weiteren Verband für überflüssig; man beseitigte denselben daher vollständig, wusch das operirte Auge mit Wasser oder aromatischen Essenzen und entliess den Patienten jetzt aus der Kur. Solange aber der Verband lag, musste der Kranke möglichst ruhig, mit hochgelagertem Kopf in einem finstern Zimmer zu Bett liegen, und durfte weder sprechen noch kauen.

Hatte man darauf am neunten oder schon am siebenten Tage die Behandlung des Operirten beendigt, so liess man ihn wohl noch allerlei Mittel gebrauchen, um das Auge zu kräftigen. So verordnete z. B. Riverius seinen Staaroperirten, noch lange Zeit nach der Operation grüne oder blaue Brillen zu tragen und alle Morgen Augenwaschungen vorzunehmen. Eigenthümlich lautet übrigens die Vorschrift für derartige Waschungen. Des Morgens nüchtern sollte der Operirte Fenchel kauen, dann sich den Mund mit Wein ausspülen und mit diesem zur Ausspülung bereits benützten Wein das Auge waschen. Auch machte man nicht selten drei oder vier Wochen nach der Operation nochmals einen Aderlass aus der Stirnvene (Villanova).

Die Stellung,[1]) welche die Staaroperation, ganz gleich ob Keratonyxis, Scleroticonyxis oder irgend welche andere Methode, zu der wissenschaftlichen Medicin, sowie zu den practischen Aerzten einnahm, war in dieser langen Periode eine ungemein klägliche und entwürdigende. Die practischen Aerzte hatten sich der operativen Behandlung des grauen Staares so vollständig entäussert, dass kaum noch der eine oder andere derselben sich herbeiliess, denselben zu operiren. Man schien es eines wissenschaftlichen Arztes für unwürdig zu erachten, eine operative Behandlung der Cataracta in eigener Person auszuführen, sondern überliess dieselbe lieber den wandernden Staarstechern, die baar jeder wissenschaftlichen medicinischen Bildung in der Welt herumzogen und bei Jahrmärkten und Messen auf öffentlichem Marktplatz die Operation vollzogen. Characteristisch für

---

[1]) Man vergleiche Stricker, Beiträge zur ärztlichen Culturgeschichte.

das Auftreten dieser Staarstecher ist der Ausruf, den man ihnen in den Mund legte:[1]) „O cives, cives quaerenda pecunia primum. Visus post nummos!"

Welches unsägliche Unheil diese Sorte fahrender Augenärzte und Staarstecher über die Menschheit gebracht, wie schwer sie sich an dem Glück einzelner Familien, sowie an dem Gedeihen des nationalen Wohlstandes überhaupt versündigt haben, lehrt uns die Schilderung, welche der wackere Bartisch[2]) von den Erfolgen der damaligen Augenoperateure entwirft: „Wie denn auch gemeiniglich alle diejenigen, die sich auf dem Markt den Staar haben stechen lassen, blind werden und ihr Lebenlang blind bleiben müssen, dergleichen Leute ich selbsten sehr viele kenne und kann bei meinem Gewissen sagen, dass ich die Zeit meines Lebens nie gesehen oder gehört, dass eine solche Person, die auf freiem Platz am Staar gestochen worden, wieder sehend worden wäre: dass aber hingegen habe ich oft gesehen, gehört und erfahren, könnte es auch gar wohl mit andern beweisen, dass die am Staar auf öffentlichem Markt gestochenen Leute überaus grosse Wehtagen, Pein und Schmerzen im Kopf und Augen bekommen haben, ja öfters gar von Sinnen kommen und so rasend werden, dass man sie an Ketten und Banden legen und gar hat einsperren müssen, etliche sind gar darvon gestorben, und dadurch um ihr Leben kommen; etliche haben daher wohl 2 oder 3 Jahre lang überaus grosse Qual, Pein und Schmerzen am Kopf und Augen gelitten, sogar, dass sie die ganze gemeldete Zeit in finstern Kellern und Kammern zubringen müssen, weil sie in kein Licht haben sehen können. Ja obgleich etlichen der so gar grosse Schmerz in etwas gelindert worden, so sind sie doch nichts desto weniger blind geblieben und haben ihr Lebenlang nicht mehr können sehend gemacht werden."

Ueberlegen wir aber, dass die grösste Mehrzahl der Staarkranken gezwungen war, sich Staarstechern dieses Schlages anzuvertrauen, so werden wir wohl mit Recht behaupten können, dass die Staaroperateure jener Zeiten durch ihre Unwissenheit und Ungeschicklichkeit eine grosse Anzahl sonst noch arbeitsfähiger Individuen zu jedem Erwerb unfähig gemacht und damit nicht allein dem Familien-, sondern auch dem Staatsleben tiefe Wunden geschlagen haben.

Wie gering übrigens die fahrenden Staarstecher jener Zeit selbst ihre Leistungen anschlugen, geht daraus hervor, dass ihre Forderung für die Ausübung der Staaroperation meist nur zwischen 3 und 6 Groschen betrug, und bloss in den allerseltensten Fällen die Höhe von $^1/_2$ Thaler er-

---

[1]) Andreae, Geschichte der Augenheilkunde in Sachsen. p. 40.

[2]) Ausgabe 1686. p. 93.

reichte. Fand sich aber zufälliger Weise einmal ein Arzt, der, ausgerüstet mit der erforderlichen wissenschaftlichen Bildung, sowie der nothwendigen operativen Fertigkeit — entgegen den Vorurtheilen seiner Zeit — die Staaroperation übte, so konnte er sicher auf einen ganz ausserordentlichen pecuniären Erfolg rechnen. So sagt z. B. Johannes Anglicus:[1]) „Si medicus physicus vel chirurgus hunc morbum poterit curare, multas lucrabitur pecunias, quia saepe occurrit; et vidi ego cum acu operantes, qui miranda praestiterunt: unde illis honor habitus est, ut in una ejusmodi curatione, plus pecuniae reportarent, quam alius in decem curis aliorum morborum.“ Uebrigens scheinen jene fahrenden Staarstecher, deren Anzahl eine nicht unbedeutende gewesen sein dürfte, solche medicinisch gebildete Staaroperateure als ihre schlimmsten Feinde betrachtet und auf das Erbittertste verfolgt, dadurch aber nicht wenige von der bereits gewählten Laufbahn wieder abgeschreckt zu haben; so erzählt z. B. Fabricius ab Aquapendente,[2]) er habe nur zwei oder drei Mal die Staaroperation ausgeführt, dann aber dieselbe völlig aufgegeben: „quia isti (die fahrenden Staarstecher) me odio habebant.“

Natürlich konnte auch, bei der so geringen Bildungsstufe, auf welcher die Staaroperateure jener Jahrhunderte standen, deren Ansehen im Publikum kein besonders günstiges und beneidenswerthes sein und es nimmt uns daher auch nicht im geringsten Wunder, wenn das Publikum grade den Augenärzten gegenüber gar nicht selten die grösste Nichtachtung an den Tag legte. Recht characteristisch für das Verhältniss, in dem Publikum und Augenarzt zu einander standen, ist eine Anekdote, welche uns Hasner[3]) erzählt. Als nämlich im Jahr 1337 König Johann von Böhmen wegen eines bedenklichen Augenleidens zu Breslau einen bekannten Augenarzt consultirt hatte, ohne von dessen Behandlung irgend eine Besserung seiner täglich zunehmenden Sehschwäche zu bemerken, so liess er diesen Okulisten ohne Weiteres in die Oder werfen. — Ein arabischer Augenarzt zu Prag wagte die Behandlung des bereits halb erblindeten Königs nur unter der Bedingung zu übernehmen, dass ihm im Falle des Misslingens Befreiung von jeder körperlichen Strafe zugesichert würde.

Gleichwohl scheint in den letzten Jahrzehnten der uns hier beschäftigenden Periode und besonders mit Beginn des achtzehnten Jahrhunderts die Klasse der fahrenden Staarstecher zwar eine gewisse Vervollkommnung erfahren zu haben, doch war dieselbe eine mehr nur äusserliche und oberflächliche. Die wandernden Okulisten suchten sich jetzt zwar mit dem Nim-

---

[1]) p. 183.

[2]) Cap. XVI. p. 64.

[3]) Prager Vierteljahresschrift XXIII. Jahrgang 1866. B. 2. p. 10.

bus der Wissenschaftlichkeit zu umgeben, um so das grosse Publikum leichter und sicherer für sich gewinnen zu können, doch fehlte ihnen in der That auch jetzt noch die Sorgsamkeit und Gewissenhaftigkeit, mit welcher die Operateure der neueren Zeit ihrer Patienten sich meist anzunehmen pflegen, vollständig. Es lag den Staaroperateuren immer nur noch Alles daran, in möglichst kurzer Zeit möglichst viel Operationen zu machen und ihren Beutel zu füllen. War dieser Zweck erreicht, so setzten sie ihren Wanderstab weiter, unbekümmert um das fernere Schicksal ihrer Operirten. Diese überliessen sie eben, genau so wie ihre Collegen früherer Jahrhunderte, nach der Operation einfach ihrem Schicksal und dachten auch nicht im Entferntesten daran, durch eine sorgsame Leitung der Nachbehandlung das Gelingen der Operation zu sichern. Hatte der Patient dem Operateur nur das Honorar für die operative Hülfeleistung bezahlt, so war diesem das weitere Schicksal jenes durchaus gleichgültig; für ihn hatte der Patient nur so lange Werth, als er zahlungsfähig war. Als Haupttypus der fahrenden Augenärzte, die im siebenzehnten und achtzehnten Jahrhundert ihr Wesen trieben, kann wohl Taylor [1]) gelten und vermögen wir gerade an ihm den Character der damaligen Staaroperateure bis in die kleinsten Details zu studiren. Es sei uns daher gestattet, einen kurzen Blick auf die Thätigkeit Taylor's zu werfen. Wenn sich Taylor einen Ort für die Ausübung seiner oculistischen Thätigkeit ausersehen hatte, so wurde schon Wochen lang vorher in der Presse seine ausgezeichnete Gelehrsamkeit und Geschicklichkeit gerühmt und durch allerlei Atteste und Bescheinigungen bestätigt. War solcher Gestalt das augenleidende Publikum auf die Ankunft des Arztes in genügender Weise vorbereitet und von der ganz ausserordentlichen Bedeutung desselben gehörig unterrichtet, so traf Taylor in Person ein. Meist reiste er in einer Kutsche, [2]) die über und über mit Abbildungen der verschiedensten Augen bedeckt war und das Motto trug: „Qui visum dat, dat vitam.“ Sobald er alsdann auf dem Schauplatze seiner Thätigkeit angelangt war, wurde alsbald in allen Zeitungsblättern und durch besondere Placate die Ankunft des ausserordentlichen

---

[1]) Grade über Taylor ist förmlich eine besondere Literatur entstanden; eine Unzahl von Flugblättern, Zeitungsartikeln, Brochüren u. s. w. beschäftigten sich ausschliesslich nur mit Taylor und nahmen für und wider ihn Parthei. Den besten Aufschluss über die eigentliche Bedeutung Taylors geben die kleine Brochüre Friedrich Heister's, des Sohnes des berühmten Chirurgen, und Eschenbach's gegründeter Bericht von dem Erfolg der Operationen des englischen Okulisten, Ritter Taylors, sowie auch Mauchart's Oratio in famam meritaque Taylor anglici.

[2]) Andreae, Geschichte der Augenheilkunde in Sachsen. p. 41.

Taylor mit grosser Ruhmredigkeit verkündet. Sodann lud er alle Einwohner des betreffenden Ortes zu einer Vorlesung ein, die er über Bau, Function und Krankheit der Augen hielt. Und hier entwickelte er nun eine Reclame und eine Schilderung seiner absonderlichen Talente, die wirklich bewundernswerth ist. Eine Menge der kostbarsten Instrumente von Silber und Gold in grossen, mit schwarzem Sammet ausgeschlagenen Kästen wurde dem Publikum zur Schau gestellt. Daneben erblickte man noch eine grosse Anzahl von Modellen gesunder und kranker Augen, sowie grosse Tafeln mit Abbildungen all' der bemerkenswerthen Kuren, die Taylor bereits ausgeführt haben wollte; ferner Medaillen, geschlagen auf den grossen und berühmten Augenarzt Taylor, und endlich noch eine Unzahl anerkennender Schreiben und Atteste. Hatte nun Taylor seinen Zuhörern seine staunenswerthen Kenntnisse und Fähigkeiten in möglichst greller Weise dargelegt und seinen umfangreichen Apparat von Modellen, Abbildungen u. s. w. vorgeführt, so wurde an die hervorragendsten Persönlichkeiten das Porträt Taylor's vertheilt und characteristisch für die ganze Geistesrichtung dieses gewissenlosen Abenteurers ist die Unterschrift, welche er unter sein Porträt gesetzt hatte und welche lautete:

Effigiem Taylor, tibi qui demissus ab alto est,
Turba alias expers luminis, ecce vides,
Hic maculas tollit, Cataractas deprimirt omnes,
Amissum Splendens excitat ille jubar.
Miranda praxi sublata ophthalmia, quaevis
Artifici dextra, gutta Serena Cadit,
Ecce Virum: Cujus cingantur tempora lauro
Dignum, cui Laudes Saecula longa canant.

Sobald er nun durch solche Hülfsmittel eine genügende Anzahl von Patienten angelockt, so liess er sich es angelegen sein, dieselben auch alsbald so viel wie möglich auszubeuten. Meist forderte er noch vor Beginn einer jeden Operation, sowie vor Beginn einer medicamentösen Behandlung das volle Honorar oder doch einen grossen Theil desselben; einen etwa bleibenden Rest suchte er während der Behandlung noch einzutreiben, und war er einmal erst im Besitz der geforderten Summe, so war ihm das fernere Schicksal seiner Patienten, sowie der Erfolg der von ihm eingeschlagenen Behandlungsmethode völlig gleichgültig. Er suchte sich solcher Kranken, aus denen kein Geld mehr zu erpressen war, möglichst bald zu entledigen und begann, was ja bei solchem Gebahren nicht allzulange währen konnte, erst einmal der Glaube an seine aussergewöhnliche Geschicklichkeit bei dem Publikum zu wanken, so zog er es lieber vor, das gründlich ausgebeutete Feld seiner Thätigkeit schleunigst zu verlassen, um anderwärts das frevelhafte Spiel von Neuem zu beginnen.

Gar nicht selten verschwand er auch, um den ihm höchst unbequemen Vorwürfen von Seiten der geprellten Patienten zu entgehen, heimlich bei Nacht. Wie wenig er sich um das Wohl seiner Patienten, sowie um das Gelingen der von ihm ausgeführten Staaroperationen kümmerte, geht auch daraus hervor, dass von 50 Individuen, die er und ein anderer Operateur mit Namen Cyrus in Kopenhagen operirt hatten, nach den Versicherungen Heuermann's[1]) auch nicht sechs vollständig geheilt wurden.

Fragen wir nun, wie es möglich war, dass wissenschaftlich gebildete Aerzte zu Gunsten solcher kenntniss- und gewissenloser Charlatane auf die Ausübung einer so hochwichtigen und dabei zugleich so lohnenden Operation, wie es gerade die Staaroperation ist, verzichten konnten, so dürfte die Antwort auf diese Frage wohl zum grössten Theil in den eigenthümlichen Ansichten zu suchen sein, welche die meisten Aerzte von der Staaroperation hatten. Man hielt eben die Scleroticonyxis für eine so schwierige und in ihren Folgen so unberechenbare Methode, dass ein jeder Arzt bei der Ausführung derselben Ruf und Ehre auf das Spiel zu setzen glaubte, und überliess sie aus diesem Grunde gern jenen Charlatanen, die um ihren wissenschaftlichen Ruf weniger besorgt waren. Selbst Chirurgen wie Guy de Chauliac[2]) suchten aus demselben Grunde der Staaroperation aus dem Wege zu gehen; „non secures te in opere catharactarum“ so sagt er „quod medicine in eis parum proficiunt et operatio cum acu est satis deludosa: praecipue, quum non est bene indicata. Propter primum dicit Galenus in quarto meamir, quod promissiones omnium ipsarum medicinarum sunt magnae, operatio vero ipsarum aliquando quidem nulla, aliquando valde parva. Propter hunc sermonem omnes valentes viri operationem cum ferro cursoribus dimiserunt“.

Ganz ähnlichen Ansichten begegnen wir auch noch wiederholentlich bei verschiedenen anderen Autoren; so sagt z. B. Riverius:[3]) „Haec autem operatio propter incertum eventum a Chirurgis ordinariis non solet exerceri; sed ab Operatoribus vulgo dictis, qui per varias urbes vagantes, frequentius sese in operationibus exercent: atque ita operandi tempus et modus illis prorsus committendus est.“ Dasselbe Urtheil fällt auch Savonarola,[4]) wenn er bemerkt: „nam promissiones medicinarum sunt magnae

1) Abhandlung der vornemsten chirurgischen Operationen. Band 2. § 645. p. 598.

2) Ausgabe 1499. Tract. VI. Doctr. II. Fol. 55. Dasselbe Citat bringt auch Stricker in seinen „Studien zur Geschichte der Augenheilkunde. Virchow's Archiv. Band 47. p. 519.

3) Tomus II. Cap. III. p. 245.

4) Tractat. VI. Cap. III. Rubric. 35. p. 88.

et parvae operationes et ideo valentes viri operationem specialiter cum ferro cursoribus reliquerunt." Genau so standen die Ansichten auch noch am Schlusse des siebenzehnten Jahrhunderts, wenn z. B. Bonet[1]) sagt, die Staaroperation sei eine höchst unsichere und darum solle man sie lieber den herumziehenden Operateuren überlassen.

Durch welch' eigenthümliche und völlig grundlose Befürchtungen sich aber nicht wenige der praktischen Aerzte von der Ausführung der Staaroperation abhalten liessen, werden wir am Besten zu erkennen vermögen, wenn wir noch das Urtheil einiger hieher gehöriger Autoren über die Cataractoperation und ihre Gefahren für Arzt und Patienten hören wollen. So sagt z. B. Hildanus,[2]) die operative Beseitigung des grauen Staares sei eine so überaus schmerzhafte, dass ein Mensch sie eigentlich gar nicht zu ertragen vermöge. Nur durch die ganz besondere Güte und Gnade Gottes würde der Schmerz bei dieser Operation so gemildert, dass ein Jeder sie ohne besondere Schmerzempfindung auszuhalten vermöchte; „ex quibus", so beschliesst er diese seine Erklärung, „summa dei providentia atque misericordia ergo nos miseros homines illucescit."

Eine noch wunderlichere Anschauung über die Gefahren der Staaroperation speciell für den Arzt äussert Fabricius ab Aquapendente.[3]) Durch das allzu genaue Sehen in das zu operirende Auge könne der Arzt, so meint Fabricius, sehr leicht seinen eigenen Augen in höchst bedenklicher Weise schaden und so könne es schon geschehen, dass während der Operateur dem Kranken das Auge rette, er durch die ungemeine Anstrengung, der er seine Augen dabei auszusetzen gezwungen sei, selbst erblinde.

Endlich war auch die Vorstellung, welche Barbette[4]) von den Gefahren der Operation für den Kranken hatte, nicht darnach angethan, Aerzte, welche für ihren wissenschaftlichen Ruf besorgt waren, zu derselben zu ermuntern. Barbette sagt nämlich: „Wenn in der Handwirckung die natürlichen Feuchtigkeiten der Augen mit der Nadel unter einander vermengt werden, so erfolgt die gewisse Blindheit, wenn auch gleich das Fell weggenommen worden."

---

1) Tom. I. Lib. II. Cap. 42. p. 979. Anmerkung 133.
2) Centuria VI. Obs. II.
3) Cap. XVI. p. 64.
4) Cap. XVI. p. 86.

Zweite Periode.

Vom Auftreten Daviel's bis auf die neueste Zeit.

Als unter dem Schutze Daviel's in dem vierten und fünften Decennium des achtzehnten Jahrhunderts die Staarausziehung in kurzer Zeit eine grosse Menge von Anhängern unter den Ophthalmologen aller europäischen Länder gefunden hatte, und die 2000jährige Herrschaft der Depression auf das Ernstlichste gefährdete: da traten die Anhänger der Depressionsmethode von allen Seiten mit Vorschlägen zur Verbesserung und zur Vervollkommnung derselben hervor. Man hoffte durch eine gründliche, den Anforderungen der neueren Ophthalmologie besser entsprechende Reform die Depression zu dem ernsten Streit mit der Extraction zu kräftigen und ihr zu dem endlichen Siege über die verhasste und gefährliche Nebenbuhlerin zu verhelfen. Und wirklich war auch mit Beginn unseres Jahrhunderts, Dank der unausgesetzten Bemühungen einer ganzen Reihe trefflicher Chirurgen und Okulisten, die Depression wieder so in den Vordergrund gerückt worden, dass Langenbeck[1]) im Jahre 1820 mit vollem Recht behaupten durfte, die Depression mit ihren verschiedenen Nüancen habe die Extraction so gut wie ganz verdrängt; und er öffentlich die Aufforderung ergehen lassen konnte, die Anhänger der Extraction möchten doch endlich auch einmal mit ihren Erfahrungen vor das ärztliche Publikum treten und die Extractionsmethode energisch vertheidigen;[2]) Himly[3]) aber 1843 das geflügelte Wort wagen durfte: „Der Vernunft gemäss ist es, in der Regel den Staar nicht zu extrahiren."

Die Vorbereitung auf die Scleroticonyxis scheint bis gegen Ende des achtzehnten Jahrhunderts nach denselben Grundsätzen und in demselben Umfange wie in den früheren Perioden ausgeübt worden zu sein. Anhaltendes, den Patienten auf das Aeusserste schwächendes Abführen,

---

1) Neue Bibliothek f. d. Chirurgie. B. II. p. 177.

2) Mit welcher Erbitterung übrigens der Kampf zwischen den Anhängern beider Methoden ausgefochten wurde, bezeugt die Aeusserung, welche Wenzel, der bekannte Vertheidiger der Extraction, über die Depression und ihre Anhänger that und welche lautet: „Es ist kein Wunder, dass die Depression noch Gönner findet, da sie so leicht zu machen ist, dass sich Bartscheerer und die unerfahrensten Leute daran wagen." Es fand dieser Vorwurf offenbar in dem Umstand seine Veranlassung, dass die Anhänger der Depression gar nicht selten die ungemein leichte Ausführbarkeit der Depression als einen besonderen Vortheil der an technischen Schwierigkeiten so reichen Extraction gegenüber rühmend hervorhoben. So finden wir eine solche Aeusserung bei Callissen u. A.

3) Die Krankheiten und Missbildungen des menschlichen Auges. B. II. p. 321.

Aderlass u. s. w., spielten in der Vorbereitung auf die Staaroperation noch eine ebenso grosse Rolle wie früher. Es ist wesentlich das Verdienst Beer's[1]) und Richter's,[2]) diesen Missbrauch, wenn auch nicht beseitigt, so doch erheblich beschränkt zu haben. So wurde denn mit Beginn unseres Jahrhunderts nicht mehr jeder Staarkranke derselben Vorbereitungscur unterworfen, sondern man individualisirte. Allerdings schlugen noch ab und zu einzelne Operateure eine für alle Fälle gleichmässige, tief eingreifende Vorbereitungscur vor. Namentlich rieth z. B. Pugliatti,[3]) Augenarzt zu Messina, im Jahre 1845, jeden Staarkranken vor der Operation durch ein Wochen lang anhaltendes Cauterisiren der Schläfe und der Umgebung des kranken Auges mittelst Aetzammoniak zu behandeln; doch vermochten derartige Anschauungen im ärztlichen Publikum keinen sonderlich günstigen Boden zu gewinnen, indem man vielmehr jede Vorbereitungscur eben nur auf gewisse Fälle beschränkt wissen wollte. Glaubte man, dass ein Individuum leicht zu Entzündungen neige, so liess man es mehrere Wochen vorher abführen und schmale, reizlose Kost geniessen und Mandelmilch mit Salpeter oder Kirschlorberwasser mit Hyoscyamusextract gebrauchen. Ein ähnliches Verfahren schlug man wohl auch nach dem Rath von White Cooper[4]) bei solchen Individuen ein, welche in guten äusseren Verhältnissen lebend an eine allzu reichliche und üppige Ernährung gewöhnt waren. Glaubte man, es drohe dem Patienten von Seiten seines Nervensystems besondere Gefahr, so liess man ihn eine Zeit lang vor der Operation Baldrian, Arnika, Bilsenkrautextract u. s. w. gebrauchen. Bei entkräfteten Individuen wandte man eine tonisirende Methode an (Benedict).[5]) Auch auf die Function der Haut glaubte man möglichst sorgsam achten zu müssen. Einzelne Aerzte, wie Ritterich,[6]) beschlossen die Vorbereitung auch wohl damit, dass sie dem Kranken einige Tage vor der Operation wiederholentlich Opium reichten; während Himly[7]) bereits einige Tage vor der Operation eine Lösung von Extr. hyoscyam. in das kranke Auge einträufelte.

Auch in ausserdeutschen Ländern scheint man ähnlichen Grundsätzen gefolgt zu sein und eine milde Vorbereitungscur nur in gewissen Fällen für nothwendig erachtet zu haben. So sagt z. B. Scarpa:[8]) „Im

---

1) Beobachtungen über den Staar p. 53.
2) Anfangsgründe. Band 3. p. 186.
3) Schmidt. Jahrbücher. Band 54. p. 78.
4) Schmidt. Jahrbücher. B. 48. p. 245.
5) Monographie p. 64.
6) Jährliche Beiträge p. 60.
7) Band II. p. 254.
8) Band 2. p. 91.

Allgemeinen bereiten die besten und vorzüglichsten Wundärzte die Kranken nicht mehr ohne Unterschied zu einer grossen Operation vor, wenn sie nicht durch deutliche und dringende Indicationen dazu bestimmt werden, und am wenigsten findet diese Vorbereitung bei der Staaroperation statt." Einer Anschauung, der die meisten Operateure durchaus gefolgt zu sein scheinen.[1])

Dagegen war man in der Bestimmung der Indicationen für die Staaroperation höchst peinlich und ängstlich. Nicht allein dass man Kinder und Greise von derselben völlig ausschloss, sondern man wollte überhaupt einen operativen Eingriff nur dann gestatten, wenn der Patient bereits auf beiden Augen so gut wie blind war; sah er auf dem einen Auge noch, so sollte jede Staaroperation unterbleiben. Und da selbst so namhafte Chirurgen wie Richter zu diesem Satz sich bekannten, so mag derselbe in die operative Behandlung des Staares wohl nur zu oft hindernd eingegriffen haben. Wie lange er sich aber in Ansehen zu erhalten verstanden, geht daraus hervor, dass noch 1844 Bérard[2]) eine kritische Untersuchung jenes Verfahrens für nothwendig hielt, die dann allerdings die Haltlosigkeit desselben nachwies. Ebenso sollte die Operation unterlassen werden, wenn der Patient an Gicht oder Rheuma litt; und da die Diagnose auf Gicht in den ersten Decennien unseres Jahrhunderts ein ganz besonderer Liebling der Aerzte war, so dürfte wohl nur zu häufig der

---

[1]) Wenn daher Pauli p. 110 behauptet, die Franzosen sowohl, wie auch Scarpa hätten eine strenge Vorbereitungscur des Staares noch zu einer Zeit für durchaus nothwendig erachtet, wo wir Deutschen sie bereits lange für überflüssig und schädlich erkannt hätten, so vermag ich dieser Behauptung durchaus nicht beizustimmen. Denn Scarpa hatte, wie dies aus seinen oben angezogenen Worten hervorgeht, den schädlichen Missbrauch einer energischen Vorbereitungscur vollständig erkannt und denselben vielmehr auf das Energischste bekämpft. Desgleichen dürften auch die französischen Wundärzte ähnlichen geläuterten Anschauungen gerade in diesem Puncte gehuldigt haben und ich kann z. B. bei Demours und Delpech, welche beiden Pauli namentlich als Vertreter einer strengen Vorbereitungscur auf die Staaroperation nennt, keine Spur eines derartigen Verfahrens finden; zumal ja Delpech (Dict. scien. méd. Tome 4. p. 305) ausdrücklich sagt: ‚l'opération n'exige d'autre préparation que les précautions d'usage."

[2]) Ann. d'ocul. T. XI. p. 179. Waren dagegen beide Augen staarblind, so trug man kein Bedenken, beide in einer Sitzung zu operiren. Auch die Ausziehung beider cataractösen Linsen in einer Sitzung wurde von vielen Operateuren geübt; meist verfuhren sie dabei in der Art, dass sie erst den Hornhautschnitt auf einem Auge vollendeten, dann auf dem anderen und dann erst den Austritt der Linse aus dem zuerst eröffneten Auge bewirkten. Andere wieder vollendeten erst die Operation auf dem einen Auge vollständig, ehe sie das andere in Angriff nahmen. Die Operateure der neueren Zeit scheinen der Extraction beider Linsen in einer Sitzung weniger gewogen zu sein.

Fall eingetreten sein, dass ein Staar wegen gichtischer Anlage des Kranken für nicht operirbar erklärt wurde. Selbst Ophthalmologen, wie Beer, vertraten derartige Ansichten, welche die operative Thätigkeit der Augenärzte in einer für die Patienten sehr schmerzlichen Weise lähmen mussten. Dagegen war man in Ansehung der Reife des Staares jetzt lange nicht mehr so ängstlich wie früher und nicht wenige Operateure, wie Völckers,[1] Ludwig,[2] Stevenson[3] u. A. gaben den Rath, den Staar ganz ohne Rücksicht auf seine Reife auch schon im Beginn desselben zu deprimiren.

Die Operation wurde von den meisten Chirurgen in der Stellung vollzogen, dass der Arzt auf einem hohen, der Patient aber auf einem niedrigeren Stuhle sass, wobei jedoch das Höhenverhältniss ein solches sein musste, dass der Kopf des Kranken mit der Brust des Operateurs in einer Linie zu stehen kam (Beer, Richter u. A.). Um dies unter allen Umständen zu erreichen und allzustörende Unterschiede in der Grösse des Arztes und des Patienten möglichst auszugleichen, construirte man wohl auch besondere Staaroperationsstühle. So beschreibt z. B. Ritterich[4]) einen nach seiner Angabe gebauten Stuhl, der sich durch Schrauben verschieden hoch stellen liess. Einzelne Augenärzte zogen es wohl auch vor, den Patienten auf einen hohen Sessel zu setzen und nun vor ihm stehend die Scleroticonyxis zu vollziehen (Schiferli).[5]) Endlich fehlte es auch nicht an Operateuren, welche den Kranken während der Operation im Bett liegen liessen; wie denn z. B. Dupuytren[6]) alle Depressionen nur in dieser Lage des Kranken verrichtete.

Uebrigens war auch jetzt noch der Grundsatz, der Staaroperateur müsse ambidexter sein, ganz allgemein herrschend, und nur einzelne Operateure, wie Buzzi, Stevenson[7]) wagten es, entgegen diesem Dogma, auch das rechte Auge mit der rechten Hand zu operiren, indem sie hinter den Kranken traten. Wie sehr aber Operateure, welche sich diese Freiheit gestatteten, bei ihren Collegen anstiessen, geht daraus hervor, dass Schäffer,[8]) der Anfang dieses Jahrhunderts Stadtarzt zu Regensburg war, in seiner Beschreibung der von Prof. Taddini daselbst ausgeführten

---

1) Citirt von Henckel. Zweite Sammlung. p. 85.

2) p. 17.

3) Citirt von Pauli. p. 27.

4) Jährliche Beiträge. p. 61.

5) De cataracta. p. 49.

6) Ammon. Prüfung u. s. w. In: Gräfe u. Walther. Journal. Band 7. Heft 1. p. 89.

7) Citirt von Pauli. p. 27. Anmerkung 1.

8) Himly u. Schmidt. Ophth. Bibl. B. 3. Stück 2. p. 172.

Staardepressionen es nicht unterlässt, die mangelnde Ambidexterität Taddini's durch zwei Ausrufungszeichen als etwas wenig Empfehlenswerthes ganz besonders hervorzuheben. Derartige Anschauungen scheinen übrigens bis in das dritte und vierte Decennium noch viele Anhänger selbst unter den bedeutendsten und namhaftesten Okulisten gehabt zu haben; so betont z. B. noch Himly ganz ausdrücklich, der Staaroperateur müsse ambidexter sein. Erst Malgaigne[1]) dürfte im dritten Jahrzehnt den bis dahin ziemlich allgemein giltigen Satz dauernd erschüttert und nicht wenig zu der Einschränkung, welche er in den letzten Decennien erfahren hat, beigetragen haben. Er verlangte, der Chirurg solle, wenn es sich um das rechte Auge handele, stets, um mit möglichster Sicherheit zu operiren, hinter den Kranken treten und mit der rechten Hand die Operation ausführen. Auch v. Gräfe[2]) huldigte diesen Principien Malgaigne's, indem er sagt: „Die Zeit, wo man aus Gefallsucht oder falscher Ueberlegung technische Schwierigkeiten schuf, ist wohl für die Chirurgie vorüber, und ich rathe deshalb den angehenden Augenärzten, nützlicheren Uebungen und Beschäftigungen nachzugehen, als wir sie im Kampfe gegen die natürlichen Vorrechte unserer rechten Hand finden können." Ob Arlt,[3]) der in der jüngsten Zeit wieder für die Ambidexterität in die Schranken getreten ist, auch bei den heutigen Augenoperateuren die Neigung für dieselbe wieder hervorzurufen im Stande sein wird, bleibt abzuwarten. Endlich placirte man den zu Operirenden meist so, dass das volle Licht nicht direct in die Augen desselben fiel, sondern dieselben nur von der Seite traf.

Die Assistenten spielten in den ersten zwei Decennien unseres Jahrhunderts bei jeder Staaroperation, der Depression wie Extraction, immer noch eine recht klägliche Rolle. Man benutzte sie hauptsächlich dazu, den Kopf und das obere Lid zu fixiren, und zwar geschah das Letztere meist in der Weise, dass sie mit einem Haken oder auch blos mit dem Finger das Lid abzogen. Beobachtete man das letztere Verfahren, so liessen einige Operateure das obere Lid umkehren und in dieser Stellung vom Assistenten halten (Arnemann),[4]) während sich die meisten mit einem einfachen Abziehen des Lides begnügten. Wie gering man aber diese Hülfeleistung des Assistenten anschlug, geht aus der Aeusserung Beer's[5]) hervor: „Das Geschäft des Gehülfen bei dieser Operation

---

1) Bull. de Thérap. Tom. XIII. p. 170.

2) Archiv f. Ophth. Bd. XII. Abth. 1. p. 157. Anm.

3) Operationslehre p. 267.

4) System der Chirurgie. Theil II. p. 145.

5) Beobachtungen. p. 69.

ist wirklich so leicht, dass man schwerlich zu fürchten hat, an einen ungeschickten zu gerathen". Ja einzelne hoch berühmte Operateure, wie z. B. Dupuytren, scheinen nicht einmal ständige Assistenten gehabt zu haben. So erzählt z. B. Reisinger,[1]) der bei seinem Aufenthalt zu Paris in den Jahren 1816—1818 Dupuytren wiederholt Staaroperationen, und zwar fast stets Depressionen verrichten sah, über die dabei geleistete Assistenz Folgendes: „Auf Zweckmässigkeit der Assistenz bei Augenoperationen wurde keine Rücksicht genommen, sondern der nächste beste Schüler setzte hakenförmig seine Finger an und drückte und berührte nach Belieben selbst den Bulbus." Erst in der Mitte des zweiten Jahrzehnts unseres Säculums scheint man die Bedeutung einer geschickten Assistenz gerade für das Gelingen der Staaroperation mehr gewürdigt und höher geachtet zu haben; wenn z. B. Zang[2]) in seinem 1824 erschienenen Lehrbuch der Operationen über die Leistungen des Assistenten bei der Staaroperation bemerkt: „Soll übrigens die vom Gehülfen zu leistende Beyhülfe ganz das seyn, was man von ihr fordern muss, so muss dieser ein in sämmtlichen Staaroperationsweisen wohlunterrichteter Arzt sein."

Besondere Instrumente zur Fixation der Lider und des Bulbus waren, solange die Scleroticonyxis überhaupt eine herrschende Methode bildete, nie allgemein im Gebrauch. Wohl wandte dieser oder jener Chirurg einen Lidhaken an, oder suchte eine Fixation des Augapfels zu bewerkstelligen; doch blieben derartige Versuche eben meist vereinzelt und fanden im ärztlichen Publikum keinen allgemeinen Eingang. Diese geringe Neigung der Operateure, sich einer künstlichen, durch Instrumente erzeugten Feststellung der Lider und des Bulbus zu bedienen, scheint wesentlich durch die Mangelhaftigkeit und Unvollkommenheit der dazu benützten Instrumente bedingt worden zu sein. Denn meist zielte das Princip, auf dem die Wirksamkeit derartiger Instrumente beruhte, darauf ab, durch einen möglichst energischen und anhaltenden Druck auf den Augapfel dessen Bewegungen unmöglich zu machen; ein Princip, nach welchem z. B. der Augenspiegel wirkte; dessen sich Bell[3]) stets bei der Depression bediente. Aber auch diejenigen Chirurgen, die eine Feststellung des zu operirenden Auges ohne Instrumente zu erzielen suchten, glaubten dies am besten durch einen mit dem Finger gegen den Bulbus ausgeübten Druck erreichen zu können. Und zwar setzte entweder der Operateur den Mittelfinger seiner linken Hand gegen die innere Hälfte des Bulbus, während er mit dem Zeigefinger den unteren

---

1) Bairische Annalen. B. 1. Stück 1. p. 225.

2) Theil 2. p. 244.

3) Theil 3. p. 276.

Theil desselben drückte, oder er überliess dies Geschäft vollständig dem Assistenten. Dieser aber legte alsdann den Zeigefinger gegen den inneren und oberen Augenwinkel so, dass derselbe über den Rand des erhobenen oberen Lides hinweg den oberen Theil des Augapfels gelind drückte und jede Bewegung desselben verhütete (Benedict, Beer).

Die künstliche Mydriasis wurde behufs leichterer Ausübung der Scleroticonyxis gegen Schluss des achtzehnten Jahrhunderts von einzelnen Autoren wie Callissen wiederum hervorgezogen, und ihre Verwendung, Dank den Bemühungen Himly's, bald eine so ausgedehnte, dass eine ganze Anzahl von Operateuren, wie Ritterich u. A. keine Staaroperation mehr ohne künstliche Mydriasis unternahmen. Nur beobachtete man gerade bei der Scleroticonyxis gern die Vorsicht, die Mydriasis nicht allzu ausgiebig hervorzurufen, um einer sonst leicht eintretenden Luxation der deprimirten Linse in die vordere Kammer vorzubeugen.

Die eigenthümliche Procedur des Anblasens des zu operirenden Auges kurz vor dem Einstich, welche wir bis zum Beginn des achtzehnten Jahrhunderts als ganz allgemein bei allen Operateuren gefunden haben, scheint im Lauf des achtzehnten Säculums so gut wie ganz vergessen worden zu sein. Nur bei einzelnen wenigen Operateuren begegnen wir dieser wunderlichen Sitte noch; so liess z. B. Dr. Vogel in Lübeck,[1]) ein seiner Zeit sehr berühmter Augenarzt und besonders Staaroperateur, durch seinen Assistenten, der erst einige Nelken und Wachholderbeeren kauen musste, tüchtig das zu operirende Auge anblasen. Andere Aerzte, wie Ludwig,[2]) riethen wohl auch, das Auge dicht vor dem Act des Einstiches stark zu reiben. Durch diesen mechanischen Reiz sollten sich die grösseren Conjunctivalvenen stärker füllen und so dem Operateur leichter bemerklich sein.

Allgemein verbreitet war aber noch die Sitte, die Staarnadel kurz vor dem Einstich zu befeuchten; und zwar benützte man zu diesem Zweck die verschiedensten Flüssigkeiten, als Speichel, Rosenwasser und ganz vorzüglich Oel. Das letztere sollte man nach den Empfehlungen von Faust und Hunold in der Weise anwenden, dass man die Staarnadel erst in warmes Wasser und dann in feines Oel tauchte. Auch Ohrenschmalz und Sebum cutaneum waren Stoffe, mit welchen man auf den Rath von Callissen und Himly nicht selten die Staarnadel kurz vor dem Einstich bestrich. Ja Dupuytren salbte die Staarnadel gar mit dem Talg eines gewöhnlichen Talglichtes.[3])

---

1) Citirt von Henckel, zweite Sammlung. p. 90.

2) p. 18.

3) Citirt von Ammon. Prüfung der französischen Augenheilkunde. In: Gräfe und Walther. Journal. Band 7. Heft 1. p. 97.

Die Wahl des Einstichsortes in der Sclerotica schwankte noch eben so sehr zwischen denselben weiten Grenzen, wie in den früheren Jahrhunderten, sodass wir über diesen Punkt kaum bemerkenswerthe Aenderungen zu nennen wüssten. Doch wollen wir nicht unerwähnt lassen, dass sich Himly[1]) eine Zeit lang mit dem Gedanken getragen zu haben scheint, die Dislocation ohne jedes stechende oder schneidende Instrument, nur durch Anwendung der Electricität in Ausführung zu bringen.

Die mechanischen Principien dagegen, nach denen die Dislocation der Linse ausgeführt werden sollte, wurden in dieser Periode nicht allein der Gegenstand eines lebhaften und eifrigen Studiums Seitens der Augenärzte, sondern man begründete auf sie auch eine nicht unbeträchtliche Anzahl von besonderen Methoden. Im Allgemeinen zerfallen alle diese Verfahrungsarten in zwei grosse Abtheilungen, bei deren einer die Linse entkapselt auf den Grund des Auges dislocirt werden sollte, während bei der anderen dies mit der Kapsel der Fall sein sollte.

A. Dislocation der Linse ohne Kapsel.

Die Methode, die hintere Kapselwand vor der Ausübung der Depression zu eröffnen, die, wie wir bereits im Vorangehenden bemerkt haben, zuerst[2]) von Ferren, Petit und Boyer geübt wurde, scheint in Deutschland zuerst von Henckel[3]) und Eschenbach[4]) ausgeführt und besonders von Ersterem gepflegt und zu einer eigenen Methode ausgebildet worden zu sein. Er modificirte dieselbe nämlich in der Art, dass er die hintere Kapsel in ihrer unteren Hälfte ausgiebig eröffnete und nun die Senkung der Linse nicht durch einen Druck auf ihren oberen Rand, wie dies Petit und Ferren thaten, hervorrief, sondern dieselbe der Natur überliess. Unter dem stolzen Namen: „Depressio à la Boutonnière“ verkündete Henckel in dem siebenten Decennium des vorigen Jahrhunderts diese Methode der wissenschaftlichen Welt und verschaffte derselben auch in der That eine nicht unbedeutende Anzahl von Anhängern, welche ihrerseits wieder durch gewisse Abänderungen in der Form und dem Ort der Kapseldiscission allerlei Unterarten jenes

---

1) Bemerkungen über einige Augenkrankheiten. Loder. Journal. B. 1. St. 3. p. 406.

2) Gerade wegen dieser Methode scheint unter den Augenärzten ein heftiger Prioritätsstreit geherrscht zu haben. Es würde uns zu weit führen, wollten wir denselben hier genauer verfolgen. Wer sich dafür interessiren sollte, findet die nothwendigsten Anhaltepuncte in Sabatier's Lehrbuch. Theil 3. p. 12 u. 13.

3) Dissertat. u. Abhandlung d. chir. Op.

4) Cap. XVIII. p. 136.

Verfahrens schufen. So beschrieb z. B. Boyer[1]) im Jahr 1849 ein Verfahren, bei dem die Linse nach Eröffnung der hinteren Kapsel mitten in den Glaskörper versenkt werden sollte. Er nannte diese Methode „Repulsion anguleuse." Doch können wir auf die genauere Beschreibung all' dieser verschiedenen Methoden, die kaum ein sonderliches Interesse beanspruchen dürften, nicht näher eingehen; sowie wir uns auch damit begnügen müssen, darauf hinzuweisen, dass einzelne Operateure, wie Gosselin,[2]) Pétrequin[3]) u. A. vor der Depression eine ergiebige Spaltung der vorderen Linsenkapsel für nothwendig erachteten.

Die Absichten, welche man bei der Entkapselung der Linse zu erreichen suchte, waren verschiedene. Einzelne Operateure, und zu diesen scheint auch Henckel gehört zu haben, hofften durch diese Methode das Wiederaufsteigen des Staares, welches sie von einer zähen und allzu elastischen Kapsel (Cataracte à ressort) ableiten zu müssen glaubten, verhindern zu können. Andere dagegen, wie Eschenbach,[4]) Morand[5]) u. A. glaubten durch ein derartiges Verfahren einen optischen Zweck zu erfüllen. Sie nahmen nämlich an, dass nach Entleerung der Linse aus ihrer Kapsel der Glaskörper alsbald in die zurückbleibende Kapselhülse treten, dadurch aber ein, wenn auch nicht vollständiger, so doch jeden Falls sehr dankenswerther Ersatz der deprimirten Linse geschaffen werden würde; nur dass, um die optischen Vortheile dieser Methode vollständig zu gewähren, die vordere Linsenkapsel vor Allem geschont werden müsste. Andere Operateure entkapselten die Linse wohl auch in der Hoffnung, dass dieselbe alsdann schneller und vollständiger resorbirt werden würde (Callissen).

B. Dislocation der Linse mit der Kapsel.

Eine beträchtliche Anzahl von Autoren hofften das Auftreten eines Nachstaares dadurch am Sichersten zu verhüten, dass sie die Linse mit sammt der Kapsel dislocirten. Und zwar suchten sie entweder die Linse mit der ganzen Kapsel zugleich und in einem Act aus der Sehachse zu entfernen, wie dies z. B. Carron du Villards[6]) rieth, oder sie versenkten die Kapsel und die Linse jede besonders und für sich allein auf den Grund des Auges und in den Glaskörper. Eine derartige Technik be-

---

1) Ann. d'ocul. XXII. 1849. p. 21.
2) Schmidt. Jahrbücher. Band 56. p. 340 ff.
3) Annal. d'oculist et de gynécol. Vol. 1. Livr. 7.
4) Cap. XVIII. p. 136.
5) Vermischte chir. Schriften. Abth. 5. p. 401.
6) Annal. d'oculist. et de gynécol. Vol. 1. Livr. 4.

folgte z. B. die von Bowen[1]) unter dem Namen der Hyalonyxis beschriebene Methode.

Bis zum Auftreten Willburg's im Jahr 1785 wurde die Dislocation meist in der Weise verrichtet, dass der Operateur durch einen Druck auf den oberen Rand der getrübten Linse diese schief nach unten und hinten herabdrückte, sodass sie auf dem Boden des Auges mit ihrer vorderen Fläche nach unten und vorn zu liegen kam. Richter[2]) scheint diese Methode der Dislocation besonders bevorzugt zu haben. Andere Autoren, wie z. B. Bell,[3]) befolgten ein ähnliches Verfahren, nur suchten sie die Linse nicht gerade nach unten, sondern nach der Seite und zwar nach aussen und hinten in den Glaskörper zu dislociren. Hierher gehören wohl auch die Methoden, welche Beer[4]) und Rust[5]) beschrieben haben und bei deren letztere noch der Umstand bemerkenswerth ist, dass Rust den Rath gab, die hintere Fläche der Linse mit der Nadel anzuspiessen; ein Ereigniss, das aber von den meisten Aerzten gerade sehr gefürchtet wurde. Endlich dürfte auch die Scarpa'sche Methode,[6]) die zugleich eine ausgiebige Eröffnung der vorderen Kapsel anstrebte, als eine modificirte seitliche Verschiebung anzusehen sein.

Doch würde es sich kaum empfehlen, all' den zahlreichen Depressionsmethoden bis in ihre kleinsten Einzelnheiten nachzugehen und wollen wir uns deshalb der durch v. Willburg im Jahr 1785 eingeführten Reclinationsmethode zuwenden.[7]) Dieselbe bestand im Wesentlichen darin, dass der Operateur die getrübte Linse nicht einfach auf den Grund des Auges drückte, sondern dieselbe so umlegte, dass ihre vordere Fläche nach oben und ihre hintere nach unten blickte und dass er sie in dieser Lage in den Glaskörper versenkte. Willburg hoffte durch solche Modification ein Wiederaufsteigen der dislocirten Linse vermeiden zu können. Natürlich erfuhr auch diese Methode alsbald eine erkleckliche Anzahl von sogenannten Verbesserungen, sodass auch sie bald in den

---

1) Eine Abbildung des Bowen'schen Verfahrens, sowie der dazu erforderlichen Nadel findet sich in Froriep's chir. Kupfertafeln. Heft 30. Tafel 137.

2) Anfangsgr. d. Wundarzneik. B. III. § 211.

3) Lehrbegriff. Theil III. p. 277.

4) Lehre von d. Augenkrankh. B. II. p. 356. § 90.

5) Aufsätze. B. I. p. 369.

6) Band II. p. 91 ff.

7) v. Willburg war übrigens nicht der eigentliche Erfinder dieser Methode, sondern Guenz hatte sie bereits im Jahr 1750 in Vorschlag gebracht. Doch scheint Guenz sein Verfahren nicht eben mit grossem Eifer gepflegt zu haben; denn er blieb mit seinem Vorschlag unbeachtet und erst 35 Jahr später gelangte seine Methode unter dem Schutz Willburg's schnell zu einem grossen Ansehen, und erfreute sich auch durch lange Zeit einer beträchtlichen Anzahl von Anhängern.

verschiedensten Nüancen schillerte. Man gab besondere Instrumente zu ihrer Ausführung an, wobei ich nur an die von Weinhold construirte Staarscheere erinnere; man verband sie, wie dies z. B. Jüngken[1]) that, mit der Depression und schuf so ein Verfahren, welches den Namen „Depressio-Reclination" führte; und was dergleichen meist recht überflüssige Veränderungen noch mehr waren.

Fügen wir nun noch hinzu, dass Pauli im Jahre 1838 die bereits schon früher geübte Dislocation des Staares nach oben nochmals erfand, so haben wir die wichtigsten Veränderungen, welche die Technik der Scleroticonyxis in diesem Jahrhundert erlebt hat, kennen gelernt.

Bis in das vierte Decennium behauptete übrigens die Dislocation einen der Extraction ebenbürtigen, wenn nicht überlegenen Platz in der operativen Okulistik, um denselben alsdann der sich nunmehr mächtig entwickelnden Extraction vollständig überlassen zu müssen. Deshalb konnte auch Schweigger[2]) im Jahre 1871 mit vollem Rechte behaupten: „Die Methoden, welche lediglich eine Verschiebung der Cataract aus dem Pupillargebiet zum Zweck haben, sind als gänzlich verlassen zu betrachten." Doch hat im Jahre 1873 die scheinbar völlig verlassene Dislocation wieder einen neuen Freund und Vertheidiger in dem Franzosen Després[3]) gefunden.

Wir müssen nun noch einen Blick werfen auf die:

Staarnadel.[4]) Zur Scleroticonyxis bediente man sich einer grossen Anzahl der verschiedensten Arten von Nadeln, die sich im Allgemeinen in zwei grosse Classen theilen lassen, nämlich in die runden und in die zweischneidigen. Die runden Nadeln, die trotz ihrer auffallenden Mängel, und trotzdem die bedeutendsten Chirurgen, wie Bell,[5]) Beer[6]) u. A. sie auf das heftigste tadelten, doch einer grossen Anzahl von Anhängern sich rühmen konnten, waren entweder drehrund und pfriemenartig gestaltet, oder aber sie hatten eine dreieckige, einem Troicart nicht unähnliche Spitze. Besonders beliebt und viel in Gebrauch scheinen die runden Nadeln von Mohrenheim, Adams, Richter, u. A. gewesen zu sein. Die zweischneidigen Nadeln existirten in einer kaum zu übersehenden Formenfülle. Die Länge und Breite der Spitze, ihre Stellung zum Stiel der Nadel, die Richtung der seitlichen, schneidenden Ränder

---

1) p. 530.

2) Lehrbuch. 1. Auflage. p. 354.

3) Gaz. des hôp. 1873. p. 596.

4) Man vergleiche die zahlreichen Abbildungen von Staarnadeln, die Ammon in seiner Historia ophthalmoparacenteseos auf höchst übersichtliche und instructive Weise zusammengestellt hat.

5) Lehrbegriff. Theil 3. p. 277.

6) Practische Beob. p. 71.

zu einander boten aber auch ein zu ergiebiges und zu verlockendes Feld für den erfindungsbedürftigen Ophthalmologen dar, um nicht auf das Eifrigste ausgenützt und zu meist recht überflüssigen Erfindungen verwerthet zu werden. Ja aus der Menge der in dieser Periode gebräuchlichen Staarnadeln zu schliessen, scheint es unter den nur einigermassen namhaften Okulisten und Chirurgen zeitweise sogar zum guten Ton gehört zu haben, die ophthalmologische Welt wenigstens mit einer Staarnadel beschenkt zu haben. Ueber den Werth aller dieser zahlreichen Nadeln äusserst sich Richter[1]) in sehr treffender Weise: „Mehrere Veränderungen an der Staarnadel, die von jeher gemacht worden und ohne wahren Nutzen sind, verdienen kaum bemerkt zu werden.“ Wir können uns daher hier nicht darauf einlassen, all' diese zahlreichen Formen auch nur oberflächlich zu betrachten, sondern müssen uns damit genügen lassen, einige der am Meisten gebrauchten Nadeln, wie die Beer's, Scarpa's, Bell's zu erwähnen. An der Bell'schen Nadel dürfte namentlich bemerkenswerth sein, dass sie besonders darauf berechnet war, das rechte Auge auch mit der rechten Hand operiren zu können. — Ausserdem nahm man auch darauf Bedacht, an den Nadeln Sicherungsvorrichtungen anzubringen, die ein allzutiefes Eindringen in die Bulbuskapsel verhindern sollten. Himly hatte zu diesem Zweck die Nadel mit einem kleinen Querbalken versehen, während Assalini[2]) eine Nadel construirte, welche eine verstellbare Sicherung trug.

Ausser den runden und zweischneidigen Nadeln gab es noch einzelne Klassen, welche eigentlich in keine dieser beiden Klassen hineinpassten, wie z. B. die von Hey[3]) construirte, deren Spitze vorn so abgerundet war, dass sie fast einen Halbkreis bildete. Ein ganz besonderes Aufsehen scheint die Doppelnadel von Pallucci[4]) erregt zu haben. Sie bestand aus einer stumpfen und einer spitzen in einem Gehäuse vereinten Nadel. Mit der spitzen wurde der Einstich, mit der stumpfen die Depression vollzogen. Uebrigens scheint Pallucci mit der Erfindung dieses Instrumentes weniger der Ophthalmologie als vielmehr hauptsächlich sich selbst einen Dienst erwiesen zu haben. Denn die von ihm mit so grosser

---

[1]) Anfangsgründe der Wundarzneikunst. B. III. p. 213.

[2]) Citirt von Jüngken, Bemerkungen auf einer Reise u. s. w. In: v. Gräfe u. v. Walther Journal B. I. St. 3. p. 371.

[3]) Eine sehr ausführliche Beschreibung dieser Nadel, welche sich im Anfang unseres Jahrhunderts einer ziemlichen Verbreitung erfreut zu haben scheint, sowie der Anwendungsweise derselben findet sich in Cooper's Handbuch d. S. B. 1. p. 407 ff.

[4]) Tafel I. Fig. 2. Eine ähnliche Doppelnadel bildet übrigens auch Brambilla in seinem Instrumentarium Tab. X. Fig. 7 u. 8 ab.

Ruhmredigkeit verkündete Dislocationsmethode war bei Lichte betrachtet doch eigentlich nichts anderes als das alte arabische Verfahren, mittelst dessen die Depression mit zwei Nadeln vollzogen wurde. Er verstand es aber, diese alte Operation mit so viel Geräusch in eine neue Form zu kleiden, dass er das Aufsehen der gesammten ophthalmologischen Welt auf sich zog und die hervorragendsten medicinischen Autoritäten sich beeilten, durch Atteste ihm die ausserordentlichen Erfolge seines operativen Verfahrens zu bescheinigen. [1])

Das Material, aus dem man all' diese zahlreichen Nadeln herstellte, war entweder Stahl oder Silber, oder auch wohl eine Mischung aus Kupfer und Silber, oder Silber stark vergoldet. Jedoch scheint eine Reihe von Operateuren den edlen Metallen vor den unedlen den Vorzug gegeben zu haben, in dem Glauben, dass die aus unedlem Metall, z. B. Stahl gefertigten Nadeln dem Auge wegen ihrer allzu scharfen Spitze leicht gefährlich werden könnten, während diesen Uebelstand der Operateur bei silbernen Nadeln nicht zu fürchten brauche. Lediglich aus diesem Grunde empfahl z. B. Vest [2]) silberne Staarnadeln.

Die Nachbehandlung der Scleroticonyxis wurde in dieser Periode eine erheblich einfachere und natürlichere. Alle die verschiedenen Verband- und Umschlagwässer, welche wir in der vorigen Periode kennen gelernt haben, wurden von den Okulisten, welche Ende des vorigen Jahrhunderts in Deutschland einen massgebenden Einfluss besassen, verworfen, und die Nachbehandlung wurde im engsten Anschluss an den Richter'schen Ausspruch: „Alles was der Wundarzt überdem thut, in dem Falle, wo der Kranke ohne alle Zufälle ist, ist überflüssig, ja wohl gar schädlich", eine mehr exspectative. Es wird die Art und Weise, nach der

---

[1]) Pallucci druckt in seinem Werkchen verschiedene derartige Atteste ab; es sei uns gestattet, eins derselben, welches Demours ausstellte, hier anzuziehen. Dasselbe lautet:

„De tous ceux à qui nous avons vû pratiquer l'opération de la cataracte, nous pouvons assurer n'en avoir vû aucun dont les opérations ayent été en général si heureuses et suivies d'aussi peu d'accidens que celles qu'a fait en notre présence M. Pallucci, tant en Ville, qu'à l'Hôtel des Invalides. Un succès si général et si peu ordinaire en pareil cas ne sçauroit être un pur effet du hazard, et doit être également attribué et à la circonspection avec laquelle il opére, et à la forme de l'instrument dont il se sert pour opérer. Cet Instrument, qu'il a perfectionné depuis peu, et rendu plus commode, réunit en lui les avantages de deux Aiguilles décrites par Avicennes, adoptée par Nuck, Albinus et par quelques Opérateurs modernes et n'en a point les inconvéniens. Il serait à souhaiter que M. Pallucci en donnât la description au Public.

a Paris ce 20. Août 1750.

Demours, Médicin de la Faculté de Paris et censeur Royal.

[2]) Med. Jahrbücher des k. k. österr. Staates. Band 7. Stück 2 u. 3.

man jetzt die Nachbehandlung leitete, in genügender Weise characterisiren, wenn wir die von Beer in seinem Lehrbuch entworfene Beschreibung derselben kurz anführen. Ohne jede Sehprobe wurde das gesunde wie kranke Auge alsbald nach der Operation mit schmalen englischen Heftpflasterstreifen verklebt und darüber eine Leinwandbinde gelegt. Der Kranke musste in einem halbdunklen Zimmer sitzen oder liegen, wie es ihm beliebte, und einige Tage leichte Kost geniessen. Schon am dritten, spätestens vierten Tage wurde der Verband gegen einen grünen Augenschirm vertauscht und dem Operirten allmählich der Gebrauch seiner Augen gestattet. Genau dieselbe einfache Nachbehandlung finden wir bei Weller, Arlt u. A. Einzelne Autoren, wie Rust, Jüngken u. A. brachten wohl auch gleich nach der Dislocation noch eiskalte Umschläge auf das operirte Auge in Anwendung; während andere direct das Eis selbst mit dem operirten Auge in Berührung setzten; so construirte z. B. Chassaignac[1]) eine Vorrichtung in Form einer Drahtmaske, welche es möglich machen sollte, Eis unmittelbar auf das Auge zu bringen. Einen ähnlichen Apparat hatte auch Langenbeck[2]) angegeben.

Andere glaubten, die Aufsaugung der dislocirten Linse noch durch den Gebrauch gewisser Medicamente unterstützten zu müssen; wie z. B. Wengler[3]) seinen Operirten zu diesem Zweck ein Decoct. Seneg. oder Pillen aus Rheum, Jalappe und Chelidonium reichte.

Die Stellung, welche die Dislocation, sowie auch die Extraction[4]) in dieser Periode einnahmen, war eine wesentlich würdigere und passendere, als wie wir sie in den früheren Jahrhunderten kennen gelernt haben. Zwar fehlte es auch jetzt noch nicht an gewissen- und kenntnisslosen Staarstechern, die in der Welt herumzogen, doch war die Ausübung der Staaroperation nicht mehr ausschliessliches Eigenthum und alleiniges Privilegium dieser abenteuernden Charlatane. Vielmehr ergriffen, angeregt durch das glänzende Beispiel Daviel's, eine grosse Menge wissenschaftlich gebildeter Aerzte das Studium der operativen Staarbehandlung mit regem Eifer. So sehen wir denn auch, wie gerade in der letzten Hälfte des vorigen Säculums die Wundärzte auf das Eingehendste mit der Staaroperation sich beschäftigen und auf das Redlichste bestrebt sind, die schwere Sünde, welche der ärztliche Stand durch die Jahrtausende lange Vernachlässigung der Staaroperation sowohl gegen die Wissenschaft,

---

1) Ann. d'ocul. XXVII. 1852. p. 66.

2) Citirt von Heymann in Schmidt. Jahrbücher. B. 85. p. 124.

3) Schmidt. Jahrbücher. Band 63. p. 92 ff.

4) Wir besprechen, um spätere Wiederholungen zu vermeiden, hier auch gleich die Stellung, welche die Staarausziehung in der letzten Hälfte des vorigen und in der ersten Hälfte unseres Jahrhunderts einnahm.

als auch gegen die Menschheit begangen hatte, zu sühnen. Bei einem so fest ausgesprochenen Bestreben, der Staaroperation wieder einen würdigen und angesehenen Platz in dem Gebiet der Chirurgie zu erringen, mussten aber natürlich die fahrenden Staarstecher immer mehr und mehr in den Hintergrund gedrängt werden, der endliche Sieg aber den medicinisch gebildeten Aerzten um so leichter und sicherer zufallen, als die wandernden Staarstecher keinerlei ernsthafte Anstalten trafen, ihren Stand den Anforderungen der Zeit gemäss zu reformiren. Zwar finden wir unter ihrer Zahl einen oder den anderen Mann, der sich von der Mehrzahl seiner Collegen auf das Vortheilhafteste durch medicinische Bildung und Gewissenhaftigkeit unterschied, wie z. B. den bekannten Casaamata; doch gehören derartige Erscheinungen eben nur zu den Ausnahmen. Die meisten fahrenden Staaroperateure waren noch genau dieselben rohen, kenntniss- und gewissenlosen Burschen wie früher. So sagt z. B. der englische Okulist Rowley,[1]) dessen Thätigkeit in die letzten Decennien des vorigen Jahrhunderts fällt, über den Bildungsgrad der wandernden Staarstecher: „Allein man kann sich der unangenehmen Bemerkung nicht enthalten, dass sich viele in Augenkrankheiten gänzlich unerfahrene herumreisende sogenannte Okulisten oder Augenärzte zu dieser Operazion finden, welche aber für ihre unbesonnenen und kühnen Versprechungen, und die aus ihren anlockenden Betrügereien erfolgenden traurigen Schicksale mancher leichtgläubigen Augenkranken nicht Belohnung sondern Strafe verdienen. Solche herumschweifende Operateurs haben immer die Operazion kühn und rasch unternommen, und sich auch wieder entfernt, ohne guten oder schlimmen Erfolg derselben bei ihren leichtgläubigen Pazienten abzuwarten.“ Ein Blick auf das Gebahren dieser Herren wird das durchaus Berechtigte unserer Behauptung deutlich genug erweisen.

Ende des siebenten Jahrzehnts traf im vorigen Säculum ein französischer Staarstecher, Namens Simon, in Leipzig ein, dem ein grosser Ruf voranging.[2]) In seiner Begleitung befanden sich eine ganze Anzahl von Blinden, durch deren Heilung er sich bei dem Publikum einzuführen gedachte.[3]) Gleich bei seiner ersten Staaroperation, zu der er eine grosse Menge von Aerzten und Wundärzten eingeladen hatte, erschien er halb-

---

[1]) p. 251 u. 292.

[2]) Diese Nachricht verdanken wir Feller, p. 18 ff.

[3]) Es scheint die Sitte, unter Vortritt einer Anzahl Blinden in eine Stadt einzuziehen, bei den damaligen fahrenden Okulisten eine allgemein übliche gewesen zu sein. Selbst Casaamata, der als kursächsischer Hofaugenarzt endete, trug kein Bedenken, auf seinen Reisen stets eine Anzahl von Blinden bei sich zu führen, um immer das gewünschte Material bei der Hand zu haben.

betrunken. Und entsprechend diesem seinem Zustande scheint denn auch die Staarausziehung ausgefallen zu sein; erst nach $1^{1}/_{2}$ stündigem, ziemlich rohem und ungeschicktem Manipuliren gelang die Entfernung der Linse, und das schliessliche Resultat war eine vollständige Vereiterung des operirten Auges. Uebrigens wartete Simon diesen traurigen Schluss seines rohen Verfahrens gar nicht einmal ab, denn schon am folgenden Tage nach der Operation verschwand er heimlich aus Leipzig.

Aehnliche Dinge weiss uns Himly[1]) von einem reisenden Okulisten, Namens Hette, zu erzählen, welcher Ende des vorigen und Anfang dieses Jahrhunderts in Deutschland sein Unwesen trieb. „Am ersten Tag nach der Operation,“ so berichtet Himly, „reist er gewöhnlich ab, oder wenn er sich auf Zudringen längere Zeit verweilt, so lässt er weislich während seines Aufenthaltes die Binde nicht vom Auge nehmen, unter dem Vorwand der Schädlichkeit der Lichtstrahlen, und die Leute sind geprellt.“

In höchst ergötzlicher Weise schildert Jüngken[2]) das öffentliche Auftreten eines wandernden Okulisten, dem er zufällig im Jahre 1818 in Florenz beizuwohnen Gelegenheit hatte. Der Okulist ritt auf einem kleinen Pferdchen und ihm vorauf gingen eine Anzahl Blinder; unter den Klängen möglichst rauschender Musikstücke zog der Augenkünstler in der Stadt umher und als er eine genügende Menge Volkes um sich versammelt sah, liess er halten und richtete nun vom Pferd aus eine Ansprache an das Publikum, in der er seiner Vorzüge, seiner Kenntnisse u. s. w. rühmend gedachte.

Uebrigens kann ich die Bemerkung nicht unterdrücken, dass auch das Auftreten der bedeutendsten, medicinisch gebildeten Staaroperateure in der letzten Hälfte des vorigen Jahrhunderts bisweilen einen auffallenden Beigeschmack jenes reclamistischen Wesens der wandernden Okulisten zeigte. Es scheint zu jener Zeit durchaus für nicht anstössig gehalten worden zu sein, wenn der Augenarzt nach Art eines Handlungsreisenden die verschiedensten Länder durchzog und überall, was nur irgendwie an grauen Staaren vorhanden war, alsbald operirte. So wissen wir von Daviel, dass er nicht allein einen grossen Theil von Frankreich, sondern auch Spanien, Portugal, die Pfalz, Lothringen und Bayern als practicirender und besonders operirender Augenarzt durchwanderte. Auch Prof. Taddini aus Lyon, der berühmte Wenzel u. A. durchzogen fast ganz Europa. Dabei erinnert die Art und Weise, wie sie sich in eine

---

1) Staarstecher Hette. In: Himly und Schmidt. Ophth. Bibl. B. I. Stück 1. p. 205.

2) Bemerkungen auf einer Reise. In: v. Gräfe u. v. Walther. Journal. B. II. Heft 1. p. 362.

Stadt einführten, lebhaft an das Auftreten Taylor's, des Ideals eines medicinischen Reclamisten. So erzählt z. B. Schäffer,[1]) dass Wenzel seine Ankunft in Regensburg nicht allein schon vorher durch Zeitungsartikel mitgetheilt, sondern dass er auch sofort nach seinem Eintreffen durch gedruckte Zettel, welche er in den Häusern herumschickte, das Ereigniss seiner Ankunft verkündet habe. Die Dauer seines Aufenthaltes in Regensburg betrug nur 14 Tage, vom 16. Mai 1761 bis 1. Juni, doch hielt ihn dies nicht ab, alle Staare, die ihm vorgestellt wurden, zu operiren, und selbst noch kurze Zeit vor seiner Abreise trug er kein Bedenken, Staarausziehungen vorzunehmen. Mit der Nachbehandlung fand er sich in der Weise ab, dass er den Operirten einfach ein Augenwasser verschrieb und sie diesem und ihrem Schicksal überliess. Dabei war der Preis, den er für eine Staaroperation verlangte, für die damaligen Verhältnisse ein ganz ausserordentlicher, denn er betrug 100 Friedrichsd'or. Allerdings liess er, wie Schäffer in seiner naiven Weise erzählt, mit sich handeln und war auch schon zufrieden, wenn er nur die Hälfte, oder noch weniger von seiner Forderung erhielt. — Ausserdem scheint man die Ausübung der Staaroperation aber für ein ganz besonderes Schauspiel angesehen zu haben, zu dem man nicht blos möglichst viel praktische Aerzte, sondern auch noch allerlei andere Personen von Rang, sowie auch Damen einzuladen pflegte. So schildert uns z. B. Bortalozzi[2]) den Zuschauerkreis einer von ihm geübten Staaroperation wie folgt: „Augenzeugen von dieser Operation waren die erlauchten Herren Ottavio Pindemonte, Ignazio Fiorio, dessen artiges Schwesterchen; der berühmte Herr Professor in der Tonkunst Marcolla und mein Bruder, in der Arzneikunst Doktor, und noch etliche Frauenzimmerchen, die lautzischend voller Erwartung auf den Ausgang dabeistanden.“

Nach diesen Proben wird man mir wohl, beistimmen, wenn ich behaupte, die medicinisch gebildeten Augenärzte und Augenoperateure hatten sich in der letzten Hälfte des achtzehnten Jahrhunderts gar nicht selten von ihren Nebenbuhlern, den wandernden Charlatanen, allerlei ihren Stand entwürdigende Gewohnheiten angenommen. Doch verschwanden dieselben in Deutschland, Dank dem strengen wissenschaftlichen Ernst, mit dem die Beer'sche Schule ihre Schüler erzog, bald genug und so erblicken wir denn am Anfang unseres Jahrhunderts in dem wissenschaftlich gebildeten Augenarzte meist einen Mann, der mit einem sittlichen Ernst eine wahre Liebe zu seiner Wissenschaft verband und auf den reclamistischen Kram seiner Vorgänger gern ver-

[1]) Geschichte des grauen Staares. p. 9 ff.
[2]) Neue Sammlung. Stück 6. p. 39.

zichtete. Und mit dieser sittlichen Hebung unseres Standes hat die Beer'sche Schule der Ophthalmologie einen Dienst geleistet, der wahrlich nicht zurück steht hinter den wissenschaftlichen Verdiensten, die sie sich in so reichem Masse um die Augenheilkunde und speciell um die Lehre vom grauen Staar und dessen operativer Behandlung erworben hat.

Dreizehntes Kapitel.

Die Ausziehung des grauen Staares.

Erste Periode.

Von den ältesten Zeiten bis zum Auftreten Daviel's im achtzehnten Jahrhundert.

A. Bei den Griechen und Römern.[1])

Die Frage nach dem Alter der Extractionsmethode des grauen Staares ist auch jetzt, trotzdem sie bereits die verschiedensten Forscher wiederholentlich einer kritischen Beleuchtung unterzogen haben, noch immer als eine offene und ungelöste anzusehen. Denn während die Einen bereits in den Zeiten des Plinius Spuren von der Existenz einer Staarausziehung bemerken wollen, neigen die Anderen mehr dazu, die Anfänge derselben erst im dritten und vierten Jahrhundert der nachchristlichen Zeitrechnung zu suchen. Und so besteht denn der Ausspruch des unvergesslichen Gräfe:[2]) „Gewiss bleibt die Wiegenperiode der Extraction eins der schwierigsten Capitel der Geschichtsforschung" auch jetzt noch in seiner ganzen verhängnissvollen Tragweite fort und der Schleier, der die Anfänge der Staarausziehung dicht umfangen hält, wehrt dem forschenden Auge noch immer den klaren und vollen Einblick in die ersten Entwickelungsphasen der Cataractextraction.

Um eine feste und verlässliche Basis für die Untersuchung einer so ungemein schwierigen Frage zu gewinnen, werden wir natürlich in erster

---

[1]) Eine vorläufige Mittheilung dieses Abschnittes habe ich bereits in Gräfe's Archiv f. Ophth. Band XXII. Abth. 2. veröffentlicht.

[2]) Klin. Monatsbl. f. Augenhlk. 1868. Januarheft.

Linie uns vor Allem angelegen sein lassen müssen, in den Werken der Alten den Spuren der Staarausziehung nachzugehen und diejenigen Stellen aus denselben, welche bereits von anderen Untersuchern auf die in Rede stehende Frage bezogen worden sind, einer nochmaligen kritischen Beleuchtung zu unterwerfen.

Als erste und älteste Erwähnung der Ausziehung des grauen Staares wird von einzelnen Autoren die gerade in letzter Zeit so oft genannte Stelle aus dem XXIX. Buch des Plinius angezogen. Diese Stelle[1]) lautet: „Ne avaritiam quidem arguam rapacisque nundinas pendentibus fatis et dolorum indicaturam ac mortis arram aut arcana praecepta, squamam in oculis emovendam potius quam extrahendam, per quae effectum est, ut nihil magis pro re videretur, quam multitudo grassantium." Von den älteren Commentatoren des Plinius scheint diese Stelle fast immer mit der Operation des grauen Staares in Zusammenhang gebracht worden zu sein. So lesen wir in der von Dalecamp[2]) besorgten Ausgabe des Plinius als Erklärung zu dem Wort emovendam „deorsum pellendam acu," ein Ausdruck, welcher offenbar auf die Depression des Staares hinzielen soll. Der gleichen Auffassung begegnen wir bei Harduin;[3]) er erklärt den Ausdruck, squamam in oculis emovendam, durch den Zusatz: „deorsum pellendam acu, unde subire sursum possit adhuc et medici operam iterum flagitare." Hier haben wir also einen ganz directen Hinweis auf die Dislocation des Staares und die in dieser Methode liegende Gefahr eines abermaligen Aufsteigens der niedergedrückten Linse. In der neueren Zeit war es ganz besonders v. Hasner,[4]) der diese kurze Notiz als sicheren Beweis der Existenz einer Extractionsmethode in der vorchristlichen Zeit ansprach und in ihr bereits die Spuren des erbitterten Kampfes zwischen der Depression und der Extraction zu erblicken glaubte, der erst achtzehn Jahrhunderte später die ophthalmologische Welt erschüttern sollte. Das Missliche und Willkürliche, welches in der Uebersetzung und Deutung liegt, welche v. Hasner der in Rede stehenden Stelle gegeben hat, ist bereits durch v. Gräfe[5]) und Hirsch[6]) in so überzeugender Weise nachgewiesen worden, dass ich nach dieser Seite hin der Beweisführung jener beiden vorurtheilsfreien und umsichtigen Forscher kaum einen neuen Gesichtspunkt hinzuzufügen wüsste. Denn wenn Hirsch hervorhebt, dass von keinem medicinischen Schriftsteller des römischen

---

[1]) Ausgabe von Sillig. Band 4. p. 340.
[2]) Band 2. p. 1281.
[3]) Band 8. p. 357.
[4]) Die neueste Phase. p. 8. Pathologische Studien. Cap. II. p. 6—12.
[5]) Ueber v. Hasner's Kritik. Kl. Monatsbl. 1868.
[6]) Ein Wort zur Geschichte der Cataract-Extraction. Kl. Monatsbl. 1869.

Alterthums das Wort squama für Staar gebraucht worden sei, sondern sich dieselben stets des Wortes suffusio bedient hätten, so muss ich dieser seiner Behauptung rückhaltslos beistimmen; bei allen Autoren jener Epoche, die ich einzusehen Gelegenheit gehabt, habe ich stets nur den Ausdruck suffusio für den grauen Staar gefunden, aber niemals die Bezeichnung squama. Besonders auffallend ist es mir aber gewesen, dass Plinius, obschon er an den verschiedensten Stellen seiner Historia naturalis vom grauen Staar, seiner Natur und seiner Behandlung spricht, sich doch niemals des Wortes „squama" bedient, vielmehr stets nur „suffusio" gebraucht. Denn man sollte doch wohl glauben, dass, wenn überhaupt Plinius squama und suffusio identificirt hätte, er nicht mit der grössten Beharrlichkeit in allen Büchern seines Werkes nur suffusio gebraucht, vielmehr gelegentlich mit beiden Worten abgewechselt haben würde. Das hat er aber bestimmt nicht gethan, vielmehr überall da, wo er in klarer und zweifelloser Weise vom grauen Staar spricht, ausschliesslich das Wort suffusio in Anwendung gebracht. Wenn wir daher schon im Hinblick auf diesen Umstand uns eines gewissen Zweifels an der von Hasner behaupteten Identität von squama und suffusio nicht entschlagen können, so erstarkt dieser Zweifel geradezu zur Ungläubigkeit, wenn wir bemerken, dass sowohl squama, als wie auch das analoge λεπίς, resp. λεπίζω wiederholentlich von Augenerkrankungen, die bestimmt nicht cataractöser Natur waren, gebraucht wurden. Auch habe ich gerade über die Bedeutung, welche die alten Autoren dem Ausdrucke squama in der Ophthalmologie beilegten, eine Reihe, wie es mir scheinen will, nicht unwichtiger Stellen gesammelt und es mir daher erlaubt, durch die Erwähnung derselben die Gräfe-Hirsch'sche Beweisführung zu stützen.

Marcellus, der Empiriker,[1]) gebraucht das Wort squama, um gewisse, den äusseren Theilen des Augapfels aufsitzende pathologische Gebilde zu bezeichnen. Bei Erwähnung eines Mittels nämlich, das bei Leucomen in Anwendung gebracht werden sollte, sagt er über die Wirkungsweise desselben: „Post haec inunge oculum leni collyrio, statim emittet quasi „s q u a m a m". Woselbst aber doch von einer Uebersetzung des Wortes squama mit Staar gar nicht die Rede sein kann.

Ganz dem nämlichen Gebrauch von λεπίς, resp. λεπίζω begegnen wir in der Septuaginta. Im Buch Tobit — dessen Abfassungszeit von der in Rede stehenden Epoche des Plinius nicht allzuweit abliegen dürfte[2]) — heisst es Cap. III, Vers 17: „τοῦ Τωβὶτ λεπίσαι

---

[1]) p. 68.

[2]) Ist nach Fritzsche's Vermuthung in seinem Commentar zu den Büchern Tobi und Judith (aus dem kurzgefassten exegetischen Lehrbuch zu den Apokryphen

τὰ λευκώματα" und Cap. XI, Vers 9: „καὶ ἐλεπίσθη ἀπὸ τῶν κάνθων τῶν ὀφθαλμῶν αὐτοῦ τὰ λευκώματα." Hier ist also von schuppigen Gebilden in den Augen die Rede; die Leukome der Augen lösten sich in Schuppenform los, schuppten sich ab. Wenn wir nun auch über die Natur der Augenerkrankung des Tobit aus der gesammten Erzählung kein sonderlich klares Bild zu gewinnen vermögen, so können wir doch so viel mit Gewissheit behaupten, dass eine cataractöse Veränderung des Auges durch sie nicht geschildert, sondern sich dieselbe vielmehr offenbar nur auf eine in den äusseren Gebilden der Augen, wahrscheinlich der Cornea, localisirte Krankheit beziehen soll. Welcher Art dieselbe aber schliesslich gewesen, kann uns weiter nicht interessiren, und müssen wir es den gelehrten Commentatoren[1]) des Buches Tobias überlassen, die Natur derselben zu erörtern; wir dürfen uns hier damit begnügen, die Thatsache festgestellt zu haben, dass das dem lateinischen squama analoge λεπίς, resp. λεπίζω gerade an der Stelle, wo es von einer Erkrankung des Auges gebraucht wird, nicht auf den grauen Staar, sondern auf eine pathologische Veränderung in den äusseren Gebilden des Bulbus bezogen wird.

Dazu kommt noch, dass von einzelnen älteren Autoren das Wort squama als Terminus technicus gebraucht wird zur Bezeichnung der vier verschiedenen Schichten, welche die alte Okulistik bereits an der Hornhaut unterschied. So finden wir im Continens des Rhases[2]) die einzelnen Schichten der Cornea als squamae bezeichnet. Genau in derselben Weise werden in der lateinischen Uebersetzung des Haly Abbas[3]) die Hornhautschichten squamae genannt und begegnen wir demselben Gebrauch auch in dem Commentar, welchen Gentilis Fulginatis[4]) zu dem Canon des Avicenna verfasst hat. Man wird aber im Hinblick auf diese Thatsache viel eher dazu berechtigt sein, in analoger Weise das Wort squama auf einen in den äusseren Gebilden des Augapfels, wahrscheinlich der Hornhaut, localisirten pathologischen Process zu beziehen, als ihm die Bedeutung „Staar" zu vindiciren, in welcher es nachweisslich von keinem einzigen Autor der lateinisch-medicinischen Literatur gebraucht worden ist. Mir scheint deshalb Hasner bei seiner Uebertragung der angezogenen Stelle des Plinius sich eine etwas kühne poetische Licenz

---

p. 16 § 10) wahrscheinlich kurz vor oder kurz nach dem Makkabäischen Freiheitskampf geschrieben, also in der Zeit der beiden letzten vorchristlichen Jahrhunderte, genauer zwischen 180 v. Chr. und Christi Geburt selber.

[1]) Man vergleiche: Brecht. Tobiae Leucomata.

[2]) Lib. II. Cap. II. Fol. 53.

[3]) Pars I. Lib. IX. Cap. 13. Fol. 106.

[4]) Lib. III. Fen. III. Tractat. II. Cap. X.

erlaubt zu haben; in ähnlicher Weise, wie dies auch Luther gethan hat, wenn er die bewusste Stelle des elften Capitels im Buch Tobias übersetzt: „Und der Staar ging ihm von den Augen wie ein Häutlein von einem Ei.“

Wir stehen deshalb nicht mehr an, jener dem XXIX. Buch des Plinins entlehnten Stelle mit ihrer Wendung „squamam in oculis emovendam potius quam extrahendam“ jede Beziehung auf irgend einen operativen Eingriff in das Auge vollständig abzusprechen und sie nur auf die medicamentöse Behandlung irgend eines Hornhautleidens zu beziehen. Denn dass diese Auffassung nicht etwa auf einer unbefugten Willkürlichkeit beruhe, sondern den Boden einer vorurtheilsfreien und nüchternen wissenschaftlichen Forschung streng festhalte, dies beweist noch eine anderweitige Stelle aus dem Plinius, auf die uns in der jüngsten Zeit Herr Professor Herz hierselbst aufmerksam zu machen die Güte hatte. Diese Stelle,[1]) welche sich im XXXII. Buch findet, lautet: „Tumorem oculorum ruboremque saepiae cortex cum lacte mulieris inlitus sedat et per se scabritias emendat. Invertunt ita genas et medicamentum auferunt post paulum rosaceoque inungunt et pane inposito mitigant; eodem cortice et nyctalopes curantur in farinam trito et ex aceto inlito. Extrahit et squamas ejus cinis.“ Dass aber in dieser Stelle der Ausdruck extrahit squamas nicht von einem operativen Eingriff, sondern nur von einer medicamentösen Behandlungsweise gebraucht wird, liegt in so klarer und zweifelloser Weise auf der Hand, dass es unserer besonderen Versicherung eigentlich gar nicht mehr bedarf, und jeder vorurtheilsfreie Leser keinen Augenblick im Zweifel sein wird, in welcher Weise er die fragliche Wendung zu verstehen habe. Höchstens könnte es sich noch darum handeln, zu entscheiden, welche Augenerkrankung Plinius an dieser Stelle mit dem Ausdruck squama habe bezeichnen wollen; eine Frage, welche sich aber gleichfalls ohne sonderliche Mühe dürfte entscheiden lassen, wenn wir auf die von uns angeführten Parallelstellen anderer Autoren zurückblicken und diese zur Erklärung der uns hier beschäftigenden Stelle benützen wollen. Thuen wir dies, so werden wir in unserem Citat nichts weiter erblicken, als die Anweisung, gewisse Hornhauterkrankungen auf medicamentösem Wege zu behandeln.

Wenn wir daher auch nicht geneigt sein können, die angezogenen Stellen des Plinius mit der Extraction des grauen Staares in irgend einen Zusammenhang zu bringen, so glauben wir um so mehr bei anderen Autoren des Alterthums einen desto klareren und zweifelloseren Hinweis

---

[1]) Ausgabe von Sillig. Theil V. p. 26. Lib. XXXII. Cap. VII. Sect. 24. § 71.

auf ein Operationsverfahren gefunden zu haben, vermittelst dessen die Alten Anhäufungen gewisser pathologischer Producte im Auge, die sie dem Begriff Suffusio, Hypochysis, Staar unterstelten, denen aber unsere moderne Okulistik einen ganz anderen Standpunkt in ihrem pathologischen System anweisst, auf dem Wege der Entleerung aus dem Auge zu entfernen suchten, oder mit anderen Worten, eine Extraction des Staares vornahmen. So finden wir eine derartige Angabe beim Aelianus. [1]) Indem er nämlich die bekannte Fabel von den Ziegen erzählt, die erblindet zu einem Dornenstrauch gehen, sich das erblindete Auge mit einem Dorn öffnen und so das Gesicht wieder erlangen, sagt er, dass diese Augenkrankheit der Ziegen nichts Anderes sei, als was die Aerzte Hypochysis, also Staar nennen und der Erfolg der Operation mittelst des Dornes darin bestehe, dass die den Staar bildende Flüssigkeit aus dem Auge ausflösse, oder wie er wörtlich sagt: τὸ δὲ ὑγρὸν ἐξεχώρησεν. Denn wenn der gelehrte Triller [2]) geneigt scheint, diese Fabel eher auf die Scarification des mit Blut unterlaufenen Auges zu beziehen, als auf die Staaroperation, so müssen wir gestehen, dass wir dieser Auffassung, die von dem Text doch allzu sehr abweicht, nicht beizustimmen vermögen, sondern dass wir uns streng an den Wortlaut haltend, in der Erzählung des Aelian einen zweifellosen Hinweis auf eine Operationsmethode des Staares erblicken. Um aber meinen Lesern ein eigenes Urtheil über diese unsere Deutung der in Rede stehenden Stelle des Aelian zu ermöglichen, möge dieselbe hier vollständig angeführt werden; Ἀγαθὴ δὲ ἄρα ἦν αἲξ καὶ τὴν ὀφθαλμῶν ἀχλὺν, ἥνπερ οὖν παῖδες Ἀσκληπιαδῶν ὑπόχυσιν καλοῦσιν, ἀκέσασθαι καὶ λέγονταί γε οἱ ἄνθρωποι παρ' ἐκείνης μαθεῖν τόδε τὸ ἴαμα. Τὸ δὲ ἄρα τοιοῦτόν ἐστιν· ὅταν αἲξ νοήσῃ τὸν ὀφθαλμὸν ἐπιθολωθέντα αὐτῇ πρόσεισι βάτῳ, καὶ παραβάλλει τῇ ἀκάνθῃ τὸ ὄμμα, νύξαι αὐτό· καὶ ἡ μὲν ἐκέντησε, τὸ δὲ ὑγρὸν ἐξεχώρησεν, μένει δὲ ἀπαθὴς ἡ κόρη, καὶ ὁρᾷ αὖθις.

Triller übersetzt diese Stelle folgendermassen: „Caliginem oculorum, quam suffusionem vocant Aesculapii filii, caprinum probe curare scit: et ab ipsa capra remedium ejusdem, homines quoque mutuati dicantur. Quum enim capra conturbatum oculum et non probe affectum ad videndum sentit, ad rubrum accedit, ejusque spinae propius admovet oculum, ut ipse ab ea compungatur: Haec autem ut pupugit, pituita statim effluit, illaesa tamen manente pupilla, ipsaque capra videndi usum recuperat.“

Sehen wir diese Stelle ohne jedes Vorurtheil und mit streng kritischen Blicken an, so werden wir gestehen müssen, dass in ganz

---

[1]) Lib. 7. Cap. 14.
[2]) p. 8 u. 9.

klarer und zweifelloser Weise in ihr von dem Staar gehandelt werde. Wird ja das in Rede stehende Augenleiden geradezu mit dem Wort ὑπόχυσις bezeichnet, ein Ausdruck, welcher von den griechischen Aerzten als Terminus technicus für Staar benutzt wurde. Sodann spricht auch schon der Umstand, dass Aelian ausdrücklich betont, die Pupille bleibe nach der Operation unverletzt, dafür, dass er die Staaroperation bei seiner Erzählung im Sinn gehabt habe und nicht einfach nur die Scarification. Denn bei der Ausübung der Scarification hat ja die Pupille keinerlei Beschädigungen zu befürchten und es wäre somit doch kaum begreiflich, warum Aelian, — wollte er auf eine Operation hindeuten, die die Pupille in keiner Weise gefährde, wie dies bei der Scarification der Fall ist, — ausdrücklich hervorhebt, dass die Pupille unverletzt bleibe. Uebrigens scheint bei den Alten die Ziege ziemlich allgemein als Erfinderin der Staaroperation gegolten zu haben, da ihr z. B. auch Galen[1]) die Erfindung, staarkranke Augen operativ zu behandeln, zuschreibt.

Auffallen muss dagegen in Aelian's Stelle die Wendung τὸ δὲ ὑγρὸν ἐξεχώρησεν; und grade sie ist es auch, welche für uns ein ganz besonderes Interesse hat und der gesammten Stelle einen absonderlichen Werth verleiht. Denn sie beweist, dass die Alten bereits zur Zeit des Aelian ein operatives Verfahren kannten, vermittelst dessen sie gewisse pathologische Producte im Auge, die sie als Staar ansprachen, aus dem Bulbus entfernten. Dem Aelian hat offenbar, als er jene Fabel von den Ziegen niederschrieb, diese bei seinen Zeitgenossen übliche Operationsmethode vorgeschwebt und er hat nach ihrem Vorbild den Text seiner Erzählung eingerichtet. Es könnte aber hierbei doch noch den Einen oder den Andern der Umstand befremden, dass Aelian den Staar mit ὑγρὸν bezeichnet, ihn also als eine flüssige Masse schildert. Doch auch hierfür haben wir eine so treffende Erklärung zur Hand, dass wir glauben dürfen, durch sie die angezogene Stelle auf das Beste erledigen zu können. Die Vorstellung nämlich, welche die Alten von der Natur und dem Wesen des grauen Staares sich machten, wich, wie wir dies bereits im ersten Capitel unserer Arbeit ausführlich nachzuweisen uns bemüht haben, von unserer modernen Staarpathologie auf das Erheblichste ab. Sie sahen viele jener Processe, welche wir heute als Hypopyon bezeichnen, als Cataract an und glaubten in allen jenen Zuständen eben nur den Erguss der von ihnen vorausgesetzten Staarmaterie in die vordere Augenkammer zu erkennen. Bei derartigen pathologischen Vorstellungen kann es uns wohl aber kaum auffallen, wenn Aelian den Staar mit dem Ausdruck τὸ ὑγρὸν bezeichnet.

---

[1]) Introductio. Cap. 1.

Es würde also nach unserer Auffassung die bezügliche Stelle des Aelian in Zusammenhang zu bringen sein mit einer Operation, mittelst der die alten Aerzte Ergüsse aus der vorderen Kammer zu entleeren bestrebt waren. Diese Operation mag Aelian von seinen Zeitgenossen öfter ausüben gesehen und sie mag ihm alsdann auch vorgeschwebt haben, als er jene Fabel erzählte. Da selbige aber von dem ärztlichen Publikum zur Zeit des Aelian als Staaroperation angesehen wurde, so beschrieb er sie eben auch als Staaroperation. So vermögen wir denn schon aus dem soeben Mitgetheilten zu schliessen, dass die Staarausziehung der antiken Okulistik und die Hypopyumpunction als identisch und gleichwerthig anzusehen seien. Eine Behauptung, für die wir bei älteren Autoren, welche in ihren ophthalmologischen Anschauungen noch durchaus auf dem Boden der antiken Medicin standen, die vollste Bestätigung finden können. Zu dem Ende sei mir eine kurze Wiederholung aus dem ersten Capitel gestattet, in dem wir bereits die Stellung, welche der graue Staar und das Hypopyon in der antiken und mittelalterlichen Ophthalmologie zu einander einnahmen, eingehend besprochen haben. Wobei eine kurze Erwähnung einzelner Autoren, welche in besonders characteristischer Weise Staar und Hypopyon identificirt haben, genügen wird, um unsere Behauptung, die Staarausziehung der antiken Okulistik und die Hypopyonpunction seien gleichwerthige Operationen, in ausreichendster Weise zu stützen. So stellt z. B. Averroës[1]) Hypopyon und grauen Staar in einem Capitel zusammen und die operative Entfernung des Staares und des Eiters aus dem Auge unterscheidet sich für ihn in ihrer Technik so wenig, dass er zwischen ihnen eine besondere Trennung nicht für nothwendig zu erachten scheint, vielmehr beide zusammen mit den Worten abfindet: Et aliqui sunt qui curant eas aperiendo.

Gentilis[2]) betrachtet in ähnlicher Weise die Ansammlung von Eiter im Auge als eine Art von grauem Staar; eine Anschauung, die Wilhelm von Saliceto[3]) durchaus theilt und der auch Albucasis[4]) zum Theil beizupflichten scheint, wenn er sagt: „Hic morbus (nämlich Hypopyon) qui nominatur Alcomnati, est in oculo collectum pus, quod aquae est similis descendenti et cum illa confunditur.“

Da wir übrigens im Laufe dieses Capitels noch wiederholentlich auf die Identität der antiken Staaroperation mit der Hypopyonpunction zurückzukehren genöthigt sein werden, so können wir uns mit den soeben

---

1) Tractat. VII.

2) Lib. III. Fen. III. Tractat. II. Cap. X.

3) Lib. I. Cap. 45.

4) Tom. I. Lib. II. Sect. XXII. p. 167.

angezogenen Beweisstellen vor der Hand genügen lassen und nur noch einen Gewährsmann für die von uns versuchte Erklärung des Aelianus hören. Dieser Gewährsmann, Rondeletius, [1]) sagt über die operative Behandlung des Staares bei den Alten wie folgt: „Solebant antiqui punctura hunc affectum (nämlich den Staar) curare (ut patet ex introductorio Gal. lib. ita inscripto) qui docent hanc curationem fortuito inventam fuisse, quum capra pateretur hunc affectum et in aculeum incidisset. Perforata enim cornea effluxit aqua et curata est. Si quis moliri voluerit hanc curandi rationem, eo modo, quo pus extrahitur, non erit omnino absurdum.“ Eine Aeusserung des Rondeletius, welche doch gewiss einen sehr deutlichen Hinweis auf eine zwischen der Hypopyonoperation und der Methode, nach der die Alten in gewissen Fällen Erkrankungen des Auges, die sie als Staar bezeichneten, zu operiren pflegten, herrschende Aehnlichkeit enthält. Die schliessliche vollständige Identität beider Methoden konnte aber Rondeletius natürlich noch nicht ahnen, da er ja mit seinen Anschauungen über Natur und Wesen des grauen Staares noch durchaus auf antikem Boden stand.

Einen weiteren Beweis dafür, dass die Alten ausser der Dislocation des Staares noch eine andere Methode kannten, mittelst der sie gewisse pathologische im Auge angehäufte Producte, die sie als Staar bezeichneten, operativ aus dem Auge entfernten, liefert Galen. [2]) Die beweisende Stelle lautet: „Ἔμπαλιν δ᾽ ὡς ἐπὶ τῶν ὑποχυμάτων ἀποπίπτοντες τοῦ πρώτου σκοποῦ πρὸς ἕτερον ἄγομεν αὐτὰ τόπον ἀκυρώτερον. ἔνιοι δὲ καὶ ταῦτα κενοῦν ἐπεχείρησαν,“ d. i. in wortgetreuer Uebersetzung: „Was nun im Gegentheil den Staar anlangt, so führen wir denselben, wenn wir von der zuerst beabsichtigten Behandlungsmethode desselben (medicamentöse Behandlung) abgehen, an einen minder wichtigen Platz (im Auge). E i n i g e v e r s u c h e n e s a b e r a u c h, d e n S t a a r z u e n t l e e r e n.“ Offenbar spricht hier Galen in so klarer und unzweideutiger Weise von zwei verschiedenen, bei den Alten üblichen Staaroperationsmethoden, von einer, bei der der graue Staar im Auge verblieb, und von einer zweiten, bei der er aus demselben entfernt wurde, dass ein weiterer Zweifel an der Existenz einer Staarausziehung im Alterthum wohl kaum noch bestehen bleiben kann.

Aber auch für unsere Behauptung, dass die von den Alten geübte

---

[1]) Cap. 55. p. 259.

[2]) Method. med. Lib. XIV. Cap. 14. Sichel und Anagnostakis haben bereits auf Grund dieser Stelle die Behauptung ausgesprochen, dass die Extraction des Staares eine der antiken ophthalmologischen Chirurgie wohl bekannte Methode gewesen sei. Näheres über die Technik dieser Operation, sowie deren Indicationen haben aber jene beiden Autoren nicht angegeben.

operative Entfernung des Staares aus dem Auge identisch sei mit der Hypopyonpunction, vermag diese Stelle vielleicht einige Anhaltepuncte zu liefern. Das Wort κενοῦν nämlich, mit dem Galen hier die Entfernung des grauen Staares aus der Bulbuskapsel bezeichnet, wurde von den Alten zwar sowohl von festen, wie auch von flüssigen Gegenständen gebraucht, doch scheint man in der antiken Medicin mit Vorliebe sich desselben bedient zu haben, um die Entleerung flüssiger oder halbflüssiger Substanzen zu characterisiren. So sagte man z. B. αἷμα κενοῦν Luc. ocyp. 93. Auch für die Entleerung des schleimigen und halbflüssigen Augeninhaltes aus der Bulbuskapsel gebrauchte man das Wort κενοῦν; so lesen wir bei Pollux:[1] „ῥηθείη δ' ἄν, τοὺς ὀφθαλμοὺς ἐξορύττειν, καὶ κοιλαίνειν σβεννύναι, βαθύνειν, κενοῦν, σπαράσσειν, ἐκ πυθμένων ἀνασπᾶν, ἀνέλκειν καὶ τὰ ὅμοια; d. h. zu deutsch: „Man könnte auch sagen: die Augen ausstechen und ausgraben, austrocknen, aushöhlen, ausleeren, zerreissen, aus der Tiefe ziehen, in die Höhe ziehen, und dergleichen mehr." Genau in derselben Bedeutung gebraucht Pollux[2] κενοῦν an folgender Stelle: „τὸν ὀφθαλμὸν ἐκκεκόφθαι, ἐξορωρύχθαι κεκενῶσθαι;" zu Deutsch: „dass das Auge herausgeschlagen, ausgestossen, ausgeleert werde." So dass also in diesen beiden Stellen mit dem Ausdruck κενοῦν die Entleerung des schleimigen und halbflüssigen Augeninhaltes bezeichnet werden soll.

Unter solchen Umständen liesse sich nun wohl im Hinblick auf diese Gebrauchsweise des Wortes κενοῦν für die Entleerung schleimiger oder flüssiger Gegenstände vermuthen, dass auch Galen gerade den Ausdruck κενοῦν deshalb hier gewählt habe, um die schleimige, halbflüssige Beschaffenheit des Staares anzudeuten. Eine Vermuthung, welche um so mehr an Wahrscheinlichkeit gewinnt, wenn wir erwägen, dass die Alten, wie wir dies bereits im Vorangegangenen betont haben und auf den folgenden Blättern noch ausführlicher begründen werden, die Ausziehung des Staares nur für flüssige, serös-plastische Ansammlung in der vorderen Kammer angezeigt hielten.

Uebrigens können wir, halten wir nur die Thatsache unverrückt fest, dass die von den Alten geübte Extraction des Staares nichts wie eine Hypopyonpunction gewesen sei, vielleicht auch bereits bei Plinius einen Hinweis auf diese Methode finden. Lib. XI, 55 sagt derselbe nämlich: „Sed homo solus emmisso humore caecitate liberatur. Post vicesimum annum multis restitutus est visus." Man wird mir einräumen, dass, — da die Alten gewisse Formen des Staares in der Weise zu operiren

---

[1]) Vol. I. p. 89. II. 62.
[2]) Vol. I. p. 233. IV. 189.

pflegten, dass sie die Flüssigkeit, die nach ihren pathologischen Begriffen den Staar verursachte, aus dem Auge entfernten, — die Vermuthung, Plinius könne mit dieser Bemerkung vielleicht auf jene Operationsmethode angespielt haben, durchaus nicht eine unbegründete und willkürliche sei, sondern ihr eine gewisse Berechtigung zugestanden werden müsse. Warum Harduin[1]) vor einer derartigen Auffassung dieser Stelle ganz ausdrücklich warnt, ist uns, offengestanden, nicht klar geworden; auch führt er keinerlei sachliche Gründe an, die ihn dazu veranlasst haben könnten, die in Rede stehende Stelle nicht auf den Staar zu beziehen. Dagegen sieht Dalecamp[2]) in dieser Stelle einen directen Hinweis auf den Staar und auch Wallroth[3]) trägt keinerlei Bedenken, sie in unmittelbarster Weise mit der Ausziehung des Staares in Verbindung zu bringen. Er sagt: „Nihilosecius tamen glaucomati per extractionis opus curandi modi prima vestigia, neque ex Davielis, neque ex Goskyi dexteritate petere, sed ab ipsa natura, aut casu instituti, in Plinii loco illo (XI, 55) quaerere mallem, qui saepe, sed in homine solummodo observavit, coecos emissis humoribus, coecitate post vigesimum quoque annum, liberatos esse.“

Wenn wir nun auch nicht Anstand nehmen, mit Wallroth jene Stelle des Plinius auf ein Verfahren zu beziehen, mittelst dessen die Alten gewisse Ansammlungen in der vorderen Kammer, die sie Staar nannten, operativ aus dem Bulbus entfernten, so können wir ihm jedoch in keiner Weise beistimmen, wenn er in diesem Verfahren nun auch die ersten Anfänge unserer modernen Staarextraction erblicken will. Denn jene antike und unsere moderne Staarausziehung haben mit einander nicht viel mehr gemein als eben nur den Namen. Die von den Alten geübte Staarextraction war nichts wie eine Hypopyonpunction, und hatte mit der Erkrankung des Auges, die wir heute Staar nennen, durchaus nichts zu thun; sie bezweckte überhaupt lediglich nur, gewisse Ergüsse und Ansammlungen flüssiger pathologischer Producte, welche die antike Okulistik eben Staar nannte, aus der vorderen Kammer wegzuschaffen.

Es liegt uns jetzt noch ob, jene beiden bekannten und viel verkannten Stellen aus dem Continens des Rhases[4]) einer Prüfung zu unterziehen und zuzusehen, in wieweit dieselben unsere Behauptung bestätigen,

---

1) Band IV. p. 378.

2) p. 538.

3) p. 179.

4) Band 1. Fol. 49 u. 50. Die zu Brescia 1486 erschienene Ausgabe des Continens des Rhases, die ich auch zu vergleichen Gelegenheit hatte, bringt die von uns citirten Stellen genau in demselben Wortlaut.

dass die Alten zwar eine Extraction des Staares gekannt hätten, doch dieselbe nichts anderes als die Hypopyonpunction der modernen Ophthalmologie gewesen sei.

Was zuerst die Stelle des Latyrion anlangt, so kann ich Hirsch nur beistimmen, wenn er sie eine dunkle nennt und Bedenken trägt, sie in dem Wortlaut, in dem sie uns überkommen ist, so ohne Weiteres mit der Ausziehung des Staares in Zusammenhang zu bringen. Ja selbst jetzt, nachdem ich mich aus den Werken der Alten hinlänglich überzeugt zu haben glaube, dass die antike Okulistik eine operative Entfernung gewisser pathologischer Producte, die sie als Stàar auffasste, aus dem Auge gekannt und geübt habe, scheint es mir doch noch sehr fraglich, ob man wirklich berechtigt sei, in dieser Stelle des Latyrion einen Hinweis auf jene Extractionsmethode zu erblicken. Denn prüft man den Text der Stelle, welcher lautet: „Latirion dixit. Cum chirurgicus vult extrahere cataractam ferro debemus tenere instrumentum super cataractam per magnam horam in loco ubi ponitur illud“ mit unpartheiischen Augen, so wird man mir einräumen müssen, dass die gesammte Stelle eigentlich nichts enthält, als den guten Rath, bei der Depression des Staares die Nadel eine Zeit lang auf der niedergedrückten Linse ruhen zu lassen, um deren Wiederaufsteigen zu verhüten; einen Rath, dem wir bei den meisten, oder doch bei sehr vielen Autoren wieder begegnen, und dass, will man die Stelle mit aller Gewalt auf die Ausziehung des Staares beziehen, man dies nur in der Weise könne, dass man das Wort extrahere, unbekümmert um den Sinn der gesammten übrigen Stelle, herausreisst und behauptet, dass, weil extrahere ausziehen heisse, die gesammte Stelle auf die Ausziehung des Staares Bezug haben müsse. Uebrigens hat bereits Hirsch[1]) den Werth derselben und ihre Bedeutung für die Ausziehung des Staares in so treffender Weise beurtheilt und characterisirt, dass wir es für das Gerathenste erachten, uns bei der kritischen Beleuchtung derselben an jenen bewährten Autor anzulehnen. Entweder bedeute, so meint Hirsch, extrahere hier gar nicht ein Ausziehen des Staares aus dem Auge, sondern nur ein Ausziehen desselben aus der Pupille, also nur eine Dislocation des Staares, oder die Stelle sei verstümmelt, und zwischen den Worten ferro und debemus sei ein Satz ausgefallen, der die nähere Manipulation der Ausziehung geschildert habe. Was die erste dieser beiden von Hirsch aufgestellten Möglichkeiten anlangt, dass extrahere hier gar nicht ein Ausziehen des Staares aus dem Auge, sondern nur aus der Pupille zu bedeuten habe, und dass somit die gesammte Stelle nur auf die Depression des Staares zu beziehen sei, so scheint uns dieselbe eine

---

[1]) p. 289.

höchst glückliche Combination zu sein. Denn gerade sie lässt sich durch verschiedene, älteren wie neueren Autoren entlehnte Stellen, in denen gradezu extrahere, oder ihm verwandte Wörter wohl für das Entfernen des Staares aus der Pupille, aber nicht aus dem Auge gebraucht werden, ganz mühelos und ungezwungen stützen. So findet sich im Rhases[1]) selbst eine Stelle, in der extrahere ganz zweifellos wohl von einem Entfernen des Staares aus seinem gewöhnlichen Sitz, aber nimmermehr von einem Ausziehen desselben aus dem Auge gebraucht wird. Die betreffende Stelle steht kurz vor dem berühmten Citat des Latyrion und ist der Schilderung entlehnt, die Antyllus von der Depression des Staares entwirft, sie lautet: „Et si cataracta erit difficilis: quod cum imprimitur inferius revertatur superius: trahatur ad partes ubi videbitur levius ad extrahendum donec videat patiens ab ea hora: et cum perficitur hoc, extrahatur instrumentum foris.“ Ein besserer und schlagenderer Beleg für die Vermuthung von Hirsch, dass Latyrion mit dem Ausdruck extrahere nur die Entfernung des Staares von seinem Sitz, aber nicht aus dem Auge habe bezeichnen wollen, kann wohl kaum gefunden werden und könnten wir uns an ihm eigentlich schon genügen lassen. Doch wollen wir, um zu zeigen, dass extrahere, sowie ihm verwandte Worte gar nicht selten gebraucht wurden, um die Dislocation des Staares von seinem ursprünglichen Sitz an einen anderen Punkt des Auges zu bezeichnen, noch einige andere einschlägige Stellen anziehen.

Abynzoar[2]) nennt die Depression des Staares geradezu Extraction und das Capitel, indem er von der Niederdrückung des Staares handelt, trägt die Ueberschrift: „De extractione cataractarum ab oculis.“ Er sagt: „Oportet quidem ut extrahatur cataracta post ipsius perfectam digestionem et coagulationem: quoniam si ante feceris redibit aqua ut prius. Et cum dico extrahere cataractam intellige sane, quod impossibile est eam extrahere sicut multi crediderunt; sed profundatur cum acu inferius in spissitudinem oculi.“ Hier identificirt Abynzoar geradezu die Depression des Staares mit dem Ausdruck extrahere.

Ein dem Wort extrahere synonymes, oder doch wenigstens nahe verwandtes Wort gebraucht Galen,[3]) um die Entfernung des Staares von seinem ursprünglichen Sitz zu bezeichnen, nämlich παράγειν. Kühn übersetzt dasselbe mit educere, wobei ihm aber gewiss nicht eingefallen ist, ein Herausführen des Staares aus dem Auge selbst bezeichnen zu wollen.

---

1) Fol. 50.

2) Cap. 19. Fol. 7.

3) De usu partium. Lib. X. Cap. IV

Auch in älteren deutschen medicinischen Werken findet man gar nicht selten anstatt des Ausdruckes den Staar stechen, die Wendung den „Staar abnehmen“ oder „abziehen vom Auge und dem Stern“. Dass aber dabei die betreffenden Autoren nicht an ein wirkliches Abnehmen oder Abziehen des Staares vom Auge gedacht haben sollten, wird wohl auch der peinlichste und gewissenhafteste Commentator nicht zu behaupten wagen, vielmehr wollten jene Autoren nur damit bezeichnen, dass der Staar von der Pupille abgezogen werde. Als Beweis hierfür möge man Bartisch einsehen.

So müssen wir denn gestehen, dass wir im Hinblick auf diese Stellen viel eher geneigt sind, das Citat des Latyrion einfach auf die Depression zu beziehen, als in ihm einen Hinblick auf die Extractionsmethode zu erblicken. Denn da es nunmehr feststeht, dass man das Wort extrahere auch bei der Depression anzuwenden kein Bedenken trug, so sehe ich in der That nicht ein, warum man einen derartigen usuellen Gebrauch des Wortes extrahere auch hier anzunehmen nicht völlig berechtigt sein sollte; um so mehr, da ja kurz vor der Stelle des Latyrion extrahere bereits bei der Niederdrückung des Staares gebraucht wird, wie wir soeben nachgewiesen haben.

Uebrigens würde auch das in Rede stehende Citat des Latyrion, wollte man dasselbe trotz unserer Nachweisung doch auf die Ausziehung des Staares beziehen, für die Lehre von der antiken Extraction durchaus keinen hervorragenden Werth beanspruchen können. Denn da, wie wir dies im Verlaufe unserer Untersuchung nachgewiesen zu haben glauben, bereits lange vor Latyrion die antike Extractionsmethode in Blüthe war, so würde jene Stelle in keiner Weise mehr für einen der ältesten Hinweise auf die Ausziehung gelten können, wie dies verschiedene Autoren bisher anzunehmen geneigt waren. Und damit erweist sich denn auch die von einzelnen Forschern (Hecker,[1]) Kühn)[2]) vertretene Ansicht, dass Latyrion der eigentliche Erfinder der Staarausziehung gewesen sein soll, als durchaus hinfällig. Uebrigens hat auch bereits Hirsch den Nachweis geliefert, dass die Behauptung, Antyllus habe dem Latyrion die Erfindung der Staarausziehung nachgerühmt, eine völlig müssige sei, welche sich durch den Wortlaut der im Rhases sich findenden bezüglichen Stellen in keiner Weise rechtfertigen lasse. Und da ferner die betreffende Stelle bei ihrer Verstümmelung uns auch keinerlei näheren Aufschluss über die Ausführung der antiken Ausziehung zu geben vermag, so wird auch nach

---

[1]) 2. Band. § 17. p. 61.

[2]) VII. p. 3.

dieser Seite hin ihr Werth und ihre Bedeutung durch anderweitige, aus älteren Autoren entnommene Stellen auf das Erheblichste überflügelt.

Eine um vieles wichtigere und bedeutungsvollere Rolle als das soeben kritisch untersuchte Citat des Latyrion spielt dagegen die bekannte Stelle des Antyllus [1]) in der Lehre von der antiken Staarausziehung. Denn diese Stelle, welche lautet: „Et aliqui aperuerunt sub pupilla et extraxerunt cataractam: et potest esse cum cataracta est subtilis: et cum est grossa non poterit extrahi: quod humor egrederetur cum ea. Et aliqui loco instrumenti posuerunt concilium vitreum: et sugendo eam suxerunt albugineum cum ea“ giebt uns zugleich, sowohl über die Ausführungsweise der Ausziehung als vor Allem über deren Indication einigen Aufschluss, der, besonders was den letzteren Punkt anlangt, von der grössten Bedeutung ist. Doch werden wir, bevor wir an eine kritische Beleuchtung der Stelle selbst herantreten, gut thun, erst die verschiedenen Irrthümer, die sich gerade in Betreff ihrer in einzelne Handbücher der Geschichte der Medicin eingeschlichen haben, zu berichtigen. Vor Allem müssen wir entschiedenen Widerspruch dagegen erheben, dass man Antyllus gar nicht selten als den Erfinder der Extraction verherrlicht, oder doch meint, er habe zuerst eine umständliche Beschreibung derselben gegeben. So sagt z. B. Lessing: [2]) „Antyllus ist besonders dadurch berühmt geworden, dass er zuerst die Extraction des Staares beschrieben hat.“ Auch Häser, [3]) einer der gewiegtesten Kenner der Geschichte unserer Wissenschaft, scheint von einer ähnlichen Ansicht auszugehen, wenn er die ersten unzweifelhaften Erwähnungen der Ausziehung des Staares bei Latyrion und Antyllus sucht; zumal wir oben schon lange vor Antyllus die Kenntniss der Extraction bei Aelianus und Galenus gefunden haben. Uebrigens ist bereits von einzelnen Forschern dieser Umstand in genügender Weise gewürdigt worden; so macht Lewy [4]) ausdrücklich darauf aufmerksam, dass Antyllus nicht, wie man so häufig irrthümlich behaupte, die erste umständliche Schilderung der Extraction biete, vielmehr eigentlich nur eine kurze Erwähnung derselben. Hecker [5]) aber datirt die ersten Anfänge der Staarausziehung sogar auf mehr denn hundert Jahre vor Antyllus zurück. Unsere Untersuchung hat diesen Streit, der unter den verschiedenen Autoren über die Prioritätsrechte, die Antyllus in Betreff der antiken Staarausziehung beanspruchen darf, so

---

1) B. I. Fol. 50b.
2) 1. Band. p. 126.
3) 1. Band. p. 524. 3. Aufl.
4) 2. Band. 4. Heft. p. 757.
5) 2. Band § 17. p. 60.

hoffen wir, geschlichtet und nachgewiesen, dass schon lange vor der Zeit des Antyllus die antike Ausziehungsmethode des Staares eine sehr wohl gekannte Operation gewesen sei.

Unser besonderes Befremden erregt aber die Schilderung, die Sprengel [1]) von der Ausziehungsmethode des Antyllus entwirft und die Bernstein [2]) von ihm entlehnt zu haben scheint. Sprengel sagt nämlich: „Erst öffnet Antyllus die Hornhaut, dann bringt er eine feine Nadel durch die Pupille in die verdunkelte Krystalllinse, dreht etwas und zieht sie dergestalt durch die Oeffnung der Cornea hervor.“ Ein Blick auf den von uns citirten Wortlaut der betreffenden Stelle zeigt, dass dieselbe auch nicht die leisesten Andeutungen eines derartigen Operationsverfahrens enthält, wie es hier Sprengel beschreibt. Vielmehr scheint es uns, als ob Sprengel bei diesen seinen Angaben durch ein Missverständniss irre geleitet worden sei und die Stelle des Continens, welche die Schilderung der von Antyllus geübten Depression enthält, auch auf die Extraction bezogen habe. Auch wird ein solches Missverständniss einigermaassen erklärlich, wenn wir bemerken, dass diese Stelle nicht das gewöhnliche, aus Celsus bekannte Depressionsverfahren schildert, sondern ein von letzterem wesentlich abweichendes, bei dem, wie wir dies bereits im elften Kapitel ausführlich beschrieben haben, die Staarnadel nicht durch die Sclera, sondern durch die Cornea in das Augeninnere geführt wurde.

Ein anderer, viel verhängnissvollerer und folgenschwerer Irrthum, dem es hauptsächlich zuzuschreiben ist, dass man die von Antyllus geschilderte antike Extraction mit der modernen identificirt hat, liegt in der schiefen und unrichtigen Uebersetzung der Worte: „et potest esse cum cataracta est subtilis: et cum est grossa non poterit extrahi.“ Denn indem man subtilis mit „klein“ und grossa mit „gross“ übertrug (Lessing, Lewy u. A.), glaubte man, Antyllus hätte durch diesen Zusatz bemerklich machen wollen, dass der Staar nur dann durch Ausziehung operirt werden könne, wenn er von kleineren Dimensionen sei, während er bei grösserem Umfang nur durch Depression beseitigt werden könne. So sagt z. B. Gross: [3]) „Mox de utilitate cataractae extrahendae et deprimendae cogitatum atque existimatum est, extractionem tantum perficiendam esse, cum cataracta parva sit.“ Bei einer derartigen Uebersetzung hat man sich aber offenbar viel zu sehr von den Vorstellungen leiten lassen, welche die moderne Ophthalmologie von der Natur des Staares hat und dabei vollständig unberücksichtigt gelassen, in welcher Bedeutung jene beiden Worte, gerade

---

1) Band 1. Cap. II. § 3. p. 51.
2) Theil 1. p. 53.
3) p. 30.

zu der Zeit gebraucht wurden, in welcher der Continens des Rhases übersetzt und gedruckt wurde. Und doch werden wir ein richtiges Verständniss jener beiden Ausdrücke nur in der Weise zu gewinnen im Stande sein, dass wir uns auf das Genaueste unterrichten, in welchem Sinn und in welcher Bedeutung gerade zu der Zeit, als der Continens übertragen wurde, die Ophthalmologie dieselben gebrauchte. Denn es ist selbstverständlich, dass der betreffende Uebersetzer und Herausgeber des Continens mit jenen beiden Worten genau denselben Sinn und dieselbe Bedeutung verknüpft habe, welchen sie gerade zu seiner Zeit hatten; besonders wenn sie, wie dies bei subtilis und grossa damals der Fall gewesen sein dürfte, gleichsam als Termini technici eine ganz charakteristische und specifische Bedeutung erlangt hatten. Durchblättern wir aber, um uns eine genaue Kenntniss zu verschaffen von der Bedeutung, in der subtilis und grossa zu jener Zeit gebraucht wurden, die medicinischen Werke derselben, so werden wir bemerken, dass die medicinischen Autoren damals fast allgemein mit subtilis und grossa durchaus nicht den Umfang und die Grösse des Staares, also nicht seine Quantität zu bezeichnen pflegten, sondern mit diesen Worten, wenn wir so sagen dürfen, die Aggregatzustände des Staares kennzeichneten. Bekanntlich hielten ja die Alten sowohl, wie im engsten Anschluss an sie auch die Autoren des Mittelalters, den Staar für eine Flüssigkeit, die sich im Auge anhäufe und durch ihre Gerinnung schliesslich das Staarfell erzeuge. Die verschiedenen Gerinnungsgrade des Staares aber suchten die Autoren jener Zeit mit subtilis und grossa zu charakterisiren; und zwar in der Weise, dass sie mit subtilis jene Anfangsperiode des Staares kennzeichnen wollten, in der er noch nicht geronnen, sondern noch flüssig sei, seine einzelnen Partikelchen noch nicht zu einem zusammenhängenden, festen Gewebe geeint wären; dass sie mit grossa dagegen jene Phase bezeichneten, in der er bereits zu einer compacten Masse sich geronnen zeige. Wir können diese unsere Behauptung auf das Schlagendste durch einen Vergleich der lateinischen Uebersetzung des Avicenna [1]) mit dem arabischen Text [2]) desselben, welche uns beide vorliegen, beweisen. In der lateinischen Ausgabe finden sich nämlich die Ausdrücke subtilis und grossa, und sollen durch sie gewisse Eigenschaften der Qualität des Staares bezeichnet werden. Im arabischen Text aber lautet das Wort, das der mittelalterliche Uebersetzer mit sub-

---

1) Lib. III. Fen. III. Tractat. IV. Cap. 18.

2) Lib. III. Fen. III. Tractat. IV. p. 352. Cap.: „Ueber den grauen Staar" lin. 9. von unten. Die Uebersetzung der betreffenden Stelle verdanke ich meinem Vater.

tilis wiedergegeben hat رقيق, d. h. „dünn", und das, welches er mit grossa übersetzte غلظ, d. h. „dick, dicht". Mithin kann also nicht davon die Rede sein, dass die beiden Ausdrücke, welche mit subtilis und grossa vom Uebersetzer wiedergegeben werden, sich auf den Umfang und die Grösse des Staares beziehen, sondern dieselben beabsichtigen vielmehr offenbar nur, bestimmte Aggregatzustände jenes Ergusses, den man als grauen Staar ansprach, zu bezeichnen.

Genau in derselben Weise gebraucht auch Petrus von Largelata[1]) das Wort subtilis nur, um gewisse Aggregatzustände der Staarsubstanz zu charakterisiren und zwar gerade jene erste Phase, in der sie noch flüssig ist; deshalb fügt er zu subtilis auch noch das Wort mobilis hinzu. Valescus de Taranta[2]) benutzt die Ausdrücke subtilis und grossa gleichfalls, um gewisse Zustände der Qualität des Staares anzudeuten. Galeatius de sancta Sophia[3]) unterscheidet am Staar drei Phasen; in der ersten nennt er ihn subtilis und bemerkt ausdrücklich, in diesem Zustand könne er niemals niedergedrückt werden, da er noch zu weich sei und so der Nadel nicht den genügenden Widerstand zu bieten vermöge; die zweite Phase bezeichnet Galeatius als media und meint, in dieser habe der Staar gerade den richtigen Grad der Gerinnung erreicht, um mit Vortheil operirt werden zu können; während er endlich in der dritten Phase, welche den Namen grossa trägt, schon zu hart geworden und mit seiner Umgebung zu stark zusammengeklebt sei, um sich noch mit Aussicht auf Erfolg niederdrücken zu lassen.

Dass aber auch in dem Citat des Antyllus die Ausdrücke subtilis und grossa nur gewisse Aggregatzustände der Staarsubstanz bezeichnen sollen und zwar subtilis den der noch nicht eingetretenen, grossa aber den der vollendeten Gerinnung, lässt sich in unmittelbarster Weise aus dem Continens selbst beweisen. Denn Fol. 47 findet sich eine dem Antyllus entlehnte Stelle, welche lautet: „Et illa (nämlich Cataracta) curatur cum perforatione quae est temperatae congelationis et nimis subtilis non curatur perforatione." Einen noch schlagenderen Beweis aber dafür, dass subtilis nicht die Grössenverhältnisse des Staares, sondern ausschliesslich nur seinen Aggregatzustand bedeutet habe, können wir wohl nicht führen. Mithin würde nunmehr eine Uebersetzung jener oben S. 241 angezogenen Stelle: „Et potest esse cum cataracta est subtilis et cum est grossa non poterit extrahi", lauten: „Und es kann eine Ausziehung des Staares nur stattfinden, wenn er flüssig ist, aber nicht, wenn er

---

[1]) Lib. V. Tractat. VII. Cap. II. Fol. 98.

[2]) Cap. 29. Fol. 36.

[3]) Cap. 27. Fol. 22.

geronnen ist."[1]) Auch können wir die Thatsache, dass wir in dieser Uebersetzung dem Sinne der gesammten Stelle Rechnung getragen und die Indicationen, welche die Alten für die Ausführung ihrer Staarausziehung hatten, in sachentsprechender Weise charakterisirt haben, auch noch daraus erkennen, dass einzelne namhafte Autoren des Mittelalters, die doch in ihren medicinischen Anschauungen, wenigstens soweit es die Lehre vom Staar anlangt, durchaus auf antikem Boden standen, als wichtigste Indication für die Staarausziehung den flüssigen Zustand des Staares bezeichneten. So sagt z. B. Arculanus:[2]) „Non omnis cataracta curatur per sectionem corneae, sed solum illa quae est immediata ipsi corneae et quae est fluida." Einen derartigen Zustand nennen wir aber eben heute nicht mehr Staar, sondern Hypopyon und die bei ihm in Anwendung kommende Operation nicht eine Staarausziehung, wie es die Alten thaten, sondern Hypopyonpunction. Fast noch schlagender beweist die Bemerkung, welche Claudini[3]) über die Staarausziehung macht, unsere Behauptung von der Identität der antiken Extraction und der Hypopyonpunction; wenn er sagt: „Porro fit punctio, ut in materia fluxili evacuanda, eodem modo et loco, quo in hypopyo fuit monitum."

Unter solchen Umständen aber wird man wohl kaum mehr eines besonderen kritischen Scharfblickes benöthigen, um zu erkennen, dass die von Antyllus erwähnte antike Staarausziehung mit der modernen durchaus nichts gemeinsam habe, vielmehr nichts weiter sei, als der Hinweis auf ein Operationsverfahren, mittelst dessen die alte Okulistik gewisse plastisch-seröse Exsudate der vorderen Kammer aus dem Auge entfernte; ein Operationsverfahren, das wir bereits aus den Andeutungen des Aelian und Galen kennen gelernt haben. Wenn man aber diese Operationsmethode bis jetzt einfach mit der unserer modernen Extraction identificirte, und in jener nur die

---

[1]) Uebrigens will ich nicht unterlassen, darauf aufmerksam zu machen, dass bereits früher einzelne Autoren eine ähnliche Ansicht von dem Wesen der antiken Staarausziehung geäussert haben. Da sie aber diese ihre Anschauung nicht in genügender Weise zu stützen im Stande waren, so scheinen sie mit derselben eben keinen Beifall bei ihren Zeitgenossen geerntet zu haben. So meint z. B. Sigwart § XXXVI. p. 221, wenn einzelne Aerzte behaupteten, die Staarausziehung sei eine alte, andere aber, sie sei eine neue Methode, so hätten eigentlich beide Partheien Recht. Denn die Alten hätten zwar eine Ausziehung des Staares gekannt, aber eben nur die Entfernung einer pathologischen Flüssigkeit aus dem Auge, die sie fälschlich Staar nannten; von der modernen Extraction der Linse hätten sie dagegen noch keine Ahnung gehabt. In ähnlicher Weise behauptet Thurant p. 169, dass der Ausdruck „Cataracta grossa" einen harten Staar bedeute.

[2]) Cap. XXX. p. 56.

[3]) p. 467.

ersten Anfänge dieser erblicken wollte, so hat man sich offenbar durch den Umstand dazu verleiten lassen, dass die Alten plastisch-seröse Ansammlungen in der vorderen Kammer als Staar ansahen und gemäss dieser ihrer pathologischen Vorstellungen da von einer Extraction des Staares sprachen, wo wir heut zu Tage nur von einer Hypopyonpunction reden würden. Man hat eben nicht genügend darauf geachtet, dass diejenigen pathologischen Zustände des Auges, in denen die antike Okulistik die Indicationen zu einer Staarausziehung erblickte, nach unseren modernen und geläuterten Anschauungen mit dem Staar gar nichts gemein haben, vielmehr an eine ganz andere Stelle unseres pathologischen Systems gehören, als in die Lehre vom grauen Staar.

Ueberblicken wir nun nochmals die Resultate, welche wir in dem voranstehenden Abschnitt gewonnen haben, so würden sich dieselben in folgende Sätze zusammenfassen lassen:

1) Die antike Okulistik kannte eine Extraction gewisser, von ihr als Staar bezeichneter Ansammlungen pathologischer Producte des Auges.

2) Diese von den Alten geübte Staarausziehung hat mit der modernen Extraction des grauen Staares nur das Bestreben gemein, das pathologische, die Function des Auges störende Product aus dem Auge zu entfernen. Da dies Bestreben aber sich auf das Genaueste der Natur und dem Sitz des Staares anzupassen suchen musste, so konnte bei der so überaus verschiedenen Beschaffenheit dessen, was die antike und dessen, was die moderne Augenheilkunde als Staar bezeichnet, natürlich auch die Technik beider Operationsmethoden nur eine durchaus verschiedene sein.

3) Die antike Staarextraction muss als eine Operation angesehen werden, die unserer heutigen Hypopyonpunction gleichwerthig ist.

4) Die antike Staarextraction darf deshalb durchaus nicht als eine Vorstufe unserer modernen Staarausziehung betrachtet werden.

Es kann hiernach aber wohl nicht mehr die Rede davon sein, dass, wie dies Hasner glaubt, bereits im Alterthum ein erheblicherer Streit zwischen Depression und Extraction entbrannt gewesen. Die antike Extraction war offenbar eine Operation, die sich innerhalb so beschränkter Indicationen bewegte, dass die alten Operateure gewiss nicht daran denken konnten, sie zur alleinigen Methode erheben, oder durch sie der Depression eine bedenkliche Concurrenz schaffen zu wollen. Sie war eben nur für ganz bestimmte Staarformen der alten Okulistik brauchbar, wie dies zur Genüge aus den Werken der Alten selbst hervorgeht, konnte also als ebenbürtige Rivalin der Depression nimmermehr auftreten.

Nachdem wir uns solchergestalt über die Existenz, sowie über die Natur der Staarausziehung im griechischen und römischen Alterthum unterrichtet haben, dürfte noch die Frage nach der Technik dieses antiken Operationsverfahrens zu erledigen sein.

Die Nachrichten über die Technik der antiken Staarausziehung sind im Allgemeinen ungemein spärliche und dürftige. Weder über die Art und Weise, in welcher die Alten diese Operation ausübten, noch auch über die Stelle, an der sie die Bulbuskapsel eröffneten, um das pathologische Product zu entleeren, erhalten wir von jenen Autoren, welche der Staarextraction gedenken, einen Aufschluss. Denn aus der kurzen Bemerkung des Antyllus: „Et aliqui aperuerunt sub pupilla" lässt sich doch gewiss nicht erkennen, wo eigentlich diese Einstichs- oder Einschnittsstelle lag; ob etwa dicht unter der Pupille, in dem mittleren Theile der Hornhaut, oder vielleicht mehr excentrisch, in der peripheren Cornealzone. Auch Aelianus, Plinius, sowie Galenus geben über die Gegend des Auges, in der jene Operation vorgenommen zu werden pflegte, nicht die geringsten Andeutungen. Trotzdem dürfte es möglich sein, über die Operationstechnik der antiken Extractionsmethode einigen Aufschluss zu erlangen. Halten wir nur fest, dass die Alten Hypopyon und Hypopyonpunction vielfach mit Staar und Staarausziehung zusammenwarfen und identificirten, so wird sich ein Weg, auf dem wir den gewünschten Einblick in die Technik der antiken Extraction zu erlangen vermögen, doch vielleicht in der Weise finden lassen, dass wir das Operationsverfahren, welches die Alten bei dem Hypopyon einzuschlagen pflegten, sowie die Grundsätze, nach denen sie jede operative Behandlung der Hornhaut überhaupt regelten, einer genaueren Prüfung unterwerfen und zusehen, ob wir dadurch nicht gewisse, auch für die Ausführung der antiken Staarausziehung wichtige allgemeine Gesichtspunkte zu gewinnen im Stande sind.

Einer sehr klaren und höchst charakteristischen Schilderung der Hypopyonpunction begegnen wir bei Galen.[1]) Nach ihr pflegten die Alten die Hornhaut dicht vor dem Corneo-Scleralfalz, welcher bei den Griechen[2]) Στεφάνη, bei den Römern Corona hiess, zu öffnen. Dies scheint die allein übliche Methode gewesen zu sein; wenigstens habe ich bei keinem Autor eine Andeutung oder Beschreibung einer anderen Hypopyonoperation gefunden. Auch Aëtius[3]) und Paulus von Aegina[4]) enthalten nur die bereits von Galen gegebene Beschreibung. Eben so dürfte in die arabische chirurgische Okulistik diese Operations-

---

[1]) Method. med. Lib. XIV. Cap. 19.

[2]) Rufus. De appellationibus. Lib. I. Cap. V. p. 102.

[3]) Tetr. II. Sermo III. Cap. 28. p. 309.

[4]) Lib. III. Cap. XX. p. 576.

methode des Hypopyon übergegangen sein, wie man aus dem Albucasis[1]) ersehen kann. Desgleichen scheint sich in der abendländischen Chirurgie genau dieselbe Operationstechnik bis tief in das Mittelalter hinein erhalten zu haben; wenigstens finden wir sie in derselben Weise, wie sie bereits Galen geschildert, z. B. bei Brunus[2]) wieder.

Es scheint also fast so, als wenn die Alten erhebliche Bedenken getragen hätten, die Cornea in ihrer Totalität zu eröffnen, vielmehr jener Methode, welche die Oeffnung der vorderen Kammer dicht vor, oder gar im Cornea-Scleralfalz lehrte, unbedingt den Vorzug gegeben hätten. Die Beweggründe, welche sie hierbei leiteten, wurzelten offenbar ganz ausschliesslich in ihren physiologischen Vorstellungen, und zwar in erster Linie wohl darin, dass sie von einem umfangreichen Verlust des Kammerwassers einen erheblichen Schaden für die Leistungsfähigkeit des Auges befürchteten. Denn wenn die Autoren des Alterthums auch wiederholentlich die Erfahrung gemacht hatten, dass der Verlust des Kammerwassers sich in einiger Zeit ersetze und dieselbe sogar, wie es den Anschein hat, auch durch Experimente an Thieren zu erhärten versuchten, — man vergleiche über diesen Gegenstand Haller,[3]) der die einschlägigen Stellen aus den Werken der Alten in sehr instructiver Weise zusammengestellt hat: — so hatten sie doch diese Erfahrung nicht in dem Grade zu verallgemeinern gewagt, dass sie den vollständigen Verlust des Kammerwassers, geschehe derselbe nun in Folge eines pathologischen Processes, oder in Folge eines operativen Eingriffes, als etwas durchaus Unschädliches betrachtet hätten. Im Gegentheil hielten sie den Verlust des Humor aqueus für einen sehr fatalen und bedenklichen Zufall, von dem sie anzunehmen geneigt waren, dass er die Leistungsfähigkeit des Auges auf das Erheblichste zu schwächen vermöge. Diejenigen Fälle aber, in denen sie einen Verlust der Kammerflüssigkeit ohne dauernde Beeinträchtigung des Sehvermögens beobachtet hatten, hielten sie für äusserst glückliche Vorkommnisse, die sich aber, so meinten sie, nur höchst selten zu ereignen pflegten, und deshalb bloss als Ausnahme von der allgemein gültigen Annahme, vollständiger Verlust des Humor aqueus erzeuge unheilbare Blindheit, gelten dürften. Deshalb hält auch Galen[4]) alle Wunden der Hornhaut, die den mittleren Theil derselben betreffen, für sehr verhängnissvoll und glaubt, dass sie grösstentheils zu Blindheit führen müssten. Er hat zwar selbst einen Fall beobachtet, in dem ein Knabe, der sich die Hornhaut gerade im Centrum perforirt hatte, keinerlei

---

1) Tom. I. Lib. II. Sect. XXII. p. 167.
2) Lib. II. Rubrica X. Fol. 87.
3) Tom. V. Lib. XVI. Sect. II. p. 411.
4) De symptomatum causis. Lib. I. Cap. 2.

dauernde Beeinträchtigung in dem Sehvermögen des verwundeten Auges davongetragen hatte, doch sagt er ganz ausdrücklich, derartige Fälle seien selten und Blindheit meist die Folge solcher Verwundungen. Ganz in Uebereinstimmung mit diesen Ansichten findet sich in einem anderen, dem Galen[1]) zugeschriebenen Buch die Bemerkung, dass es um Vieles vortheilhafter wäre, wenn eiternde Geschwüre der Hornhaut nicht im centralen Theile derselben sässen, da bei einem solchen centralen Sitz infolge einer operativen Behandlung des Geschwüres leicht das Kammerwasser abfliessen könnte. Auch Oribasius[2]) macht ganz ausdrücklich darauf aufmerksam, dass bei Operationen des Auges, speciell bei Punctionen, ein allzu reichlicher Abfluss des Kammerwassers Blindheit erzeuge. Die Gefahren, welche man aus einem vollständigen Verlust des Kammerwassers herleiten zu müssen glaubte, drohten hauptsächlich der Linse, nach den Anschauungen des Alterthums und Mittelalters dem eigentlichen und ausschliesslichen Sitz des Sehvermögens. Man fürchtete als unmittelbare Folge des vollständigen Abflusses des Kammerwassers Vertrocknung der Linse, einen Zustand, den man Glaukoma, auch wohl Glaucedo nannte, und für völlig unheilbar erachtete. Wie tief man aber in diesen Vorstellungen befangen war, geht daraus hervor, dass selbst bis weit in das Mittelalter hinein die Gefahr des Kammerwasserabflusses in der chirurgischen Okulistik eine sehr einflussreiche Rolle zu spielen im Stande war.

Es konnte natürlich nicht ausbleiben, dass derartige physiologische Anschauungen auch auf die praktische Augenheilkunde jener Zeit den bedeutendsten Einfluss ausübten, und die operative Thätigkeit der griechischen und römischen Augenoperateure in der erheblichsten Weise beschränkten. Wir sind deshalb gewiss zu dem Schlusse berechtigt, dass, wie die Operateure jener Periode sich bei der Technik der Hypopyon-Operation völlig von ihren physiologischen Vorstellungen über die Gefahren des Kammerwasserabflusses leiten und beherrschen liessen, sie dies in derselben Weise wohl auch bei Ausführung ihrer Staarextraction werden gethan haben; einer Operation, die nach ihren Anschauungen überdies noch dazu der Hypopyon-Operation so überaus nahe stand. Wir dürfen uns aus diesem Grunde auch nicht zu der Annahme verleiten lassen, dass die alten Augenärzte bei ihrer Staarextraction behufs Entfernung des pathologischen Productes aus dem Auge eine ausgiebige Eröffnung der Bulbuskapsel vorgenommen und eine grössere Incision der Hornhaut gemacht hätten; etwa in der Weise, wie die moderne Okulistik bei der Staarausziehung verfährt.

---

1) De oculis. Cap. 10.

2) Tom. II. Medic. collect. Lib. XXIII. Cap. IV. p. 528.

Eine solche Vorstellung, die man übrigens oft genug gehabt zu haben scheint, wenn man die antike und moderne Staarextraction zu identificiren kein Bedenken trug, würde auf einer durchaus irrthümlichen Grundlage beruhen und ein völliges Verkennen der bei den alten Ophthalmologen herrschenden physiologischen Anschauungen voraussetzen. Vielmehr war es bei Ausführung der Staarausziehung genau so, wie auch bei der der Hypopyonpunction, eine der Hauptsorgen der alten Operateure, jeden, nur einigermaassen umfangreichen Verlust des Kammerwassers zu vermeiden. Liess sich ein solcher nicht umgehen, so verzichteten sie lieber ganz auf die Ausziehung und gaben der Depression den Vorzug; wie dies ja auch aus der Stelle des Antyllus selbst hervorgeht, wenn er sagt: Einen festen Staar kann man aber nicht ausziehen, da hierbei das Kammerwasser mit abfliessen würde. Welche Verbreitung aber diese Furcht vor dem Verlust des Humor aqueus bei der Staarausziehung gehabt haben und in welcher umfangreichen Weise sie auf das Operationsverfahren der alten Aerzte gerade auch bei Ausübung dieser Operation bestimmend eingewirkt haben müsse, geht auch daraus hervor, dass wiederholentlich von den arabischen Aerzten der Abfluss des Kammerwassers als ein besonders gefährlicher Zufall der Staarausziehung bezeichnet wird, und dass die Besorgniss vor demselben nicht allein in die Augenheilkunde des Mittelalters überging, sondern auch in ungeschwächter Kraft sich noch zu erhalten verstand, zu einer Zeit, wo bereits geläutertere Anschauungen über die Bedeutung des Kammerwassers sich geltend zu machen begonnen hatten. So hebt z. B. noch Savonarola[1]) die bei der Staarausziehung drohende Entleerung des Kammerwassers als einen ganz besonders bedenklichen und gefährlichen Umstand hervor.

Sonach sind wir also zu der Annahme gezwungen, dass die griechischen und römischen Augenoperateure bei der Ausziehung des Staares eine nur kleine und unzulänglige Oeffnung der Hornhaut gemacht haben und zwar entweder im Corneo-Scleralfalz selbst, oder doch dicht vor ihm; eine Oeffnung, die ihrer Lage und ihrem Umfang nach von der, bei der Hypopyonoperation üblichen sich wohl kaum wesentlich unterschieden haben dürfte. Ich bin um so mehr geneigt, die Einstichsstelle der antiken Extraction im Scleralfalz zu suchen; weil ja die ältere Ophthalmologie sich auch bei einer gewissen Methode der Staardislocation, die wir in Kapitel 11 eingehend besprochen haben, des Corneo-Scleralfalzes zum Einbringen der Nadel in die vordere Kammer bediente, folglich die Aerzte jener Zeitepoche mit chirurgischen Manipulationen in der Gegend des Scleralfalzes vollkommen vertraut gewesen sein müssen.

---

[1]) Tractat. VI. Cap. III. Rub. 35. p. 88.

Im Besonderen wurde die Einstichsstelle, wie dies nicht allein aus der Beschreibung des Antyllus, sondern auch aus den Bemerkungen anderer Autoren, als z. B. des Avicenna hervorgeht, in der unteren Hälfte des Scleralfalzes gewählt und zwar wohl meist an der äusseren Seite der Hornhaut.

B. Bei den orientalischen Völkerschaften.

Sichere Nachrichten über die Existenz der Staarausziehung in der morgenländischen Augenheilkunde finden sich nur bei der medicinischen Literatur der Araber. Aus ihnen aber geht hervor, dass die Ansichten, welche die arabischen Augenärzte über den Werth, sowie über die Anwendbarkeit dieses Verfahrens hatten, mit denen der antiken Okulistik vollständig übereinstimmten, ja wohl aus diesen sich entwickelt haben dürften. Wie bei den Alten, so war auch bei den Arabern die Staarausziehung eine Operation, die sich nur innerhalb ganz bestimmter und ziemlich eng gesteckter Grenzen bewegte. Man stellte sie mit der Hypopyonpunction auf eine Stufe und dürfte zwischen Staarausziehung und Hypopyonoperation ebensowenig eine scharfe Grenze gezogen haben, als man dies auch nicht zwischen dem Begriff Staar und Hypopyon zu thun im Stande war.[1]) So stellt z. B. Averroës[2]) die Behandlung des grauen Staares und der Eiteransammlung in der vorderen Kammer nicht allein in demselben Kapitel zusammen, sondern hat für beide auch noch so wenig trennende Momente, dass er sie gleichzeitig beide mit den Worten abfertigt: „Et aliqui sunt qui curant eas (Cataract und Hypopyon) aperiendo (nämlich die Hornhaut).“ Man scheint eben die Indicationen, welche Antyllus für die Staarausziehung aufgestellt hatte und nach denen dieselbe sich nur für die flüssige, nicht aber für die fest geronnene Staarmaterie eignen sollte, aufrecht erhalten und im engsten Anschluss an sie die Verwendbarkeit der Extraction bestimmt zu haben. So macht z. B. Avicenna[3]) darauf aufmerksam, dass für feste Staare die Ausziehung wegen des Verlustes des Kammerwassers wenig geeignet sei. Mit diesem Ausspruch stellt er sich aber vollkommen auf den Standpunkt,

---

[1]) Genau derselben Anschauung über den Werth und die Bedeutung der Staarausziehung in der arabischen Medicin begegnen wir bei Malgaigne; wenn er in dem 2. Band p. 441 seiner Ausgabe des Ambroise Paré über die von Avicenna und Albucasis erwähnte Ausziehung des Staares sagt: „Toutefois je remarquerai que ce procédé n'a probablement été imaginé que pour l'hypopyon, que beaucoup d'auteurs de cette époque ne distinguaient pas bien nettement de la cataracte.“

[2]) Tractat VII. Fol. 112.

[3]) Lib. III. Fen. III. Tractat. IV. Cap. 20.

den Antyllus, sowie überhaupt die griechische und römische Augenheilkunde der Staarausziehung gegenüber eingenommen hatte.

Und selbst für die, auf so enge Grenzen beschränkte Extractionsmethode scheinen die arabischen Chirurgen nie sonderlich eingenommen gewesen zu sein. Wenigstens behandeln sie in ihren Schriften die Staarausziehung meist nur mit wenigen Worten nebenbei ab und legen das Hauptgewicht stets auf die operative Dislocation des Staares.

Was die in der arabischen Medicin übliche Technik der Extraction anlangt: so scheint dieselbe, wofern wir einen Rückschluss von der Technik der ihr gleichwerthigen Hypopyonoperation machen dürfen,[1]) der Art gewesen zu sein, dass der Chirurg mit einem kleinen Messerchen, welches dem bei der Eröffnung der Bulbuskapsel behufs Dislocation des Staares gebräuchlichen Instrument Alberid geglichen haben dürfte, die Hornhaut gerade in deren Falz ein klein Wenig spaltete und durch diese Oeffnung den Eiter, resp. die flüssige Staarmaterie austreten liess. Einen grösseren Hornhautschnitt haben die arabischen Augenärzte bei der Staarausziehung bestimmt niemals in Anwendung gebracht. Die Furcht vor dem Ausfluss des Kammerwassers musste ihnen eine jede umfangreichere Eröffnung der Hornhaut als eine so bedenkliche und gefährliche Sache erscheinen lassen, dass sie gewiss nicht auf die Idee kommen konnten, sich eines derartigen verhängnissvollen Handgriffes zu therapeutisch-operativen Zwecken zu bedienen.

C. Bei den abendländischen Nationen des Mittelalters und der neueren Zeit bis zum Auftreten Daviel's.

Die Stellung, welche die Ausziehung des grauen Staares bis tief in das siebenzehnte Jahrhundert innerhalb der abendländischen Heilkunde eingenommen hat, ist genau dieselbe, wie wir sie bereits in der antiken, sowie auch in der morgenländischen Okulistik kennen gelernt haben. Man hielt eine Ausziehung des grauen Staares nur dann für möglich, wenn derselbe nicht fest wäre, sondern in der Ansammlung eines flüssigen oder halbflüssigen Productes in der vorderen Kammer bestände. „Non omnis cataracta curatur per Sectionem corneae", so lautet eine Stelle des Arculanus,[2]) die wir bereits schon einmal im Laufe dieses Kapitels citirt haben, „sed solum illa quae est immediata ipsi corneae et quae est fluida." Rondeletius[3]) sagt über die Staarausziehung: „Si quis moliri

[1]) Eine sehr genaue Schilderung dieser Operation giebt Albucasis in seiner Chirurgie p. 167. Sect. XXII.

[2]) Cap. XXX. p. 56.

[3]) Cap. 55. p. 259.

voluerit hanc curandi rationem eo modo, quo pus extrahitur, non erit omnino absurdum.“ Eine andere Beschreibung, die de Mayerne[1]) von der operativen Entfernung eines Staares aus dem Auge giebt, zeigt gleichfalls, dass die Staarausziehung und die Hypopyonpunction bis tief in das siebenzehnte Jahrhundert innerhalb der abendländischen Augenheilkunde für zwei durchaus gleichstehende und identische Operationen galten. Die betreffende Stelle heisst: „Mulier Angla, oculista, vidente Mylord Rich. filio Comitis Warwick, acu aperuit corneam supra pupillam et humorem aqueum exhausit sive effluere sivit, qui turbidus et obscurior factus, visionem imminuerat, ita ut aeger quasi per velum se omnia confuse cernere crederet. Post humoris effluxum oculus concidit. Applicata remedia, imperata quies in tenebris, prospectum inflammationi. Aliquot post diebus postliminio succrescente humore aqueo, qui est excrementitius non pars corporis et qui reparari potest, intumuit, sive repletus oculi globus.“ Von der Ausziehung eines festen Staares in seiner Totalität ist aber in den ersten fünfzehn nachchristlichen Jahrhunderten bei keinem Autor eine Andeutung zu entdecken; wenigstens ist es mir nicht gelungen, bei irgend einem medicinischen Schriftsteller dieser Epoche die Beschreibung eines derartigen Verfahrens aufzufinden. Wohl spricht dieser oder jener Autor von der operativen Entfernung eines festen Staares aus der Bulbuskapsel, doch finden wir alsdann auch immer den Rath dabei, den Staar vorher zu zerreissen und in diesem Zustande durch Aussaugen zu entfernen; so z. B. Galeatius u. A. Da wir aber die Aussaugung des Staares in dem nächsten Kapitel besonders noch zu besprechen gedenken, dürfen wir uns mit dieser Andeutung hier begnügen. Auch die Technik der Staarausziehung war bis in das siebenzehnte Jahrhundert hinein genau die gleiche, wie in der griechischen Okulistik. Man machte in den Scleralfalz eine nicht allzu weite Oeffnung und suchte nun durch diese die exsudative Ansammlung, die man für den Staar hielt, aus der vorderen Kammer zu entfernen. War aber dieser Erguss zu dickflüssig und wollte er in Folge dessen trotz eines leichten Druckes auf den Bulbus nicht austreten, so zog man noch allerlei andere Handgriffe zu Hülfe. Entweder stach man die Nadel, mit der man die Hornhautöffnung gemacht hatte, wiederholentlich durch diese Oeffnung in die vordere Kammer ein und zog sie immer schnell wieder heraus, um auf diese Weise bei dem jedesmaligen Herausziehen auch etwas von dem Erguss mit aus dem Auge zu befördern (Rondeletius),[2]) oder man führte in die Oeffnung ein gläsernes Röhrchen ein und suchte durch Saugen an demselben die voll-

---

[1]) Lib. I. Cap. XII. p. 115.

[2]) Cap. 54. p. 257.

ständige Entleerung zu erzielen (Verdück).[1]) Der Ort, wo man die Einstichs- oder, wenn man lieber will, die Schnittöffnung der Hornhaut anbrachte, war meist an der äusseren Seite, entweder etwas unter der Mittellinie, etwa da wo man bei der Dislocation des Staares per corneam die Depressionsnadel in den Hornhautfalz einstach (Rondeletius), oder in gleicher Höhe mit der Pupille, oberhalb der Mittellinie. Und dieser letztere Ort scheint von einer Anzahl von Aerzten ganz besonders begünstigt worden zu sein; wenn z. B. Johannes Anglicus sagt:[2]) „Ex parte inferiori oculi non fiat perforatio, ne humor albugineus exeat, sed in angulo aeque alto cum pupilla."

Wie schon aus diesen Worten des Johannes Anglicus hervorgeht, beeinflusste die Furcht vor dem Austritt des Kammerwassers auch in dieser Periode die operative Thätigkeit des Augenarztes noch in sehr hohem Grade. Trotzdem im Laufe des sechszehnten Jahrhunderts einzelne Forscher bemüht waren, die Gefahrlosigkeit des Kammerwasserabflusses nachzuweisen, so schienen doch die Operateure zu derartigen Versicherungen kein sonderliches Vertrauen zu haben, sondern an den antiken Anschauungen festzuhalten. Denn wenn auch Einzelne, wie z. B. Mayerne, die Bedeutungslosigkeit des Kammerwasserabflusses erkannt und diese Erkenntniss bereits in der operativen Okulistik zu verwerthen gesucht hatten, so erhielt sich doch bis zum Schluss des siebenzehnten Jahrhunderts unter der grossen Mehrzahl der Aerzte die entgegengesetzte Meinung oder man knüpfte allerlei Bedingungen und Einschränkungen an die Möglichkeit des Wiederersatzes eines einmal verlorenen Humor aqueus. So meint z. B. Rondeletius,[3]) das Kammerwasser könne sich zwar wieder ersetzen, doch nur bei jüngeren, aber nimmermehr bei älteren Individuen; eine Meinung, die auch der bekannte Rolfink[4]) in seiner 1655 erschienenen Arbeit hervorzuheben nicht unterlässt. Schönlin,[5]) ein Augenarzt, dessen Wirksamkeit in die ersten Decennien des siebenzehnten Jahrhunderts fiel, erklärte den Verlust des Humor aqueus für ein höchst bedenkliches Ereigniss, das unfehlbar zur Blindheit führen müsse. Molinetti[6]) glaubte gleichfalls, dass völliger Verlust des Kammerwassers Blindheit erzeuge, ein nicht allzu reichlicher dagegen ohne bleibenden Nachtheil wieder ausgeglichen werden könne. Und selbst

---

[1]) Band 1. Cap. XXI. p. 76.
[2]) p. 186.
[3]) Cap. 54. p. 257.
[4]) p. 90 u. 91.
[5]) p. 75.
[6]) Cap. VI. p. 37 u. 38.

diejenigen Autoren, die aus wiederholten eigenen Beobachtungen den baldigen Wiederersatz des abgeflossenen Humor aqueus kennen gelernt hatten, wagten häufig doch nicht, die angeblichen schädlichen Folgen, sowie das Missliche eines derartigen Vorganges durchaus zu bestreiten. So sagt z. B. Bartholin,[1]) dass der Verlust des Kammerwassers zwar bald wieder ausgeglichen würde, das Auge jedoch diesen Wiederersatz nicht zu leisten vermöge, sondern das Gehirn die erforderliche Flüssigkeit dafür hergeben müsse. Stalpart van der Wiel[2]) behauptete: Er habe zwar selbst nur zu oft den schnellen Ersatz des entwichenen Humor aqueus beobachtet, doch sei dies eben nur in gesunden Augen möglich, aber nimmermehr in staarkranken. Denn hier seien die Drüsen der Uvea, welche die Wiedererzeugung der Kammerwasserflüssigkeit zu besorgen hätten, durch die zähe Staarmaterie verstopft und auf diese Weise ausser Thätigkeit gesetzt.

Hiernach aber ist wohl selbstverständlich, dass die damaligen Augenoperateure, bei so schwankenden und unsicheren Vorstellungen von dem Werth und dem Wiederersatz des Humor aqueus den Verlust desselben bei operativen Eingriffen möglichst zu umgehen suchten. Waren doch nur erst Wenige derselben zu einer so klaren Vorstellung gelangt, dass sie den Abfluss des Kammerwassers bei einer Augenoperation als etwas Nebensächliches ansahen; die Meisten, und selbst sonst klare und hellsehende Köpfe, fühlten stets ein ängstliches Unbehagen, sobald ihnen bei einer Augenoperation eine allzu bedeutende Quantität des Humor aqueus unter dem Messer abfloss. Und wenn somit Seeliger meint, diese Furcht vor dem Verlust des Kammerwassers habe die Entwickelung der Staarausziehung gehemmt, so können wir ihm nur vollständig beistimmen. Ja selbst als man sich am Ausgang des siebenzehnten Jahrhunderts nach dem Beispiel Freytag's und Blancard's dazu entschloss, auch feste Staare aus der Bulbuskapsel auszuziehen, war es immer noch die Furcht vor den üblen Folgen des Kammerwasserabflusses, welche alle derartigen Versuche von vornherein lahm legte und ihre praktische Brauchbarkeit vereitelte. Denn da man eben, um den allzu reichlichen Austritt des Kammerwassers zu vermeiden, nur kleine Oeffnungen in die Bulbuskapsel zu machen wagte, hatte man sich schon von Haus aus die Möglichkeit, einen Staar in seiner Totalität auszuziehen, auf das Höchste erschwert, ja eigentlich so gut wie unmöglich gemacht. Wie eng aber diese Oeffnung, die man behufs Extraction des Staares in die Bulbuswandung machte, gewesen

---

1) Acta Hafn. Anno 1671 u. 1672. Cap. 69. p. 151.

2) Observat. VIII. p. 67.

sein müsse, geht aus der Bemerkung Heinrich Freytag's,[1]) des Sohnes des bekannten Züricher Stadtarztes Freytag, der durch seine Staarausziehungen so viel von sich reden machte, hervor. Derselbe sagt ausdrücklich, sein Vater habe bei den Staarausziehungen, die er in den Jahren 1692—1698 und zwar stets bei wiederaufgestiegenen dislocirten Staaren vorgenommen habe, eine so enge Oeffnung in die Bulbuskapsel gemacht, dass höchstens ein Häutlein durch dieselbe hätte entfernt werden können, aber nimmermehr die Linse. Ja man scheint sogar die Ausziehung fester Staare schon aus dem Grunde für unmöglich erachtet zu haben, weil dieselbe, sollte sie überhaupt gelingen, eine zu grosse Eröffnung der Bulbuskapsel erheischt haben müsste. So sagt z. B. Gosky[2]) im Jahre 1695: Er glaube nicht, dass die Ausziehungsmethode Blancard's jemals in die Ophthalmologie allgemein eingeführt werden könne und begründet dies mit den Worten: „Amplius paulo deberet esse vulnus, ut acus in forticipem formatae commode intrudi possent, quo ipso humor aqueus efflueret statim, conciderent oculi tunicae, nec amplius scleroticae et uveae foramina sibi responderent" u. s. w.

Wie wir schon vorhin (S. 254) erwähnten, waren die ersten, die auf die Idee kamen, den Staar in seiner Totalität, ohne vorhergegangene Zerstückelung, aus dem Auge auszuziehen, Freytag und Blancard. Freytag ging mit einer „Nadel, die ein Häklein hatte" in das Auge, suchte den Staar zu fassen und ihn aus dem Auge herauszubefördern. In welcher Gegend der Bulbuskapsel er dabei diese Nadel einführte, ist weder aus der Schilderung Muralt's, noch aus der seines Sohnes klar zu erkennen; sowie denn überhaupt die Beschreibungen beider nicht durch übermässige Deutlichkeit sich auszeichnen.

Die Stellung, welche Blancard in der Geschichte des grauen Staares eingeräumt werden darf, ist weder eine so bedeutende und hervorragende, wie dies einzelne Autoren anzunehmen geneigt scheinen, noch überhaupt eine genügend gesicherte und völlig aufgeklärte. Vor Allem müssen wir dagegen Widerspruch erheben, wenn einzelne Schriftsteller, wie z. B. v. Jäger,[3]) die durchaus ungegründete Behauptung aufstellen, Blancard habe selbst die Staarausziehung geübt. Es findet sich in den Werken Blancard's, und ich habe dieselben gerade auf diesen Punkt hin ganz genau durchgesehen, nirgends auch nur die leiseste Andeutung, dass Blancard jemals in seiner practischen Thätigkeit die Staarausziehung wirk-

---

[1]) § XII. p. 74. Ausserdem vergleiche man über die Staarausziehungen Freytag's die im Jahr 1711 von Muralt herausgegebenen Schriften von der Wund-Artzney; dieselben enthalten eine allerdings etwas spärliche Beschreibung derselben.

[2]) Thes. XIV. p. 60.

[3]) Hohlschnitt. p. 6 u. 7. Anm. 3.

lich ausgeführt habe. Das Einzige, was sich aus seinen Werken mit Sicherheit feststellen lässt, ist, dass er den Vorschlag gemacht hat, den grauen Staar durch eine extrahirende Methode aus dem Auge zu entfernen. Aber gerade die Art und Weise, in der er diesen Vorschlag thut, zeigt deutlich, dass er es eben bei ihm bewenden liess und die praktische Ausführbarkeit desselben niemals selbst erprobt hat. Um meinen Lesern in dieser Frage ein eignes Urtheil zu ermöglichen, dürfte es sich empfehlen, die bezügliche Stelle aus den Werken Blancard's wörtlich hier mitzutheilen. In der neuen Kunst-Kammer der Chirurgie,[1]) deren deutsche Uebersetzung fünf Auflagen erlebt hat, lautet dieselbe: „Nachdem ich die gemeine Art, diese Operation (Dislocation) ins Werk zu stellen, abgehandelt, muss ich doch meine Gedancken hiebey eröffnen. Man könte, deucht mir, in dem Obertheil des Auges über dem Augapfel eine kleine Wunde machen und vermittelst zweyer aneinander Zangenweise gemachter Nadeln[2]) das Staar-Fell füglich herausnehmen, und stünde auf solche Weise dessen neue Hinaufschiessungen zu verhindern. Auch hat man des Ausflusses der Feuchtigkeit halber, indem die Wunde oben im Auge ist, dieses auch stille gehalten wird, keine Ungelegenheit zu erwarten. Meines Erachtens liesse sich solches gar wohl practiciren.“ Eine andere Stelle, welche sich in den 1701 in lateinischer Sprache erschienenen Werken Blancard's[3]) findet, lautet: „Communi methodo descripta, etiam meam hic deponere cogor opinionem. Poterat in suprema corneae parte exiguum fieri vulnusculum et mediantibus duabus acubus forficulae in modum conjunctis cataractam extrahere: hoc quippe modo praecavetur ne amplius resileat. Nullum quoque periculum est, si humor aqueus exstillet, is enim brevi restituitur, et vulnus in superiore oculi parte infligitur. Postea deligandus est oculus modo superiore. Ad me quod attinet, arbitror id fieri posse.“

Der Schlusssatz dieser beiden Stellen lässt keinen Zweifel darüber, dass Blancard selbst niemals eine Staarextraction nach der von ihm beschriebenen Weise gemacht, vielmehr nur den theoretischen Vorschlag zu einer solchen gethan habe. Denn hätte er selbst wirklich einmal eine Extraction vollzogen gehabt, so würde er wohl den Ausdruck: „Meines Erachtens

---

[1]) Ich habe die erste Auflage, erschienen 1688 in Hannover und Hildesheim; sodann die vierte, Hannover und Wolfenbüttel 1700 und endlich die fünfte, Leipzig und Frankfurt 1707 verglichen und in allen dreien genau denselben Wortlaut gefunden, den ich im Text mitgetheilt habe.

[2]) Eine ähnliche Extractionszange, welche Albinus bei einem wandernden Okulisten gesehen hat, beschreibt und bildet Gosky gleichfalls ab. Thes. XV. p. 61. Auch Heister giebt in seiner Chirurgie eine Abbildung dieses Instrumentes.

[3]) Stephan Blancard. Opera medica. Lugd. Batav. 1701. Tom. II. p. 349.

liesse sich solches gar wohl practiciren" durch einen directen Hinweis auf seine eigenen, aus der Praxis gewonnenen Anschauungen ersetzt haben. Es nimmt also hiernach Blancard zu der Staarausziehung eine ähnliche Stellung ein, wie sie Bell später zur Sclerotomie eingenommen hat. Bell brachte gleichfalls nur die Sclerotomie in Vorschlag und betonte die Möglichkeit derselben, ohne aber selbst jemals in seiner eigenen Praxis dieselbe wirklich anzuwenden. Wenn daher v. Jäger behauptet, Blancard habe den linearen Hornhautschnitt geübt, so thut er damit, ganz abgesehen davon, dass wir über die Technik der Blancard'schen Ausziehungsmethode gar nicht einmal vollständig verlässliche und klare Nachrichten besitzen, den thatsächlichen Verhältnissen einen ungerechtfertigten Zwang an. Der vorsichtigere, der Lage der Verhältnisse völlig Rechnung tragende Geschichtsschreiber wird deshalb auch die Jäger'sche Auffassung nicht zu theilen vermögen, sondern nur die allein feststehende Thatsache gelten lassen, dass Blancard lediglich nur einen Vorschlag zu einer Staarausziehung gethan habe. Uns erscheint deshalb die Häser'sche Darstellung[1]) um Vieles berechtigter und verlässlicher, welche lautet: „Als der Erste, welcher die Extraction der ganzen Linse durch einen Hornhautschnitt vorschlug, vielleicht auch ausführte, ist Stephan Blancard, Prof. zu Amsterdam, zu betrachten." Denn wenn auch diese Darstellung das Dunkel, welches über der Technik der Blancard'schen Methode schwebt, unberücksichtigt lässt und wenn der Zusatz: „vielleicht auch ausführte" in den thatsächlichen Verhältnissen keinen genügenden Stützpunkt findet, so deutet sie doch so viel ganz klar und zweifellos an, dass Blancard's Bedeutung für die Lehre von der Staarausziehung, nicht, wie dies v. Jäger will, in seiner practischen Thätigkeit beruht, sondern sich lediglich nur darauf beschränkt, dass Blancard den Vorschlag zu einer Cataractextraction gethan habe.

Nachdem wir somit die Stellung, die wir Blancard in der Staarausziehung zuweisen dürfen, einer kritischen Beleuchtung unterzogen haben, erübrigt noch, einen Blick auf die Technik zu werfen, welche Blancard für die Extraction in Vorschlag brachte. Aber gerade diese Frage ist kaum mit Sicherheit zu beantworten, da sich über sie in den Werken Blancard's die widersprechendsten Angaben finden. In den 1701 erschienenen medicinischen Werken giebt Blancard die Hornhaut, speciell deren oberen Theil, als den Ort an, den der Operateur zum Zweck der Extraction eröffnen solle. Im vollsten Gegensatze zu dieser Bemerkung stehen jedoch die Aufstellungen, welche sich in den deutschen Ausgaben der Blancard'schen Chirurgie finden. Hier ist nicht die Rede davon, den oberen

[1]) 2 Auflage § 561. p. 792.

Theil der Hornhaut zu eröffnen, sondern Blancard bestimmt als Einstichsort den „Obertheil des Auges über dem Augapfel.“ Diese Bestimmung kann man aber füglich doch viel eher auf die Sclerotica, als wie auf die Hornhaut beziehen. Ja ich halte es sogar für viel wahrscheinlicher, dass Blancard mit dieser Angabe auf die Sclerotica habe hinweisen wollen, als wie auf die Cornea. Gosky [1]) nämlich, der als ein Zeitgenosse Blancard's für dessen Vorschlag gewiss ein besseres Verständniss und eine klarere Einsicht in das Technische desselben gehabt haben wird wie wir, deutet die von Blancard angegebene Extractionsmethode lediglich nur als Sclerotomie. Denn bei der Beurtheilung der Blancard'schen Operation, deren Wortlaut wir bereits vorhin angeführt haben, sagt er: „nec amplius scleroticae et uveae foramina sibi responderent.“ Rufen wir uns aber den Text der aus Blancard's Chirurgie entlehnten Stelle nochmals in das Gedächtniss und halten ihn mit dieser Aeusserung Gosky's zusammen, so wird mir ein unpartheiischer Leser gewiss Recht geben, wenn ich behaupte, dass die von Blancard vorgeschlagene Operationstechnik der Extraction mindestens sehr zweifelhaft sei, und vielleicht mit grösserer Berechtigung auf die Sclerotomie, wie auf die Keratotomie bezogen werden könne. Wenn also v. Jäger ohne Rücksicht auf diese Thatsachen einfach behauptet, Blancard habe bereits einen Linearschnitt geübt, so ist diese Behauptung doch mindestens eine etwas kühne.

Natürlich konnte die Staarausziehung auf dem Wege, auf den sie Freytag und Blancard geführt hatten, keine sonderlichen Erfolge erringen und darum auch bei den Operateuren keinen Beifall finden. Van Horne [2]) nennt sie geradezu eine „Operatio nugatoria“ und Heister [3]) sagt von den Extractionsinstrumenten Freytag's und Blancard's: „Es haben aber alle solche Instrumenten, wie künstlich auch selbige zu sein geschienen, in der Praxis, soviel bishero wissend, keine glücklichen Proben verrichtet, sondern werden fast von allen Autoren vor unbrauchbar und undienlich gehalten.“

Es ist wesentlich das Verdienst der Franzosen, [4]) die Staarausziehung

---

[1]) Thes. XIV. p. 60.

[2]) p. 413.

[3]) Chirurgie p. 494.

[4]) Ob der Holländer Hovius einen Anspruch darauf erheben darf, zuerst eine wirklich rationelle Extraction des Staares ausgeführt zu haben, steht sehr dahin. Einzelne Autoren halten dies allerdings für wahrscheinlich, doch sind die Anhaltepunkte für eine derartige Meinung mindestens sehr zweifelhaft. Hören wir, wie Schmidt in Himly und Schmidt ophthalmol. Bibl. Band 2. Stück 1. p. 190—192 die Stellung, welche Hovius zur Staarausziehung einnimmt, beurtheilt: „Ein sinnreicher Arzt war Jacob Hovius der Holländer, wie man aus seinen Schriften nachweisen

von dem unfruchtbaren Pfade, auf dem sie sich bis Anfang des achtzehnten Jahrhunderts bewegt hatte, auf eine rationellere und um Vieles verheissungsvollere, ergebnissreichere Bahn gelenkt zu haben. Und zwar war es der um die Staarlehre überhaupt so verdiente St. Yves,[1]) welcher zuerst die Entfernung der Linse durch einen ausgiebigen Hornhautschnitt versuchte. Ein Einwohner von Sedan litt nämlich an der Luxation einer cataractösen Linse in die vordere Kammer und an bereits beginnenden entzündlichen Reactionserscheinungen; als St. Yves den Entschluss fasste, die getrübte Linse, die er übrigens im engsten Anschluss an die antike Okulistik noch als ein Glaucom ansprach, durch einen kecken Schnitt in die Hornhaut zu entfernen. Am 20. Februar 1707 nahm er denn auch im Beisein von Mery diese Operation vor; allein die luxirte Linse, welche er mit einem Häkchen fassen und so extrahiren wollte, zerbrach und St. Yves war genöthigt, die einzelnen Bruchstücke mittelst eines kleinen Löffelchens zu entfernen. Sofort nach der Operation wurde eine Compresse, getränkt mit Wasser und Branntwein, umgeschlagen und unter dieser Nachbehandlung eine schnelle und befriedigende Heilung erzielt.

Ein ähnlicher Fall[2]) kam im Jahre 1708 in die Behandlung von Mery. Ein französischer Priester, der im Jahre 1706 durch Depression vom grauen Staar befreit worden war, bekam nämlich plötzlich eine Luxation der deprimirten Linse in die vordere Kammer und consultirte wegen dieses Zufalls Mery. Dieser erklärte eine Entfernung der luxirten Linse für durchaus erforderlich und so operirte denn am 17. April 1708 Petit diesen Fall, laut obiger Stelle, in folgender Weise: „Er stach mit einer Nadel, die eine Furche hatte, unterhalb der Pupille quer durch die Cornea, und schnitt mit einer auf die Nadel gesetzten Lancette die Cornea vom Ein-

---

kann. Ich führe aus seiner Schrift Tractatus de circulari humorum motu in oculis, Ed. nova Lugd. Batav. 1716. Ed. prima 1702. p. 20 folgende Stelle an: „Coepi pertinaci studio disquirere mecum, an alia (er spricht von der Depression der Cataracta) eam tollendi methodus excogitari posset, quaesivi, inveni; qua Cataracta sive mollis ac fluida, sive debitam habeat consistentiam, sive antiquata et tenax, omni tempore secure, immune, tuto, absque ullo visus incommodo, aut imminenti periculo tolli queat. Petes, qua ratione fiat? Eadem est via, lector benevole et sciendi cupide, qua haec, aeque ac alia inveni; hanc si et tu insistas, spes est, te plura et majora inventurum." Es steht dieser Stelle gemäss wenigstens zu vermuthen, dass Jacob Hovius schon im Jahr 1702 die Cataract auszog. Da er aber mit seiner Kunst (wie seine Landsleute mit ihren Käsen) Gewerbe trieb, so hat er wahrscheinlich seinem schnöden Geize die Ehre der höheren Erfindung gerne geopfert." So weit Schmidt.

[1]) Memoiren der Acad. vom Jahr 1707.

[2]) Memoiren der Acad. vom Jahr 1708.

gang der Nadel bis zu ihrem Ausgang entzwei; alsdann nahm er mit einem silbernen Löffel die Cataracte durch die gemachte Incision sehr behende heraus."

Dieses Operationsverfahren scheint denn auch in den ersten vier Decennien des achtzehnten Jahrhunderts als nur für luxirte Linsen giltig und nur hier für anwendbar gegolten zu haben. So räth z. B. Heister[1]) im Jahre 1719, in die vordere Kammer luxirte cataractöse Linsen auf dem Wege der Ausziehung durch die Hornhaut zu entfernen. Duddel[2]) verrichtete im Jahre 1729 unter gleichen Verhältnissen die Staarausziehung und der berühmte Chirurg Zacharias Platner,[3]) dessen Wirksamkeit durch den Tod gerade zu der Zeit geendet wurde, als Daviel die Aufmerksamkeit der wissenschaftlich-medicinischen Welt auf sich zu lenken begann, wollte die Staarextraction nur bei, in die vordere Kammer luxirter Linse angewendet wissen und beschreibt diese Operationsmethode in folgender Weise: Mit einem Bistouri, das bis an die Spitze mit Heftpflaster umwickelt ist, um sein allzu tiefes Eindringen zu verhüten, soll ein linearer Schnitt durch die Hornhaut gemacht und durch diese Oeffnung die cataractöse Linse mit einer Zange oder einem Häkchen herausgezogen werden. — Uebrigens ist wohl auch zu vermuthen, dass Petit, von dem Henckel[4]) erzählt, dass er 1738 in Paris die Staarausziehung bereits öffentlich in seinen Vorlesungen gelehrt habe, nur die Auszichung luxirter Staarlinsen angerathen habe.

Welcher Art aber schliesslich die Ausziehung gewesen sei, die Frère Côme zu Paris in der Mitte des vorigen Jahrhunderts ausgeübt hat, entzieht sich einer genauen Einsicht, da dieser Operateur sein Verfahren ängstlich als ein Geheimniss hütete und dasselbe niemals in Gegenwart eines anderen Arztes ausübte. Doch wissen wir durch Sigwart,[5]) welcher mehrere der von Frère Côme operirten Kranken späterhin

[1]) Chirurgie p. 494.

[2]) Im Jahr 1733 veröffentlichte Duddel eine besondere, von ihm erdachte Extractionsmethode, welche darin bestand, dass er mit einer Lanzette, die in einer Kanüle sich befand, unterhalb der Pupille die Hornhaut durchstach, alsdann die Lanzette ein Wenig zurückzog und die Kanüle bis an die Linse führte. Hier angelangt, drückte er den unteren Rand der Pupille mit der Kanüle etwas herab, liess aber alsdann die Lanzette wieder aus der Kanüle hervortreten, um mittelst derselben die Kapsel zu öffnen. War dies geschehen, so sollte man mit einem Haken, der gleichfalls an der Kanüle befestigt war, die Linse packen und extrahiren.

[3]) Theil 2. p. 416. § 1363 u. p. 317. § 353.

[4]) Abhandlung. Stück 1. p. 51.

[5]) § XLVII. p. 125.

zu untersuchen Gelegenheit hatte, dass der Schnitt, den jener in der Cornea anlegte, quer gerade über die Mitte der Hornhaut hinlief.[1])

Es nahm also die Staarausziehung bis zum Auftreten Daviel's[2]) im Jahre 1750 (Becker) in der chirurgischen Okulistik eine sehr bescheidene und untergeordnete Stellung ein. Wie in der antiken Augenheilkunde die Staarausziehung keinerlei allgemeine Bedeutung besass, sondern nur innerhalb sehr eng gezogener Grenzen sich bewegte und ausschliesslich nur bei Ansammlung flüssiger Exsudate in der vorderen Kammer zur Anwendung kam, so wurde auch im achtzehnten Jahrhundert, bis zum Auftreten Daviel's, die Staarausziehung auf sehr eng gesteckte Grenzen beschränkt und ihre Zulassung eigentlich nur für den Fall einer in die vordere Kammer luxirten cataractösen Linse gestattet.

Aus dieser gering geachteten und wenig gewürdigten Stellung befreite zuerst Daviel im Jahre 1750 die Staarextraction. Er durchbrach kühn die engen Schranken, in welche man bis dahin diese Methode verwiesen hatte und dehnte die Anwendbarkeit derselben über alle Staarformen in gleicher Weise aus. Und gerade auf diesem Schritt beruht die Originalität seines Wirkens, das Umgestaltende und Neuschaffende seiner Thätigkeit. Denn der Gedanke einer operativen Entfernung des grauen Staares aus dem Auge war ja, wie wir dies im Verlaufe des vorliegenden Capitels gesehen haben, bereits ein uralter und hatte sich nicht allein schon in den Köpfen der antiken Aerzte geregt, sondern war auch bereits in ihrem chirurgischen Handeln zur That gereift. Er war also nicht mehr erst aufzufinden, sondern nur zu einer lebensfähigen und lebenskräftigen Form umzugestalten. Diese Umgestaltung hat aber eben, mögen ihm dieses sein gutes Recht auch noch so oft neidische Concurrenten bestritten haben, Daviel in eigenster Originalität geschaffen. Aus diesem Grunde zeugen

[1]) Es war also die Staarausziehung, welche Frère Côme unternahm, nichts anderes als die sogenannte Querextraction der neueren Ophthalmologie. Uebrigens war Côme nicht der einzige Operateur, der einen derartigen quer über die Mittellinie der Hornhaut verlaufenden Schnitt machte; vielmehr beschreibt Mohrenheim im Jahr 1780 das gleiche Verfahren und räth, es vorzüglich bei sehr enger vorderer Kammer in Anwendung zu ziehen. Im Jahr 1806 verfuhr Wardrop auf dieselbe Weise bei allen Staarformen und im Jahr 1868 hatte diese Methode sogar das Schicksal, nochmals von Küchler erfunden und unter dem Namen der Querextraction beschrieben zu werden. Der eigenthümliche Vergleich, den Küchler in seiner Arbeit zwischen dem Austritt der Linse aus dem Auge und dem Austritt eines Kindes aus der Gebärmutter macht, hat übrigens auch keine sonderlichen Ansprüche auf Originalität; da wir bereits bei Jesus Hali einem ähnlichen Vergleich begegnen.

[2]) Bereits im Jahr 1745 hatte Daviel zwar die Idee zu der Extraction gefasst, jedoch dieselbe erst 1750 practisch zur Ausführung gebracht. Deshalb betrachtet auch Becker das Jahr 1750 als das eigentliche Geburtsjahr der Extraction. (Becker in Gräfe u. Sämisch. Handbuch. B. 5. p. 318.

denn auch die Versuche, die nur zu häufig von den verschiedensten Seiten gemacht worden sind, Daviel seine Verdienste um die Staarausziehung zu schmälern, entweder nur von Neid und Missgunst, oder von einer vollständigen Kenntnisslosigkeit des Entwickelungsganges, den die Extraction genommen hat. Wenn daher z. B. Pallucci oder gar Taylor, Henckel u. A. die Erfindung der Staarausziehung sich oder anderen Augenärzten des achtzehnten Jahrhunderts vindicirten, so verräth dies Gebahren nur die absolute Unwissenheit, in der jene Autoren gerade auf dem Gebiet der Staarausziehung befangen waren. Hätte Daviel nichts weiter gethan, als den schon so oft reproducirten Gedanken der Ausziehung des grauen Staares wieder von Neuem aufzuwärmen, ohne ihm zugleich eine lebenskräftige, allen Stürmen trotzende Constitution — wenn ich so sagen darf — zu verleihen, so hätte er eben nur das geleistet, was jene Autoren, welche die Prioritätsrechte der Staarausziehung für sich oder für Andere in Anspruch nahmen, geleistet haben. Alsdann wäre die Wissenschaft, wie sie ja dies in den früheren Jahrhunderten wiederholt gethan hat, ohne den Gedanken Daviel's sonderlich zu beachten, einfach ihre alte ausgetretene Bahn weiter gewandelt und die Gesellschaft jener Herren, die mit so lautem Geschrei das Verdienst Daviel's sich selbst zuschrieben, wäre um ein wenig berühmtes Mitglied reicher gewesen. Aber grade weil der Gedanke Daviel's ein eben so kühner, wie durchaus origineller, seiner eigensten Genialität entsprungener war, muss ihm das glänzende Verdienst, die Staarausziehung nicht allein von Grund aus reformirt, sondern ihr auch den Keim einer ferneren kräftigen und blühenden Entwickelung eingeimpft zu haben, unbedingt und ungeschmälert zugestanden werden. Denn wenn auch die Technik des Daviel'schen Extractionsverfahrens noch eine ziemlich rohe und wenig empfehlenswerthe war, so thut dies doch der Grossartigkeit seines Gedankens, eine jede cataractöse Linse von ihrem normalen Sitze im Auge aus zu extrahiren, durchaus keinen Abbruch. War nur erst einmal dieser kühne Gedanke geboren, so fanden sich auch bald genug Helfer und Feunde, die ihn weiter auszubeuten und seiner Technik die erforderliche Sicherheit und Präcision zu geben bemüht waren.

Zweite Periode.

Vom Auftreten Daviel's bis auf die neueste Zeit.

Um einen möglichst freien und ungetrübten Ueberblick zu bekommen über den Entwickelungsgang, den die Staarausziehung von dem Auftreten

Daviel's an bis auf die neueste Zeit nahm, dürfte es sich empfehlen, die zweite Periode, die uns nunmehr beschäftigen wird, in zwei gesonderten Abschnitten zu betrachten und zwar in dem ersten die Schicksale und Veränderungen zu besprechen, welche die Extraction bis zum Anfang dieses Jahrhunderts erfuhr; während der andere Abschnitt die Veränderungen der Staarausziehung bis auf die jüngste Zeit zu schildern haben wird.

A. Der Zustand der Staarausziehung bis zum Schluss des achtzehnten Jahrhunderts.

Zu einem erschöpfenden und befriedigenden Verständniss all' der zahlreichen Veränderungen, welche die Staarausziehung schon in den nächsten Jahren nach dem Auftreten Daviel's erlitt, wird es unerlässlich sein, vor Allem eine genaue Beschreibung des Daviel'schen Verfahrens selber zu liefern. Ich erlaube mir deshalb meinen Lesern die Uebersetzung der Schilderung, die Daviel selbst von seiner Methode gegeben hat, hier vorzuführen. Sie lautet:[1] „An dem zu der Operation bestimmten Tage lege ich meine hierzu gehörige Geräthschaft in Ordnung: Es bestehet diese in Binden, Kompressen, kleinen Stücken Leinewand, oval geschnittenen Diapolmen-Pflaster, kleinen Schwämmen, langen baumwollenen Fäden, warmen Wasser und Wein.

„Die Instrumente, deren ich mich bediene, sind: Eine spitzige, schneidende und halbgekrümmte Nadel, so die Gestalt einer Lancette hat, um die erste Oeffnung zu machen: Eine andere stumpfe, schneidende und ebenfalls halb gekrümmte Nadel, um diese Oeffnung grösser zu machen; zwei krumme auswärts gebogene Scheeren; einen kleinen Spatel von Gold, Silber oder Stahl, die Hornhaut damit aufzuheben: Noch eine kleine, spitzige und zweischneidige Nadel, um die Haut zu öffnen, welche die Linse vorwärts bedeckt; ein kleiner Löffel von Gold, Silber oder Stahl, um zuweilen den Ausgang der Linse zu erleichtern, oder wenn etwas davon in dem Loche des Sternes zurückgeblieben, die Stücken herauszunehmen: Und endlich eine kleine Zange, um die Stückchen Haut hinwegzunehmen, so sich zeigen möchten.

„Alle diese Instrumente werden nach der Reihe auf einen Teller gelegt und einem Gehülfen übergeben, der sie dem Wundarzt darreichen muss, nachdem dieser eines oder das andere derselben benöthigt sein wird.

„Wenn alles auf diese Art zurecht gelegt ist, so wird der Kranke in

---

[1] Abhandlungen d. k. pariser Acad. Band 2.

ein Zimmer gebracht, das nur mittelmässig hell sein darf, damit das allzugrosse Licht nicht verursache, dass der Stern sich zusammenziehet, und nach der Operation nicht mit zu viel Gewalt in's Auge eindringe, wodurch solches verdunkelt werden könnte.

„Der Kranke wird auf einen etwas niedrigen Stuhl oder Sessel gesetzt; derjenige, so die Operation verrichtet, setzet sich auf einen höheren Stuhl vor den Kranken und ihm gegenüber, damit er unter der Operation seine Ellenbogen auf dessen Knie stützen könne; das andere Auge bedeckt er mit einer Binde. Einer von des Wundarzts Gehülfen, der hinter dem Kranken stehet, leget sodann die eine Hand auf dessen Stirne, und hebt mit zwei ausgestreckten Fingern das oberste Augenlid in die Höhe, die andere Hand legt er ihm unter das Kinn. Der Wundarzt drückt das unterste Augenlid herunter, nimmt die erste Nadel, sticht sie nahe an der harten Haut in die vordere Augenkammer, hütet sich aber dabei wohl, dass er die Regenbogenhaut nicht verletzet, und bringt sie bis über die Pupille. Alsdann ziehet er sie sachte wieder heraus, nimmt die stumpfe Nadel, vergrössert damit die angefangene Oeffnung, indem er sie rechts und links führet, um die Hornhaut in Gestalt eines Kreuzes zu öffnen, nach ihrer Rundung. Weil aber die Hornhaut alsdann ein wenig schlaff ist, so nimmt der Wundarzt die krumme ausgebogene Scheere, bringt davon den stumpfen Arm zwischen solche Haut und die Regenbogenhaut, und vollendet den Schnitt sowohl von der einen, als von der anderen Seite, um ihn von allen Seiten ein wenig über die Pupille zu führen. Hierbei ist zu merken, dass die Krümmung der Scheere nach dem Auge zu gekehret sein, und man in Ansehung der Krümmung auf der platten Seite zwei Scheeren haben müsse, um sie nach der Rundung der Hornhaut von einer und der andern Seite zu richten.

„Hierauf nimmt der Wundarzt den kleinen Spatel, hebt damit den zerschnittenen Theil der Hornhaut sachte auf, und macht mit der kleinen spitzigen und schneidenden Nadel einen Einschnitt in die Haut der Krystalllinse. Zuweilen, wenn diese Haut dick und runzlich geworden ist, muss sie rings herum zerschnitten und ganz hinweggenommen werden, und alsdann wenn sie gehörig zerschnitten ist, kann man sie mit einer kleinen Zange herausnehmen. Wann die Haut, so die Linse umgiebt, zerschnitten ist, so wird der kleine Spatel zwischen diesen Körper und die Regenbogenhaut gebracht, um den Staar durchaus los zu machen, und dessen Ausgang zu erleichtern. Man lässt hernach die aufgehobene Hornhaut wieder fallen, um die Operation zu vollenden.

„Nunmehr kömmt es darauf an, den Vorhang wegzunehmen, der dem Kranken bisher das Licht verbarg; und jetzt hat der Wundarzt alle seine Vorsicht nöthig. Er muss dieserwegen das Auge sanft, und ohne ihn die geringste Gewalt zu thun, drücken. Hierdurch verhütet er, dass die hintere Haut der Krystalllinse, die gleichsam der Damm ist, welcher das Austreten der gläsernen Feuchtigkeit verhindert, nicht zerreisset. Nunmehr siehet man mit Vergnügen, wie die Pupille sich nach und nach öffnet, der Rand der Linse zum Vorschein kömmt, sie selbst aber in die vordere Augenkammer, und von dar heraus über den Backen schlupfet."

Soweit die wörtliche Beschreibung Daviel's.

Wie schon aus dieser Schilderung zur Genüge hervorgeht, war der Instrumentenapparat, den Daviel besonders für den Act der Hornhauteröffnung in Anwendung brachte, ein recht beträchtlicher, diese Manipulation selbst aber eine sehr umständliche und zugleich prognostisch nicht wenig bedenkliche. Denn die Berührung des Auges mit den verschiedenen Instrumenten, deren Daviel bedurfte und vor allem die Durchtrennung der Hornhaut mittelst diverser Nadeln und Scheeren, musste doch nothwendig ein traumatisches Moment setzen, das in seinen Reactionserscheinungen den schliesslichen Erfolg der Operation gewiss oft genug auf das Erheblichste getrübt und beinträchtigt hat. Und bedenken wir ferner, dass Daviel bei seinem Operationsverfahren trotz der häufigen Berührungen, in die er das Auge mit den verschiedenen Instrumenten brachte, doch die Anwendung eines den Bulbus fixirenden Hilfsmittels für nicht nothwendig erachtete: so müssen wir gestehen, dass, so genial auch der Gedanke war, den Daviel seiner Methode zu Grunde legte, doch die technische Ausführung derselben noch gar sehr der Verbesserung und Vervollkommnung bedurfte. Darum hat auch Gisbert de Witt,[1]) der im Jahre 1775 die verschiedenen damals bestehenden Methoden, den grauen Staar zu extrahiren, einer kritischen Beleuchtung unterwarf, vollkommen Recht, wenn er sagt: „Daviel's Methode mag so vortheilhaft sein als sie will, so hat sie dennoch Nachtheile, vor Allem die Vielheit der Instrumente" und „in der Methode des Daviel ist nichts, das das Auge feststellet während der Zeit, da der Operateur mit dem Einschneiden der Hornhaut beschäftigt ist und dadurch wird die Operation beschwerlich." Diese Uebelstände müssen denn wohl auch den zahlreichen Anhängern, die Daviel für seinen grossen Gedanken in kürzester Zeit fand, ganz besonders aufgefallen sein; denn wir sehen sie in den nächsten Decennien eifrigst damit beschäftigt, gerade diese Mängel und Nachtheile auszugleichen und durch eine geeignetere Technik zu ersetzen.[2]) Der Erste,

---

1) p. 62 u. 64.

2) Einen sehr instructiven Ueberblick über die Arbeiten, welche im fünften und sechsten Decennium des vorigen Jahrhunderts sich mit einer Verbesserung und Vervollkommnung der Daviel'schen Methode beschäftigten, giebt Guerin, Versuch über die Augenkrankheiten Leipzig 1773, Hellmann der graue Staar Magdeburg 1774,

welcher die Technik des Hornhautschnittes, sowie den dazu erforderlichen Instrumentenapparat auf das Erheblichste vereinfachte, war de la Faye.[1]) Er unternahm es, die Scheeren und Nadeln, die Daviel zur Eröffnung der Hornhaut gebrauchte, zu beseitigen und durch ein einziges Instrument zu ersetzen, nämlich durch ein Messer.[2]) Daher müssen wir denn auch de la Faye als denjenigen ansehen, welcher zuerst die Idee fasste und auch practisch verwerthete, die Extraction des grauen Staares mittelst eines Messers auszuführen. Sobald aber diese so werthvolle und für das Gelingen des ganzen Verfahrens so überaus wichtige Vereinfachung und Vervollkommnung bekannt wurde, fanden sich auch alsbald zahlreiche einsichtsvolle Aerzte, welche die auffallende Verbesserung, die de la Faye durch Einführung des Messers der Technik der Staarausziehung gebracht hatte, in ihrer vollen Tragweite würdigten und durch eigene Verbesserungen noch weiter zu vervollkommnen bestrebt waren. Besonders war es der englische Augenarzt Samuel Sharp,[3]) der die Idee de la Faye's aufgriff und dieselbe weiter ausbaute. Er construirte ein besonderes Messer, dessen Schneide mässig concav und dessen Rücken convex war und das in eine feine Spitze auslief. Mit diesem Messer wollte er alle Acte der Ausziehung ohne Benützung irgend eines anderen Instrumentes bewirken. Im Besonderen wollte er nach Vollendung des Hornhautschnittes, dem er die Form eines Halbmondes mit der Convexität nach unten gerichtet gab, die Linse mit der Spitze des Messers aufspiessen und so ausziehen. Am 12. April 1753 theilte er zuerst der Londoner Gesellschaft der Aerzte diese seine Methode mit und am 22. November desselben Jahres gab er derselben Gesellschaft bereits Auskunft über 19 Extractionen, die er nach seinem Verfahren ausgeführt hatte. Bei der Hälfte dieser Operationen war ein guter Erfolg zu constatiren gewesen, doch hatte in allen 19 Fällen eine mehr, oder minder heftige

---

Gisbert de Witt Vergleichung u. s. w. Giessen 1775. Ein wenn auch knappes, so doch immerhin klares Bild der geschichtlichen Entwickelung der Auszichung nach Daviel bis zum Schluss des achtzehnten Jahrhunderts findet sich bei Sabatier Lehrbuch. Band 3. Berlin 1799 und bei Bell Lehrbegriff Theil 3. Wien 1805.

[1]) Mém. de l'Acad. Tom. II. p. 563.

[2]) Da das von de la Faye construirte Messer das erste Staarmesser ist, so dürfte es meinen Lesern vielleicht nicht uninteressant sein, eine genaue Beschreibung desselben kennen zu lernen. Ich lasse deshalb die Schilderung, welche Guerin von demselben entwirft, hier folgen: „Es ist solches ein in seinem Heft unbewegliches Bistouri, dessen Klinge dünn und schmäler als bei den gewöhnlichen Bistouris auf der platten Seite ausgebogen ist, um ihre Spitze von der Regenbogenhaut zu entfernen, wenn sie in die vordere Kammer eindringt, nur die Spitze ist zweischneidig."

[3]) Philosoph. Transact. Vol. XLVIII. p. 161.

entzündliche Reaction beobachtet werden können. Uebrigens betonte er in diesem Vortrag auch, dass der Mangel einer genügenden Fixation des Bulbus die Ausführung der Staarextraction wesentlich erschwere.

Unter den Anhängern der Faye-Sharpe'schen Methode, die Hornhaut mittelst eines einzigen Messers zu eröffnen, bemerken wir in den nächsten Decennien besonders Poyet,[1]) Young,[2]) Tenon, Tenhaaf,[3]) Warner[4]) u. A.

Uebrigens fand auch das ursprüngliche Verfahren Daviel's, die Hornhaut mit Hülfe verschiedener Nadeln und Scheeren zu öffnen, in dem fünften und sechsten Decennium des vorigen Jahrhunderts noch immer Anhänger und Vertheidiger. So trat Daviel's Sohn im Jahre 1754 in seiner Dissertation für das Verfahren seines Vaters von Neuem ein. Unter den übrigen Anhängern wären noch zu nennen: Thürant, Garengeot, Sigwart, Grand-Jean,[5]) Colombier u. A. Doch verlor diese complicirte und dabei gefährliche Methode immer mehr und mehr Boden, bis in dem siebenten Jahrzehnt des vorigen Säculums der Gebrauch nur eines Messers bei der Hornhauteröffnung ziemlich der allein herrschende geworden zu sein scheint. Und im Besitz dieser Erkenntniss strebte man jetzt darnach, für den Ort, die Grösse und die Form des Hornhautschnittes möglichst verlässliche Anhaltepunkte zu gewinnen.

Was zuerst den Ort, an dem die Hornhaut eröffnet werden sollte, anlangt, so scheinen die meisten Operateure die bereits von Daviel gewählte untere Hälfte der Cornea bevorzugt zu haben. Zwar gedenken einzelne Operateure, wie z. B. Gisbert de Witt[6]) und Bell,[7]) der Möglichkeit, den Schnitt nach oben zu verlegen, doch fanden derartige Vorschläge kaum praktische Verwerthung. Nur Santerelli[8]) beschrieb im Jahre 1795 ein Verfahren, bei dem er den Schnitt, der eine mehr lineäre, wie bogige Gestalt hatte, in den oberen Theil der Hornhaut verlegte. Doch fand diese Methode, die übrigens auch ein besonderes Messer, das eigentlich mehr durch Druck von oben nach unten, als durch Schnitt wirkte, keinen Anklang und ging mit dem Erfinder wieder zu Grabe. Erst im Jahr 1825 gelang es Jäger, wie wir in dem nächsten Abschnitt

---

1) Citirt von Guerin. p. 340.
2) Citirt von Hellmann. p. 123.
3) Vergleichung u. s. w. In K. Sw. West. Acad. Trim. III.
4) Cases in Surgery.
5) Citirt von Hellmann. p. 172 ff.
6) p. 125 ff.
7) Theil 3. p. 294.
8) p. 56—85.

sehen werden, der Verlegung des Schnittes in die obere Hälfte der Cornea ein grösseres Ansehen und dem zu Folge auch eine grössere Anhängerzahl zu verschaffen.

Die Idee Wenzel's,[1]) den Hornhautschnitt seitlich und zwar an der äusseren Hälfte der Cornea zu verrichten, fand zwar ein etwas freundlicheres Entgegenkommen bei den Augenärzten des vorigen Jahrhunderts, doch konnte auch sie keine allgemeine Anwendung erlangen. Ein Schicksal, das sie mit dem Vorschlag O'Halloran's,[2]) den Schnitt in den Corneo-Scleralfalz zu verlegen, theilte.[3])

Was die Grösse und Form des Hornhautschnittes anlangt, so wurde dieselbe wohl meist nach den Vorschriften, die Richter[4]) 1773 darüber aufgestellt hatte, bestimmt. Und zwar lauteten dieselben: „Die Wunde in der Hornhaut muss halbmondförmig und in allen Punkten eine starke halbe oder vielmehr eine ganze Linie vom Rande der Albuginea entfernt sein.“ Noch genauer präcisirte Beer[5]) die Form des Hornhautschnittes. Da die Beer'sche Methode am Schluss des vorigen und am Beginn dieses Jahrhunderts einer allgemeinen Anerkennung und überaus grossen Verbreitung sich erfreute, so dürfte wohl auch die Beer'sche Schnittform die am häufigsten zu jener Zeit angewendete gewesen sein. Es sei uns deshalb gestattet, dieselbe hier mit den Worten Beer's zu schildern: „Der Schnitt in der Hornhaut, durch welchen die Staarlinse ausgezogen wird, muss einem halben Zirkel gleichen, der gewöhnlich im äusseren Augenwinkel, in der Mitte des Umfanges der Hornhaut anfängt und durch die untere Hälfte derselben sich bis in den entgegengesetzten Punkt des Umfanges erstreckt, in allen Punkten aber $^1/_4$ Linie vom Weissen des Auges entfernt ist und die untere Hälfte der Hornhaut dergestalt ablöste, dass sie einen halbmondförmigen Lappen bildet.“

Die Grösse des Hornhautschnittes, welche Daviel auf $^2/_3$ des Hornhautumfanges festgesetzt hatte, wurde von den Operateuren dieser Epoche gleichfalls vielfach verändert; doch legte man den Bestimmungen der-

---

1) § 15. p. 104. Fig. 4. 5. 7. 13.

2) Transact. of the Royal Irish. Academy 1788.

3) Der Vorschlag Bell's (Theil 3. p. 295), den Schnitt aus der Hornhaut in die Sclera zu verlegen, hat bei den Zeitgenossen des grossen Chirurgen mehr Befremden und Missfallen, als Theilnahme und Unterstützung gefunden. Bell selbst gesteht übrigens, dass er dies Verfahren niemals am Menschen geübt habe. Ein gleiches Schicksal hatte übrigens auch der Vorschlag Butters, mittelst eines zu diesem Zweck besonders construirten Instrumentes den Staar durch die Sclera auszuziehen. Butter hat seine Idee auch nie an Lebenden, sondern nur an Leichen erprobt.

4) Abhandlung von der Ausziehung. Cap. 3. p. 43.

5) Praktische Beobachtungen. p. 131.

selben keine festen wissenschaftlichen Principien zu Grunde, [1]) sondern liess sich dabei rein nur von empirischen Grundsätzen leiten. Die Hornhautöffnung sollte eben so gross sein, dass der Staar bequem durchtreten konnte. Richter gab im siebenten Decennium des vorigen Jahrhunderts die durchschnittliche Grösse der Hornhautöffnung auf den halben Umfang derselben an; ein Maass, das nicht allein die Beer'sche Schule als das geeignetste acceptirte, sondern das auch bis in die neueste Zeit hinein von den bedeutendsten Operateuren innegehalten wurde. Es sei uns gestattet, die sehr instructive chronologische Zusammenstellung, die Steffan [2]) gerade über diesen Punkt gegeben hat, hier anzuziehen. Nach ihm übten den Cornealschnitt in der Grösse des halben Hornhautumfanges: Barth (1797) und seine 3 Schüler Ad. Schmidt, Prochaska, Beer; Himly (1800), Benedict (1814), Friedrich Jäger (1827), Rosas (1830), William Mackenzie (1832), Jüngken (1829), Chelius (1839), Arlt (1850), Ed. Jäger (1844 und 1854), v. Gräfe (bis zum Jahre 1865), Zehender (1861), Pagenstecher (1861), Mooren (1862), Stellwag (1864), Hasner (1866).

Was die Form der Messer anlangt, mit denen man die Hornhauteröffnung vollzog, so war dieselbe eine ungemein wechselnde und verschiedenartige. Fast jeder Operateur jener Zeit hielt es für ein dringendes Erforderniss, dessen Erfüllung er sich und der Ophthalmologie schuldig zu sein glaubte, ein neues Staarmesser zu erfinden. So wuchs denn ihre Zahl in kürzester Zeit so bedeutend, dass schon Lachmann [3]) im Jahre 1821 nicht weniger als 69 verschiedene Staarmesserformen abbilden konnte. Natürlich würde es uns zu weit führen, wollten wir uns auf eine Durchmusterung dieser ganzen ophthalmologischen Rüstkammer einlassen und wir wollen uns daher nur darauf beschränken, die Grundform des Messers, welches die deutsche Ophthalmologie unter verschiedenen Variationen während des vorigen Jahrhunderts im Gebrauch hatte, zu erwähnen. Richter [4]) beschreibt dieselbe wie folgt: „Die Klinge des Messers muss von der Spitze nach dem Griffe zu nach und nach ununterbrochen in der Breite zunehmen, damit sie, sowie sie durch die vordere Augenkammer dringt, die Wunde in der Hornhaut nicht allein nach und nach erweitert, sondern auch immer genau ausfüllt und also der wässerichten Feuchtigkeit den Weg auszufliessen versperrt." In ähnlicher Weise beschreibt Langenbeck [5]) die Er-

---

[1]) Arlt gebührt das Verdienst, die Grösse des Hornhautschnittes zuerst nach den anatomischen Verhältnissen der Hornhaut bestimmt zu haben (Krankheiten des Auges. B. II. p. 298).

[2]) p. 15.

[3]) Tafel I. Steffan. Fig. 16—24 bringt sehr gelungene Abbildungen von einigen in den letzten Jahrzehnten construirten Staarmessern.

[4]) Abhandlung u. s. w. Capitel 3. p. 33.

[5]) Ueber die Staaroperation. Bibl. für Chir. B. 1. Stück 2. p. 530.

fordernisse eines Staarmessers. Er sagt: „Ein solches Messer musste nun von der Spitze an allmählich an Breite zunehmen, um den Schnitt auszufüllen, damit zwischen Klinge und Schnitt kein Zwischenraum stattfinden könnte. Der Schnitt sollte so verrichtet werden, indem das Messer nur fortgeschoben und nicht heruntergezogen wurde. Damit bei diesem blossen Fortschieben der Schnitt auch gross genug werde, so musste die letzte Breite der Klinge, welche zunächst am Stiel des Messers sich befand, die Breite der Hälfte der Hornhaut haben.“ Die Form der Schneide des Staarmessers zeigte gleichfalls verschiedene Variationen; bei Richter und Himly ist sie schwach convex, bei Sharp concav, bei Beer gerade. Man vergleiche über diesen Gegenstand noch: Zehender. Handbuch. 2. Aufl. Erster Band. p. 447 ff.

Fügen wir schliesslich noch hinzu, dass einzelne Operateure, wie Guerin, Dumont, Assalini, van Wy sogenannte Augenschnepper angaben, die, ohne eine besondere Geschicklichkeit des Operateurs zu beanspruchen, nur durch Federkraft den Hornhautschnitt vollendeten, so können wir unsere Schilderung von dem Acte des Hornhautschnittes schliessen, um uns nunmehr der Betrachtung der Kapseleröffnung und Linsenentbindung zuzuwenden.

Die Kapseleröffnung wurde bis zum Ausgang des achtzehnten Jahrhunderts von den verschiedenen Operateuren auf die verschiedenste Weise vorgenommen. Einzelne, wie Daviel, Sigwart u. A. öffneten die Kapsel mit einer Nadel, Bell benützte zu demselben Zwecke eine flache Sonde, de la Faye ein von ihm zu diesem Behufe besonders construirtes Cystotom caché. Warner, Beranger, Ten Haaff, Acrel u. A. wollten mit der Spitze des Staarmessers die Kapsel eröffnen und wurde auch von einzelnen Aerzten ein besonderes Messer zu diesem Zwecke construirt, das in eine lange Spitze auslief, wie von Siegerist und Weidmann; wie denn auch von Pallucci ein ähnliches Instrument angegeben wurde. Hellmann construirte eine Art Locheisen, d. h. einen schneidenden Stahlcylinder vom Durchmesser der Pupille, mit dem er die vordere Kapsel auszuschneiden beabsichtigte.[1]) Uebrigens wurde auch von einigen Autoren der Vorschlag gemacht, die Kapsel überhaupt nicht zu eröffnen, sondern die Linse mitsammt der Kapsel zugleich zu extrahiren. Bereits Sharp[2]) scheint diese Idee gehabt zu haben, jedoch ohne in ihrer praktischen Ausführung besonders glücklich gewesen zu sein. Einen eben dahin zielenden Vorschlag that Richter[3]) bereits im Jahre 1773. Und zwar veranlasste ihn zu demselben hauptsächlich die damals allgemein verbreitete Befürchtung, die Linse sei gar nicht selten mit der Kapsel so innig und fest verwachsen, dass sie auch bei

---

1) Ein ähnliches Instrument construirte Rognetta im Jahr 1837.

2) Citirt von Beer. Repertor. B. III. p. 62.

3) Abhandlung von der Ausziehung. Kapitel 6. p. 96 u. 97.

noch so ausgiebiger Kapseleröffnung niemals austreten könne. Sein erster im Jahr 1773 gemachter Vorschlag lautete: „Ich bringe die Spitze einer runden Staarnadel durch die Pupille in die hintere Augenkammer und steche sie fest in die Mitte der Krystalllinse. Alsdann bewege ich vermittelst der Nadel die Linse zu wiederholtenmalen doch behutsam nach allen Seiten, aufwärts, niederwärts, linker und rechter Hand; wenn ich glaube, dass ich durch diese gelinden Bewegungen die Kapsel abgesondert habe, rolle ich die Nadel ein wenig zwischen den Fingern, um sie loszumachen und ziehe sie aus dem Auge. Gemeiniglich kommt nun der Staar, sobald ich das Auge ein wenig drücke, hervor. Vielleicht thäte man besser, wenn man bei diesem Handgriff eine zweischneidige Nadel gebrauchte." Doch schon im Jahr 1776 beliebte und beschrieb er [1]) folgende Modification dieses Verfahrens: „Wenn die Hornhaut durchschnitten ist, so darf man nicht die Kapsel öffnen, sondern muss sogleich eine zarte spitzige Nadel, welche mit einer kleinen Röhre versehen, die man vor- und rückwärts bewegen kann, damit sie die Spitze bedecke, hineinbringen und damit mitten in die Krystalllinse stechen. Alsdann muss man vermittelst dieser Nadel die Krystalllinse in die Höhe heben, niederdrücken, verschiedentlich rechts und links, jedoch fürsichtig bewegen, bis man durch diese nach allen Richtungen gemachte Bewegungen versichert sein kann, dass der Zusammenhang der Kapsel mit dem Theile, womit sie im natürlichen Zustande verbunden ist, gelöset sei. Alsdann welgert man die Nadel zwischen den Fingern und macht sie aus der Krystalllinse, worin sie vorher steckte, los, worauf sie alsdann nebst der Kapsel durch einen gelinden Druck des Augapfels zum Vorschein kömmt." Einen ähnlichen Vorschlag that Beer im Jahr 1799, doch wollte er die Linse mit einer lanzenähnlichen Nadel extrahiren. [2]) Sehr erbitterte Gegner fand die

---

[1]) Von einer neuen Art den Staar auszuziehen. In: Observat. chirurg. Fascic. II. Cap. VI. p. 88.

[2]) Die Versuche, die Linse zugleich mit der Kapsel zu entfernen, sind auch in unserem Jahrhundert von verschiedenen Operateuren wiederholt worden. So beschrieb 1801 Arnemann ein Korkzieherähnliches Instrument, das er nach Eröffnung der Hornhaut in das Centrum der Linse, ohne vorher deren Kapsel zu spalten, einschraubte, um mittelst desselben Linse und Kapsel zusammen zu extrahiren. Im Jahr 1845 gab Christiaen (Annal. d'ocul. XIII. p. 181) den Rath, nach dem Hornhautschnitt den Versuch zu machen, durch einen Druck auf das obere Lid die Linse in ihrer Kapsel aus dem Auge zu entfernen. Doch fand sein Verfahren keine Anhänger; ein Schicksal, das auch die im Jahr 1857 durch Sperino (cit. von Steffan p. 45. Anm.) abermals in Vorschlag gebrachte Extraction mit der Kapsel erfuhr. Im Jahr 1866 nahm Pagenstecher (Klin. Beob. Heft 3. p. 10) diese Idee gleichfalls und zwar mit grösserem Glücke wieder auf und suchte mit einem breiten Löffel, den er dicht hinter die Linse einführte, diese in ihrer Kapsel zu extrahiren.

Richter-Beer'sche Idee in Himly, sowie auch in Adam Schmidt[1]) u. A. Den Austritt der Linse suchte man meist durch einen gelinden Druck auf den Bulbus zu bewirken. Und zwar drückten einige auf den oberen Theil des Bulbus (Sigwart): andere mit einem Löffelchen gegen den der Schnittwunde anliegenden Theil der Sclera (Zacharias Vogel);[2]) noch andere, wie Bell, drückten mit einem ringförmigen Lidhalter, den sie während des Hornhautschnittes zur Fixation eingelegt hatten, sanft auf den Bulbus. Dagegen verschmäheten einzelne Operateure jede Compression des Bulbus und holten die Linse mit der Spitze des Staarmessers heraus, wie Acrel, Pellier u. AA.; oder mit einem, dem Daviel'schen Spatel nachgebildeten Löffelchen. Blieben Kapselreste zurück, so suchte man diese fast allgemein mit einem kleinen Zängelchen zu extrahiren. Einzelne Operateure, wie Daviel, Wenzel u. A. gaben wohl auch den Rath, gleich nach der Hornhautöffnung die getrübte vordere Kapsel mit einer Zange auszuziehen und dann erst die Linse selbst zu extrahiren.[3]) Etwa zurückbleibende Linsenreste rieth Richter durch gelindes Reiben des Bulbus zu entfernen; ein Manöver, das auch Beer befolgte und das nach Schiferli unter allen Umständen auch bei scheinbar klarer und reiner Pupille versucht werden sollte. Andere entfernten derartige Brocken mit einem Löffel oder Häckchen und Guerin, sowie Casaamata empfahlen sogar mittelst einer Anel'schen Spritze eine Mischung von zwei Theilen Wasser und einem Theil Weingeist in das Auge hineinzuspritzen, um so die Linsenreste aus dem Bulbus herauszuspülen; ein Vorschlag, der auch an Arnemann einen warmen Vertheidiger fand.

War auf diese Weise die Linse vollständig entfernt, so schritten die meisten Aerzte alsbald zum Verband; nur einige wenige Operateure, wie Wardenburg (im Jahre 1792), machten den Vorschlag, nach Ausziehung der Linse die hintere Wand der Kapsel durch einige Stiche mit dem Cystotom oder dem Staarmesser zu eröffnen. Ein Vorschlag, den auch Richter empfahl mit den Worten: „Es scheint sogar rathsam zu sein, diesen Vorfall (des Glaskörpers), wenn er sich nicht von freien Stücken ereignet, durch einen gelinden Druck des Fingers auf's Auge auf eine behutsame Art zu erregen.“[4])

---

[1]) Himly u. Schmidt. Ophth. Bibl. B. 3. St. 3. p. 181.

[2]) Citirt von Hellmann. p. 190.

[3]) Jüngken (Kuhk Jahresbericht) gab im dritten Decennium unseres Jahrhunderts auch den Rath, die vordere Kapsel zu extrahiren. Doch wollte er diesem Eingriff nicht die Ausziehung der Linse folgen lassen, sondern sollte dieselbe an ihrem Platz im Auge bleiben und resorbirt werden. Diesem Verfahren gab er den Namen Extractio partialis.

[4]) Das Verfahren des Glaskörperstiches wurde auch von späteren Autoren wiederholt empfohlen, so von Adam Schmidt (cit. von Arlt Operationslehre. p. 273),

Die Fixation des Bulbus und der Lider während der Ausziehung, welche Daviel bei seinem Verfahren nicht in Anwendung gebracht hatte, suchten seine Nachfolger auf die verschiedenste Weise zu erreichen. Bereits de la Faye hatte eingesehen, dass die Extraction ohne Sicherung und Feststellung des Augapfels nur sehr schwierig ausführbar sei und hatte deshalb den Bulbus durch einen gelinden Druck, den er mit dem Mittelfinger der linken Hand gegen den inneren Theil des Auges ausübte, zu fixiren gesucht. Eine sehr originelle Fixation hatte Poyet[1]) in Vorschlag gebracht. Die Spitze des Staarmessers sollte ein Oehr haben und ein in diesem Oehr befindlicher Faden bei dem Einstechen des Messers quer durch die vordere Kammer geführt werden; an den Enden dieses Fadens könnte dann der Operateur das Auge nach Belieben festhalten und auch in verschiedene Richtungen stellen. Beranger[2]) construirte einen kleinen Doppelhaken, den er in einiger Entfernung vom unteren Hornhautrande in die Conjunctiva einschlug. Le Cat[3]) fixirte den Bulbus mit einer kleinen Zange; Demours und Rumpelt mit einem Häkchen, das auf einem Fingerhut sass; Pamart und Casaamata mit einem spiessähnlichen Instrument, das in die Hornhaut, und zwar unterhalb der Stelle, wo das in die vordere Kammer eingestochene Messer austreten sollte, eingedrückt wurde. Pellier de Quengsy construirte zu demselben Zwecke einen sogenannten „halben Mond". Es bestand dies Instrument aus einem 4 bis 5 Zoll langen, halbmondförmig gekrümmten Stück Stahl, dessen hohler Rand gezähnt war und gegen das Auge, meist dessen innere Hälfte, angedrückt wurde. Bell benützte zur Fixation ein rundes ringähnliches Speculum. Bertrandi führte einen stumpfen Haken unter das obere Lid und liess denselben so stark anziehen, dass die Conjunctiva gespannt wurde; indem er durch eine derartige umfangreiche Spannung der Schleimhaut auch den Bulbus festzustellen hoffte. Guerin suchte die Fixation mittelst des von ihm erfundenen Augenschneppers zu erzielen und Pallucci durch ein Instrument, das eine Nadel und ein Messer zugleich trug, von denen die Nadel fixiren sollte; während das Messer die Hornhaut eröffnete.[4])

---

von Lusardi und John Bowens (cit. von Max Langenbeck), von Rivaud-Landrau (Ann. d'oculist. XIX. p. 54), und von Hasner (Wiener med. Wochenschrift. 1864. Nr. 42).

1) Citirt von Guerin. p. 340.

2) Citirt von Sabatier de variis u. s. w.

3) Citirt von Richter. Anfangsgründe. B. 3. p. 252.

4) Derartige Instrumente sind übrigens auch in der neueren Zeit wiederholentlich erfunden worden; so z. B. 1843 von Reybard in Lyon. Ein ähnliches Instru-

Doch scheinen alle diese verschiedenen Instrumente durch den mehr oder minder starken Druck, den sie auf das Auge selbst ausübten, oder durch eine allzu heftige Zerrung mehr geschadet, als genützt zu haben und so erklärte denn Richter [1]) im Jahre 1773: „Ich unterstehe mich aber zu behaupten, dass alle diese Erfindungen unnöthig, ja schädlich sind.“ In ähnlicher Weise äusserte sich auch von Wenzel: [2]) „Alle Instrumente, die man sich zur Festhaltung des Auges ersonnen hat, machen nicht allein die Operation verwickelter, sondern haben auch den noch unangenehmeren, für den Kranken schreckenderen und für den Operateur verdrüsslichen Nachtheil, dass man Gefahr läuft, durch sie das Auge zu reitzen und zu verwunden.“ [3]) Und da endlich auch die Beer'sche Schule von der Anwendung einer künstlichen Fixation des Bulbus nicht sonderlich viel hielt, so scheint, wenigstens bei uns in Deutschland, mit Schluss des vorigen Jahrhunderts der grösste Theil der Aerzte die Extraction ohne Feststellung des Augapfels ausgeführt zu haben.

Eine künstliche Mydriasis wurde bis zum Anfang unseres Jahrhunderts bei der Extraction des Staares nicht allgemein in Anwendung gebracht. [4]) War die Pupille zu eng und fürchtete man, dass die getrübte Linse nicht durch dieselbe hindurchtreten könnte, so scheint man meist sich in der Weise geholfen zu haben, dass man die Iris mit einer Scheere längs ihrer Longitudinalfasern einschnitt; wenigstens begegnen wir diesem Rath bei den verschiedensten Autoren, so bei Richter, Beer, Schiferli u. A. Einzelne, wie Tenon, suchten wohl auch den Rand der Iris mit einer umgebogenen Sonde etwas zu lüften oder gar mittelst eines pincettenartigen Instrumentes die allzu enge Pupille kräftig zu erweitern (Arnemann). In höchst eigenthümlicher Weise verfuhr bei starker Pupillarcontraction Richter; er liess alsbald, auch wenn der Hornhautschnitt schon vollendet

---

ment, das Blasius in Halle im vierten Decennium dieses Jahrhunderts gebrauchte, hatte neben der Absicht, den Bulbus zu fixiren, hauptsächlich den Zweck, die Kapsel mit der an dem Messer hinlaufenden Nadel zu eröffnen, bevor noch der Hornhautschnitt angelegt worden war.

1) Abhandlung von der Ausziehung des grauen Staares. Kapitel 2. p. 19.

2) § 12. p. 54.

3) Um Wiederholungen zu vermeiden, will ich bemerken, dass die noch heut allgemein übliche Fixation mittelst gezahnten Pincetten, wohl zuerst von Pétrequin (Annal. d'ocul. Fevr. Mars. 1842) methodisch geübt zu sein scheint. Schuft hat im Jahr 1860 die gezahnte, am Ende breit werdende Pincette für die Fixation des Bulbus angegeben. Eine allgemeinere Verbreitung hat die Fixation des Bulbus erst durch die v. Gräfe'sche Schule erfahren.

4) Ueber die wenigen Aerzte, die bereits gegen Ende des vorigen Jahrhunderts die Idee, zur Erleichterung der Staarausziehung eine künstliche Mydriasis einzuleiten, gefasst hatten, vergleiche man den folgenden Abschnitt.

war, die Lider schliessen und einen lauwarmen Brei aus Saffran, Campher und gebratenen Aepfeln umschlagen. Nach 8—24 Stunden wurde dieser Umschlag vom Auge entfernt und nun die Operation vollendet. Nicht weniger originell ist der Rath, den Bell bei starker Pupillenenge giebt; man solle nämlich, so meint er, alsbald nach dem Hornhautschnitt ein schwarzes Tuch vor die Augen hängen, um auf diese Weise die allzu heftige Contraction der Iris zu lösen.

Die Assistenten wurden von den meisten Operateuren des vorigen Jahrhunderts auch bei der Staarausziehung nicht sonderlich geachtet; man benützte sie allenfalls zur Fixation des oberen Lides und glaubte selbst auch zu diesem Geschäft sie leicht entbehren zu können. Ja einzelne Operateure operirten lieber allein, als unter Assistenz eines Gehülfen; so sagt z. B. Beer:[1]) „Bei der Ausziehung des grauen Staares bin ich fast gar nie des Gehilfen, als nur während des Schnittes der Hornhaut benöthigt, übrigens vollende ich die Operation leichter allein." Auch Barth[2]) erklärt bei Gelegenheit der Beschreibung seiner Methode, ohne Assistenten zu operiren: „Man entgeht dabey sicher allen jenen nachtheiligen Ereignissen, denen man bey der Nothwendigkeit, einen Assistenten zu haben, ausgesetzt ist".[3])

Die Haltung, welche während der Operation der Kranke einnehmen musste, scheint meist die sitzende gewesen zu sein. Wenigstens finden wir bei sehr vielen, und gerade sehr bedeutenden Chirurgen die sitzende Stellung als die geeignetste beschrieben, so bei Richter, Wenzel u. A. Meist sass der Operateur vor dem Kranken auf einem höheren Stuhl, wie dieser. Eigenthümlich war die Stellung, welche der bekannte Casaamata während der Staarausziehung einnahm. Er sass nämlich auf einem Tisch

---

1) Practische Beobachtungen. p. 69.

2) p. 19.

3) Recht characteristisch für das geringe Vertrauen, welches man noch Ende des vorigen Jahrhunderts den augenärztlichen Assistenten schenkte, ist folgende Anekdote, welche Barth uns erzählt. Er sagt: „Ganz recht war einer der grössten Wundärzte Europas daran, der seinen Freunden und Schülern öfters gestand, dass er die Operation der Staarausziehung nur darum nie unternommen habe, weil sie immer einen Gehülfen fordere und er von sich allein bey so äusserst delicaten Handgriffen nicht als selbstständig abhange und sich nicht alles seyn könne."

Uebrigens existirten auch in unserem Jahrhundert noch eine Anzahl sehr bedeutender Operateure, welche principiell jede Assistenz während der Staarausziehung ablehnten. So erzählt z. B. v. Walter (Reisebemerkungen in v. Gräfe u. v. Walther Journal. B. 15. Heft 2), dass Alexander, ein im zweiten und dritten Jahrzehnt unseres Säculums in London viel beschäftigter und berühmter Augenarzt, stets ohne jeden Assistenten die Staarausziehung geübt habe. Der Kranke sass dabei auf einem niedrigen Sessel und Alexander stand hinter ihm.

von mässiger Höhe und vor ihm standen drei Stühle; auf dem mittelsten derselben musste der Patient Platz nehmen, während der Operateur auf die beiden seitlichen seine Füsse stemmte. Nicht weniger wunderbar war die Stellung, welche der Italiener Santerelli zu beobachten pflegte. Der Kranke musste nämlich auf einem niedrigen Tritt sitzen, auf dem ein Stuhl für den Operateur stand. Auf diesem Stuhl nahm nun der Arzt in der Weise Platz, dass der Kranke zwischen seinen Beinen sass, sich mit dem Rücken gegen den Operateur lehnend. Barth machte gar den Vorschlag, den Kranken während der Staarausziehung stehen zu lassen; man sollte ihn so in eine Fensternische stellen, dass der Kopf an die Mauer lehnte und das zu operirende Auge dem Fenster zugekehrt wäre. In ähnlicher Weise zog es auch Jung vor, die Staarausziehung stehend zu verrichten. Grössere Bedeutung als diese gekünstelten und darum unnatürlichen Stellungen verdient der Vorschlag Poyet's, den Kranken während der Staarausziehung zur sicheren Verhütung eines Glaskörpervorfalles liegen zu lassen; auch noch andere Aerzte, wie Gendron u. s. w. gaben den gleichen Rath, allerdings ohne eine grössere Anhängerzahl dafür gewinnen zu können. Einige suchten wohl auch die sitzende und liegende Stellung des Kranken in der Weise mit einander zu verbinden, dass sie denselben zwar sitzen, aber den Kopf nach hinten überlegen liessen, sodass sein Gesicht gerade nach aufwärts sah (Warner).[1])

Die Nachbehandlung war in den ersten Decennien nach dem Auftreten Daviel's viel zu complicirt, um für den Operirten von Vortheil sein zu können. Es war im fünften und sechsten und wohl auch noch im siebenten Jahrzehnt des vorigen Säculums ganz allgemein üblich, dass man dem Kranken alsobald nach Vollendung der Extraction das operirte Auge mit einer spirituösen Flüssigkeit auswusch und dann noch Tage lang mit Compressen, die gleichfalls mit einer Branntweinmischung getränkt wurden, bedeckte. Einige legten statt der Leinwandcompressen wohl auch runde, nach der Form des Auges zurecht geschnittene Schwämme auf, die täglich mit Branntwein und Wasser getränkt wurden. Einen derartigen Verband schildert Schiferli[2]) in seiner Inauguraldissertation ganz genau. Auch die Nachbehandlung, welche Richter[3]) im Jahr 1773 beschrieb, konnte durch ihre Umständlichkeit das operirte Auge nur schädigen. Er bedeckte nämlich sofort nach Beendigung der Operation das Auge mit einem lauwarmen Brei von Aepfeln, Safran und Campher und fuhr mit dieser Behandlung bis zum dritten oder vierten Tag fort;

---

1) A Description of the human Eye u. s. w.

2) p. 71.

3) Kapitel. p. 161 ff.

alsdann wurde das Auge mit Umschlägen von Goulard'schem Wasser durch mehrere Tage hindurch tractirt und am zehnten Tage das erste Mal geöffnet. Als Beschluss der Nachbehandlung erhielt der Kranke noch einige Dosen China.

Die eigenthümlichste Art der Nachbehandlung ist aber jedenfalls die Anwendung des Gypsverbandes, die Demours im Journal de médecine im Januar 1762 beschrieben hat. Er verfuhr dabei wie folgt: Der Patient musste sich auf den Rücken legen, und das Auge, das operirt werden sollte, schliessen. Alsdann wurde auf dasselbe eine sehr feine, in lauem Wasser angefeuchtete Leinwandcompresse gelegt und nun ein Gypsbrei aufgetragen; war derselbe auf dem Auge erstarrt, so wurde er vorsichtig abgenommen und gleich nach der Operation dem Auge aufgedrückt, um die ersten drei bis vier Tage nach der Extraction liegen zu bleiben.[1])

Doch überzeugte man sich von der Schädlichkeit einer allzu thätigen Nachbehandlung nur allzubald. Von den verschiedensten Autoren wurde die Beobachtung gemacht, dass unter dem Einfluss der spirituösen Waschungen und Umschläge das operirte Auge sehr leicht zu Entzündungen neige; weshalb denn schon im achten Decennium des vorigen Jahrhunderts eine einfachere und darum rationellere Nachbehandlung Platz griff. In Frankreich war es besonders der um die Staarausziehung so verdiente Pellier de Quengsy, sowie von Wenzel, welche die Anwendung aller Umschlagwässer als schädlich verwarfen, und sich nur mit einem trocknen Verband begnügten. Pellier[2]) legte nur wollene Säckchen auf die Augen, darüber eine schmale Binde und vertauschte diesen Verband bereits am dritten Tage mit Charpiebäuschchen, die am neunten Tage durch einfache vor dem Auge vorhangartige befestigte Leinwandflecke ersetzt wurden. Doch hielt er einen Aderlass ein bis zwei Stunden nach der Operation für durchaus erforderlich. Auch Richter[3]) hatte sich gegen Ende des vorigen Jahrhunderts von den schlechten Erfolgen einer allzu eifrigen Nachbehandlung in so hohem Grade überzeugt, dass er im Jahr 1795 in seiner Chirurgie alle Mittel, sowohl äusserlich wie innerlich angewandte, für die Nachbehandlung als über-

---

[1]) Eine gewisse Aehnlichkeit mit dem Demours'schen Gypsverband hat wohl der von v. Hasner (Prager Vierteljahrsschr. 1849) angegebene Verband mit Collodium. Auch hier soll durch das gerinnende Collodium jede Bewegung der Lider unmöglich gemacht werden. Eine sonderliche Verbreitung scheint übrigens dieser Verband, der so lange liegen bleiben musste bis er von selbst abfiel, also mindestens 8 Tage, nicht gefunden zu haben.

[2]) Kapitel 2. p. 126 ff.

[3]) Theil 3. p. 347.

flüssig, ja sogar schädlich erklärte, und nur ein rein exspectatives Verfahren anrieth. Endlich befolgte auch die Beer'sche Schule ähnliche Principien, denen die Operateure der neueren Zeit gleichfalls noch huldigen.

Werfen wir nun zum Schluss dieses Abschnittes noch einen prüfenden Blick auf die Bedeutung, sowie das Ansehen, welches die Staarausziehung am Ende des vorigen und am Beginn unseres Jahrhunderts errungen hatte, so werden wir bemerken, dass dieselbe trotz des hartnäckigen Kampfes, den die Anhänger der Depression, besonders Pott und Scarpa, gegen sie geführt hatten, doch erheblich an Boden im ärztlichen Publicum gewonnen hatte. In allen europäischen Ländern fanden sich begeisterte Anhänger, die für die Verbreitung und Vervollkommnung derselben auf das Eifrigste thätig waren; so in Frankreich Pellier de Quengsy und von Wenzel, in England Wathen, Warner, in Deutschland Richter und vor Allem Beer. Namentlich aber trug gerade die unermüdliche Thätigkeit, mit der Beer die Staarausziehung in allen ihren Einzelnheiten auf das Sorgfältigste prüfte, ihre Schwächen und Fehler zu verbessern und zu tilgen bestrebt war, nicht wenig dazu bei, ihr Ansehen zu erhöhen und ihr unter den Augenärzten ganz Europas eine grosse Anzahl von Freunden zu sichern. Eines ganz besonderen Ansehens aber erfreute sie sich mit Beginn des neuen Jahrunderts in Deutschland, wie dies z. B aus der Aeusserung, die Weinhold im Jahr 1809 that, hervorgeht: „Der Geist der Zeit tyrannisirt uns! Die Extraction ist an der Tagesordnung."

B. Die Veränderungen der Staarausziehung bis auf die neueste Zeit.[1]

Die rasche Verbreitung, welche die Staarausziehung am Schluss des vorigen Jahrhunderts gefunden hatte, sollte schon bald nach Beginn unseres Säculums eine Stockung erfahren. Der Eifer, mit welchem Scarpa sich der Depression gegen die Extraction annahm, scheint eine nicht unbeträchtliche Menge von Aerzten nicht blos in hohem Grade bei ihrem chirurgischen Handeln beeinflusst, sondern auch vollständig für die Depression gewonnen zu haben. So gesteht z. B. Langenbeck[2]) im Jahr 1806, dass er hauptsächlich durch die Arbeiten Scarpa's veranlasst

[1]) Um allzu häufige Wiederholungen zu vermeiden, habe ich bereits in dem vorigen Abschnitt die nothwendigen Bemerkungen über die Grundsätze, nach denen man Assistenz, Nachbehandlung u. s. w. in dieser Periode regelte, gemacht, und kann mich daher jetzt nur auf die wichtigsten technischen Handgriffe der Operation selbst beschränken.

[2]) Ueber Staaroperation. In: Langenbeck. Biblioth. Band 1. Stück 2. p. 550.

worden sei, sein Interesse von Neuem der Depression zuzuwenden. Und als nun gar die Buchhorn-Langenbeck'sche Keratonyxis die Aufmerksamkeit der ophthalmologischen Welt im höchsten Maasse zu fesseln verstand, da musste die Extraction jene einflussreiche und bevorzugte Stellung, die sie unter dem Schutze Beer's sich errungen hatte, zum Theil wenigstens wieder räumen. Ja das Interesse für dieselbe schien unter dem ärztlichen Publicum ein so geringes geworden zu sein, dass Langenbeck[1]) im Jahr 1820 die Anhänger der Staarausziehung öffentlich auffordern durfte, einen grösseren Eifer in der Vertheidigung ihrer Methode zu beweisen. Und vergleichen wir die Lehrbücher der bedeutendsten deutschen Ophthalmologen aus den ersten vier Decennien unseres Jahrhunderts, so werden wir bemerken, dass die Stellung, welche man jetzt der Extraction einräumen zu können glaubte, durchaus keine besonders bevorzugte mehr war, sondern man sie vielmehr auf einen recht kleinen und beengten Wirkungskreis zu beschränken suchte. Aehnlich scheinen die Verhältnisse auch in Frankreich, dem Geburtslande der Extraction, gelegen zu haben. Zwar bekannten sich einzelne Autoren, wie z. B. Roux, Demours u. A. als unbedingte Anhänger[2]) der Staarausziehung, doch traten gerade die bedeutendsten Chirurgen, wie Dupuytren,[3]) offen als Widersacher derselben auf und die grösste Mehrzahl der Aerzte scheint sich mit einer, zwischen diesen beiden extremen Richtungen vermittelnden Stellung begnügt zu haben, wie z. B. Sichel[4]) und Velpeau.[5])

Wenn man also auch in der Erkenntniss der Verwendbarkeit der Staarausziehung während der ersten Decennien unseres Jahrhunderts durchaus keine bedeutenderen Fortschritte gemacht hatte, so war man dagegen in der Vervollkommnung der Operationstechnik um so glücklicher gewesen. Als einer der bedeutensten Fortschritte in dieser Beziehung muss die systematische Anwendung mydriatischer Mittel vor der Operation bezeichnet werden. Es ist das hohe Verdienst Himly's, die Bedeutung einer künstlichen Mydriasis für die Staaroperation zuerst auf experimentiellem Wege erforscht und dieselbe von Neuem in die augenärztliche Therapie eingeführt zu haben. Im Jahre 1801 veröffentlichte Himly in seinen ophthalmologischen Beobachtungen[6]) die ersten Mittheilungen über

---

1) Langenbeck. Neue Biblioth. B. 2. p. 177.

2) Mémoir. de la Société medicale. 1837. Tome 1.

3) Klin. Vorträge. Deutsch von Bech u. Leonhardi.

4) Ueber einige Folgen nach der Extraction. Bullet. de thérap. October 1843.

5) Leçons orales. Articl. 4. p. 316 ff.

6) Stück 1. p. 1. Ausserdem finden sich noch Mittheilungen von Himly über diesen Punkt in: Himly u. Schmidt. Ophth. Biblioth. B. 1. Stück 1. p. 150. B. 1. Stück 2. p. 121.

die von ihm angestellte Untersuchung mit Bilsenkraut und einigen anderen mydriatischen Mitteln und hatte auch die Genugthuung, in kürzester Zeit für diese seine Versuche das allgemeine Interesse gewonnen zu haben. Schon im Jahr 1802 erschien eine von Dr. Ehlers[1]) verfasste französische Uebersetzung der Himly'schen Arbeit, welche die höchste Aufmerksamkeit der französischen Ophthalmologen erregte und den Bestrebungen Himly's in kürzester Zeit gerade in Frankreich eine bedeutende Anhängerzahl verschaffte. In Deutschland war es besonders Adam Schmidt,[2]) welcher die Versuche Himly's zuerst aufnahm, und deren Bedeutung für die Praxis zu erforschen strebte. Uebrigens scheint man in der Anwendung der Mydriatica behufs Erleichterung der Staarausziehung bis in das vierte und fünfte Jahrzehnt unseres Säculums immer noch etwas ängstlich gewesen zu sein. So räth z. B. Himly[3]) im Jahr 1843, man solle die Maximalwirkung des mydritatischen Mittels zur Operation nicht benützen, vielmehr erst dann an die Operation gehen, wenn die grösste Wirkung des Mydriaticums bereits vorübergegangen sei; denn eine allzu ausgiebige Pupillarerweiterung könne sehr leicht Glaskörpervorfall im Gefolge haben. Im Uebrigen scheint aber die Erzeugung einer künstlichen Mydriasis von sehr vielen Augenoperateuren, sowohl bei der Depression wie auch bei der Extraction, geübt worden zu sein.[4])

Neben dieser Methode, durch Medicamente eine Mydriasis zu erzeu-

---

[1]) Ehlers giebt in den Anmerkungen zu dieser Uebersetzung einige für die Geschichte der künstlichen Mydriasis recht interessante Mittheilungen, die wir hier nicht übergehen wollen. Schon bei Hufeland sah Ehlers, so berichtet derselbe, eine Anwendung der Belladonna behufs Einleitung einer Mydriasis; wobei sich jedoch letzterer damit begnügte, die Blätter der Belladonna einfach äusserlich auf die Augen aufzulegen. Später, als Ehlers in Wien bei Beer Augenheilkunde studirte, erinnerte er sich dieser Thatsache wieder und theilte sie demselben mit, der aber dieser Mittheilung keine sonderliche Aufmerksamkeit schenkte und sie darum auch nicht practisch verwerthete. Reimarus machte in einem Briefe an Ehlers diesen auf die therapeutische Verwendbarkeit der mydriatischen Mittel aufmerksam und legte auch der Societé philomatique in Paris einen ähnlichen Bericht vor. Ein Dr. Grasmaier in Hamburg scheint diese Angaben zuerst in weiterem Umfange practisch erprobt und verwerthet zu haben. Während Loder (Schifferli. Der graue Staar. p. 85) bereits zu Ende des achtzehnten Jahrhunderts die Mydriasis künstlich behufs Erleichterung der Staaroperation hervorgerufen hatte.

Ueber die Geschichte der künstlichen Mydriasis vergleiche man noch: Donder's Refractionsanomalien. p. 499.

[2]) Ophthalmol. Biblioth. B. 1. Stück 1. p. 191.

[3]) Die Krankheiten u. s. w. Theil 2. p. 271.

[4]) Nach Zehender (Lehrbuch 2. Auflage. Band 1. p. 465) haben die Engländer im vorigen Jahrzehnt die Anwendung eines mydriatischen Mittels vor der Staaroperation als überflüssig aufgegeben.

gen, war noch eine andere im Gebrauch, die allerdings einer bedeutenden Anhängerzahl sich wohl niemals zu rühmen hatte. Dieselbe bestand, wie dies v. Hasner[1]) beschreibt, darin, dass man den Kranken vor der Operation eine Zeitlang der vollen Einwirkung hellen Lichtes aussetzte. Hierdurch entstand anfangs eine krampfhafte Contraction der Iris, welche allmählich in einen lähmungsartigen Zustand der Irismusculatur mit sich daran knüpfender Pupillenerweiterung überging.

Die Veränderungen, welche die Technik der Operation selbst, speciell die Art und Weise des Cornealschnittes im Laufe dieses Jahrhunderts erlitt, waren so umfangreiche, dass aus ihnen besondere Extractionsmethoden sich entwickelten und die Ophthalmologie unseres Säculums nicht wie die des vorigen nur eine, sondern mehrere Staarausziehungsarten kennt. Es wird sich deshalb empfehlen, den Entwickelungsgang, welchen die wichtigsten und hervorragendsten dieser Methoden in unserem Jahrhundert eingeschlagen haben, gesondert zu betrachten. Wobei wir uns jedoch nur auf ein einfaches Referat zu beschränken haben werden; da Arlt,[2]) auf dessen vortreffliche Operationslehre wir verweisen, bereits eine umfangreiche und erschöpfende Darstellung aller der wichtigsten Modificationen, welche die Cataractextraction in unserem Jahrhundert erlebte, gegeben hat. .

Die Lappenextraction.

Bei der Ausführung des Hornhautschnittes machten sich in unserem Säculum verschiedene reformatorische Bestrebungen bemerkbar, unter denen einzelne allerdings mehr einem Rück-, wie einem Fortschritt ähnelten. Dies gilt ganz besonders von jenen Vorschlägen, welche die alte verlassene Methode Daviel's, die Hornhaut mit mehreren Instrumenten zu öffnen, von Neuem aufnahmen und lehrten, man solle den Hornhautschnitt nicht mit einem Messer zu Ende führen, sondern für die letzten Acte der Cornealöffnung stets eine Scheere in Anwendung ziehen. Ein derartiger Vorschlag ging z. B. von Guthrie[3]) aus und traten wiederholentlich auch andere Autoren für diese Technik ein. Es ist klar, dass dadurch die Gefahren, welche der Daviel'schen Methode gerade aus ihrem zu compendiösen Instrumentenapparat bei dem Hornhautschnitt erwachsen waren, von Neuem heraufbeschworen wurden.[4])

---

[1]) Entwurf einer anatom. Begründung. p. 225.

[2]) Gräfe u. Sämisch. Handbuch. Band 3. Theil 1.

[3]) Citirt von Radius. Handwörterbuch. Band 2. p. 281.

[4]) Becker äussert sich über diejenigen Autoren, welche in der neueren Zeit ein ähnliches Verfahren übten, wie folgt: „Mit Rücksicht auf die Qualität der Verwundung ist dagegen das von Waldau befürwortete und eine Zeitlang von Critchet und

Einzelne Operateure wollten übrigens die Vollendung des Hornhautschnittes mit mehreren Instrumenten nur dann zulassen, wenn der Schnitt zu klein geratheu wäre. Und zu diesem Zweck construirte man dann wohl auch allerlei besondere Instrumente; wie denn z. B. Carron du Villards[1]) ein scheerenähnliches Instrument angab, das geschlossen in die zu kleine Hornhautwunde eingeführt wurde und beim Oeffnen die seitliche Vergrösserung der Cornealwunde bewirken sollte. Auch besondere Messer wurden für diesen Zweck vorgeschlagen.

Die Verlegung des Hornhautschnittes aus der unteren in die obere Hälfte wurde zuerst von Friedrich Jäger[2]) im Jahr 1825 methodisch geübt und zwar unter Benutzung eines besonders zu diesem Zweck construirten Doppelmessers. Es bestand dies Instrument aus zwei an den flachen Seiten möglichst genau einander anliegenden Beer'schen Staarmessern, von denen das eine die Fixation des Bulbus übernehmen, das andere aber den Hornhautschnitt leisten sollte. Schon im Jahr 1826 wurde der Jäger'sche Schnitt, allerdings nur mit einem einfachen Messer, von v. Gräfe[3]) in Berlin geübt und im Jahr 1827 nahm Rosas[4]) denselben gleichfalls an; doch modificirte er ihn in der Weise, dass er zu seiner Ausführung nur das einfache Beer'sche Messer für geeignet, das Jäger'sche Doppelmesser aber für nachtheilig und untauglich erklärte. In dieser verbesserten Gestalt fand denn auch die Jäger'sche Methode bald zahlreiche Anhänger.

Pétrequin[5]) schlug im Jahr 1842 vor, den Schnitt schräg durch die Hornhaut zu machen, so dass er von beiden Lidern, dem oberen wie

Bowman adoptirte Verfahren, mit einer breiten Lanze einen peripheren Einstich zu machen und den Schnitt nach beiden Seiten hin mit der Scheere zu erweitern, zu verwerfen. Ich finde in der Literatur nirgends darauf hingewiesen, dass dieser Vorschlag nur eine Rückkehr zu dem ursprünglich von Daviel geübten Verfahren enthält. Die Wunde ist dann eine Combination aus einer Stich- und einer gequetschten Schnittwunde, und die Gründe, welche de la Faye veranlassten, an Stelle des Daviel'schen Instrumentariums ein einfaches Messer zu setzen, haben ohne Zweifel auch in unserer Zeit die Operateure, wenn auch unbewusst, veranlasst, Waldau's Verfahren bald wieder zu verlassen." (Gräfe u. Sämisch. Handbuch. Band 5. Erste Hälfte. § 115. p. 320.)

1) Lettre à M. le Professeur Maunoir u. s. w.

2) Seeliger beschreibt diese Methode und ihre Vorzüge ausführlich in seiner Dissertation de extractione cataractae und Grossheim giebt in dem Journal v. Gräfe und Walther, B. IX. Heft 4. Tafel VIII. Fig. 1—5 Abbildungen des Jäger'schen Doppelmessers.

3) Kurzer Auszug aus dem Berichte u. s. w. In: v. Gräfe u. v. Walter Journal. B. X. Heft 3. p. 367.

4) Citirt von Seeliger. § 23. p. 32.

5) Annal. d'ocul. T. VI. 1842. p. 193.

dem unteren, bedeckt würde und beschrieb diese Methode unter dem Namen der „Keratotomia obliqua."

Um Vieles bedeutungsvoller war das Verfahren, welches Jacobson 1863 befolgte. Er verlegte den Schnitt in die Corneoscleralgrenze und wollte die Operation stets nur in tiefer Narkose des Kranken ausführen. Auch Pagenstecher verlegte im Anschluss an Jacobson den Hornhautschnitt in die Cornealgrenze, welches Verfahren auch in Steffan (1867) einen warmen Anhänger fand.[1])

Eine nicht weniger wichtige Variation der Lappenextraction bestand in der Verbindung derselben mit der Iridectomie. So schickte Mooren[2]) die

[1]) Die ersten, welche die Idee äusserten, die Bulbuskapsel zum Zweck der Staarausziehung in der Sclera zu öffnen, waren, wie wir das bereits im vorigen Abschnitt erwähnt haben, Bell und Butter. Doch scheint dieser Vorschlag bei ihren Zeitgenossen eben keine besonders günstige Aufnahme gefunden zu haben; wenigstens äusserte sich Beer über denselben nicht gerade sehr schmeichelhaft mit den Worten: „Ein Vorschlag, der gewiss nie mit gutem Erfolg versuchet worden ist und wahrscheinlicherweise der Studirstube nur sein Dasein zu danken hat." (Pract. Beob. p. 137). Im Anfang unseres Jahrhunderts war es auch wieder ein Engländer, der die Idee Bell's von Neuem aufnahm und practisch zur Ausführung brachte. James Earle beschrieb nämlich im Jahr 1801 ein zangenähnliches Instrument, das er dicht hinter der Iris einstossen wollte, um damit die Linse zu fassen und auszuziehen. Doch war sowohl das Instrument selbst zu klein, um die Linse in ihrer Totalität fassen zu können, als auch die Scleralöffnung viel zu wenig geräumig sich zeigte, um der ganzen Linse den Durchtritt zu gestatten. Diesen Uebelständen suchte Quadri (Jüngken, Bemerkungen auf einer Reise. v. Gräfe u. v. Walther. Journal. B. 1. St. 3. p. 516 ff.) im zweiten Decennium unseres Jahrhunderts auf die Weise abzuhelfen, dass er eine grössere Scleralwunde anlegte, durch die er mit einem pincettenartigen Instrument die Linse bequem hindurchzuleiten vermochte. Aehnliche Instrumente, die einer Zange oder Pincette glichen, construirte behufs einer Scleralextraction noch Giorgi im Jahr 1822 und Middlemore im Jahr 1838 (citirt von Himly. B. 2. p. 290. Anm. 8). Sichel (Gaz. des hôp. 1840. Nr. 139) wollte die Scleralextraction nur für geschrumpfte Staare in Anwendung bringen und bediente sich zu diesem Zweck einer Pincette. Auch Desmarres (Traité des mal. p. 651) verfolgte dieselbe Idee und construirte ein besonderes Instrument „Pince capsulaire".

Ritterich und Löbenstein-Loebel (cit. von Himly. B. 2. p. 290) machten gleichfalls Vorschläge zu einer Extraction durch die Sclerotica.

[2]) Die geminderten Gefahren u. s. w.

Wir wollen übrigens hier gleich noch bemerken, dass einzelne Operateure bei gewissen Formen des grauen Staares auf eine operative Beseitigung der cataractösen Linse selbst verzichteten und ihr operatives Eingreifen nur auf eine Verlagerung der Pupille durch Iridodesis beschränkten. Besonders sollte man dies Verfahren auf die Empfehlung Pagenstecher's (Archiv f. Ophth. B. VIII. 1. 1868) bei Schichtstaar in Anwendung bringen; ein Vorschlag, der auch alsbald in Magavly (Petersburger med. Zeitschr. 1862. II. p. 225), Lawson (Brit. med. Journ. July. 1864), Warlomont (ann. d'ocul. 1864. LI) u. A. Nachachmer fand, aber durch die Erfahrungen, welche Alf. Gräfe (Archiv f. Ophth. B. IX. 3. 1863) über denselben veröffentlichte, ziemlich bald wieder discreditirt wurde.

Irisexcision der Staarausziehung einige Wochen voraus, während Jacobson unmittelbar nach dem Austritt der Linse ein Stück aus dem unteren Theil der Iris ausschnitt.

Einzelne Operateure liessen der Staarausziehung auch wohl eine mehr oder minder grosse Eröffnung der vorderen Kapsel vorausgehen. U. A. machte Muter im Jahr 1813 den Vorchlag, einige Monate vor der Ausziehung die Linsenkapsel zu eröffnen; indem er auf diese Weise den Staar durch Resorption zu verkleinern und in Folge dessen leichter ausziehen zu können hoffte. In derselben Absicht that White Cooper im Jahr 1845 den gleichen Vorschlag für besonders grosse Staare.

Dagegen fand der Vorschlag, den Williams[1]) im Jahr 1867 that, zur Sicherung der schnellen Heilung des Hornhautschnittes, besonders des nach unten angelegten, eine Naht mit möglichst feiner Seide zu machen, wenig Beifall.

In der allerneuesten Zeit endlich hat v. Hasner[2]) in der sogenannten Subconjunctivalextraction eine neue Vervollkommnung der Lappenextraction angestrebt; doch bleibt abzuwarten, ob und inwieweit es der Lappenextraction in dieser neuen Gestalt gelingen wird, das gegenwärtig an die periphere Linearextration verlorene Feld, wiederzugewinnen. Von ganz besonderer Wichtigkeit scheint uns aber für das fernere Schicksal der Lappenextraction der Umstand zu sein, dass sich eine ophthalmologische Autorität, wie von Wecker[3]) im Jahr 1875 auf's Neue als Anhänger derselben bekannt hat.

Die Linearextraction.[4])

Die ersten Spuren der Linearextraction lassen sich bereits in der ersten Hälfte des vorigen Jahrhunderts beobachten. St. Yves entfernte im Jahr 1707 und Petit 1708 eine in die vordere Kammer luxirte Linse durch dieses Verfahren. Sodann übte Frère Côme eine Methode, die gleichfalls den Namen einer Linearextraction verdient. Er entfernte nämalle Staare durch einen quer über die Mitte der Hornhaut verlaufenden

---

1) Ophth. Hosp. Rep. VI. 1. p. 36.

2) Wien. med. Wochenschr. 1873. p. 829.

3) Klin. Monatsbl. 1875. p. p. 366 ff. und Paris 1875.

4) Wir verweisen auf die Mittheilungen, welche v. Gräfe (Archiv für Ophth. B. 1. Abth. 2. p. 219 ff.) über die historische Entwickelung der linearen Extraction gegeben hat, sowie auf die neueste vorzügliche Darstellung dieses Gegenstandes durch Arlt (Operationslehre). An die letztere werden wir uns, besonders bei Betrachtung der letzten drei Decennien, eng anlehnen und die jüngste Entwickelungsphase der linearen Extraction nur im gedrängten Referat nach der Arlt'schen Darstellung besprechen.

linearen Schnitt.[1]) Im Jahr 1752 beschrieb alsdann Pallucci einen linearen Hornhautschnitt, der unterhalb der Pupille angelegt werden sollte, um durch ihn Kapselreste oder eine geschrumpfte Linse auszuziehen. Zugleich gab Pallucci für dieses Verfahren auch ein besonders, aus einer Nadel und einem Messer combinirtes Instrument an, von denen die Nadel das Auge fixiren, das Messer aber den Schnitt durch die Hornhaut vollziehen sollte. Im Jahr 1780 gedachte Mohrenheim wiederum eines linearen Extractionsverfahrens, das er bei enger vorderer Kammer in Anwendung gebracht und das genau dem bereits von Frère Côme geübten Hornhautquerschnitt entsprach. 1795 beschrieb Santerelli ein Verfahren, das gleichfalls als eine lineare Extraction gelten muss. Er eröffnete nämlich, wie wir dies bereits im vorigen Abschnitt erwähnt haben, mit einer Hohllanze die Cornea durch einen linearen Schnitt am oberen Hornhautrand; eine Methode, welche er ganz allgemein für alle Staare in Anwendung gebracht zu haben scheint. Im Jahr 1806 begegnen wir bei Wardrop wiederum den Versuchen, durch eine lineare Hornhautwunde alle Staare, ganz gleich welcher Gattung dieselben sein mochten, auszuziehen. Doch kann sich das Wardrop'sche Verfahren keiner besonderen Originalität rühmen, sondern ist vielmehr genau das alte, bereits von Frère Côme geübte. Alsdann scheint Gibson[2]) im Jahr 1811 den linearen Horn-

---

[1]) Citirt von Sigwart. p. 225. § XLVII. Die linearen Hornhautschnitte, welche von älteren Operateuren gemacht wurden, um Eiteransammlungen in der vorderen Kammer, die sie als Staar ansprachen, zu entfernen oder um Instrumente behufs Aussaugung des Staares in die vordere Kammer einzuführen, fassen wir nicht als Vorstufen unserer modernen Linearextraction auf. Daher kommt es denn auch, dass v. Jäger (Hohlschnitt p. 7) schon 1669 einen linearen Schnitt von Burrhus ausführen lässt, während wir die Anfänge der linearen Methode erst im vorigen Jahrhundert suchen. Die Gründe, die uns hierzu veranlassen, sind im Wesentlichen die, dass jene Operationen der früheren Jahrhunderte, welche den Staar aus dem Auge zu entfernen suchten, sich durchaus nicht streng nur auf den grauen Staar beschränkten, sondern, entsprechend der allzu weiten Ausdehnung, welche man dem Begriff Staar zu Theil werden liess, auch allerlei andere Zustände, als Hypopyon u. s. w. mit in ihren Bereich zogen. So ist denn auch wahrscheinlich, dass die Methode, welche Burrhus beschreibt, nicht etwa blos einer Linsentrübung galt, sondern auch bei iritischen Schwarten zur Anwendung kam.

Uebrigens ist auch gar nicht abzusehen, warum v. Jäger, stellt er einmal die Technik der Aussaugung des Staares, wie sie früher geübt wurde, mit der modernen Extraction auf eine Stufe, den linearen Hornhautschnitt gerade erst bei Burrhus sucht. War doch die Methode, die Burrhus beschrieb, nur zu einem kleinen Theil sein geistiges Eigenthum, zum grössten Theil aber nichts, wie die alte griechisch-arabische Aussaugung. Man müsste daher, wollte man das von v. Jäger aufgestellte Princip consequent durchführen, die ersten Anfänge des linearen Hornhautschnittes schon in der antiken Okulistik suchen.

[2]) Practical observat. on the format u. s w.

hautschnitt zunächst wieder ausgeführt zu haben und zwar Theils zur Entfernung der Kapselstaare, die er mittelst eines Häkchens durch eine linear gestaltete Hornhautwunde ausziehen wollte, Theils auch zur Entleerung weicher Staare, welche durch vorangegangene Discission nicht rasch resorbirt wurden. Im Jahr 1813 übte F. Jäger [1]) die lineare Hornhauteröffnung zur Ausziehung geschrumpfter Staare sowohl, als auch zu der Extraction von Staaren normalen Umfanges, wenn dieselben zum Behuf des Durchganges durch die Hornhautwunde eine entsprechende Formveränderung eingehen konnten. Travers [2]) machte 1814 den Vorschlag, weiche Staare, die er vorher mit einer Nadel in die vordere Kammer dislocirte, durch einen kleinen linearen Hornhautschnitt zu entfernen. Später liess er den vorbereitenden Nadelact fallen und suchte die cataractöse Linse durch einen leichten Druck austreten zu lassen. Dem Verfahren, welches Travers ursprünglich geübt hat, scheint dasjenige nachgebildet zu sein, welches Adams im Jahr 1817 veröffentlichte. Er rieth, die Linse mittelst eines durch die Sclerotica eingeführten Staarnadelmessers in die vordere Kammer zu luxiren und hier die Kapsel ausgiebig zu spalten. Alsdann öffnete er an dem äusseren Rand die Cornea, dilatirte den Schnitt nach oben und unten und extrahirte mit einem Häkchen die einzelnen Stücke des zertrümmerten Staares. Zur Entfernung weicher, sich nicht schnell genug auflösender Staare, besonders solcher, die durch irgend ein Trauma erzeugt worden sind, brachte Barton [3]) im Jahr 1830 wiederum die lineare Hornhautöffnung in Anwendung. Während Rosas [4]) die sogenannte Cataracta arido-siliquata durch einen 2—3''' langen, in dem unteren äusseren Theil der Hornhaut angebrachten linearen Schnitt ausziehen wollte.

Eine eigenthümliche Modification der linearen Ausziehung beschrieb Furnari im Jahr 1839. Er öffnete die Hornhaut durch einen linearen Schnitt, der etwa die Ausdehnung des vierten Theiles der Hornhautperipherie besasss, und zwar mit einem eigens dazu construirten Messer, Kératotome à double lance. Alsdann führte er ein pincettenähnliches Instrument, das er mit dem Namen Kystotriteur belegte, in das Auge ein, suchte mit demselben das Linsensystem zu erfassen, dasselbe zu zermalmen und in diesem Zustand aus dem Auge auszuziehen; so dass es fast scheint, als ob er dieses sonderbare Verfahren der Zertrümmerung der Blasensteine nachgebildet habe.

---

[1]) Hohlschnitt p. 6 u. 7.

[2]) Medico-chirurgical obs. Vol. p. 406.

[3]) Citirt von Himly. B. 2. p. 286. Anm. 1.

[4]) Ueber den Werth der Staarausziehung u. s. w. In: Med. Jahrbücher des österreich. Staates. B. 11. p. 42.

Mit dem Jahre 1855 beginnen die epochemachenden Untersuchungen, welche v. Gräfe über die practische Anwendbarkeit der Linearextraction anstellte und durch welche er der Linearextraction die Superiorität über die Lappenextraction erstritt. In seiner ersten Publication[1]) beschränkte er diese Methode nur auf die flüssigen, weichen, sowie auf gewisse Fälle rudimentärer Staare, widerrieth sie aber für Staare mit compacterem Kern. Im Jahr 1859 erklärte sie Desmarres[2]) aber auch für diese Formen zulässig und noch in demselben Jahre suchte v. Gräfe[3]) besagte Methode dadurch gefahrloser und darum verwendbarer zu gestalten, dass er den Linearschnitt an die Peripherie der Hornhaut, und zwar deren Schläfenseite, verlegte und sie mit der Iridectomie combinirte. Ein Verfahren, das jedoch durch die Hinzufügung des Schuft'schen Löffels (1860) kaum eine wirkliche Verbesserung erfuhr; wohl aber eine grössere Bedeutung erlangte durch die Veränderungen, welchen es Bowman[4]) und Critchett[5]) unterwarfen; indem die Hornhautöffnung jetzt im oberen Theil der Cornea und in grösserer Ausdehnung angelegt wurde; zugleich aber auch die Kelley-Snowden'schen Lidhalter eine zweckmässige Umgestaltung erfuhren. Worauf im Jahr 1865 v. Gräfe[6]) die Beschreibung der letzten Modificationen veröffentlichte, welche er bei der peripheren Linearextraction angewandt hatte und zwar gleichzeitig mit einer Beschreibung des von ihm zu diesem Verfahren acceptirten Messers, welcher in den nächsten Jahren noch verschiedene nachträgliche Publicationen folgten.[7]) Liebreich verlegte in der neuesten Zeit den Schnitt wieder in die Cornea und zwar in die untere Hälfte derselben.

Gedenken wir nun noch der so bedeutungsvollen Arbeit, welche Weber[8]) im Jahr 1867 über den von ihm mittelst eines Hohllanzenmessers geübten Schnitt veröffentlicht hat, sowie der Publication v. Jäger's[9]) der „Hohlschnitt", so haben wir die wichtigsten Veränderungen, welche

---

[1]) Archiv f. Ophth. B. 1. Abth. 2. p. 218 ff.

[2]) Clinique Europ. No. 8.

[3]) Archiv f. Ophth. B. V. Abth. 1. p. 158 ff.

[4]) Ophth. Hosp. Rep. IV. 4. p. 315 ff.

[5]) Ebendaselbst. p. 332.

[6]) Archiv f. Ophth. B. XI. Abth. 3. p. 1 ff.

[7]) Archiv f. Ophth. B. XII. Abth. 1. p. 150 ff. B. XIII. Abth. 2. p. 549 ff.

[8]) Archiv f. Ophth. B. XIII. Abth. 1. p. 187 ff.

[9]) Die Hohllanze ist durchaus nicht etwa ein Product der neuesten Zeit, sondern schon im vorigen Jahrhundert bekannt gewesen. Bereits Santerelli hat sich 1795 einer Art von Hohllanze bedient und Casaamata hat 1781 und Zehender 1864 ein vom Rücken zur Schneide ausgehöhltes Staarmesser construirt. (Becker. Jahresbericht für 1873. p. 428 u. 429.)

die Linearextraction gerade in den verflossenen Jahrzehnten durchgemacht hat, wenigstens in ihren wesentlichsten Umrissen kennen gelernt.

Die überreiche Literatur dagegen, die sowohl im vorigen, sowie auch ganz besonders in diesem Decennium für und wider die Linearextraction entstanden ist, müssen wir hier unberücksichtigt lassen. Sie bietet für die geschichtliche Untersuchung noch einen viel zu spröden Stoff; auch ist der Streit zwischen den Anhängern der Linear- und Lappenextraction noch nicht in eine Phase getreten, welche einen befriedigenden geschichtlichen Ueberblick gestattete. Auch beabsichtigen wir ja nicht eine Darstellung der Staarliteratur, sondern nur eine Darstellung der geschichtlichen Entwickelung der Staarlehre zu geben; Gründe genug, infolge deren wir uns ein genaueres Eingehen auf die Tagesliteratur erlassen dürfen; um so mehr, als auch der Jahresbericht für Ophthalmologie eine so übersichtliche und vorzügliche Darstellung des Standpunctes, den in jedem Jahr unseres Decenniums die Staarlehre einnimmt, liefert, dass wir uns mit einem Hinweis auf diese ausgezeichneten Arbeiten Becker's begnügen können.

Und so wollen wir denn dieses Kapitel mit den Worten schliessen, mit denen Dantone[1]) in seiner vortrefflichen Arbeit die Entwickelung der Staarausziehung characterisirte: „Erblickte auch die Extraction, welche nun die mehr als 2000jährige Herrschaft der Dislocation gestürzt hat, schon im vorigen Jahrhundert das Licht der Welt, und wurde sie auch durch die erste Hälfte dieses Jahrhunderts als stattliche Jungfrau von vielen Ophthalmologen verehrt und gepflegt, zur alleinigen Licht und Leben spendenden Mutter ist sie ebenfalls erst in den letzten 20 Jahren geworden. So kunstgewandt und genau sie unter den Händen ihrer Erfinder und ersten Vervollkommner geübt wurde, trug sie doch immer den Mantel der Empirie und entbehrte jener mathematischen, allseitigen Genauigkeit, die nach unseren heutigen Begriffen an sämmtlichen, wissenschaftlichen Doctrinen unumgänglich nothwendig erscheint."

Die Grundsätze endlich, denen man in dieser Periode hinsichtlich der Assistenz, der Nachbehandlung u. s. w. folgte, habe ich bereits im vorigen Abschnitt angedeutet und verweise daher, um Wiederholungen zu vermeiden, auf diesen.

---

[1]) p. 6.

Vierzehntes Kapitel.

Die Aussaugung des grauen Staares.

Die Aussaugung des grauen Staares steht, wie wir dies bereits früher nachzuweisen bemüht gewesen sind,[1]) im engsten Zusammenhange mit der antiken Staarausziehung; sie bildet eine Ergänzung und Vervollkommnung jener. Wir tragen deshalb auch kein Bedenken, uns auf die Seite jener Forscher zu stellen, welche die Anfänge der Aussaugung bereits in der antiken Augenheilkunde suchen und als ersten Hinweis auf dieselbe jene Stelle des Antyllus im Continens des Rhases ansehen, die von der Staarausziehung handelt und mit den Worten schliesst: „Et aliqui loco instrumenti posuerunt concilium vitreum et sugendo eam suxerunt albugineum cum ea.“ Im Gegensatz zu dieser unserer Auffassung nimmt Sichel[2]) die Erfindung der Staaraussaugung für die arabische Augenheilkunde in Anspruch und glaubt ihre Heimath nach Persien verlegen zu müssen. Doch will es uns fast bedünken, als wenn Sichel für diese seine Behauptung denn noch nicht völlig genügende und wirklich beweisende Gründe beigebracht habe. Denn da jene Stelle des Antyllus mit den soeben von uns citirten Worten: „Et aliqui loco u. s. w. schliesst, so hat die Annahme, dieser Schlusssatz sei, in gleicher Weise wie der gesammte Wortlaut der ihr vorhergehenden Stelle den Werken des Antyllus entnommen, wie mir scheinen will, denn doch eine gewisse Berechtigung. Und diese Berechtigung wird, so weit ich mir ein Urtheil erlauben will, durch die, von keinerlei Gründen gestütze Behauptung Sichels: „Die Worte: Et aliqui beweisen deutlich, Rhases

1) Archiv f. Ophth. B. XXII. Abth. 2.

2) Archiv f. Ophth. B. XIV. Abth. 3.

habe nicht daran gedacht, die Aussaugung dem Antyllus als Erfinder zuzuschreiben“ denn doch nicht aufgehoben oder entkräftet. Denn uns wird es durchaus nicht klar, warum und in welcher Weise Sichel in den Worten „Et aliqui“ einen deutlichen Beweis dafür zu erblicken vermag, dass dieselben nicht dem Antyllus, sondern dem Rhases zugeschrieben werden müssten, also nichts anderes seien, als eine Bemerkung des Rhases zu dem Citat des Antyllus. Gerade im Gegentheil scheinen uns diese, den Schlusssatz über die Aussaugung einleitenden Worte in der vollsten und glücklichsten Uebereinstimmung mit der Schreibweise der gesammten Stelle zu stehen. Denn fängt ja doch das ganze Citat gleichfalls mit den Worten „Et aliqui“ an. Und dann, so sollte man doch vermuthen, würde Rhases diesen Schlusspassus, enthielte er nur seine eigene Bemerkung und nicht ein Citat aus Antyllus, nicht so ohne Weiteres auf das Conto des Antyllus gesetzt, vielmehr denselben mit den einleitenden Worten: „Rhases dixit“ oder „Dico“ als sein persönliches Eigenthum reclamirt haben. Und zwar gewinnt diese Vermuthung um so mehr an Wahrscheinlichkeit, wenn wir bemerken, dass sowohl Rhases selbst, als wie auch seine Schüler an den verschiedensten Stellen des Continens Zusätze und Bemerkungen, welche das eigene geistige Product des Rhases selbst waren, meist durch die hinzugefügten Worte: „Dico“ oder „Rhases dixit“ kenntlich zu machen pflegten.

Schliesslich können wir uns auch der Einsicht nicht verschliessen, dass die Aussaugung des pathologischen Productes, das die Alten Staar nannten, eine für die Ausziehung desselben durchaus nothwendige und unerlässliche Ergänzung bilden musste. Vergegenwärtigen wir uns nur, dass die griechischen und römischen Aerzte unter dem Bann der Furcht vor dem Ausfluss des Kammerwassers stehend, keine ausgiebigere Eröffnung der Hornhaut wagten, vielmehr nur einen möglichst peripher gelegenen, wenig umfangreichen Einstich in die Cornea gestatteten und wir werden uns der Bemerkung nicht zu entschlagen vermögen, dass die alten Aerzte bei einer solchen Operationstechnik wohl oft genug in die Verlegenheit gerathen sein mögen, die pathologischen Ansammlungen, die sie aus dem Auge zu entfernen bestrebt waren, nicht in genügender Weise entleeren zu können. Denn die enge, wenig ausgiebige Hornhautöffnung wird nur solchen Producten den Durchgang gestattet haben, die nicht allzu dickflüssig und zäh gewesen sind. Hatten dieselben aber eine solche Consistenz nicht, waren sie vielmehr zähe, stärker geronnen und darum dickflüssiger — ein Zustand, den wir ja bei Hypopyen gar nicht selten zu beobachten Gelegenheit haben — so werden sie durch die enge Hornhautöffnung gewiss nicht im Stande gewesen sein, die Bulbuskapsel zu verlassen. Für solche Fälle nun, in denen der Operateur, wusste er nicht auf irgend eine andere Weise Rath zu schaffen, die für die Staarausziehung bestimmte Cornealöffnung ganz umsonst angelegt haben würde, bildete die Aussaugung des Staares, so will es mir scheinen, eine Aushülfe, erweiterte und vervollständigte die nicht ausreichende Extractionsmethode. Hier setzte der Operateur an Stelle des Instrumentes, mit dem er die Hornhaut eröffnet hatte, ein gläsernes Röhrchen, Antyllus sagt: „et aliqui loco instrumenti posuerunt concilium vitreum" und suchte nun durch Saugen die zähen und dickflüssigen Flocken des Ergusses aus der vorderen Kammer zu entfernen.

Es bildete somit die Aussaugung eine naturgemässe Vervollständigung und Erweiterung der antiken Staarausziehung,[1]) die sich schnell genug, sobald man nur eben die Ausziehung zu einer Methode erhoben hatte und sie auch methodisch in Anwendung brachte, auf dem Wege des zwingenden Bedürfnisses entwickelt haben dürfte. Und deshalb glaube ich auch, dass die Alten zur Zeit des Antyllus, also zu einer Zeit, in der sie, wie wir dies im Laufe unserer Untersuchung festgestellt haben, schon seit Jahrhunderten die Staarausziehung übten, auch schon die Aussaugung gekannt und angewandt haben müssen. Dass aber die Aussaugung und Ausziehung plastisch-seröser Ansammlungen aus der vorderen Kammer bei der von den Alten geübten Technik unter einander in einem äusserst nahen, wenn man so sagen darf, organischen Zusammenhang gestanden haben müssen, scheint mir auch daraus hervorzugehen, dass man bei einzelnen Schriftstellern des Mittelalters, die in ihren ophthalmologischen Anschauungen sich auf das Engste an die Alten anlehnen, einen directen Hinweis auf solch' ein enges Abhängigkeitsverhältniss zwischen Staarausziehung und Staaraussaugung finden kann. So sagt z. B. Arculanus:[2]) „Non omnis cataracta curatur per sectionem corneae, sed solum illa quae est immediata ipsi corneae et quae est fluida. Et forte in hoc casu esset melius ut illud instrumentum esset perforatum ita ut cataracta posset sugi, et hoc instumentum esset conveniens ad extrahendum saniem."

Uebrigens kann man sich auch aus dem Studium der neueren augenärztlichen Schriftsteller überzeugen, dass die Aussaugung plastisch-seröser Ansammlungen der vorderen Kammer sich in directester Weise aus der in nicht genügender Weise vorgenommenen Hypopyonpunction — und die Hypopyonpunction oder was dasselbe sagen will die Staarausziehung

---

[1]) Uebrigens vermag auch Sichel nicht, die Verwandtschaft zwischen Ausziehung und Aussaugung, welche wir ganz besonders betont und in den Vordergrund gestellt haben, zu verneinen; er sagt (p. 15): „Diese Aussaugungsversuche können als eine Annäherung zur Ausziehung des Staares, wenigstens zur theilweisen, betrachtet werden.

[2]) Cap. XXX. p. 56.

wurde, wie wir dies im Laufe unserer Untersuchung auseinandergesetzt haben, von den Alten stets nur in einer solchen Weise ausgeführt, dass sie für alle dickflüssigeren und resistenteren Ergüsse durchaus unzureichend sein musste — entwickelt habe, also die Aussaugung nur eine Erweiterung oder Vervollständigung der Hypopyonpunction sei. So sagt z. B. Verdück:[1]) „Wenn der Eiter dick ist und kaum herauskommen kann, so kann man ihn herausziehen, indem man ihn durch ein kleines Röhrchen heraussauget.“

Wenn man also zur Zeit des Verdück, wo man doch in der Eröffnung der vorderen Kammer schon nicht mehr so zaghaft war und einen ausgiebigeren Schnitt in die Hornhaut bereits wagte, unter Umständen bei der Entfernung des Ergusses aus der vorderen Kammer in Verlegenheit gerieth und sich nicht anders als durch Aussaugen zu helfen wusste, um wie viel mehr und wie viel öfter werden die alten Operateure in derartige unbequeme Lagen gerathen sein, da bei der durch ihre physiologischen Vorstellungen gebotenen geringen Eröffnung der vorderen Kammer dickflüssigere Exsudate gewiss nicht durch eine derartige Eröffnung der Bulbuskapsel allein sich entfernen liessen.

Soviel über das Alter der Aussaugungsmethode. Es dürfte uns jetzt nur noch obliegen, einen Blick zu werfen auf die Schicksale, welche diese Methode durchzumachen gehabt hat.

Ueber die Stellung, welche die Aussaugung des grauen Staares in der antiken Augenheilkunde eingenommen hat, besitzen wir keine directen Nachrichten. Doch lässt sich vermuthen, dass diese Methode eine ähnliche Stellung eingenommen habe, wie die Ausziehung, d. h. also eine ziemlich untergeordnete und nebensächliche. Denn da sie eigentlich nur eine weitere Entwickelungsstufe der Ausziehung darstellte, so ist es wohl mehr als wahrscheinlich, dass sie auch nur nach ähnlichen Grundsätzen wie jene zur Anwendung kam, also auch wie jene sich nur in sehr eng gesteckten Grenzen bewegte.

Auch in der orientalischen Chirurgie scheint der Staaraussaugung kein besseres Loos beschieden gewesen zu sein. Denn wie die arabischen und persischen Augenärzte eben kein allzu grosses Zutrauen zu der Staarausziehung hatten, so trugen sie auch der Aussaugung kein besonsonderes Wohlwollen entgegen. Aus den beiden Nachrichten, welche wir über die Aspirationsmethode bei Abulkasem und Isa-ben-Ali finden, geht ganz klar hervor, dass man eben keine besonderen Hoffnungen an die Leistungsfähigkeit dieses Verfahrens zu knüpfen geneigt

[1]) Band I. Cap. XXI. p. 76.

war. Denn wenn Isa-ben-Ali [1]) sagt: „Dies ist die Gestalt der hohlen Staarnadel, welche man die Chorasanische nennt. Sie zieht das Wasser in sich, und entleert es durch den Kopf der Nadel. Doch ist (diese Operationsweise) mit Gefahr verbunden, denn sie könnte wohl das Auge entleeren", so zeigt dieser Ausspruch nicht allein, dass Isa-ben-Ali kein sonderliches Vertrauen zu dieser Methode fassen konnte, sondern auch, dass er dieselbe ablehnende Stellung gegen sie einnahm, wie sie alle arabischen Aerzte einmüthig gegen die Staarausziehung festhielten. Und auch die Mittheilung, welche Albucasis [2]) von der Aussaugung giebt: „Es ist mir zu Ohren gekommen, dass ein Bewohner Iraks gesagt habe, man verfertige in Irak eine hohle Staarnadel, mit welcher man das Wasser aussauge. Ich habe Niemand in unseren Gegenden gesehen, der auf diese Weise operirt habe, noch habe ich es in irgend einem der Bücher der Alten gelesen. Es ist möglich, dass dieses etwas Neues ist" lässt erkennen, dass derselbe zu dem Verfahren eine sehr kühle, abweisende Stellung eingenommen haben muss und gewiss kaum auf den Gedanken gekommen sein mag, die Aspiration in seiner eigenen Praxis zu erproben und zu verwerthen.

Werfen wir noch einen Blick auf die Technik, welche der Aussaugung in der griechischen und arabischen Ophthalmologie zu Theil wurde, so dürfte dieselbe entweder der Art gewesen sein, dass der Operateur in die Hornhautwunde, die er zum Zweck der Ausleerung angelegt hatte, ein Röhrchen einführte und durch dieses die Aussaugung vornahm, oder auch das Saugröhrchen durch die Sclerotica in die Bulbuskapsel einbrachte.

Die mittelalterlichen Operateure des Abendlandes, sowie auch die der neueren Zeit, scheinen der Aussaugung genau dasselbe Misstrauen entgegengebracht zu haben, wie ihre Collegen der früheren Jahrhunderte. Bei vielen derselben finden wir mehr oder weniger ausgesprochene Aeusserungen des Missfallens über die Aspirationsmethode. So äussert z. B. Guy de Chauliac [3]) seine Bedenken über dieses Verfahren und betont besonders die mögliche Entleerung der Augenfeuchtigkeiten. Andere Autoren machen ihrem Unwillen über die Staaraussaugung in ziemlich kräftigen Ausdrücken Luft; so sagt z. B. van Horne [4]) von derselben: „ridiculum est inventum", während Solingen [5]) meint: „Dieses ist eine Sache so nicht zu imitiren oder nachzufolgen ist."

---

[1]) Nach der Uebersetzung von Sichel. Archiv f. Ophth. B. XIV. Abth. 3. p. 9.

[2]) Sichel. a. a. O. p. 8.

[3]) Ausgabe von 1641. p. 524.

[4]) p. 413.

[5]) Cap. XXVI. p. 85.

Dass trotz dieser wenig geachteten Stellung, welche die Aussaugung in der abendländischen Chirurgie einnahm, einzelne Operateure den Versuch machten, die Erfindung dieser Methode sich zuzueignen, hat bereits Sichel hervorgehoben und auch bemerkt, dass Galeatius de sancta Sophia wohl einer der ersten gewesen zu sein scheint, der Prioritätsrechte in Betreff der Aspiration geltend zu machen suchte.

Uebrigens fehlte es auch nicht an Aerzten, welche die alte griechisch-arabische Aussaugung, die als Ergänzung der Ausziehung nur für flüssige Staarformen berechnet war, auch für feste Staare zu verwerthen suchten. Besonders waren es Mattioli und Borri,[1]) welche sich dieser Aufgabe unterzogen. Letzterer suchte sie dahin zu lösen, dass er das Saugröhrchen mit einem Pinsel combinirte, der aus schneidenden Goldfäden bestand; diese Fäden sollten nun die resistenteren, membranösen Staare zerstückeln und sie so zur Aussaugung vorbereiten.

Doch vermochte auch in dieser Form die Aussaugung keine nennenswerthen Erfolge zu erringen, ein Schicksal, das auch den Versuchen, welche in diesem Jahrhundert von Neuem die Aspiration zu verbessern und allgemein einzuführen strebten, nicht erspart blieb. Von den neueren Autoren, welche sich speciell mit der Aussaugung beschäftigten, sind zu nennen, Prof. Pecchioli in Siena,[2]) der im Jahre 1829 diese Methode zur Entfernung des nach Discission flüssiger oder weicher Staare austretenden Linsenbreies benützte. Im Jahre 1846 erhielt die Aussaugung in Blanchet[3]) einen Anhänger; derselbe bediente sich einer Anel'schen Spritze mit einer schneidenden Mündung, welch' letztere er durch die Hornhaut hindurch in die Linse einstach. Bereits im Jahre 1847 fand diese Methode an Laugier[4]) einen neuen Verehrer. Derselbe führte eine hohle, scharfe Staarnadel durch die Sclerotica hindurch in die hintere Linsenkapsel ein und setzte dieselbe alsdann mit einer kleinen Spritze in Verbindung.

In der neuesten Zeit ist es besonders die englische Okulistik gewesen, welche sich die Pflege der Suctionsmethode hat angelegen sein lassen. So hat im Jahre 1864 der englische Augenarzt Teale[5]) in Leeds eine wesentlich rationellere Technik für die Aspiration in Vorschlag gebracht. Nachdem er die Hornhaut, sowie die vordere Linsenkapsel eröffnet hat, führt er eine hohle etwas gekrümmte Nadel, die mit einem elastischen Schlauch, der ein gläsernes Mundstück trägt, in Verbindung

---

1) Sichel. p. 17.
2) Schmidt. Jahrbücher. B. 56. p. 344.
3) Schmidt. Jahrbücher. B. 56. p. 343.
4) Annal. d'oculist. T. XVII. p. 29.
5) Annal. d'ocul. T. LVII. p. 47.

steht, in die Linse ein. Durch Saugen an diesem Glasmundstück soll alsdann die breiige Linsenmasse entleert werden. Bowman[1]) hat das Mundstück durch eine Saugpumpe ersetzt, deren äusserst zweckmässiger und leicht zu handhabender Mechanismus anerkannt werden muss; ich selbst bin im Besitz einer solchen Pumpe und kann deshalb aus eigener Erfahrung die treffliche Construction derselben versichern. Auch Henry Greenway hat im Jahre 1867 die Teal'sche Methode durch einige wesentliche Aenderungen des Saugrohres verbessert. Eine Abbildung des von Greenway construirten Apparates bringt Zehender.[2])

Von einzelnen Autoren, so z. B. von Lawson,[3]) ist auch der Rath gegeben worden, der Aussaugung stets eine Spaltung der vorderen Kapsel, mehr oder minder lange Zeit vorher ausgeübt, vorauszuschicken. Durch diesen Eingriff hofft Lawson etwaige festere Linsentheile noch zu verflüssigen und aufzulösen und so die Aussaugung in befriedigender Weise ausführen zu können.

Trotz dieser ausgesprochenen Verbesserungen in der Technik, sowie der präcisen Begrenzung ihrer Indicationen hat aber die Aussaugung es bis heute noch nicht vermocht, sich eine geachtetere Stellung in der oculistischen Chirurgie zu erringen.

---

[1]) Citirt von Arlt. Operationslehre. p. 262.

[2]) Lehrbuch. 3. Aufl. p. 355.

[3]) Citirt von Geissler. In: Schmidt. Jahrbücher. B. 143. p. 209.

Verzeichniss

der von mir citirten Werke.

Um Missverständnissen vorzubeugen, bemerke ich, dass ich in dem folgenden Verzeichniss keineswegs etwa den Zweck verfolgt habe, eine Uebersicht der Staarliteratur überhaupt geben zu wollen, sondern dass es nur in meiner Absicht gelegen hat, eine übersichtliche Zusammenstellung der von mir im Text meiner Arbeit citirten Werke zu geben. In einer solchen vermag sich der Leser schnell und leicht über die Natur der angezogenen Werke zu unterrichten, ein Vortheil, der kaum zu erlangen ist, wenn man die Titel der citirten Bücher in den Text selbst setzt. Für diejenigen meiner Leser, welche einen erschöpfenden Ueberblick über die ältere und neuere Staarliteratur wünschen, führe ich folgende Werke, in denen sie denselben leicht erlangen können, an:

Andreae. Grundriss der gesammten Augenheilkunde. Leipzig 1846. 3. Auflage. 1. Theil. § 65. p. 99—118.
Ist besonders ausführlich in der Literaturangabe des achtzehnten Jahrhunderts.

Becker. Pathologie und Therapie des Linsensystems. In: Gräfe und Sämisch. Handbuch der gesammten Augenheilkunde. Leipzig 1875. Band 5. Erste Hälfte. p. 472—520.
Dieses Werk ist wegen seiner ausgezeichneten und umfassenden Literaturangabe ganz besonders hervorzuheben. Für das Studium der neueren Staarlehre, speciell der der beiden letzten Jahrhunderte, ist dasselbe geradezu unentbehrlich.

Beer. Repertorium aller bis zu Ende des Jahres 1797 erschienenen Schriften über die Augenkrankheiten. Wien 1797—1799.
So vortrefflich dies Buch auch ist, so leidet es doch an dem sehr fühlbaren Mangel einer klaren Uebersicht, ein Umstand, welcher den Gebrauch des Werkes selbst nicht wenig erschwert.

Himly. Die Krankheiten und Missbildungen des menschlichen Auges und deren Heilung. Berlin 1843. Theil 2.
Bringt zwar eine recht reichliche Literaturangabe aus allen Jahrhunderten, doch ist dieselbe nur eine Auswahl der bedeutenderen Erscheinungen speciell derer, welche Himly in seinem Werk citirt.

Ludwig. De suffusionis per acum curatione. Akademische Anrede. Leipzig 1783.

Giebt einen sehr belehrenden Ueberblick über die Literatur, die bis 1783 für und gegen die Staarausziehung und die Staardislocation erschienen ist. Für denjenigen, der einen Blick thun will in die reiche Literatur von Streitschriften, welche die Staarausziehung in der zweiten Hälfte des vorigen Jahrhunderts hervorgerufen hat, ist dieses Werkchen ganz besonders empfehlenswerth.

Ploucquet. Initia bibliothecae practicae et chirurgicae. Tubingae 1794. Tomus II. p. 265—289.

Enthält einen fast erschöpfenden Ueberblick über die Literatur des achtzehnten Jahrhunderts.

Sprengel. Literatura medica externa. Lipsiae 1829. p. 442—446.

Enthält die ausserdeutsche Staarliteratur vom Jahr 1750 an.

Die von mir citirten Werke sind folgende:

Abynzoar. Theizir. Venetiis 1542.

Ackermann. Galvanische Versuche an Enthaupteten. In: Med. chirurg. Zeitung. Band 4. Nr. 98. Salzburg 1803.

Acrel. Vergleichung zwischen den Vortheilen und Unbequemlichkeiten, welche jede Art des Staarstechens begleiten, durch eigene Versuche und Bemerkungen unterstützt. In: K. Sw. Wet. Acad. Trim III. 1757.

Acrel. Chirurgische Vorfälle. Aus dem Schwedischen übersetzt von Murray. Göttingen 1777.

Actuarius. Medicus sive de methodo medendi. In: Medicae artis principes. Paris 1567 (Coll. Stephani).

Adams. A practical inquiry in to the causes of the frequent failure of the Operations of Depression and of the Extraction of the cataract as usually performed. London 1817.

Adelung. Grammatisch-kritisches Wörterbuch der Hochdeutschen Mundart. Leipzig 1801.

Aelianus. De natura animalium. Herausgeg. von Jacobs. Jena 1832.

Aëtius. Libri universales quatuor. In: Medicae artis principes. Paris 1567.

Aitkens. Anfangsgründe der theoretischen und practischen Wundarzneikunst. Aus dem Englischen. Leipzig 1781.

Albucasis. Cyrurgia cum cauteriis et aliis instrumentis. Venetiis 1506.

Albucasis. De chirurgia. Arabice et latine. Ed. Channing. Oxonii 1778.

Alexander Trallianus. De arte medica. In: Medicae artis principes. Paris 1567.

Alsaharavius. (Albucasis.) Liber theoreticae nec non practicae. Augustae Vindelicorum 1519.

Ammon. Ophtalmo Paracenteseos historia. Gottingae 1821.

Ammon. Parallele der französischen und deutschen Chirurgie. Leipzig 1823.

Ammon. Kurze Geschichte der Augenheilkunde in Sachsen. Leipzig 1824.

Ammon. Prüfung der französischen Augenheilkunde in Vergleichung mit der deutschen. In: v. Gräfe und v. Walther. Journal der Chirurgie und Augenheilkunde. B. 7. Heft 1. Berlin 1825.

Anagnostakis. Contributions à l'histoire de la chirurgie oculaire chez les Anciens. Athènes 1872.

Andreae. Ueber die Lehre vom grauen Staar und die Methoden, denselben zu operiren. In: v. Gräfe und v. Walther. Journal. B. 1. Heft 3. Berlin 1820.
Andreae. Zur ältesten Geschichte der Augenheilkunde. Magdeburg 1841.
Andreae. Die Augenheilkunde des Hippokrates. Magdeburg 1843.
Andreae. Grundriss der gesammten Augenheilkunde. 3. Aufl. Leipzig 1846.
Andreas Wesalius Bruxellensis. Paraphrasis in nonum librum Rhazae. Basileae 1537.
Appiani. Diss. de Phacohymenitide. Pavia 1824.
Aquapendens Fabricius ab. Opera chirurgica. Francofurti 1620.
Arculanus Veronensis. In nonum Raxis ad regem Almansorem librum expositio. Venetiis 1553.
Aristoteles. Opera. Ed. Academia regia Borussica. Berolini 1831.
Aristoteles. Thierkunde. Kritisch-berichtigter Text mit deutscher Uebersetzung, sachlicher und sprachlicher Erklärung und vollständigem Index. Von Aubert und Wimmer. Leipzig 1868.
Arlt. Die Krankheiten des Auges. B. II. Prag 1858.
Arlt. Operationslehre. In: Gräfe und Sämisch. Handbuch der gesammten Augenheilkunde. B. 3. Theil 1. Leipzig 1874.
Arnald de Villa Nova. Opus impendio nobilis viri Balthasaris de Gabiano civis Astensis summa cum diligentia. Lugduni 1518.
Arnemann. System der Chirurgie. Göttingen 1801.
Assalini. Discorso sopra un nuovo stromento per l'estrazione della cateratta. Pavia 1792.
Averroys. Liber de medicina qui dicitur coliget. 1482.
Avicenna. Canon. Cum Gentilis Fulginatis comment. Venetiis 1492.
Avicenna. (Ibn Sina.) Arabischer Text. Romae 1593.
Baratta. Practische Beobachtungen über die vorzüglichsten Augenkrankheiten. Aus dem Italienischen übersetzt von Güntz. Leipzig 1823.
Barbette. Medicinische, chirurgische und anatomische Schriften. 3. Aufl. Lübeck und Leipzig. 1673.
Barth. Etwas über die Ausziehung des grauen Staares für den geübten Operateur. Wien 1797.
Bartholini. Acta medica et philosophica Hafniensia. Hafniae 1673—1680.
Bartisch von Königsbrück. Augen-Dienst. Sultzbach 1686.
Bayard. De la nouvelle méthode galvano-caustique appliquée à la guérison de la cataracte. Gaz. des hôpit. 1859. Nr. 149.
Beck. Handbuch der Augenheilkunde. 2. Aufl. Wien 1832.
Becker. Pathologie und Therapie des Linsensystems. In: Gräfe und Sämisch. Handbuch. B. 5. Erste Hälfte. Leipzig 1875.
Becker. Krankheiten der Linse. In: Jahresbericht über die Leistungen und Fortschritte im Gebiet der Ophthalmologie. Tübingen 1872—1875.
Beer. Praktische Beobachtungen über den grauen Staar. Wien 1791.
Beer. Einige practische Bemerkungen über des Herrn Dr. Conradi Vorschlag einer einfachen Methode den Staar zu stechen. In: Arnemann's Magazin für die Wundarzneiwissenschaft. B. 1. Stück 3. Göttingen 1797.
Beer. Methode den grauen Staar sammt der Kapsel auszuziehen. Wien 1799.
Beer. Repertorium aller bis zu Ende des Jahres 1797 erschienenen Schriften über die Augenkrankheiten. Wien 1799.
Beer. Lehre von den Augenkrankheiten. Wien 1813.

Bell, Benjamin. Lehrbegriff der Wundarzneikunst. Aus dem Englischen. Theil 3. Wien 1805.

Benedict. Ueber eine abgeänderte Operationsmethode bei der Keratonyxis. Med. chir. Zeitung Nr. 74. Salzburg 1811.

Benedict. Monographie des grauen Staares. Breslau 1814.

Bérard. De l'opération de la cataracte faite sur un seul oeil, sans attendre que la cataracte soit formée dans l'oeil opposée. Ann. d'ocul. T. XI. 1844.

Bernstein. Geschichte der Chirurgie. Leipzig 1822.

Bertrandi. Abhandlung von den chirurgischen Operationen. Aus dem Italienischen übersetzt. Wien 1770.

Blancard. Neue Kunst-Kammer der Chirurgie. Aus dem Niederländischen in die Hoch-Teutsche Sprache übersetzt. 1. Aufl. Hannover und Hildesheim 1688. 4. Aufl. Hannover und Wolfenbüttel 1700. 5. Aufl. Frankfurt und Leipzig 1707.

Blancard. Opera, medica, theoretica practica et chirurgica. Lugd. Batavorum 1701.

Böckh. Beiträge zur Anwendung der Electricität. Erlangen 1791.

Boerhaave. De morbis oculorum praelectiones publicae. Gottingae 1750.

Bonet, Theophilus. Polyathes sive Thesaurus medico-practicus. Genevae 1691.

Borel. Historiarum et observationum medicophysicarum centuriae IV. Francofurti et Lipsiae 1676.

Bortalozzi. Abhandlung über eine seltene Art von angebornem Staare. In: Neue Sammlung der auserlesensten und neuesten Abhandlungen für Wundärzte. Stück 6. Leipzig 1784.

Bowen. Practical observations on the removal of every species and variety of Cataract, by Hyalonyxis or vitrous operation, illustrated with cases. London 1824.

Bowman. On extraction of cataract by a traction-instrument with iridectomy In: Ophth. Hosp. Rep. 4. 1865.

Boyer. Quaestio medico-chirurgica, an deprimendae cataractae expectanda maturatio. Praesid. Antonio le Moine. Paris 1728. In: Haller Disput. chirurg. select. Tom. II. Lausannae 1755.

Boyer. Abhandlung über die chirurgischen Krankheiten. Uebersetzt von Textor. Würzburg 1820.

Boyer. Deux opérations de cataracte exécutées par un nouveau procedé d'abaissement Répulsion anguleuse. In: Ann. d'ocul. XXII. 1849.

Brambilla. Instrumentarium chirurgicum militare austriacum. Wien 1782.

Brasavolus Antonius Musa. In octo libros aphorismorum Hippocratis et Galeni commentaria et annotationes. Basileae 1541.

Brecht. Tobiae Leucomata. Dissert. Inaug. Tubingae 1743.

Breschet. Ueber die angeblich ohne operative Eingriffe stattfindende Heilung des grauen Staares zu Paris. Aus einem Sendschreiben an C. F. v. Gräfe. In: v. Gräfe und v. Walther. Journal. B. 22. Heft 4. Berlin 1835.

Breton. Bericht über die bei den Eingeborenen von Ostindien gebräuchliche Operationsweise des grauen Staares. Aus den Transactions of the med. and physical society of Calcutta. Vol. II. 1826. Mitgetheilt von Dr. Schön in: Hecker. Litterarische Annalen der gesammten Heilkunde. Band 11. Berlin 1828.

Brisseau. Traité de la cataracte et du glaucoma. Paris 1709.

Brosse. Ueber die in Frankreich üblichen Methoden, den grauen Staar zu operiren. In: Rust. Magazin für die gesammte Heilkunde. B. VI. Berlin 1819.

Brunner. De cataracta. Diss. Inaug. Helveto Bernas 1787. In: Neue Sammlung der auserlesensten und neuesten Abhandlungen für Wundärzte. Stück 24. Leipzig 1789.

Brunus Longuburgensis. Cyrurgia. Venetiis 1499.

Buchhorn. De Keratonyxide. Diss. Inaug. Halae 1806.

Buchhorn. Die Keratonyxis, eine neue gefahrlosere Methode, den grauen Staar zu operiren. Magdeburg 1811.

Buddeus. In cataracta depressionem lentis una cum capsula plerumque praeferendum esse extractioni defendet. Diss. Inaug. Jenae 1776.

Butter. On the opening of the temporal artery and a new method of extracting cataract. London 1783.

Callissen. Principia systematis chirurgiae hodiernae. Hafniae 1790.

Canamusali de Baldach. Liber de curis omnium passionum oculorum. Venetiis 1500.

Canella. Riflessioni critiche ed esperienze sul modo di operare la catteratta col mezzo della cheratonisi. Riva di Trento 1819. Referat in: Med. chir. Zeitung. Nr. 15. Salzburg 1821.

Casper. Characteristik der französischen Medicin mit vergleichenden Hinblicken auf die englische. Leipzig 1822.

Cassii medici medicae quaestiones et problemata. In: Medicae artis principes. Paris 1567.

Celsus, Cornelius. De re medica libri octo. In: Medicae artis principes. Paris 1567.

Chabas. La médecine des anciens Egyptiens. In: Melanges égyptologiques. Chalon-Sur-Saone u. Paris 1862.

Chassaignac. Nouveau procedé pour maintenir la glace en contact avec l'oeil. In: Ann. d'ocul. 1852. XXVII.

de la Charriere. Tractatus operationum chirurgicarum. Uebersetzt von Dr. Martini. Frankfurt a. M. 1700.

Chelius. Ueber die durchsichtige Hornhaut des Auges, ihre Function und ihre krankhaften Veränderungen. Karlsruhe 1818.

Chelius. Handbuch der Augenheilkunde. Stuttgart 1843.

Christiaen. De l'extraction simultanée du crystallin et de la capsule. In: Annal. d'ocul. T. XIII. 1835.

Claudini. Empirica rationalis. Bonon. 1653.

Colombier. Dissertatio nova de suffusione seu cataracta. Parisiis 1765.

Coccius. De instrumentis quibus in operationibus ocularis palpebrae fixae tenentur Lipsiae 1869.

Conradi. Vorschlag zu einer einfachen Methode den Staar zu stechen. In: Arnemann's Magazin für die Wundarzneiwissenschaft. Göttingen 1797. Band 1.

Constantinus, Africanus. De omnium morborum, qui homini accidere possint, cognitione et curatione. Basileae 1536.

Cooper, Samuel. Neuestes Handbuch der Chirurgie. Aus dem Englischen übersetzt von Dr. Froriep. B. 1. Weimar 1819.

Cooper, White. Remarques sur l'extraction de la cataracte. In: Prov. Journ. Jun. II. 28. 1845. Referat in: Schmidt. Jahrbücher. B. 48. Leipzig 1845.

Critchett. On the removal of cataract by the scoop-method, or the method by traction. In: Ophthal. Hosp. Rep. IV. 1865.

Crusell. Ueber den Galvanismus als chemisches Heilmittel. Petersburg 1841.

Dabry. La médecine chez les Chinois. Ouvrage corrigé et précédé d'une préface par Soubeiran. Paris 1863.

Dantone. Beiträge zur Extraction des grauen Staares. Inaugural-Dissertation. Erlangen 1869.

Davidsen. Die Lehre vom Schichtstaar. Inaugural-Dissertation. Zürich 1865.

Daviel. Sur une nouvelle méthode de guérir la cataracte par l'extraction. In: Mémoires de l'Academie de Chirurgie. Tome II. In das Deutsche übersetzt. Altenburg 1755.

Daviel. Theses anat. et chir. Utrum cataractae tutior extractio forficum ope. Praeside le Bas. Parisiis 1754.

Delpech. Cataracte. In: Dictionaire des Sciences médicales. Tome IV. p. 293 bis 322. Paris 1813.

Demours. Traité des maladies des yeux. Paris 1818.

Demours. Sur une maladie des yeux où l'on indique la véritable cause des accidents qui surviennent à l'opération bien faite de la cataracte par extraction et l'on propose un moyen pour y remédier. In: Journal de Méd. XVI. 1762.

Desmarres. Traité des maladies des yeux. Paris 1847.

Després. Mittheilung in: Societé de chirurgie. Séance du 7. Mai 1873. Gaz. des hôpit. 1873. p. 596.

Dictionnaire de l'Académie française. Paris 1835.

Donders. Entzündliche Cataract. Nederlandsch Lancet 1854. Nr. 9.

Donders. Die Anomalien der Refraction und Accommodation des Auges. Hrsgeg. von Becker. Wien 1866.

Drouot. Nouveau traité des Cataractes, causes, symptomes, complications et traitements des altérations du crystallin et de la capsule, sans opérations chirurgicales. Paris 1840.

Duddel. On the diseases of the horny coat and the various kinds of cataract. London 1729.

Duddel. An Appendix to the Treatise of the horny coat of the Eye and the Cataract. London 1733.

Dujardin. Histoire de la chirurgie. Paris 1774.

Dupuytren. Bemerkungen über den grauen Staar. Mitgetheilt von Dr. Behr. In: v. Ammon. Zeitschrift für die Ophthalmologie. B. II. Dresden 1832.

Dupuytren's klinisch-chirurgische Vorträge im Hôtel-Dieu zu Paris. Für Deutschland bearbeitet von Beck und Leonhardi. Leipzig 1834.

Earle, James. An account of a new mode of operation for the removal of the opacity in the eye, called Cataract. London 1801. Referirt in: Himly und Schmidt. Ophth. Bibl. B. 1. Stück 1. Braunschweig 1802.

Ebers. Papyros. In: Zeitschrift für ägyptische Sprache und Alterthumskunde. Leipzig 1873. B. 11.

Ebers. Papyros. Leipzig 1875.

Eggert. Der Process des Sehens und seine Störungen. In: v. Gräfe und v. Walther. Journal. B. 18. Heft 3. Berlin 1832.

Ehlers. De la paralysie de l'Iris occasionnée par une application locale de la belladonna et de son utilité dans le traitement de diverses maladies des yeux par Himly. Paris an X. (1802.)

Encyclopädisches Wörterbuch der medicinischen Wissenschaften. Herausgeg. von Busch, v. Gräfe u. A. Berlin 1831. B. 7.

Eschenbach. Anfangsgründe der Chirurgie. Rostock 1746.

Eschenbach. Gegründeter Bericht von dem Erfolg der Operationen des englischen Okulisten Ritter Taylors, in verschiedenen Städten Teutschlands, besonders in Rostock. Rostock 1752.

Faust und **Hunold.** Ueber die Anwendung und den Nutzen des Oels und der Wärme bei chirurgischen Operationen. Leipzig 1806.

Faventinus, Benedictus Victorius. Practica magna. Venetiis 1562.

Faventini Menghi admirabile et novum opus de omni genere febrium et de morbis particularibus a capite usque ad pedes. Venetiis 1536.

de la Faye. Mémoire pour servir à perfectionner la nouvelle méthode de faire l'opération de la cataracte. In: Mém. de l'Acad. de Chirurg. T. II.

Faye. Ueber Aufhellung cataractöser Trübungen. Klin. Monatsbl. f. Augenhlk. B. V. Erlangen 1867.

Feller. De methodis suffusionem oculorum curandi a Casaamata et Simone cultis. Lipsiae 1782.

Fernelius. Universa medicina. Ed. quinta. Francofurti 1593.

Ferren. Les observations et reflections practiques sur l'operation de la cataracte communiquées à l'acad. de Montpellier dans le mois de Juni 1726.

Fienus, Thomas. Libri chirurgici XII. Francofurti 1629. (?)

Fischer. Einige Bemerkungen über das Verhältniss der Extraction des grauen Staares zur Keratonyxis hinsichtlich der Gefährlichkeit dieser Operation, veranlasst durch die Beschreibung des Ceratoms in dieser Bibliothek. B. 1. St. 3. In: Langenbeck. Neue Bibliothek für die Chirurgie und Ophthalmologie. Hannover 1819.

Flos medicinae. Tractatus qui de regimine sanitatis nuncupatur. Argent. 1491.

Förster. Zur pathologischen Anatomie der Cataract. In: Archiv für Ophthalmologie. B. 3. Abth. 2. Berlin 1857.

Fontanonus, Dionysius. De morborum internorum curatione libri quatuor. Francofurti 1600.

de la Fontaine. Medicinisch-chirurgische Erfahrungen über den Nutzen des Galvanismus. In: Loder. Journal für die Chirurgie, Geburtshülfe und gerichtliche Arzneikunst. B. IV. St. 1. Jena 1802.

de la Framboisiere. Les Oeuvres. Derniere édit. Lyon 1669.

Frerichs. Path. anatomische und chemische Untersuchungen über Linsenstaare. In: Hannoversche Annalen. Nov. und Dec. 1845.

Freytag. De cataracta. Dissert. Inaug. Praesid. Boeclero. Argentorati 1721. In: Haller. Disput. chir. sel. T. II. Lausannae 1755.

Frisch. Deutsch-lateinisches Wörterbuch. Berlin 1741.

Fritzsche. Kurzgefasstes exegetisches Handbuch zu den Apokryphen. Leipzig 1853.

Froriep. Chirurgische Kupfertafeln. Weimar 1825. Hft. 30.

Furnari. Essai sur une nouvelle méthode d'opérer la cataracte. Paris 1839.

Galeatius de sancta Sophia. In nonum tractatum libri Rhasis ad regem Almansorem. Haganoae 1533.

Galenus. Opera omnia. Ed. curavit Kühn. Lipsiae 1825.

Galezowski. Traité des maladies des yeux. Paris 1872.

Gassendi. Opera. Lugduni 1658.

Geissler. Zur Lehre vom grauen Staar. In: Schmidt. Jahrbücher. B. 100. Leipzig 1858.

Geissler. Die jüngsten Verbesserungen der Staarextraction. In: Schmidt. Jahrbücher. B. 243. Leipzig 1869.

Gendron. Traité des maladies des yeux et des moyens et opérations propres à leur guérison. Paris 1770.

Gibson. Practical observations on the formation of an artificial pupil in several deranged states of the eye to which are annexed remarks, on the extraction of soft cataract and there of the membranous kind through a puncture of the cornea.. London 1811.

Gibson. Neue Operationsmethode des grauen Staares. In: New-England Journal of Medecine. B. VIII. No. 2. 1819. Referat in: v. Gräfe und v. Walther. Journal. B. 2. H. 4. Berlin 1821.

Gilbertus. Compendium medicinae. Lugduni 1510.

Giorgi. Memoria sopra un nuovo stromento per operare la cataratta e per formare la pupilla artificiale. Imola 1822.

Gleize. Nouvelles observations sur les maladies de l'oeil. Paris 1786.

Gondret. Mémoire sur le traitement de la cataracte. Paris et Montpellier 1825.

de Gordonius, Bernhard. Practica dicta Lilium medicinae. Venetiis 1498.

de Gorter, Johannes. Chirurgia repurgata. Lugd. Batavorum 1742.

Gosky. De Catarrhacta. Dissert. Inaug. Praeside Albino. Francofurti ad Viadrum 1695. In: Haller Disp. Chir. sel. Tom. II. Lausanne. 1755.

Gosselin. Recherches sur l'abaissement de la cataracte. Arch. génér. de med. Janv. et Fev. 1846. Referat in: Schmidt Jahrbücher. B. 56. Leipzig 1847.

Gourmelen. Chirurgiae artis ex Hippocratis et aliorum veterum medicorum decretis, ad rationis normam redactae libri III. Paris 1580.

v. Gräfe. Entstehen und Vorschreiten der Keratonyxis. Ein Beitrag zur Augenheilkunde. In: Hecker.. Annalen der ges. Med. B. 3. Berlin 1811.

v. Gräfe. Kurzer Auszug aus dem Berichte über das klinisch-chirurgisch-augenärztliche Institut der Universität zu Berlin für das Jahr 1826. In: v. Gräfe und v. Walther. Journal. B. 10. H. 3. Berlin 1827.

v. Gräfe. Ueber die lineare Extraction des Linsenstaares. In: Archiv für Ophthalmologie. B. 1. Abth. 2. Berlin 1855.

v. Gräfe. Ueber zwei Modificationen der Staar-Operation. In: Arch. f. Ophth. B. V. Abth. 1. Berlin 1859.

v. Gräfe. Ueber die Erregung eitriger Chorioiditis zur Erhaltung des Bulbus. Arch. f. Ophth. B. IX. Abth. 2. Berlin 1863.

v. Gräfe. Ueber die Kapseleröffnung als Voract der Staarextraction. Arch. f. Ophth. B. X. Abth. 2. Berlin 1864.

v. Gräfe. Ueber modificirte Linearextraction. Archiv für Ophth. B. XI. Abth. 3. Berlin 1865.

v. Gräfe. Nachträgliche Bemerkungen über die modificirte Linearextraction. In: Arch. f. Ophth. B. XII. Abth. 1. Berlin 1866.

v. Gräfe. Notiz über Linsenentbindung bei der modificirten Linearextraction und vereinzelte Bemerkungen über das Verfahren. In: Arch. f. Ophth. B. XIII. Abth. 2. Berlin 1867.

v. Gräfe. Ueber v. Hasner's Kritik der Linearextraction. Klin. Monatsblätter für Augenheilk. 1868.

Alf. Gräfe. Zur Iridodesis. In: Archiv f. Ophth. B. IX. 3. Berlin 1863.

v. Grafenberg, Schenk. Observationes medicae. Basileae 1584.

Gross. De operationibus ophthalmiatricis veterum. Dissert. Inaug. Berlin 1837.

Grossheim. Dr. Jäger's Methode der Staar-Extraction mittelst des Hornhautschnittes nach oben. In: v. Gräfe u. v. Walther. Journal. B. 9. H. 4. Berlin 1827.

Guerin. Versuch über die Augenkrankheiten. Aus dem Französischen übersetzt. Frankfurt und Leipzig 1773.

Günz. Animadversiones de suffusionis natura et curatione. Lipsiae 1750. In: Haller. Disp. chir. select. Lausannae 1755.

Guido de Cauliaco. Cyrurgia. Venetiis 1499.

Guy de Chauliac. La grande Chirurgie composée l'an de grace mil trois cens soixante et trois. Restituée par Laurens Joubert. Rouen 1641.

Guillemeau. Der aufrichtige Augen- und Zahnarzt. Ins Holländische übersetzt von Verbrugge, ins Hochteutsche übersetzt von Schurigen. Dresden 1706.

Guillié. Nouvelles recherches sur la cataracte et goutte sereine. 2. Édit. Paris 1818.

Häser. Lehrbuch der Geschichte der Medicin. 2. Aufl. Jena 1853.
3. Aufl. Jena 1875.

von Haller. Elementa physiologiae corporis humani. Tom. V. Lausanne 1763.

O'Halloran. A critical and anatomical examination of the parts immediately interested in the operation for a cataract, with an attempt to render the operation itself, whether by depression or extraction, more certain and succesful. In: Transact. of the royal Irish Acad. Dublin 1788.

Haly, filius Abbas. De regali dispositione. A Stephano ex arabica lingua in latinam satis ornatam reductus. Lugduni 1523.

v. **Hasner.** Entwurf einer anatomischen Begründung der Augenkrankheiten. Prag 1847.

v. **Hasner.** Collodium als Verbandmittel nach der Staarextraction. In: Prager Vierteljahrsschrift. 3. 1849.

v. **Hasner.** Ueber die Glaskörperpunction bei der Extraction des Staares. In: Wiener med. Wochenschrift. No. 42. 1864.

v. **Hasner.** Klinische Vorträge über Augenheilkunde. III. Abth. Die Krankheiten des Linsensystems. Prag 1865.

v. **Hasner.** Die älteste Medicin in Böhmen. In: Prager Vierteljahrsschrift für die prakt. Heilkunde. Jahrg. XXIII. B. 2. Prag 1866.

v. **Hasner.** Die neueste Phase der Staar-Operation. Prag 1868.

v. **Hasner.** Phakologische Studien. Prag 1868.

v. **Hasner.** Die Subconjunctivalextraction. In: Wiener med. Wochenschr. 1873.

Hecker. Die Keratonyxis, eine neue Operation am Auge. In: Hecker. Annalen der gesammten Medicin. B. 3. Berlin 1811.

Hecker. Geschichte der Heilkunde. Berlin 1822.

Heidenreich. Zur Pathophysik des Auges. In: v. Gräfe und v. Ammon. Journal der Chirurgie und Augenheilkunde. Neue Folge. B. 1. Berlin 1843.

Heister, Laurentius. Chirurgie. Nürnberg 1719.

Heister. De cataracta, glaucomate et amaurosi tractatio. Altorfii 1720.

Heister, Friedrich. Besondere Nachricht wegen des im Früh-Jahr Anno 1735 in Holland so sehr gerühmten englischen Okulisten D. Taylors und einer von ihm verrichteten sehr merkwürdigen aber höchst unglücklichen Augen-Cur, nebst anderen dienlichen Nachrichten von diesem Okulisten. Helmstädt 1736.

Helling. Practisches Handbuch der Augenkrankheiten nach alphabetischer Ordnung. Berlin 1821.

Hellmann. Der graue Staar und dessen Herausnehmung. Magdeburg 1774.

Helmholtz. Ueber die Accommodation des Auges. In: Archiv f. Ophth. B. I. Abth. 2. Berlin 1855.

Henckel. Zweite Sammlung seiner medicinischen und chirurgischen Anmerkungen. Berlin 1747.

Henckel. Abhandlung der chirurgischen Operationen. Erstes Stück. Berlin 1770.

Heuermann. Abhandlung der vornemsten chirurgischen Operationen am menschlichen Cörper. Copenhagen und Leipzig 1755.

Heurnius. De morbis oculorum, aurium, nasi, dentium et oris liber, editus post mortem auctoris ab ejus filio Othone Heurnio. Raphelengii 1602.

Heymann. Zur Lehre vom grauen Staar. In: Schmidt. Jahrbücher. B. 85. Leipzig 1855.

Hey. Practical observations in Surgery illustrated with cases. London 1803. Referat in: Langenbeck Bibliothek für die Chirurgie. B. 1. Göttingen 1806.

Hildanus, Fabricius. Opera observationum et curationum. Francofurti a. M. 1646.

Hille. De medicis arabibus ocularиis. Disser. Inaug. Dresden 1845.

Himly. Bemerkungen über einige Augenkrankheiten. In: Loder. Journal. B. 1. St. 3. Jena 1797.

Himly. Ophthalmologische Beobachtungen und Untersuchungen. Stück 1. Bremen 1801.

Himly. Referat über die von Ehlers gelieferte französische Uebersetzung der Himly'schen Arbeit über künstliche Mydriasis. In: Himly u. Schmidt. Ophth. Bibl. B. 1. St. 1. Braunschweig 1802.

Himly. Kleine Nachrichten über die örtliche Anwendung der Belladonna vor der Extraction des Staares aus Paris. In: Himly u. Schmidt. Ophth. Bibl. B. 1. St. 2. Jena 1803.

Himly. Uebersicht der bis jetzt öffentlich gewordenen Verhandlungen über die von Beer angeregte Extraction des Staares sammt der Kapsel. In: Himly und Schmidt. Ophth. Bibl. B. 2. St. 1. Jena 1803.

Himly. Die Krankheiten und Missbildungen des menschlichen Auges und deren Heilung. B. 2. Berlin 1843.

Hippocrates. Opera omnia. Ed. Kühn. Lipsiae 1825—1827.

Hippocrates. Werke. Uebersetzt von Grimm. Glogau 1837—1838.

Hippocrates. Oeuvres complètes. Par Littré. Paris 1839—1861.

Hirsch. Ein Wort zur Geschichte der Cataract-Extraction im Alterthume. In: Klin. Monatsbl. f. Augenhlk. Erlangen 1869.

Histoire de l'acad. royale des Sciences 1706—1708. (Enthält die Arbeiten von de la Hire, Méry und St. Yves über die Linsennatur des Staares.)

Höring. Ueber den Sitz und die Natur des grauen Staares. Heilbronn 1844.

van Horne. Opuscula anatomico-chirurgica. Studio et opera·Pauli. Lipsiae 1707.

Hovius. Tractatus de circulari humorum motu in oculis. Lugd. Batavorum 1702. Editio nova 1706.

Hülverding. Dissert. sistens quasdam circa cataractae discissionem observationes. Viennae 1824.

Jacobson. Ein neues und gefahrloses Operations-Verfahren des grauen Staares. Berlin 1863.

F. Jaeger. Dissert. de Keratonyxidis usu. Viennae 1812.

v. Jaeger. Ueber Staar und Staaroperationen. Wien 1854.

v. Jaeger. Der Hohlschnitt. Eine neue Staar-Extractions-Methode. Wien 1873.

Janin. Anatomische, Physiologische und Physikalische Abhandlungen und Beobachtungen über das Auge und dessen Krankheiten. Aus dem Französischen übersetzt von Dr. Selle. Berlin 1788.

Jessenius a Jessen. Institutiones chirurgicae. Vitebergae 1601.
Jesu Hali. De oculis. Venetiis 1499.
Joannis Anglici Rosa anglica; recens edita opera Philippi Schopffii. Augustae Vindelicorum 1595.
Joannitius. Isagoge sive introductio in artem parvam Galeni de medicina speculativa. Argentorati 1534.
Jung. Methode den grauen Staar auszuziehen und zu heilen. Marburg 1791.
Jüngken. Bemerkungen auf einer Reise über Wien und München nach Italien im Jahre 1818. In: v. Gräfe und v. Walther. Journal. B. 1. St. 3. Berlin 1820.
Jüngken. Die Lehre von den Augenkrankheiten. 2. Aufl. Berlin 1836.
Kabat. Versuche Augenkrankheiten durch den Electro-Galvanismus zu heilen. In: Schmidt. Jahrbücher. B. 33. Leipzig 1842.
Kepler. Dioptrica. Augsburg 1611.
Kite. Heilung des grauen Staares durch die Electricität. In: Sammlung auserlesener Abhandlungen zum Gebrauch pract. Aerzte. B. XII. St. 1. Leipzig 1787.
Knapp-Carius. Beiderseitige Linearextraction eines diabetischen Staares. In: Klin. Monatsbl. f. Augenhlk. Erlangen 1863.
Knox. Von einem durch die Electricität in beiden Augen geheilten Cataract. In: Medicinische Commentarien von einer Gesellschaft der Aerzte zu Edinburgh. Aus dem Englischen übersetzt von Diel. B. IX. Th. 2. Altenburg 1789.
Köhnhorn. De cataracta aquae inopia effecta. Dissert. Inaug. Gryphiae 1858.
Kraus. Kritisch-etymologisches medicinisches Lexikon. Göttingen 1844.
Kühn. Index medicorum oculariorum inter Graecos Romanosque VI. Lipsiae 1829.
Kuhk. Jahresbericht über das Charité-Krankenhaus in Berlin vom Jahre 1832.
Lachmann. Instrumentorum ad corneae sectionem in catarrhactae extractione perficiendam inventorum descriptio historica. Gottingae 1821.
Lanfrancus de Mediolano. Ars completa totius cyrurgiae. Venetiis 1498.
Langenbeck. Ueber die Staaroperation. In: Langenbeck. Bibliothek f. d. Chir. B. 1. St. 2. Göttingen 1806.
Langenbeck. Prüfung der Keratonyxis. Göttingen 1811.
Langenbeck. Nachtrag zur Prüfung der Keratonyxis. In: Langenbeck. Bibl. f. d. Chir. B. IV. St. 2. Göttingen 1811.
Langenbeck. Bemerkungen über den Aufsatz des Herrn Regierungs-Rathes Fischer zu Erfurt, das Verhältniss der Extraction des grauen Staares zur Keratonyxis betreffend. In: Langenbeck. Neue Bibliothek f. d. Chir. und Ophth. B. II. Hannover 1820.
Langenbeck. Die Insolation des menschlichen Auges, der Glaskörperstich und die Accommodationsfasern. Briefl. Mittheilung an v. Ammon. Hannover 1859.
de Largelata. Petrus. Cirurgia. Venetiis 1513.
Larrey. Recueil des mémoires de chirurgie. Paris 1821.
Lattier de la Roche. Mémoire sur la cataracte et guérison de cette maladie sans operation chirurgicale. Paris 1833.
Laugier. Nouvelle méthode d'opérer la cataracte ou méthode par aspiration. Ann. d'ocul. XVII. 1847.
Lawson. De la cataracte congénitale. In: Brit. med. Journal 1864.
Lerche. Ueber die Heilwirkung des Galvanismus in einigen organischen Augenkrankheiten. In: Med. Zeitung. Herausgeg. von dem Verein für Heilkunde in Preussen. No. 24 und No. 33. 1841.
Lessing. Handbuch der Geschichte der Medicin. B. 1. Berlin 1838.

Lewy. Ueber die Bedeutung des Antyllus, Philagrius und Posidonius. In: Janus. B. 2. Breslau 1847.

Liebreich. Seitliche Beleuchtung und mikroskopische Untersuchung am lebenden Auge. In: Archiv f. Ophth. B. 1. Abth. 2. Berlin 1855.

Liebreich. Eine neue Methode der Cataract-Extraction. Berlin 1872.

Lohmeyer. Beiträge zur Histologie und Aetiologie der erworbenen Linsenstaare. In: Zeitschrift für rationelle Medicin. Neue Folge. B. V. Heidelberg 1854.

Lombard. Considérations et observations sur la guérison des cataractes et des affections de la cornée transparente par une methode résolutive; quelques mots sur la guérison des fistules lacrymales sans opération. Paris 1839.

Lommius, Jodocus. Medicinalium observationum libri tres. Antverpiae 1560.

Ludolf. Historia Aethiopica. Frankfurt a./M. 1681.

Ludwig. De suffusionis per acum curatione. Akademische Antritts-Rede. Leipzig 1783.

Lusardi. Mémoire sur la cataracte congénitale. Troisième éd. Paris 1827.

Mackenzie. Praktische Abhandlung über die Krankheiten des Auges. Aus dem Englischen. Weimar 1832.

Magavly. Ueber Pupillenbildung durch Iridodesis bei Schichtstaar. In: Petersburger med. Zeitschrift. III. 1862.

Magnus. Die Staarausziehung bei den Griechen und Römern. In: Archiv f. Ophth. B. XXII. Abth. 2. Berlin 1876.

Maitre-Jean, Antoine. Traité des maladies de l'oeil et des remedes propres pour leur guérison. Troyes 1707.

Malgaigne. Ueber die Operation der Cataracta des rechten Auges und über eine neue Nachbehandlung. In: Bull. de Thérap. Tom. XIII. Referat in: Schmidt Jahrbücher. B. 18. Leipzig 1838.

Malgaigne. Opinion sur la nature et le siège de la cataracte. Ann. d'Ocol. VI. 1841.

Manget. Bibliotheca chirurgica. Genevae 1721

Marcellus. De medicamentis empiricis. Basileae 1536.

Mauchart. Oratio in famam meritaque Taylor anglici. Tubingae 1 Maii 1750. In: Haller. Disp. chirurg. select. Tom. II. Lausannae 1755.

Mauduyt. Sur l'électricité, considerée relativement à l'économie animale et à l'utilité dont elle peut-être en Médecine. In: Histoire de la societé royale de Médecine. Paris 1772.

de Mayerne. Praxis medica. Augustae Vindelicorum 1691.

Mémoires de la Société médicale d'observation. Tome I. Paris 1837.

Mercurialis, Hieronymus. De oculorum et aurium affectibus praelectiones. Francofurti 1591.

Mesue, Joannis nazareni filius. Canones universales. Lugduni 1511.

Midlemore. A Treatise on the Diseases of the Eye. London 1835.

Milhausen. Einige Worte über den Zustand der Okulistik im Orient. In: Hufeland und Osann. Bibliothek der practischen Heilkunde. B. 46. Berlin 1821.

Mohrenheim. Beobachtungen verschiedener chirurgischer Vorfälle. B. 1. Wien 1780.

Molinetti, Antonius. Dissertationes anatomicae et pathologicae de Sensibus et eorum Organis. Patavii 1669.

Montain. Traité de le cataracte. Paris 1812.

Mooren. Die verminderten Gefahren einer Hornhautvereiterung bei der Staaextraction. Berlin 1862.

Mooren. Ophthalmologische Mittheilungen aus dem Jahre 1873. Berlin 1874.

Morand, Salvator. Vermischte chirurgische Schriften. Aus dem Französischen. Mit einer Vorrede von Prof. Platner. Leipzig 1776.

Morgagni. Adversaria anatomica. Lugduni Batavorum 1723.

Müller. Auszug aus dem Werke von Vetch. A Practical Treatise of the Diseases of the Eye. London 1820. In: v. Gräfe und v. Walther. Journal B. 3. H. 4. Berlin 1822.

Müller und **Zarnke.** Mittelhochdeutsches Wörterbuch. B. II. 2. Leipzig 1866.

Müller's, Heinrich, Gesammelte und hinterlassene Schriften zur Anatomie und Physiologie des Auges. Herausgeg. von Becker. B. I. Leipzig 1872.

Mundinus. De omnibus humani corporis interioribus membris anathomia. Argentinae 1513.

von Muralt. Schriften von der Wund-Artzney. Basel 1711.

Muter. Practical observations on various novel method of operating on cataract. London 1813.

Neumann. Galvanische Heilversuche bei organischen Augenkrankheiten. In: Casper. Wochenschrift. No. 45. Berlin 1841.

Nicolai. Progr. de causis cataractae externis. Jenae 1776.

a Novaria, Thoma. Thesaurus arabico-syro-latinus. Rom 1536.

Nuck. Operationes et experimenta chirurgica. Lugd. Batavorum 1733.

Oribasius, Sardianus. Opera. Tom. I. Synopsis ad Eusthatium filium. In: Medicae artis principes. Paris 1567.

Pagenstecher. Die Verlagerung der Pupille durch Iridodesis. In: Arch. f. Ophth. B. VIII. Abth. 1. Berlin 1861.

Pagenstecher. Ueber die Extraction des grauen Staares bei uneröffneter Kapsel durch den Scleralschnitt. In: Klin. Beobachtungen aus der Augenheilanstalt zu zu Wiesbaden. Hft. 3. Wiesbaden 1866.

Palfin, Johann. Chirurgische Anatomie. Neue ganz veränderte und vermehrte Ausgabe von A. Petit. Aus dem Französischen in das Deutsche übersetzt von Widmann. Nürnberg 1764.

Pallas. Chirurgie. Berlin 1776.

Pallucci. Methode d'abattre la Cataracte. Paris 1752.

Paracelsus, Philipp Theophrastus Bombast von Hohenheim. Chirurgische Bücher und Schriften. Herausgeg. von Johann Huserus. Strassburg 1618.

Paré, Ambroise. Oeuvres completes, revues et collationnées sur toutes les éditions par Malgaigne. Paris 1840.

Pauli. Ueber den grauen Staar und die Verkrümmungen und eine neue Heilart dieser Krankheiten. Stuttgart 1838.

Paulus von Aegina. Opera. Joanne Guinterio Andernaco interprete. Lugduni 1567.

Pellier de Quengsy. Sammlung von Aufsätzen und Wahrnehmungen sowohl über die Fehler der Augen, als der Theile, die sie umgeben und die Mittel sie zu heben. Aus dem Französischen. Leipzig 1789.

Pétrequin. Nouvelles remarques sur l'opération de la cataracte par l'abaissement. Annal. d'ocul. et de gynécol. I. 1838.

Pétrequin. Mémoire sur un nouveau procédé pour l'opération de la cataracte par extraction. Ann. d'oculist. VI. 1842.

Pigraeus, Petrus. Chirurgia cum aliis medicinae partibus juncta. Parisiis 1609.

Placentinus. De natura oculorum. Argent. 1520.
Platearius. Practica. Lugduni 1525.
Plater, Felix. Praxeos Tractatus. Basileae 1602.
Platner, Zacharias. Gründliche Einleitung in die Chirurgie. B. 2. Leipzig 1749.
Plempius. Ophthalmographia. Amsterodami 1632.
Plinii Secundi historiae mundi libri 37. Ed. Dalecamp. Francofurti 1608.
Plinii Secundi naturalis historia. Cum interpretatione et notis integris J. Harduini. Recensuit Franzius. Lipsiae 1781.
Plinii Secundi naturalis historia. Recensuit Sillig. Hamburgi et Gothae 1851.
Pollux. Onomasticon. Ed. Dindorf. Lipsiae 1824.
Portal. Histoire de l'anatomie et de la chirurgie. Tom III. Paris 1770.
van der Porten. De cataractae extractione adjecta nova extrahendi ratione. Dissert. Inaug. Halae 1842.
Pott. Sämmtliche chirurgische Werke. Aus dem Englischen übersetzt. Berlin 1787.
Pourfour du Petit. Mémoire dans lequel on détermine l'endroit où il faut piquer l'oeil dans l'opération de la cataracte. In: Mém. de l'Acad. d. Sc. de Paris 1726.
Prinz. Das angeborne Glaucom bei Lämmern. In: Ammon, Zeitschrift für die Ophth. B. 3. H. 3 und 4. Dresden 1833.
Pugliatti. Bemerkungen über die Wirksamkeit der auflösenden Mittel auf den grauen Staar. In: Annal. de la Chir. Nov. et Décebr. 1845. Referat in Schmidt. Jahrbücher B. 54. Leipzig 1847.
Purkinje. De examine physiologico organi visus et systematis cutanei. Vratislaviae 1823.
Purmann. Chirurgischer Lorbeer-Krantz oder Wund-Artzney. Halberstadt 1684.
Radius, Cataracta. In: Handwörterbuch der gesammten Chirurgie und Augenheilkunde. Herausgeg. v. Walther, Jaeger, Radius. B. 2. Leipzig 1837.
Raleigh. Modification der orientalischen Methode, den Staar zu deprimiren. In: Transact. of the medical and physical Society of Calcutta. 1833. Referat in Schmidt. Jahrbücher. B. 6. Leipzig 1835.
Rau. Ueber die Behandlung des grauen Staares durch pharmaceutische Mittel. In: v. Walther und v. Ammon. Journal B. 8. Berlin 1848.
Reiner. Ueber einige Momente der Keratonyxis, als neue Methode, den grauen Staar durch die Hornhaut zu operiren. In: Med. chirurg. Zeitung. No. 17. Salzburg 1812.
Reisinger. Eine neue Staarnadel zur Keratonyxis. In: Bairische Annalen. B. 1. St. 1. Sulzbach 1824.
Reisinger. Wie werden in Frankreich Erfindungen geprüft? In: Bair. Annal. B. 1. St. 2. Sulzbach 1824.
Reybard. Ueber einige neue Modificationen bei der Operation der Cataracta per extractionem. In: Gaz. méd. de Paris. No. 21. 1843. Referat in Schmidt. Jahrbücher. B. 43. Leipzig 1844.
Rhases, Liber ad Almansorem. Venetiis 1497.
Rhases. Continens ordinatus et correctus per clarissimum artium et medicinae doctorem magistrum Hieronymum Surianum. Venetiis 1509.
Rhodius. Observationum medicinalium centuriae tres. Francofurti 1676.
Richter. Abhandlung von der Ausziehung des grauen Staares. Göttingen 1773.

Richter. Von einer neuen Art, den Staar auszuziehen. In: Richteri Observationum chirurgicarum Fasc. II. Göttingen 1776. und in: Sammlung der auserlesensten und neuesten Abhandlungen für Wundärzte. Leipzig 1779.

Richter. Anfangsgründe der Wundarzneikunst. B. 3. Göttingen 1795.

Ritter. Claudius Galenus Leistungen im Gesammtgebiet der Augenheilkunde, aus dessen sämmtlichen Schriften gesammelt, geordnet und treu übersetzt. In: v. Walther und v. Ammon. Journal. Neue Folge. B. 1 H. 3. Berlin 1843.

Ritterich. Jährliche Beiträge zur Vervollkommnung der Augenheilkunst. B. 1. Leipzig 1827.

Rivaud-Landrau. De la kystotomie postérieure, ou dechirement de la cristalloide post. après l'opérat. de la cataracte par extraction, comme moyen d'éviter la formation des cataractes capsulaires consécutives. Ann. d'oculist. XIX. 1848.

Riverius. Opera omnia. Francofurti 1669.

Robinski. Zur Pathologie und Therapie der Cataracte. In: Deutsche Zeitschrift für praktische Medicin. No. 6. Leipzig 1874.

Rogerius. Practica. Venetiis 1513.

Rognetta. Ueber die secundäre Cataracta und über ein neues Instrument zur Vorbeugung derselben. In: Bull. de thérap. T. VIII. Referat in Schmidt. Jahrbücher. B. 14. Leipzig 1837.

Rohault, Jakob. Physica. Latine vertit, recensuit et adnotationibus ex Newtoni philosophia maximam partem haustis amplificavit et ornavit Clarke. Ed. tertia. Londini 1710.

Rolfinc. Epitome methodi cognoscendi et curandi particulares corporis affectus. Jenae 1655.

Rolfinc. Dissertationes anatomicae. Jenae 1656.

Rondeletius. Methodus curandorum omnium morborum corporis humani. Francofurti 1592.

Rosas. Lehre von den Augenkrankheiten. Wien 1834.

Rosas. Ueber den Werth der Staar-Ausziehung im Allgemeinen und ihrer verschiedenen Methoden insbesondere, nebst Vorschlägen zur Sicherung des Erfolges derselben. In: Med. Jahrbücher des österreich. Staates. B. 21. St. 1. Wien 1837.

v. Rothmund. Ueber Cataracten in Verbindung mit einer eigenthümlichen Hautdegeneration. In: Archiv f. Ophth. B. XIV. Abth. 1. Berlin 1868.

Roustan. Traitement par la lumière des maladies des yeux. Montpellier et Paris 1874.

Rowley. Abhandlung über die vorzüglichsten Augenkrankheiten. Aus dem Englischen übersetzt. Breslau und Hirschberg 1792.

Rüte. Lehrbuch der Ophthalmologie. Braunschweig 1845.

Rufus. De appellationibus partium corporis humani. In: Medicae artis principes. Paris 1567.

Rust. Aufsätze und Abhandlungen aus dem Gebiet der Medicin, Chirurgie und Staatsarzneikunde. B. 1. Berlin 1834.

Ryff. Grosse teutsche Chirurgei. Frankfurt a/M. 1562.

Sabatier. Theses de variis cataractorum extrahendi methodis. Paris 1759.

Sabatier. Lehrbuch für praktische Wundärzte. Aus dem Französischen übersetzt von Borges. Th. 3. Berlin 1799.

de Saliceto, Guilelmus. Summa conservationis et curationis. Venetiis 1489.

Sanguinetti. Quelques chapitres médecine et de thérapeutique arabes. In: Journal Asiatique. Série VI. T. VI. Paris 1865.

Sanson. Leçons sur les maladies des yeux. Paris 1837.

Santerelli. Ricerche per facilitare il Cateterismo e la Estrazione de la Cateratta. Vienna 1795.

Santorini, Dominicus. Observationes anatomicae. Lugd. Batavorum 1739.

Saunders. Treatise on the diseases of the eye. London 1816.

Savonarola, Michael. Practica major. Venetiis 1560.

Scarpa. Praktische Abhandlung über die Augenkrankheiten. Nach der französischen Ausgabe des Leveillé übersetzt von Martens. Leipzig 1823.

Schäffer. Geschichte des grauen Staares und der neuen Operation, solchen durch Herausnehmung der Crystallinse zu heilen. Regensburg 1765.

Schäffer. Ueber des Ritters Taddini Augenoperationen in Regensburg; brieflich mitgetheilt vom Herrn Geheimrath Schäffer daselbst den 15. Juli 1805. In: Himly und Schmidt. Ophth. Bibl. B. 3. St. 2. Jena 1806.

Schalling. 'Οφθαλμία. Augentrost. Erffurdt 1615.

Schartow. Historia operationum ad cataractae lenticularis sanationem spectantium. Dissert. Inaug. Gryphiae 1860.

Schelhammer. De suffussione. Dissert. Inaug. Jenae 1691.

Schiferli. De cataracta. Dissert. Inaug. Jenae 1796.

Schiferli. Theoretisch-praktische Abhandlung über den grauen Staar. Jena und Leipzig 1797.

Schindler. De iritide chronica e Keratonyxide suborta. Dissert. Inaug. Vratislaviae 1819.

Schmidt, Adam. Ueber Nachstaar und Iritis nach Staar-Operationen. Wien 1801.

Schmidt, Adam. Die Cataracta. Aus den hinterlassenen Papieren herausgeg. von Dr. Eble. In: v. Ammon. Zeitschr. f. d. Ophth. B. 1. Dresden 1831.

Schnitzlein. Animadversiones de suffusionis natura et curatione. Dissert. Inaug. Lipsiae 1750.

Schön. Handbuch der pathologischen Anatomie des Auges. Hamburg 1828.

Schönlin. Discursus de visus nobilitate et conservandi modo. Monachii 1618.

Schuft. Die Auslöffelung des Staares. Berlin 1860.

Schweigger. Ueber die Entstehung des Kapselstaares. In: Archiv f. Ophth. B. VIII. Abth. 1. Berlin. 1866.

Schweigger. Handbuch der speciellen Augenheilkunde. Berlin 1871. 2. Aufl. Berlin 1873.

Scultetus. Armamentarium chirurgicum. Frankfurt 1666.

Seeliger. De extractione cataractae. Dissert. Inaug. Vindobonae 1828.

Sennert, Daniel. Opera. Tomus III. Lugduni 1676.

Serapionis medici Arabis. Practica, quam Andreas Alpagus Bellunensis in latinum convertit. Venetiis 1550.

Sharp. A description of a new method of opening the cornea in order to extract the crystalline humour. In: Philosoph. Trans. V. 48. London 1754.

Sichel. Mémoire sur le Glaucôme. In: Ann. d'ocul. T. VI. 1841.

Sichel. Ueber einige Folgen nach der Extraction der Cataracta, besonders der Vereiterung der Cornea und des Augapfels; Mittel diesem vorzubeugen. In: Bull. de thérap. Oct. 1843. Referat in Schmidt. Jahrbücher. B. 42. Leipzig 1844.

Sichel. Ueber die Heibarkeit des grauen Staares ohne Operation. In: Bull. de Thérap. Août 1848. Referat in: Schmidt. Jahrbücher. B. 64. Leipzig 1849.

Sichel. Historische Notiz über die Operation des grauen Staares durch die Methode des Aussaugens oder der Aspiration. In: Archiv f. Ophth. B. XIV. Abth. 3. Berlin 1868.

v. Siebold. Ein grauer Staar, der sich von selbst senkte, nebst kurzen Bemerkungen über die Depression. In: Himly und Schmidt. Ophth. Bibl. B. 1. St. 1. Braunschweig 1802.

v. Siebold. Auch ein Wort über die Keratonyxis, als neue Methode den grauen Staar durch die Hornhaut zu operiren. In: Med. chir. Zeitung. No. 17. Salzburg 1812.

Siegerist. Beschreibung und Erklärung des Staarnadelmessers und Gegenhalters. Wien und Grätz 1783.

Sigwart. De extractione cataractae ultra perficienda. Dissert. Inaug. Tubingae 1752. In: Haller. Disput. chirurg. select. Tom. II. Lausannae 1755.

Sinclair, Julie. Experimentelle Untersuchungen zur Genese der erworbenen Kapsel-Kataract. Dissert. Inaug. Zürich 1876.

Sillanus de Nigris de Papia. Nonus liber Almansoris cum expositione. Venetiis 1483.

Silvaticus, Benedictus. Consiliorum et responsorum medicinalium centuriae IV. Pataviae 1656.

Solingen. Hand-Griffe der Wund-Artzney. Aus dem Holländischen in das Hoch-Teutsche übersetzt. Frankfurt a/O. 1693.

Sperino. Étude clinique sur l'evacuation répétée de l'humeur aqueuse. Turin 1862.

Sprengel. Geschichte der Chirurgie. B. 1. Halle 1805.

Sprengel. Versuch einer pragmatischen Geschichte der Arzneikunde. Halle 1821 bis 1828.

Stalpart van der Wiel. Observationum rariorum med. anatomic. chirurgarum Cent. post. Pars prior Lugduni Batavorum 1687.

Steffan. Erfahrungen und Studien über die Staaroperation im Zeitraum der Jahre 1861—1867. Erlangen 1867.

Stellwag von Carion. Lehrbuch der prakt. Augenheilkunde. Wien 1867.

Strauch. Mittheilung über den Galvanismus als Mittel gegen den grauen Staar. In: v. Walther und v. Ammon. Journal. Neue Folge. B. 1. Berlin 1843.

Stricker. Die Krankheiten des Linsensystems nach physiologischen Grundsätzen. Frankfurt a/M. 1845.

Stricker. Beiträge zur ärztlichen Culturgeschichte. Frankfurt a/M. 1865.

Stricker. Studien zur Geschichte der Augenheilkunde. In: Virchow. Archiv f. path. Anat. B. 47. Berlin 1869.

Susruta. Ayurvédas. Uebersetzt von Hessler. Erlangen 1844—1850.

Szen. De cataracta ab effluviis aquae fortis orta. Dissert. Inaug. Jenae 1774.

Tavignot. De la méthode de galvano-caustique appliquée 1. à la guérison de la cataracte, 2. à la cure radicale de la tumeur et de la fistule lacrymale et 3. à l'opération de la pupille artificielle. Gazette des hôpit. No. 26. 1859.

Taylor, Johann. Mechanismus oder neue Abhandlung von der künstlichen Zusammensetzung des menschlichen Auges. In's Deutsche übersetzt. Frankfurt a/M. 1750.

Tenhaaf. Korte verhandeling uspens de nieuwe wyze van de cataracta to geneezen door middel van het crystalline vocht nyt het oog te neemen. Rotterdam 1761.
Tenon. Theses de cataracta. Paris 1757.
Testelin. Du traitement des cataractes sans opération. In: Ann. d'ocul. 1858.
Thürant. An in cataracta potior lentis crystallinae extractio per incisionem in cornea, quam depressio per acum? Praeside de Jussieu. Paris 1752. In: Haller. Disput. chir. select. Tom. II. Lausannae 1755.
Tischendorf. Vetus testamentum graece juxta LXX interpretes. Tom. I. Lipsiae 1850.
Tozzi, Lucas. Theoretice. Medicinae pars prior. Venetiis 1721.
Travers. Further observations on the cataract. In: Medico-chirurgical observations of London. Vol. V. 1814.
Trillerus. De scarificationibus oculorum historia antiquitate et origine. Wittebergae 1754.
Ugonis Senensis Consilia saluberrima ad omnes aegritudines. Venetiis 1518.
Ullmann. Cataracta. In: Encyclopädisches Wörterbuch der med. Wissenschaften. Herausg. von den Professoren der med. Facultät zu Berlin. Berlin 1831.
Valescus de Tharanta. Philonium. Aureum ac perutile opus practicae medicinae. Venetiis 1521.
Valescus de Tharanta. Philonium pharmaceuticum et chirurgicum. Post Guidonis Desiderii editionem emendatum opera et studio Beyeri, cum praefatione Wedelii. Francofurti et Lipsiae 1680.
Velpeau. Leçons orales de clinique chirurgicale de la Charité par le prof. Velpeau, recueillies et publiées par Pavillon. Articl. 4. Paris 1840.
Verdück. Chirurgische Schriften. Aus dem Französischen übersetzt. Leipzig 1712.
Vetch. A Practical Treatise on the Diseases of the Eye. London 1820.
Vidus Vidius. Universa ars medicinalis. Francofurti 1596.
Vigierius. Opera medico-chirurgica. Hagae Comitum 1659.
de Vigo, Johann. Opera in chyrurgia. Erscheinungsort und Jahr fehlen.
du Villards, Carron. Lettre à M. le Prof. Maunoir sur un nouvel instrument destiné à agrandir ou rectifier l'incision de la cornée, dans l'opération de la cataracte par extraction. Paris 1832.
du Villards, Carron. Recherches médico-chirurgicales sur l'opération de la cataracte, les moyens de la rendre plus sure, et sur l'inutilité des traitements medicaux pour la guérir sans operation. 2. édit. Paris 1837.
du Villards, Carron. Du déplacement du crystallin. In: Ann. d'oculist. Vol. 1 Livr. 4. 1838.
de Villars, Col. An oculi punctio Cataractam praecaveat? Präsid. Le Hoc. Paris 1740. In: Haller. Disput. chir. select. Tom. II. Lausannae 1755.
Wallroth. Syntagma de ophthalmologia veterum. Halae 1818.
v. Walther. Abhandlungen aus dem Gebiet der practischen Medicin, besonders der Chirurgie u. Augenheilkunde. B. 1. Landeshut 1810.
v. Walther. Uebersicht der Kranheitsfälle im chir. Klinikum zu Landshut. In: Med. chir. Zeitung. Salzburg 1813—1818.
v. Walther. Aphorismen. In: v. Gräfe u. v. Walther. Journal. B. XXII. Berlin 1835.
v. Walther. Lehre von den Augenkrankheiten. Freiburg i. B. 1849.
Wardenburg. De cataractae extrahendae methodo nova. Dissert. Inaug. Gottingae 1792.

Wardrop. Essays on the Morbid Anatomy of the human Eye. London 1818.

Ware. Case of a young gentleman, recovered his sight when seven years of age, after having been deprived of it by cataracts, before he was a year old; with some remarks on the mode of operating in such cases. From the phil. Transact. London 1801.

Ware. Chirurgische Beobachtungen über das Auge. Aus dem Englischen übersetzt von Runde. Göttingen 1809.

Warner. Cases in Surgery. London 1760.

Warner. A description of the human Eye, and its adjacent Parts, together with their principal Diseases and the Methods proposed for relieving them. London 1773. In: Richter. Chir. Bibliothek. B. 2. St. 3. Göttingen und Gotha 1773.

Wathen. A Dissertation on the theory and cure of the cataract in which the practice of extraction is supported and that operation in its present improved state is particulary described. London 1786.

Weber. Die normale Linsenentbindung der modificirten Linearextraction gewidmet. In: Archiv f. Ophth. B. XIII. Abh. 1. Berlin 1867.

v. **Wecker.** Traité des maladies des yeux. 2. éd. Paris 1857.

v. **Wecker.** Die periphere Lappenextraction. In: Klin. Monatsbl. f. Augenhlk. Stuttgart 1875.

v. **Wecker.** Sur un nouveau procédé opératoire de la cataracte (Extraction a lambeau périphérique). Paris 1875.

Wedel. Dissert. de Cataracta. Jenae 1706.

Weidmann. Ueber die Ausziehung des Staares und eine leichtere und sichere Methode derselben; dem Nationalinstitut zu Paris vorgelegt. In: Himly und Schmidt. Ophth. Bibl. B. I. St. 1. Braunschweig 1802.

Weinhold. Anleitung, den verdunkelten Krystallkörper im Auge des Menschen jederzeit bestimmt mit seiner Kapsel umzulegen. Meissen 1809.

Weinhold. An das ärztlich-chirurgische Publicum über den H. Dr. Benedict in Chemnitz. In: Med. chir. Zeitung. Salzburg 1811.

Weinhold. Etwas über die Auflösung des grauen Staares. In: Med. chir. Zeitung. Salzburg 1821.

Weiss. Die Augenheilkunde. 2. Aufl. Quedlinburg u. Leipzig 1844.

Weller. Die Krankheiten des menschlichen Auges. 4. Aufl. Berlin 1840.

Wengler. Beiträge zur Augenheilkunde. In: Schmidt. Jahrbücher. B. 63. Leipzig 1849.

v. **Wenzel** der Jüngere. Abhandlung vom Staar. Aus dem Französischen. Nürnberg 1788.

Werneck. Zur Aetiologie und Therapie des grauen Staares. In: v. Ammon. Zeitschrift f. d. Ophth. B. 3. Dresden 1833.

Werneck. Einige Resultate meiner an verschiedenen Thieren gemachten Experimente über die traumatische Reaction bei Verwundungen der Kapsel und der Linse, nebst Angabe jener Erfahrungen über diese Reaction beim Menschen. In: v. Ammon. Zeitschr. f. d. Ophth. B. 4. Heidelberg und Leipzig 1835.

v. **Willburg.** Betrachtung über die bisher gewöhnlichen Operationen des Staares samt der Anzeige einer leichteren und verbesserten Art dieselbe zu machen. Nürnberg 1785.

Williams. Remarks on the use of suture to close the corneal wound after removal of cataract by flap-extraction. In: Ophth. Hosp. Rep. VI. 1. 1867.

de Witt, Gisbert. Vergleichung der verschiedenen Methoden, den Staar auszuziehen. Giessen 1775.

Woolhousii. Dissertationes ophthalmicae de cataracta et glaucomate, contra Systema sic dictum novum Brissaei, Antonii, Heisteri. E gallica in latinam linguam translatae a Lecerf. Francofurti a. M. 1719.

Wüstenfeld. Geschichte der arabischen Aerzte und Naturforscher. Göttingen 1840.

Wunderbar. Biblisch-talmudische Medicin. Riga u. Leipzig 1850–1860.

van Wy. Nieuwe Manier van Cataract of Staarsnyding. Arnheim 1792.

de St. Yves. Tractat von denen Krankheiten der Augen. Uebersetzt von Mischel. Berlin 1730.

Zacher. Blind. Staar. Eine sprachwissenschaftliche Studie. In: Klin. Monatsbl. f. Augenhlk. Stuttgart 1874.

Zang. Darstellung blutiger heilkünstlerischer Operationen. Th. 2. Wien 1824.

Zehender. Ueber die zweckmässigste Schneideform der zur Lappenextraction dienenden Messer. In: Klin. Monatsbl. f. Augenhlk. Erlangen 1864.

Zehender und **Seitz.** Handbuch der gesammten Augenheilkunde. 2. Aufl. Erlangen 1869.

Zehender. Handbuch der gesammten Augenheilkunde. 3. Aufl. Stuttgart 1874.

Zeller. De setaceo nuchae, auricularium, ipsiusque oculi. Dissert. medico-chirurgica. Praes. Mauchart. Tubingae 1742. In: Haller. Disput. chir. select. Tom. II. Lausannae 1755.

Zodiacus, medico-gallicus. Annus quartus. Genevae 1685.

FSC
www.fsc.org
MIX
Papier | Fördert gute Waldnutzung
FSC® C083411

Kolibri 360 GmbH
Ferdinand-Jühlke-Straße 7
99095 Erfurt, Deutschland
produktsicherheit@kolibri360.de